Y0-BVO-999

Historias de Éxito

NOTA SOBRE LAS "HISTORIAS DE ÉXITO"

Las siguientes historias de éxito son testimonios voluntarios de personas que padecían de obesidad y diabetes, que participaron del programa NaturalSlim, con el propósito de aprender a restaurar su metabolismo y adelgazar. NaturalSlim no trata ni pretende tratar la diabetes porque la diabetes es una condición seria que requiere de la supervisión experta de un médico. Lo que sucede es que, al mejorar la eficiencia del metabolismo, las personas bajan de peso y como resultado adicional se les controla la diabetes, junto a otras condiciones relacionadas a la obesidad, tales como la presión alta, el colesterol y los triglicéridos. Las personas que padecen de diabetes necesitan tener una autorización de sus médicos para poder ser aceptados en el programa NaturalSlim. Como resultado de su programa para adelgazar, estas personas aprendieron y aplicaron las mismas técnicas para la restauración del metabolismo, más el "estilo de vida" que se enseña en este libro. Es bueno aclarar que estas personas tuvieron la ventaja adicional de contar con el seguimiento y la ayuda personalizada de un *Consultor Certificado en Metabolismo* de NaturalSlim hasta lograr su meta personal.

"Mi médico me había recomendado que bajara de peso. Ingresé en el programa debido a que también estaba padeciendo de diabetes y de presión alta. Tan pronto comencé el programa no tuve que volver a tomar la pastilla del azúcar pues se mantenía bajo los 110 de glucosa. Me siento feliz porque logré mi peso ideal. Cuando empecé era talla 16 y ahora estoy en talla 10."

Carmen Pabón

"Comencé el programa con un peso de 315 libras y usando camisas 3XL a 4XL, cuello 22 y pantalones 52 a 54 de cintura. Diabético con insulina 85 unidades al día y pastilla de Janumet 1000 mg dos diarias. Hipertenso usando Avalide 300/12.5 mg y apnea del sueño.

Actualmente estoy en cintura de pantalón 44 y camisa 2XL y ya me he medido algunas XL y me van quedando pero no me gusta la ropa pegada. Mi cuello ya es 18-1/2. A las dos semanas de comenzar ya sólo usaba 10 unidades de insulina al día, al mes cero. Mi análisis al empezar indicó azúcar en ayuna 130 y glucosilada de 8.50. Mi último análisis reflejó azúcar en ayuna de 95 y glucosilada de 5.70, oficialmente mi médico me dijo que eran resultados de un no diabético, me felicitó y redujo el Janumet a 500 mg dos veces al día de ser necesario, pero me indicó que si al monitorearme estaba bien las fuera descartando. Me indicó también que monitoreara la presión y de ser necesario corte la tableta a la mitad o la vaya eliminando. Actualmente mis lecturas de azúcar en la mañana son de 95 y en las noches de 88 aproximadas. Acompaño evidencias y autorizo publicación."

Ernesto L. García

"Llegué a NaturalSlim motivada por condiciones de salud. Tenía presión alta y tomaba medicamentos. Además mi médico me diagnosticó prediabetes porque mi azúcar estaba demasiado alta. Había subido mucho de peso después de mi último embarazo y usaba una talla 16. Se me hacía muy difícil conseguir ropa que me quedara bien y me sentía siempre cansada. Ahora ya no tomo medicamentos para la presión y mi azúcar está controlada sin medicamentos. Ya estoy usando una talla 8 y me siento súper bien."

Grace García

"Antes me sentía con la autoestima súper baja por la obesidad. Usaba una enorme talla 44 de cintura, me subían los niveles de azúcar y padecía de presión alta. Hoy día controlé la presión alta, los niveles de azúcar se regularon y ya puedo usar un pantalón 36 al 38. Mi autoestima y mi nivel de energía han mejorado grandemente."

Pedro A. Martínez

"Tenía problemas de colesterol y triglicéridos altos. También presión arterial alta y tomaba dos medicamentos para controlarla. Ya había aumentado de peso tanto que me veía obligada a usar tallas 13-14. Al empezar en NaturalSlim mi vida cambió. Al bajar de peso mis niveles de

colesterol y triglicéridos bajaron grandemente y mi médico me felicitó. Mi presión arterial se redujo al punto que me quitaron los medicamentos. Mis niveles de azúcar están en 91. Además que ahora duermo bien (ya no me desvelo) y me levanto descansada por las mañanas. Ahora mi talla se redujo a una talla 10. He tenido que comprar ropa nueva que me agrada y me queda bien."

Ramonita Santos

"Tuve éxito porque se me controló la diabetes y la presión y me he sentido mejor de todo, con más ánimo y fuerza. Para colmo, ya bajé más de 50 libras que me tenían agobiada y sin ánimo. Mi esposo está lo más contento, me veo mejor y mis hijos me dicen lo mismo, muchas amistades también."

Eugenia Irizarry

"Comencé hace un mes en el programa debido a que mi salud se vio afectada. Tuve mi azúcar en 329 y lo descubrí en una feria de salud y no tenía ningún síntoma. Al visitar a mi médico me dio opción de entrar a un régimen de dieta con pastillas para controlar la diabetes por vía oral. Me dijo que si no bajaba mi nivel de azúcar en un mes comenzaría a inyectarme con insulina. Mi presión también se alteró y comencé con 2 pastillas para el azúcar dos veces al día y una para la presión en las mañanas. Un mes luego de estar en el programa mis niveles de azúcar se encuentran normales al igual que la glucosilada. El médico me retiró una de las pastillas del azúcar y la de la presión. Aún continúo con una para el azúcar pero estoy en el proceso de seguir mejorando mi salud."

Norma Torres

"Antes de aprender sobre el metabolismo había tratado muchísimas dietas que no me funcionaron. En cada nueva dieta bajaba y luego eventualmente volvía a subir de peso. No podía controlar ni mi peso ni mi diabetes y recibía constantes advertencias de mi médico. Utilizaba un pantalón cintura 40 y necesitaba dos medicamentos para la diabetes incluyendo insulina inyectada. En estos momentos puedo ponerme un pantalón cintura 36, he bajado 25 libras de peso y sólo necesito utilizar un medicamento oral para la diabetes por lo que ya no me inyecto insulina.

Lo que más me gusta es que al conocer sobre mi metabolismo ya no tengo que contar calorías ni pasar hambre y me siento con energía."

Edwin J. Nazario

"Desde que estoy en el programa NaturalSlim he reducido mi talla de cintura de 46 a 40. Antes me tenía que inyectar insulina 3 veces al día, un total de 70 unidades al día. El doctor me mandó a hacer los análisis rutinarios y como las azúcares estaban normales me quitó la insulina y me dio pastillas por boca para dos veces al día. Me quitó el medicamento para el colesterol y me bajó la dosis de las pastillas para la presión. Gracias a ustedes he mejorado mi salud que era lo más importante."

Santos C. Cruz

"Desde que aprendí sobre el metabolismo mi diabetes mejoró mucho y está controlada. Mi ánimo mejoró, ya no estoy cansada, tengo energía para hacer las cosas. Fui al médico y me encontró súper bien, con la diabetes controlada. Ahora puedo tener una rutina de caminar y hacer ejercicios porque me siento con energía para hacerlos. Estoy agradecida por los conocimientos adquiridos que he convertido en mi nuevo estilo de vida."

María L. Torres

"En un momento difícil tuve que ir al doctor ya que la presión arterial estaba demasiado elevada. La doctora ordenó análisis de laboratorio los cuales reflejaron niveles demasiado altos de glucosa (diabetes), de colesterol y de triglicéridos. Según mi doctora todo estaba siendo agravado por mi sobrepeso y me dijo que tenía que bajar de peso. En aquel momento pesaba 326 libras y era cintura 46 de pantalón. Me regalaron el libro para mi cumpleaños, lo leí y comencé a bajar de peso rápidamente. En 8 meses ya he bajado 106 libras, mi peso está en 220 libras y utilizo una talla cintura 34 o 36 de pantalón. Mis niveles de azúcar fueron disminuyendo y me quitaron las pastillas tanto para la diabetes como las de la presión. Uno de los cambios más asombrosos que he visto que no son físicos es la nueva autoestima que tengo lo cual me hace sentir bien."

David Quiles

"Usaba una enorme talla 18 de ropa y un tamaño 3X de blusas. Tenía presión alta y diabetes que fue la razón principal de buscar ayuda. Mi diabetes y presión alta se estabilizaron tanto que hoy no tengo que usar medicamentos. A esta fecha soy talla 10 y uso blusas talla "medium". Me siento feliz."

Zoraida Vallejo

"Comencé comprando el libro El Poder del Metabolismo de Frank Suárez. Tenía interés de conocer qué podía hacer para no seguir aumentando de peso, ya estaba en talla cintura 36 y me sentía siempre cansado. Ahora soy talla 34 que es mi talla correcta y me siento bien conmigo mismo. Me sorprendió de gran manera el que diariamente necesitaba tomar 1000 mg del medicamento metformin (500 mg en la mañana y 500 mg en la tarde) y tan pronto apliqué lo aprendido mis niveles de azúcar se controlaron como por arte de magia. Ya no tengo que consumir el medicamento metformin. Además sufría de migraña, había tomado varios medicamentos para ese problema sin resultados. ¡Para mi sorpresa la migraña desapareció cuando hice la limpieza del hongo candida! La visita a mi doctora endocrinóloga ahora es una delicia, sólo recibo elogios en vez de regaños como antes."

Guillermo Irizarry

"Muy buena experiencia. Mejoré mucho mi condición física. Bajé la necesidad de insulina de 4 veces al día que me inyectaba a solamente una vez al día."

Iris Candelaria

"Según mi médico yo tenía que bajar por lo menos 25 libras porque padecía de condiciones de salud que me estaban afectando: diabetes, presión alta, hipotiroidismo y síndrome metabólico. Bajé 30 libras de peso. Mi doctora endocrinóloga me quitó el medicamento de la diabetes ya que mis resultados en los niveles de azúcar han salido normales en los últimos 6 meses. Ella me ha felicitado por haber tomado control de mi vida. La verdad es que siento que he vuelto a ser la misma de hace años atrás. Aprender sobre el metabolismo es lo mejor que me ha pasado. Gracias por este nuevo estilo de vida."

Idalia Acevedo

"Entré al programa por mi salud y sobrepeso ya que era talla 40 de cintura y continuaba engordando. Ahora soy talla 34 y ya no necesito usar medicamentos para la diabetes ni para la presión alta. La gente me pregunta todo el tiempo al notar el cambio. Como ahora tengo mucha energía estoy en el gimnasio haciendo ejercicios frecuentemente después de haber mejorado el metabolismo de mi cuerpo. No me siento que estoy "a dieta" es un estilo de vida. Se lo he recomendado a muchas personas y a ellos también les ha funcionado."

Wilbert Medina

"Cuando empecé los niveles de azúcar en sangre se mantenían altos. La hemoglobina glucosilada estaba en 8.6 y el azúcar en ayunas entre 130 y 140 mg/dl. Después de haber aprendido a mejorar el metabolismo de mi cuerpo la glucosa en ayunas está entre 90 y 100 mg/dl, mi glucosilada bajó a 7.50 en menos de 2 meses. Los niveles de azúcar 2 horas después de desayunar eran de 140-150 mg/dl aun con medicamentos. Ahora son de 120 mg/dl o menos sin necesidad de medicamentos. He aprendido a identificar los carbohidratos que me engordan. ¡Esto ha sido un logro para mí después de tantas dietas en las que había fracasado!"

Margarita González

DIABETES SIN PROBLEMAS

El Control de la Diabetes
con la Ayuda del Poder del
Metabolismo

Versión Abreviada

Advertencia:

Este libro, *Diabetes Sin Problemas: El Control de la Diabetes con la ayuda del Poder del Metabolismo*, ha sido escrito solamente como una fuente de información y sin ánimo de tratar ninguna enfermedad o condición de salud. Los datos, observaciones y recomendaciones de este libro nunca deben considerarse como información sustituta de las recomendaciones de su profesional de la salud o médico. Siempre debe consultar con su médico antes de comenzar cualquier régimen de dieta, ejercicio u otro programa relacionado a la salud, muy en especial si padece de diabetes u otra condición de salud que está siendo medicada. **Se le advierte que nunca se deben descontinuar o alterar las dosis de sus medicamentos recetados, ni cambiar su régimen nutricional, ni utilizar suplementos naturales, sin que antes haya consultado con su médico.**

El autor, Frank Suárez, es alguien que logró vencer su propia obesidad y con ello también su condición diagnosticada de "prediabetes". Él no es un médico, dietista, ni nutricionista. Frank Suárez es un investigador independiente, especialista en obesidad y metabolismo por su propio mérito y por los buenos resultados documentados con miles de personas; quien interesa educar al lector, por lo cual, fundamenta sus opiniones en la literatura científica. En este libro, se listan cientos de estudios clínicos, libros y referencias técnicas relativas al metabolismo humano, a la salud y a la diabetes, para avalar sus recomendaciones. Hemos hecho esfuerzos razonables para que toda la información aquí descrita sea veraz. La gran mayoría de la información aquí contenida está basada en las experiencias adquiridas trabajando con miles de diabéticos que recibieron consultoría en el Sistema NaturalSlim™ (Rebajar.com) para mejorar su metabolismo y adelgazar.

Metabolic Technology Center (MTC)
Edificio NaturalSlim
262 Ave. Jesús T. Piñero, San Juan, Puerto Rico, USA 00918-4004
©Copyright 2015, Todos los Derechos del Manuscrito y la Portada son Reservados por Frank Suárez: **Diabetes Sin Problemas:** El Control de la Diabetes con la ayuda del Poder Del Metabolismo
Página de internet:
www.DiabetesSinProblemas.com

Segunda edición: Agosto, 2015
Diseño de portada e ilustraciones:
Juan Luis Martínez, Idearte
Edición, corrección y revisión:
Xiomara Acobes-Lozada
Impresión: Extreme Graphics, Naguabo, PR

Impreso en Puerto Rico / Printed in Puerto Rico
ISBN: 978-0-9882218-4-0

Dedico este libro a cada una
de las miles de personas con diabetes
que lograron tomar control sobre su diabetes
al mejorar su metabolismo.

Gracias por creer en mí y por permitirme
el enorme privilegio de sentir
que les he ayudado a mejorar su salud y calidad de vida.
Mi vida y trabajo investigativo han tenido sentido gracias a
ustedes.

TABLA DE CONTENIDO

Vídeos Diabetes Sin Problemas

Edición abreviada del libro _Diabetes Sin Problemas_ que incluye enlace gratuito a vídeos educacionales

Esta es una edición "abreviada" del libro _Diabetes Sin Problemas_. Para beneficio de las personas que padecen de diabetes o aquellas que cuidan a pacientes diabéticos que no necesariamente están inclinadas a realizar una extensa lectura. Creamos esta edición que ofrece al lector solamente la información más esencial del libro original. Aunque ésta es una edición abreviada, se conserva toda la información vital que necesita saber el paciente diabético para controlar la diabetes, reducir la necesidad de los medicamentos (con la asistencia de su médico) mientras adelgaza, si es algo que se necesita o desea.

El tema de la restauración del metabolismo como solución al control de la diabetes es uno totalmente nuevo. Por esta razón usted se beneficiará grandemente al ver los vídeos educacionales que incluye este libro. Le recomiendo que vea los vídeos lo antes posible porque con la ayuda del material audio-visual logrará entender mejor los temas de este libro además de sacarle el máximo de provecho a la información.

Para ver los vídeos sólo debe acceder al siguiente enlace, donde después de entrar su nombre y su dirección de e-mail, automáticamente recibirá un mensaje nuestro con los enlaces que le permitirán ver los cuatro vídeos especiales del libro _Diabetes Sin Problemas_:

DiabetesSinProblemas.com/videos

Además, puede usted disfrutar de más de 800 vídeos educacionales gratuitos sobre el metabolismo y la salud en MetabolismoTV.com.

Que disfrute,
Frank Suárez
Especialista en Obesidad y Metabolismo

Introducción

Parece increíble pero ya han pasado 31 años desde que me gradué como médico. ¿Se imaginan todos los pacientes que he visto, todas las historias, todas las vivencias? El haber tenido el privilegio de poder ayudar a tantas personas, realmente ha sido algo que me llena de satisfacción. Sí, ayudar. Porque quien estudia medicina lo hace con el principal propósito de AYUDAR.

Soy internista en el área norte de Puerto Rico y, como todos los internistas, me dedico a ver pacientes con múltiples condiciones médicas. Pacientes adultos con un nivel de complejidad mayor que los de las prácticas de medicina general; en otras palabras, pacientes complicados. La mayoría de estos pacientes son diabéticos, hipertensos y con problemas de la tiroides.

Por años mi meta siempre fue mantenerlos saludables. Como médico orientaba al paciente, lo refería a otros profesionales de la salud y medicaba lo necesario para mantener los niveles de glucosa dentro de los límites normales.

Me sentía orgulloso de mis logros, pero siempre pensaba que era el paciente el que tenía que controlar la diabetes ya que, en muchos casos, la diabetes lo controlaba a él. Un porcentaje alto de mis pacientes continuaban obesos, obligándome a subir sus dosis o añadir medicamentos nuevos; y esto me preocupaba mucho. Como saben, los efectos secundarios de los medicamentos son muchos, y sabía que tenía que existir una mejor manera de manejar el problema.

En la búsqueda de una solución, encontré una literatura que explicaba el efecto de la alimentación en el metabolismo y cómo cada paciente, al recibir los alimentos correctos, puede volver a restablecer su balance metabólico. Por lo tanto, ese balance ayudaría a evitar las complicaciones en los diabéticos y les ayudaría grandemente a reducir de peso.

Entré en comunicación con el Sr. Frank Suárez y me maravilló ver la forma en que él había resumido todo este conocimiento sobre el metabolismo y la manera sencilla, práctica y funcional como lo podía presentar a mis pacientes. Lograr restaurar el metabolismo de mis pacientes, lo que por años les impedía que vivieran una vida saludable, realmente se convirtió en mi meta. Comencé a hacer estos cambios con ellos y empecé a ver los resultados por mí mismo.

Al mes de haber comenzado, mi práctica cambió, de una que añadía medicamentos todo el tiempo, a una que los bajaba o eliminaba completamente. Para mí fue algo milagroso que al principio no podía creer. Al utilizar las técnicas para normalizar el metabolismo, vi ante mis ojos verdaderos milagros: ¡ESTABA ELIMINANDO MEDICAMENTOS! El día que confirmé los resultados es un día que nunca olvidaré.

Diabetes Sin Problemas no es un libro de dieta, es un método completo de control de la diabetes que, con la ayuda del metabolismo, le permite al paciente diabético y a sus familiares obtener resultados medibles, que incluyen la pérdida de peso para los que están sobrepeso o padecen de obesidad. El énfasis de este libro es en lo práctico: dieta, ejercicio, estilo de vida; cosas que el paciente puede hacer para mejorar su control de la diabetes y así evitar los terribles daños que ésta le puede causar. Al compararlo con otros libros de temas similares, éste se distingue por llevar un mensaje sencillo, práctico y permite obtener resultados medibles en poco tiempo.

Es importante recordar que el paciente necesita trabajar la diabetes con su médico de cabecera o especialista, porque ésta es una condición de cuidado, que necesita de asistencia médica. Mientras más conocimiento tenga el paciente de su condición, más fácil será el manejo de su médico, utilizará menos medicamentos y habrá menos efectos secundarios.

Felicito al Sr. Frank Suárez por ayudar a miles de pacientes a retomar el control de sus vidas, explicando con sencillez y sabiduría, un método fácil para el control de la diabetes que ¡SÍ FUNCIONA!

Dr. Carlos M. Cidre
Médico Internista – ABIM (Board Certified)

Sobre este libro

Frank Suárez ha hecho una enorme contribución al tema de la nutrición del diabético con este libro. Existe una gran confusión sobre este importante tema aun entre los profesionales de la salud. Frank con su estilo sencillo y al grano, todo referenciado por la literatura científica, hace de este libro una joya explicativa que cambiará paradigmas para bien de la salud.

Dr. Michael J González DSc, NMD, PhD, FACN
Catedrático, Universidad de Puerto Rico, Recinto de Ciencias Médicas, Escuela Graduada de Salud Pública, Programa de Nutrición.
Profesor Adjunto, University of Western States, Human Nutrition and Functional Medicine Program.
Co-Autor del libro *I Have Cancer, What Should I Do?* del innovador concepto terapéutico de Corrección Metabólica y de la Teoría Bioenergética del Cáncer

Advertencia

Este libro, **Diabetes Sin Problemas**: *El Control de la Diabetes con la ayuda del Poder del Metabolismo,* ha sido escrito solamente como una fuente de información y sin ánimo de tratar ninguna enfermedad o condición de salud. Los datos, observaciones y recomendaciones de este libro nunca deben considerarse como información sustituta de las recomendaciones de su profesional de la salud o médico. Siempre debe consultar con su médico antes de comenzar cualquier régimen de dieta, ejercicio u otro programa relacionado a la salud, muy en especial si padece de diabetes u otra condición de salud que está siendo medicada.

Se le advierte que nunca se deben descontinuar o alterar las dosis de sus medicamentos recetados, ni cambiar su régimen nutricional, ni utilizar suplementos naturales, sin que antes haya consultado con su médico.

El autor, Frank Suárez, es alguien que logró vencer su propia obesidad y con ello también su condición diagnosticada de "prediabetes". Él no es un médico, dietista, ni nutricionista. Frank Suárez es un investigador independiente, especialista en obesidad y metabolismo por su propio mérito y por los buenos resultados documentados con miles de personas; quien interesa educar al lector, por lo cual, fundamenta sus opiniones en la literatura científica. En este libro, se listan cientos de estudios clínicos, libros y referencias técnicas relativas al metabolismo humano, a la salud y a la diabetes, para avalar sus recomendaciones. Hemos hecho esfuerzos razonables para que toda la información aquí descrita sea veraz. La gran mayoría de la información aquí contenida está basada en las experiencias adquiridas trabajando con miles de diabéticos que recibieron consultoría en el Sistema NaturalSlim (Rebajar.com) para mejorar su metabolismo y adelgazar.

Notas del autor

E stoy seguro de que durante la lectura de este libro usted entrará en contacto con algunos datos o conceptos que, además de ser nuevos, le pudieran parecer incluso extraños o controversiales. Créame que, según he ido investigando a fondo el tema de la diabetes, a mí me pasó lo mismo. Hay bastante que no se ha explicado sobre el tema de la diabetes. Para colmo, mucho de lo que hay escrito y publicado en los libros sobre la diabetes fue escrito por médicos que utilizaron términos y palabras técnicas de la medicina que, por su complejidad, no ayudan al lector a entender el problema de la diabetes. La lógica me dice que la única forma de resolver un problema es aumentando el CONOCIMIENTO sobre él. Mientras menos se entienda un problema más difícil se hará solucionarlo. Por tal razón, mi meta es ayudar a la persona con diabetes y a sus familiares a entender el problema de la diabetes.

Al escribir este libro hice lo posible por evitar el uso de palabras técnicas, términos médicos o cualquier otro uso del lenguaje que no fuera fácil de comprender. El propósito de este libro es ayudar al lector, cuando padece de diabetes o cuando quiere ayudar a un ser querido que padece diabetes, a comprender la información para que le sea útil en su vida diaria. No hubiera escrito un libro sobre la diabetes si no estuviera convencido de que la información que tengo para compartir puede y debe resultar en beneficios de salud para los que padecen de diabetes. Esta información también sirve para ayudar a los familiares de aquellos que padecen de diabetes a proteger la salud de sus seres queridos. Teniendo la información correcta se pueden prevenir y evitar los terribles problemas que pueden causársele a la salud y a la calidad de vida, cuando la condición de diabetes se controla mal. Es difícil o imposible controlar algo que uno no entiende.

Como mi propósito es que usted comprenda bien el tema de la diabetes, para que le saque provecho y obtenga resultados prácticos, mi énfasis al escribir este libro está en evitar que usted no pueda comprender algo de lo que estoy explicando. Por esto, cada vez que utilizo alguna palabra que pudiera ser malentendida, trato de explicarla en la nota al pie de la página en la que la uso por primera vez. Además, encontrará que este libro contiene un GLOSARIO - DEFINICIONES DE LAS PALABRAS, que se encuentra al final del libro. La idea es que usted pueda localizar las palabras nuevas o difíciles en el glosario, sin necesidad de utilizar un diccionario médico o especializado. No obstante, siempre es una buena idea tener un buen diccionario accesible, porque aun una simple palabra de nuestro lenguaje común que no se entienda, le puede hacer perder el interés en lo que está leyendo. Es difícil mantener el interés en algo que no se entiende.

A nadie que esté leyendo un libro le gusta sentirse que "no entiendo esto que dice aquí" porque de alguna forma le hace sentir menos inteligente o menos capacitado. Es inevitable que uno rechace todo aquello que no comprende, tal como le pasaría a una persona que sólo habla español y que se ve por alguna razón obligada a vivir dentro de un ambiente donde sólo se habla en mandarín, que es uno de los lenguajes que se habla en la China. Cuando uno no entiende algo pierde afinidad por ello, debido a que se siente fuera de comunicación con eso. Es algo así como lo que siente una persona que le pasa cuando está siendo ignorado por otros, se pierde la afinidad. Lo mismo pasa con la lectura, cuando nos topamos con una palabra cuyo significado no entendemos o cuyo uso es distinto al significado que nosotros conocemos de esa palabra. Las palabras que no entendemos nos causan confusión, pérdida de interés en el tema e incluso, pueden causar un sueño aplastante, por lo cual cuando una persona está leyendo y no ha entendido alguna palabra de lo que está leyendo, puede empezar a bostezar y a sentir sueño.

Hace poco conocí a una señora colombiana que realmente necesitaba adelgazar porque padecía de una obesidad grave, de diabetes, de presión arterial alta y que estaba siendo medicada. Hablando con esta señora ella me dijo "yo estuve leyendo su libro (*El Poder del Metabolismo*) con la esperanza de poder bajar de peso, pero nunca terminé de leerlo". Le pregunté hasta dónde leyó en el libro y juntos fuimos a través del libro, hasta que localizamos la página y la palabra especifica que ella no entendió en aquel momento, y que le hizo perder interés en el libro. Una vez aclaramos esa palabra, que era el nombre de cierto alimento como se usa en Colombia, ella se interesó nuevamente en la lectura del libro, terminó de leerlo y supe que tres meses después había logrado adelgazar lo suficiente como para que su médico determinara que ya no necesitaba utilizar medicamentos para controlar la presión alta y además, le había reducido los medicamentos para la diabetes a menos de la mitad. La moraleja de esta historia real es que <u>una sola palabra malentendida le puede evitar que usted le saque beneficio a este libro,</u> por lo cual es importante que no se permita pasarle por encima a palabras que no entiende. Tan pronto usted se dé cuenta de que hay algo que no le está haciendo sentido en lo que escribo, sepa que <u>es el momento de buscar qué palabra</u> fue la que no entendió en el texto que estaba leyendo, justo antes de que se sintiera en confusión.

Los consejos y recomendaciones que doy en este libro, *Diabetes Sin Problemas,* se derivaron de la práctica y experiencia acumulada con más de 10,000 diabéticos que en algún momento estuvieron asistiendo al Sistema NaturalSlim, buscando adelgazar y recobrar el metabolismo.

Debo aclarar que mi especialidad es el metabolismo y la obesidad, que son los temas para los cuales he desarrollado las ayudas que se explican en mi libro *El Poder del Metabolismo*. Al "metabolismo lento" y la obesidad podríamos llamarle "condiciones de salud", pero no "enfermedades", porque son condiciones que puede padecer una persona, que responden a mejorías en el estilo de vida, y no necesariamente requieren de la ayuda médica especializada o de los medicamentos que puede recetar un médico. La diabetes es una enfermedad y <u>sí requiere de las consultas, supervisión personal, tratamiento médico y medicamentos que sólo puede recetarle su médico.</u> La diabetes es una enfermedad que puede ser mortal o causar daños graves y permanentes a la salud (amputaciones, ataques al corazón, pérdida de la vista, etc.). Por lo cual insisto firmemente en que si usted o un familiar suyo padecen de diabetes, se asegure de visitar con regularidad a su médico. Incluso, debe asegurarse de <u>nunca cambiar o alterar su dieta, ritmo de ejercicios, o dosis de sus medicamentos recetados, sin la autorización de su médico.</u> Si usted observa que hago una recomendación en este libro que de alguna forma entra en conflicto con la de su médico o especialista en diabetes, <u>debe seguir la recomendación de su médico</u> y no la mía, ya que es su médico quien conoce de cerca su caso específico y quien mejor está calificado para ayudarle con una enfermedad como la diabetes.

Este libro sólo pretende aumentar su CONOCIMIENTO sobre la diabetes para permitirle un mejor CONTROL sobre ella; de manera que, lo que aprenda en este libro, le sirva al paciente diabético como apoyo a los esfuerzos que su médico hace por tratar su diabetes. He hablado con cientos de médicos que viven frustrados por la poca cooperación y cumplimiento que reciben de sus pacientes diabéticos, a quienes ellos han estado tratando de ayudar. Idealmente, usted utilizaría los conocimientos de este libro para ayudar a su médico a ayudarle a usted o a ese ser querido que padezca de diabetes.

Para aquellos de ustedes que tienen una inclinación científica, y para beneficio de los lectores que son médicos, nutricionistas o profesionales de la salud en campos relacionados a la diabetes, he recopilado una cantidad considerable de referencias y estudios clínicos[1] que avalan la gran mayoría de las opiniones y recomendaciones que expreso en este libro. A través del libro encontrarán referencias técnicas, como artículos escritos por especialistas en medicina o diabetes, opiniones o datos de libros de médicos especializados en diabetes, revistas científicas y publicaciones médicas, estudios clínicos hechos por compañías farmacéuticas, estudios científicos hechos por centros de investigación o por reconocidas escuelas de medicina, hospitales o universidades. Justo después de alguna referencia, estadística o cita técnica encontrará una referencia entre paréntesis como: **(Ford ES, 2002)**, cuya fuente de información podrá encontrar en la página final de cada sección o capítulo en la que fue mencionada.

A los profesionales de la salud que leen este libro, les pido paciencia conmigo, ya que verán que explico cada uno de los temas en un lenguaje que puede ser demasiado simple o conversacional. Mi interés principal es

---

[1] *Estudios clínicos: También conocidos como "ensayos clínicos", son una evaluación científica de un producto, sustancia, medicamento, técnica médica o terapia de curación que trata de valorar su eficacia y seguridad. Los médicos y científicos investigadores realizan estudios sobre nuevos tratamientos para conocer la utilidad del nuevo tratamiento, su mecanismo de acción, su efectividad, los efectos secundarios y si son mayores o menores que el tratamiento convencional. Son la base de lo que se conoce como "medicina basada en la evidencia", que respalda las prácticas clínicas con pruebas consistentes desde el punto de vista científico.*

la educación de la persona con diabetes y la de sus familiares o seres queridos, y no la de convencer o educar a sus médicos o especialistas en nutrición. De hecho, no ando buscando aprobación ni apoyo de ninguna profesión, porque ya he podido comprobar que lo que aquí recomiendo, invariablemente, produce en los diabéticos los resultados y las mejorías en la salud que describo. Quince años de ver miles de resultados positivos en el control de la diabetes en los miembros del Sistema NaturalSlim, me bastan para saber qué es lo que funciona y qué es lo que no funciona, tanto en la obesidad como en la diabetes, que padecen las personas.

Mi énfasis en este libro, *Diabetes Sin Problemas*, es mantener el lenguaje sencillo que facilite el entendimiento y la aplicación de las recomendaciones que hemos observado que producen beneficios de salud medibles en los diabéticos. Es decir, el énfasis primordial y la prueba final de la efectividad de la información que provee este libro se debe medir únicamente por las mejorías en salud, el nivel de energía y la calidad de vida que pueda lograr una persona con diabetes, al aplicar los conocimientos que se comunican en este libro.

Si la información que provee este libro resulta ser correcta, entonces su aplicación debe lograr en la persona con diabetes lo siguiente:

1. Niveles más normales y estables de glucosa que se reflejen en su prueba A1c[2].

2. Mejorías medibles en la reducción de la presión arterial, el control del colesterol y de los triglicéridos.

3. Posibles reducciones en las necesidades, dosis o frecuencia de sus medicamentos para la diabetes, según lo determine su médico.

---

[2] *Prueba A1c: Esta es una prueba de laboratorio que se utiliza para medir qué tan bueno o deficiente ha sido el control de los niveles de glucosa en la sangre de un diabético. Esta prueba resulta ser la más importante a la hora de determinar cuánto daño estaría causándole el descontrol en la diabetes a un diabético. Se recomienda que un diabético haga esta prueba por lo menos cada seis meses.*

4. Reducción de la grasa corporal para los que necesitan adelgazar, además de reducción del dolor físico, disminución de la inflamación, mejor calidad de sueño y mayor nivel de energía en general.

Ninguno de estos beneficios anteriores son teóricos, <u>todos son medibles y observables</u> en términos de análisis de laboratorios, instrumentos médicos, dosis de medicamentos y capacidad para ejercitarse o trabajar. Lo que se logre en estas cuatro áreas de beneficios medibles debe ser el único criterio para determinar si este libro ha servido de ayuda o no.

Si una condición de diabetes es mal controlada, la diabetes puede llegar a ser una enfermedad terriblemente problemática, que causa daños graves a la salud. La diabetes, si no se atiende adecuadamente, tiene el potencial, no solamente de destruir la calidad de vida de una persona, sino de también reducir sus años de vida. Peor aún, cuando un ser querido nuestro (abuela, abuelo, mamá, papá, esposo, esposa, hijo o hija, u otra relación afectiva) padece de esta enfermedad y no la logra controlar, <u>puede destruir la felicidad de toda la familia; haciendo que la vida familiar o de pareja se convierta en constantes visitas a los médicos y a las salas de emergencia de los hospitales. Sin mencionar el descalabro financiero que la necesidad de tratamiento médico especializado y los costosos medicamentos pueden acarrear.</u>

Entonces, *Diabetes Sin Problemas*, es un libro escrito desde el punto de vista simple, pero verdadero, de que <u>el diabético controla su diabetes o la diabetes lo controlará a él</u>. Esta es una verdad dura de tragar, pero sigue siendo la verdad. Mi deseo para usted y sus seres queridos es que este libro contribuya a que puedan controlar la diabetes y que no le permitan a esta enfermedad empañarles o destruirles la felicidad que solamente puede existir cuando se conserva la salud.

LA DIABETES
Y EL METABOLISMO

¿Qué es la diabetes?

Para poder dialogar sobre cualquier tema, es necesario definir el tema de antemano, para que se comprenda de qué es lo que se está hablando. Después de haber trabajado ayudando a miles de personas que padecían tanto de obesidad como de diabetes, me aventuro a expresarle mi definición de lo que es la enfermedad llamada diabetes:

La diabetes es un desorden del metabolismo, en el cual el cuerpo ha perdido su habilidad para procesar y utilizar los carbohidratos refinados[3], los almidones[4] y las azúcares de forma adecuada.

Aunque esta definición de lo que es la diabetes pueda parecer demasiado simple para algunos con entrenamiento médico, lo que me gusta es que **funciona**, porque en el momento en que un diabético empieza a ponerle buen control a su consumo de carbohidratos refinados,

---

[3] *Carbohidratos refinados: El término "carbohidratos" abarca una gran variedad de alimentos como pan, harinas, pizza, arroz, papa, granos, dulces, azúcar, e incluye los vegetales y ensaladas. Cuando decimos "carbohidratos refinados" nos referimos a aquellos carbohidratos que de alguna forma han sido procesados, cocinados, molidos, pulidos o refinados, esto los hacen mucho más absorbibles y aumentan con facilidad los niveles de glucosa del cuerpo. A casi todos los vegetales y ensaladas (con excepción del maíz) los consideramos "carbohidratos naturales" (no refinados).*

[4] *Almidones: son alimentos que están compuestos de azúcares naturales. Por ejemplo, el arroz es un almidón que está formado por largas moléculas que son cadenas de glucosa. Un almidón está compuesto por una larga línea de "glucosa + glucosa + glucosa..." que pudiera extenderse desde 200 hasta 2500 unidades de glucosa como la llamada amilopectina que es el componente principal del arroz.*

almidones y azúcares, automáticamente empieza obtener una mejoría en el control de su diabetes.

Los carbohidratos, por definición, están compuestos de moléculas de azúcar. Así que el primer paso para controlar la diabetes es reducir el consumo de azúcar en todas sus formas. Esto incluye a la fructosa[5] de las frutas, la lactosa[6] de la leche, los granos, los cereales, el pan, la pasta, las harinas, el arroz y otros alimentos altos en su contenido de almidones, como la papa y otros tubérculos[7]. Podría haber creado una definición bastante más compleja que la anterior, en la que incluyera todos los otros factores que caracterizan a la diabetes. Sin embargo, para efectos de lograr resultados prácticos y mejorías en el control de la diabetes y, basado en la experiencia con más de 10,000 personas con diabetes que han sido miembros del Sistema NaturalSlim, basta con establecer que la diabetes es un problema relativo al control de los carbohidratos refinados (pan, harina, pasta, dulces, azúcar, jugos de frutas, etc.), a los almidones (papa, arroz, etc.) y las azúcares (glucosa, fructosa, lactosa[8], etc.).

Al final, lo único que cuenta son los buenos resultados y mejorías a la salud que usted o su ser querido que padece diabetes pueda obtener, por lo cual es mi propósito mantener la información simple y fácil de usar. Las librerías están llenas de docenas de libros sobre la diabetes escritos por los mejores doctores y especialistas en el tema. La desventaja que veo es que la gran mayoría de estos libros sobre la diabetes (los he leído casi todos) son demasiado técnicos y hacen un uso excesivo de palabras especializadas de la medicina, lo cual los hace difícil de entender para el

---

[5] *Fructosa: azúcar natural que contienen las frutas y que también está contenida en los vegetales aunque en menor proporción que en las frutas con excepción del maíz que es muy alto en fructosa.*

[6] *Lactosa: azúcar natural que contiene la leche. La lactosa es una azúcar muy poderosa y adictiva por lo cual los vendedores de drogas ilegales como heroína la mezclan con su droga.*

[7] *Tubérculos: alimentos como yuca, tiquizque, ñame, camote, papa y otros que crecen debajo de la tierra y que están principalmente compuestos de almidones.*

lector que no es un "profesional de la salud". Veo también que los libros existentes sobre la diabetes dejan totalmente fuera el importante tema de cómo mejorar el metabolismo, lo cual es vital a la hora de lograr y mantener un estado de buena energía y salud.

Diabetes Sin Problemas tiene que ser un libro fácil de entender para que todos puedan sacarle provecho. Por lo tanto, mi énfasis es en comunicar el CONOCIMIENTO de lo que he aprendido a través de quince años, mientras ayudaba a miles de diabéticos a bajar de peso en NaturalSlim, de forma que usted pueda fácilmente APLICAR la información y obtener los buenos RESULTADOS que merece tener. No se puede resolver un problema que uno no entiende en su totalidad. Por ende, la solución a cualquier problema, incluyendo los problemas de salud como la diabetes, siempre es adquirir más CONOCIMIENTO.

En mi opinión, la diabetes solamente se controla cuando se reduce significativamente el consumo de los carbohidratos refinados y los almidones (pan, harinas, pasta, pizza, arroz, papa, azúcar, etc.). Pero este tema del control de los carbohidratos refinados para poder controlar la diabetes, lo discutiremos más en detalle cuando usted llegue al capítulo LA DIETA 3x1 PARA CONTROLAR LA DIABETES donde se discute una forma de proporcionar los distintos tipos de alimentos en su plato, que nosotros usamos para ayudar a las personas a adelgazar, pero que descubrimos que también ayuda al diabético a controlar su condición.

Historia de la diabetes

La palabra "diabetes" se origina del griego *diabetes* que quiere decir "correr a través", en referencia a la gran cantidad de orina que regularmente tiene que eliminar una persona con esta condición. Es una condición que se distingue por niveles anormalmente altos de glucosa en la sangre, por lo cual el cuerpo genera un exceso de orina como su única forma de eliminar el exceso de glucosa que no se está usando por las células.

Las primeras referencias en la historia, sobre la diabetes, son muy antiguas. Por ejemplo, en el papiro de Ebers[9] descubierto en Egipto y que data del año 1550 antes de Cristo, ya se describían síntomas que corresponden a la diabetes. Para más o menos esta misma época, los practicantes de medicina tradicional de la India utilizaban una prueba rudimentaria con sus pacientes en la que les pedían que orinaran en la tierra y a continuación observaban si las hormigas se veían atraídas a la orina. Como la orina de un diabético es alta en glucosa (azúcar) las hormigas no fallan en ser atraídas a ella en busca del azúcar. De esta forma se podía determinar si la persona era diabético o no. En los antiguos textos de la India describían la diabetes como una condición de "orina con sabor a miel". Para el año 129, Galeno de Pérgamo[10], que fue uno de los médicos más destacados de la antigüedad y quien había aprendido de los escritos

---

[9] *Papiro de Ebers: el "papiro" es un material parecido al papel que se fabricaba usando las hojas de una planta acuática muy común en el río Nilo, en Egipto. El papiro Ebers es uno de los escritos más antiguo que se conocen sobre la medicina y sobre los tratamientos médicos. El nombre "Ebers" proviene del apellido del investigador alemán de historia egipcia George Maurice Ebers que lo compró.*

[10] *Galeno de Pérgamo: más conocido como "Galeno" fue un médico griego (Pérgamo era un territorio de Grecia) cuyos puntos de vista dominaron la medicina europea por más de mil años. A los médicos también se les llaman "galenos" en referencia a Galeno de Pérgamo.*

de Hipócrates[11], describió los síntomas característicos de la diabetes de exceso de orina, sed, hambre y de pérdida de peso.

Los antiguos griegos describían a la diabetes como una enfermedad que hacía que el cuerpo se derritiera para convertirse en agua azucarada. Como las personas con diabetes pueden perder bastante peso en un constante orinar mientras su cuerpo tiene dificultad para utilizar la glucosa de la sangre, esta era una observación bastante descriptiva de lo que le pasa al cuerpo de un diabético.

En la Antigua Persia (donde hoy está el país que llamamos Irán), un practicante médico de nombre Avicenna, alrededor del año 1020, creó un voluminoso escrito que se llamó "El Canon de la Medicina", donde describía a la diabetes con síntomas de "apetito anormal y colapso de las funciones sexuales". Hoy en día, sabemos que la impotencia sexual es uno de los efectos negativos más comunes en los hombres diabéticos.

A veces usted verá que se utiliza el término "diabetes mellitus" donde la palabra "mellitus", que proviene del griego "mel", quiere decir "miel". Se la añadió Thomas Willis en el año 1675, cuando notó que la orina de un paciente diabético tenía sabor dulce, como a la miel. Sí, a este señor se le ocurrió probar la orina de un paciente diabético y descubrió que era bien dulce, lo cual ocurre debido al exceso de glucosa (azúcar de la sangre) que contiene.

Ya en el final del siglo XIX, un célebre farmacéutico francés, Apollinaire Bouchardat, afirmaba que la diabetes estaba íntimamente relacionada a la obesidad y a la vida sedentaria. Para el año 1880 Bouchardat, a quien se le considera el padre de "la diabetología" (el

---

[11] *Hipócrates: Se le considera "el padre de la medicina". Fue un practicante médico que nació alrededor del año 450 antes de Cristo en Grecia. Se dice fue el primero que separó la religión de la medicina al opinar que las enfermedades eran causadas por factores ambientales y de dieta en vez de ser "castigos de los dioses" o tener otras causas basadas en supersticiones. Se le atribuye haber creado los principios del "código hipocrático" que es un antiguo escrito que sirvió como base para establecer los aspectos éticos de la práctica de la medicina.*

estudio de la diabetes), recomendaba una dieta baja en "glúcidos" (carbohidratos) para controlar la diabetes. El término "glúcidos" es más correcto que el término "carbohidratos", que en realidad viene de una adaptación del inglés "carbohydrates". Personalmente, como escribo para un público que no necesariamente es un grupo de profesionales de la salud, prefiero usar el término "carbohidratos", ya que es un término más conocido, aunque entre los profesionales de la salud y catedráticos se utiliza mayormente "glúcidos" o "hidratos de carbono".

El tratamiento de la diabetes tuvo que esperar por miles de años hasta que la ciencia logró un mejor entendimiento de la condición. Nadie estaba seguro qué parte del cuerpo era la que estaba enferma. Pensaban que podía ser el estómago o quizá los riñones por el exceso de orina. Tal vez era el hígado, pensaban otros. No fue sino hasta el 1889 que estas dudas fueron aclaradas. Ese año dos científicos alemanes, Oskar Minkowski y Joseph Von Mering estaban investigando la digestión de las grasas. Ellos sabían que el páncreas de alguna manera estaba involucrado en la digestión de las grasas, así que experimentaron removiéndole el páncreas a dos perros. Para su sorpresa los dos perros se volvieron diabéticos. Así fue que se supo que la diabetes estaba relacionada al páncreas.

El próximo paso necesario fue el de encontrar qué cosa era lo que contenía el páncreas que hacía que la gente no desarrollara diabetes. Resultó que un artículo que se había publicado veintitrés años antes por Paul Langerhans, describía un grupo de células del páncreas para las cuales el investigador Langerhans no había podido descubrir un uso o función. Poco después, un par de canadienses, Frederick Banting y Charles Best, tuvieron éxito cuando extrajeron una sustancia de esas células que Langerhans había descrito, que al ser inyectada en perros diabéticos les reducía la glucosa de la sangre. ¡Habían descubierto la insulina! En enero de 1922 Banting y Best probaron inyectándole su extracto a un niño de catorce años que se estaba muriendo de diabetes y le salvaron la vida. Así fue que la diabetes dejó de ser una enfermedad mortal.

Como verá, la diabetes tiene una larga e interesante historia y ya lleva muchos miles de años con nosotros. El problema es que la diabetes es una enfermedad que va en aumento, por lo cual cada década afecta a una mayor proporción de la población mundial. La medicina moderna ha mejorado muchísimo en su habilidad de tratar los síntomas y las complicaciones de la diabetes, pero la realidad sigue siendo que estamos perdiendo la batalla contra la diabetes, porque cada vez hay más proporción de diabéticos en la población, además de que la diabetes infantil ha continuado en aumento y cada vez son más y más los niños que se diagnostican con diabetes.

Me ilusiona la posibilidad de que usted pueda, con la ayuda de los datos de este libro, levantar conciencia sobre el tema, y no sólo ayudar a controlar su diabetes o la de un ser querido, sino que pueda también evitar que algún niño o niña de su familia tenga que ser víctima de esta enfermedad, que entiendo que en una gran mayoría de los casos se puede evitar. Es cierto que existen factores hereditarios para desarrollar diabetes. Pero debe usted saber que los "factores hereditarios" no son una condena final y firme de que se tendrá diabetes. Los factores hereditarios sólo establecen una predisposición a desarrollar diabetes. Digamos que los factores hereditarios hacen que la diabetes sea más posible, pero no significan que alguien tenga que tener diabetes. Obviamente, si alguien tiene padres y abuelos diabéticos tendrá mayores probabilidades de padecer diabetes, pero eso no significa que tiene que desarrollarla. La diabetes se puede evitar si se aplica un "estilo de vida" saludable donde no se abusen de los carbohidratos refinados, los almidones, ni las azúcares.

Conociendo los actores de la obra llamada "diabetes"

Antes de hablar sobre la diabetes y de cómo controlarla tendríamos que entender los distintos términos, palabras y elementos que están relacionados a esta enfermedad para poder pensar con ellos. Algunos pueden ser temas nuevos para usted y todos ellos juegan una parte importante en esta condición. De hecho, le pediría que ponga especial interés en este capítulo porque si no logra entender todos estos términos que a continuación explicaré, de la forma más sencilla posible, definitivamente no le podrá sacar provecho al resto del libro. Si quiere controlar su diabetes o ayudar a un ser querido a controlarla es vital que comprenda esta información.

De la misma forma que para poder entender una obra de teatro habría que entender la participación de cada uno de los distintos personajes de la obra, hace falta entender los distintos términos, palabras y partes del cuerpo que se ven envueltas en una condición de diabetes. La lógica nos dice que, si se pueden entender todas las partes de un problema, también se podrá entender la totalidad del problema. Como no se puede controlar algo que no se entiende, es apropiado que a continuación aclaremos los nombres, temas y palabras que se utilizan en relación a la diabetes.

Controlar la diabetes es algo así como aprender a conducir un carro por primera vez. Si usted pone a alguien a conducir un carro y esa persona antes no ha logrado entender cómo controlar las partes del carro (acelerador, freno, volante) lo único que es seguro es que eventualmente tendrá un accidente y destrozará el carro o su propia vida. El diabético que no comprende ni domina los distintos factores que inciden sobre su diabetes va derechito hacia un desastre. Es responsabilidad del diabético, y de sus seres queridos y familiares que le apoyan, el conocer estos temas que se explican a continuación, para así controlar la diabetes. Si el diabético no controla su diabetes la diabetes le controlará a él o a ella. No puede existir el buen control de algo si antes no existe el CONOCIMIENTO sobre ello.

A continuación voy a describir los distintos factores que usted debe comprender, si realmente quiere controlar su diabetes o la diabetes de un ser querido. No se permita un entendimiento deficiente de un "más o menos lo entendí" o un "yo creo que lo entendí", porque las consecuencias de no entender lo que está en juego pueden ser serias y lamentables. La diabetes no es un juego, le puede costar la vida si no la logra controlar.

LA GLUCOSA

La glucosa es el "azúcar de la sangre", que en realidad es el combustible principal de todas las células del cuerpo, de la misma forma que la gasolina es el combustible para el motor de su carro. Los alimentos que son carbohidratos refinados o almidones (pan, harina, arroz, papa, azúcar, dulces, etc.) se convierten en glucosa con gran facilidad. Hay alimentos como las proteínas (carne, pollo, pavo, pescado, mariscos, quesos, huevos, etc.) que también se convierten en glucosa, pero en un grado muchísimo menor que los carbohidratos refinados y los almidones.

La diabetes se distingue por un exceso de glucosa en la sangre, lo que en la gran mayoría de los casos, es la causa de una cantidad impresionante de problemas de salud: obesidad, colesterol alto, triglicéridos altos, problemas cardiovasculares[12], daños a los riñones, daños al sistema nervioso y pérdida de sensación en los nervios (neuropatía diabética), presión alta, pérdida de la vista o ceguera (retinopatía), impotencia sexual, úlceras en las piernas que pueden forzar una amputación, envejecimiento prematuro por daño a las células, más muerte prematura. En efecto, el cuerpo humano se descompone y se destruye el metabolismo, la energía y la salud cuando el diabético no logra controlar sus niveles altos de glucosa.

EL GLUCÓGENO

El cuerpo humano es una obra maestra de la creación. Fíjese que incluso durante la evolución, el cuerpo humano ha creado formas de almacenar su combustible principal (la glucosa, azúcar de la sangre) para usarlo en momentos de escasez. Este combustible almacenado es el glucógeno, el cual su cuerpo utiliza para sobrevivir, aun cuando usted tenga que pasar largos periodos sin posibilidades de ingerir alimentos. El glucógeno es un tipo de "combustible de almacenamiento" que se guarda principalmente en el hígado y alguna otra pequeña cantidad en los músculos. En efecto, usted podría considerar que su hígado es un "tanque de reserva de combustible" y que el glucógeno es ese combustible que le mantiene el cuerpo vivo, a través de los momentos en que usted no ha podido ingerir alimentos.

El glucógeno es una agrupación de moléculas de glucosa que el cuerpo arremolinó y encadenó alrededor de una proteína que le sirve de centro, como lo hace el tronco de un árbol a las ramas y a las hojas del árbol. Si usted observa un árbol desde arriba, vería que un fuerte tronco

---

[12] *Problemas cardiovasculares: el sistema cardiovascular es el sistema circulatorio del cuerpo por donde pasa la sangre que incluye el corazón, las venas, las arterias y los capilares (los más pequeños conductos de sangre). Los daños a este sistema que está compuesto de todos los conductos por donde fluye la sangre que le da vida a las células producen ataques al corazón, derrames cerebrales y otros serios problemas de salud.*

de madera es el que sujeta las ramas y las ramas a su vez a las hojas. De esa misma forma es que está construido el glucógeno, que se almacena en el hígado, donde el tronco es una proteína que está rodeada hasta por 30,000 unidades de glucosa, que se extienden todo a su alrededor como si

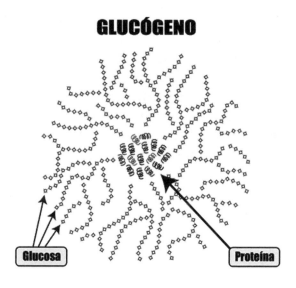

fueran las ramas, tallos y hojas de un gigantesco árbol. Durante todo el día y toda la noche el hígado va soltando poco a poco su glucógeno y, gradualmente, las moléculas de glucógeno almacenadas se van soltando para alimentar a las células y mantenerlas con vida durante todas las horas en que la persona no está comiendo. El glucógeno es el combustible pesado (algo así como la gasolina diésel) que sirve para que en todo momento haya comida para las células del cuerpo, aunque a usted se le haya olvidado o no haya podido comer por muchas horas.

Aproximadamente de 8% al 10% del peso total de su hígado está compuesto de glucógeno. He querido explicarle esto lo mejor posible porque debe usted entender muy bien la importancia que tiene el glucógeno para el control de la diabetes. Si realmente usted quiere controlar los episodios de hiperglucemia (azúcar demasiado alta), o hipoglucemia (azúcar demasiado baja), que le causarán daño irreparable a su salud (amputaciones, pérdida de la vista o riñones), debe estabilizar, no solamente los niveles de la glucosa en la sangre, sino también la producción de glucógeno de su hígado. No existe ninguna otra forma de controlar la diabetes.

Comer mas proteinas aumenta el Glucogeno y provee a la celulas un fuente de energia estable

Un dato interesante a observar es que, si no existiera la proteína que está justo al centro de la molécula de glucógeno, entonces se haría imposible fabricar el glucógeno y usted siempre tendría hambre, aunque hubiera ingerido alimentos sólo un par de horas antes. Algo que se puede notar es que el diabético que no consume suficientes proteínas (carne, queso, huevo, etc.) tiende a tener una producción baja de glucógeno, por lo cual no posee la reserva de energía o de combustible que le permite estabilizar la glucosa de su sangre. Mientras mayor cantidad de glucógeno pueda producir y almacenar su hígado, mayor cantidad de tiempo podrá usted permanecer en actividad física y sin experimentar debilidad ni subidas o bajadas repentinas de glucosa, que es lo que realmente le causará daños a su cuerpo.

El glucógeno se almacena principalmente en el hígado, un poco en los músculos y en alguna cantidad en el cerebro. Es el único tipo de glucosa almacenada que estará disponible a largo plazo para atender las necesidades de todas las células del cuerpo y estabilizar el azúcar de la sangre de un diabético. Sin un abasto estable de glucógeno no habrá control de la diabetes y usted sufrirá entre episodios de hambre o hipoglucemia (bajones de azúcar en sangre) y las subidas repentinas de glucosa en sangre que poco a poco le destruirán el cuerpo y la salud.

El glucógeno provee a las células del cuerpo una fuente de energía ESTABLE, por lo cual nos interesa ayudar al diabético a tomar los pasos necesarios para producir, de forma natural, una mayor cantidad de glucógeno para que pueda pasar muchas más horas controlando la diabetes y así disfrutar de la vida, sin crearle problemas de salud al cuerpo.

Me gustó mucho la descripción del glucógeno que hace el médico venezolano especialista en control de la diabetes, Dr. Ludwig Johnson, en su libro sobre el control de la diabetes, donde se refiere al glucógeno como "las pastillas de glucosa que su hígado produce". En verdad es lo que el glucógeno es, un combustible de vida de larga duración.

EL PÁNCREAS

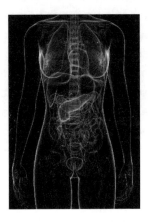

El páncreas es una pieza central importantísima en el tema de la diabetes. Es una glándula[13] del tamaño de su puño que está localizada justo al lado del estómago y hacia la parte alta del abdomen. El páncreas produce la hormona[14] *insulina,* que es la que permite que las células del cuerpo puedan utilizar la glucosa como alimento, a la vez que reduce los niveles de glucosa en la sangre. El páncreas es una glándula muy productiva ya que también produce distintas enzimas digestivas para digerir los carbohidratos, las proteínas y las grasas. Además, el páncreas produce otra hormona llamada *glucagón,* que tiene el efecto contrario de la *insulina,* ya que aumenta los niveles de glucosa en la sangre.

---

[13] *Glándula: órgano compuesto de células especializadas que producen alguna sustancia como sudor, enzimas digestivas u hormona como lo hacen la glándula tiroides, los ovarios o el páncreas.*

[14] *Hormona: una sustancia producida por una glándula del cuerpo que tiene el poder de "darle órdenes" al cuerpo. Por ejemplo, la insulina le ordena a las células del cuerpo que le permitan la entrada a la glucosa de la sangre para alimentarlas y la hormona estrógeno le da órdenes al cuerpo de una mujer para que desarrolle senos, menstruación y lo que conocemos como características femeninas.*

LA INSULINA

La insulina es una hormona esencial para la vida, ya que es quien le ordena a las células del cuerpo que le permitan la entrada a la glucosa de la sangre para alimentarlas. Se podría decir que la insulina es "la llave de la puerta de entrada de las células" que permite que las células se abran y reciban la glucosa como alimento. Sin insulina las células del cuerpo morirían de hambre y la glucosa de la sangre continuaría aumentando sin límites, al no poder ser utilizada por las células.

En el caso de los diabéticos Tipo 1, donde se ha destruido la capacidad del páncreas para producir *insulina,* no existe una inclinación a padecer de obesidad debido a que sin *insulina* no se puede crear grasa. Sin embargo, un diabético Tipo 1 podría tener en su cuerpo más grasa de la cuenta, si no tiene el cuidado de controlar sus niveles de glucosa lo suficiente como para evitar tener que inyectarse grandes cantidades de *insulina* que le harán engordar.

La insulina es una hormona que participa en la creación de los músculos y también en la creación de la grasa del cuerpo. De hecho, <u>la obesidad y el exceso de grasa del cuerpo son causadas por un exceso de insulina, que convierte la glucosa en grasa, cuando la glucosa existe en cantidades demasiado grandes en la sangre</u>. La insulina aumenta el hambre, hace que los riñones retengan sodio (sal), aumenta la producción de los triglicéridos (grasas de la sangre) en el hígado y tiene otros efectos poderosos sobre el cuerpo humano.

En principio, la hormona insulina es una horma de almacenamiento. Los diabéticos que padecen de obesidad han acumulado grasa en el cuerpo debido a una producción excesiva de insulina que ha obligado a sus cuerpos a almacenar grasa, causándoles obesidad. Por eso para adelgazar, la técnica principal que se utiliza es la de utilizar una dieta que reduzca la producción de insulina del páncreas, para que así el cuerpo tenga la oportunidad de reducir la grasa almacenada.

Mientras exista un nivel demasiado alto de insulina en el cuerpo se hace imposible el reducir la grasa, que es una de las razones por la cual los diabéticos que se inyectan altas dosis de insulina no logran adelgazar.

Los diabéticos que consumen demasiados carbohidratos refinados, almidones o azúcares (pan, harina, pasta, arroz, papa, frutas dulces, etc.) obligan a su cuerpo a producir un exceso de insulina para contrarrestar el exceso de glucosa que produce ese tipo de carbohidratos en una secuencia como la siguiente:

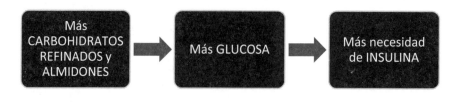

EL GLUCAGÓN

De la misma forma que la hormona insulina es una hormona de almacenamiento (la insulina almacena grasa, construye y hace crecer los músculos y los tejidos), existe otra hormona que también produce el páncreas que tiene un efecto contrario al de la insulina. La hormona que tiene el efecto contrario a la insulina se llama glucagón y podríamos decir que es una hormona de repartición. Por ejemplo, la insulina almacena grasa y el glucagón elimina grasa del cuerpo. La insulina reduce la glucosa de la sangre (para alimentar las células o para convertir la glucosa en grasa) y el glucagón aumenta la glucosa de la sangre para que las células tengan su sustento.

El glucagón es una hormona de estrés que también se produce en el páncreas al igual que la insulina. Decimos que la hormona glucagón es una hormona "de estrés" debido a que el páncreas la produce solamente cuando los niveles de glucosa están por debajo de lo que sería normal para el cuerpo y las células peligran por falta de su alimento principal, que es la glucosa. Tener un nivel bajo de glucosa le causa "estrés" al cuerpo, por lo cual el cuerpo responde produciendo glucagón para aumentar la glucosa de la sangre. Para resolver el peligro que es para el cuerpo tener un nivel de glucosa demasiado bajo, el cuerpo reacciona produciendo la hormona glucagón que le ordena al hígado que suelte parte de la glucosa de reserva que tiene almacenada.

Si el diabético no ha comido por demasiadas horas, su cuerpo entra en "estrés" por el peligro que representa para el cuerpo el tener un nivel demasiado bajo de glucosa para alimentar las células. Lo mismo pasa si el diabético hace ejercicio físico, lo cual ocasiona que se reduzcan los niveles de glucosa por el consumo de las células para mantener el movimiento de su cuerpo. Tener un nivel bajo de glucosa es un tipo de emergencia o peligro para el cuerpo, ya que sería algo así como la preocupación que uno sentiría al conducir un carro cuyo tanque de gasolina está marcando casi vacío mientras nos urge llegar a cierto destino de importancia.

Por esto no consumir tan dulce

Cuando un diabético reduce su consumo de carbohidratos refinados y almidones también se reduce de forma natural la glucosa de su sangre. Si la reducción en glucosa es bastante marcada el cuerpo va a reaccionar aumentando su producción de glucagón para así lograr aumentar la disponibilidad de glucosa en la sangre. Precisamente es este el mecanismo que logra que un diabético que está sobrepeso adelgace porque al reducir el consumo de carbohidratos refinados y almidones se reduce la glucosa, el cuerpo reacciona produciendo una mayor cantidad de glucagón y el glucagón extrae del hígado la glucosa almacenada para así llevar los niveles de glucosa a un nivel normal. Además, el glucagón le da la señal al cuerpo de que debe utilizar sus reservas de grasa para alimentar a las células y el diabético empieza a adelgazar.

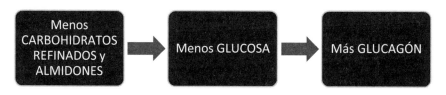

En efecto, tanto para adelgazar como para lograr el control de la diabetes, hace falta que exista un balance entre la producción de insulina (reduce la glucosa) y la producción de glucagón (aumenta la glucosa). Entre esas dos hormonas se mantienen los niveles normales de glucosa en sangre que llamamos "control de la diabetes".

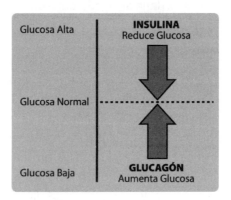

Podríamos decir que, para los que desean adelgazar, el glucagón es un amigo porque ayuda a movilizar la grasa del cuerpo, y la insulina excesiva es su enemigo porque les engorda. De hecho, mientras exista un nivel alto de insulina en el cuerpo, se inhibe totalmente la utilización de la grasa almacenada del cuerpo.

EL HÍGADO

El hígado es la glándula interna más grande del cuerpo humano. Tiene una gran cantidad de funciones que son vitales a la vida y al control de la diabetes. En el hígado se hacen importantes funciones de desintoxicación, creación de proteínas y hormonas, creación de colesterol[15] y triglicéridos[16], además en él se producen las sustancias que son necesarias para la digestión. El hígado también trabaja en combinación con la glándula tiroides, que es la que controla el metabolismo del cuerpo. Muchas personas que padecen de obesidad también padecen de la tiroides, principalmente con el llamado "hipotiroidismo", que tiene que ver con un funcionamiento deficiente de la tiroides, lo cual es una de las causas principales del "metabolismo lento" que produce la obesidad.

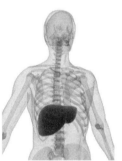

El tema del "metabolismo lento" y las soluciones para ello se detallan en mi libro *El Poder del Metabolismo*. Las personas con "metabolismo lento" tal parece que engordan "hasta de mirar la comida", porque su cuerpo está falto de energía y la grasa, en vez de utilizarse como combustible del cuerpo, se almacena. Por otro lado, entre las personas obesas es bastante común que sus médicos les diagnostiquen con lo que llaman "hígado graso", que no es otra cosa que un hígado lleno de grasa (triglicéridos), cuyos conductos están tapados por la grasa, y por lo cual el hígado ya no puede desintoxicar adecuadamente, ni hacer sus funciones vitales y la persona termina experimentando problemas de salud. Tener una barriga o abdomen prominente es un síntoma claro de un hígado graso.

Con respecto a la diabetes, el hígado juega un papel de central importancia, ya que la diabetes es un problema de tipo hormonal, y el hígado produce por lo menos cuatro hormonas distintas que son

---

[15] *Colesterol: es una sustancia natural producida por el cuerpo humano. Es la materia de construcción principal de muchas de las hormonas. Las paredes de las células del cuerpo se fabrican con la ayuda del colesterol. El colesterol es esencial a la vida. Hay dos tipos principales: HDL, "colesterol bueno" y LDL "colesterol malo".*

[16] *Triglicéridos: los triglicéridos son grasas que se fabrican en el hígado. Cuando a alguien su médico le dice "tienes los triglicéridos altos" lo que eso quiere decir es que tiene mucha grasa flotando en su sangre lo cual es muy peligroso para la salud.*

esenciales a la salud. Cuando la diabetes no es bien controlada y, sobre todo, cuando es una diabetes combinada con obesidad, se altera y se desequilibra el buen funcionamiento del metabolismo y de la salud en general.

El hígado participa en más de 500 procesos distintos del cuerpo, que incluyen la activación de las vitaminas y minerales, la creación de hormonas, la manufactura de colesterol y triglicéridos, la filtración de bacterias y toxinas de la sangre, incluyendo la desintoxicación de sustancias como el alcohol, las drogas, los medicamentos, los pesticidas y los colorantes artificiales que de una forma u otra forma ingerimos.

La diabetes no se puede controlar si no tomamos en consideración el buen funcionamiento del hígado. Para colmo, el hígado también resulta ser el "tanque de reserva de glucosa" del cuerpo. De hecho, por lo menos el 10% del peso total del hígado es de la glucosa que se almacena en él. Después de cada comida, una parte de la glucosa de la sangre se almacena en el hígado (también en los músculos, pero en mucho menor cantidad) para servir de almacenamiento de reserva para un momento en el que le haga falta glucosa a las células. Esta glucosa que se almacena en el hígado se almacena en forma de un almidón (imagínese un puré de papas) llamado "glucógeno".

Cuando el cuerpo tiene necesidad de aumentar los niveles de glucosa de la sangre, se produce la hormona glucagón en el páncreas, y ésta le ordena al hígado que libere el glucógeno (glucosa almacenada) para que se convierta en glucosa (azúcar de la sangre). El hígado convierte el glucógeno (glucosa almacenada) en glucosa para la sangre rápidamente, cuando el cuerpo lo necesita. De esa forma el hígado funciona como "tanque de reserva de combustible", proveyendo el glucógeno que se convierte en glucosa y alimenta a las células.

Un diabético que logre buen control de su diabetes tendrá muy pocas subidas anormales de glucosa y muy pocos episodios de "bajones de azúcar", que se llaman "hipoglucemia[17]". Esto será así solamente si su metabolismo, que es lo que crea la energía del cuerpo, su dieta y la capacidad de su hígado para acumular glucógeno, lo permiten. La secuencia de eventos hormonales que debe ocurrir cuando se ha reducido la glucosa de la sangre, y el cuerpo del diabético está en buen estado, es la siguiente:

Como se produce el glucógeno?

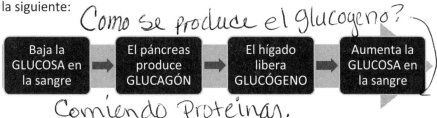

| Baja la GLUCOSA en la sangre | → | El páncreas produce GLUCAGÓN | → | El hígado libera GLUCÓGENO | → | Aumenta la GLUCOSA en la sangre |

Comiendo Proteínas.

De hecho, el diabético depende de la capacidad de su hígado para almacenar el glucógeno, y así permanecer sin hambre y con un nivel normal y estable de glucosa en la sangre, entre comida y comida. Si el "tanque de reserva" de glucosa del diabético, que es el hígado, fallase en almacenar la glucosa de reserva (glucógeno), el diabético estaría constantemente experimentando "bajones de azúcar", los cuales producen mareos, sudor frío, debilidad, desorientación mental y pueden producir hasta un desmayo. El buen funcionamiento del hígado es importante para todos, pero especialmente para los diabéticos.

La obesidad y la diabetes están estrechamente relacionadas. Las estadísticas reflejan que aproximadamente el 85% de los diabéticos padecen de sobrepeso u obesidad. El Sistema NaturalSlim se especializa en ayudar a las personas a mejorar el metabolismo (capacidad del cuerpo de crear energía) para ayudarles a adelgazar de forma permanente y sin rebote. NaturalSlim no se dedica a la diabetes, porque la diabetes puede ser una enfermedad devastadora, y siempre requiere la intervención profesional de un médico. No obstante, al haber tenido la oportunidad de ayudar a más de 10,000 diabéticos a adelgazar, pudimos observar lo que

---

[17] *Hipoglucemia: Es una reducción anormal en los niveles de glucosa de la sangre, lo cual puede causar mareos, dolor de cabeza, sudores fríos, desorientación mental y hasta inconciencia cuando es un bajón grave. En principio durante una hipoglucemia las células del cuerpo se empiezan a morir de hambre por falta de glucosa, algunas mueren y el sistema nervioso y hormonal se descontrola.*

funciona, y acumulamos miles de testimonios firmados por diabéticos que daban testimonio de que al haber adelgazado e implementado el "estilo de vida" saludable que les enseñamos ya no tenían "bajones de azúcar" (hipoglucemia) ni subidas drásticas en glucosa; o sea, que además de adelgazar habían logrado controlar su diabetes. A muchos de ellos sus médicos les estaban felicitando y a otros cientos les redujeron sus medicamentos, incluyendo algunos casos de diabéticos Tipo 2, a quienes sus médicos les pidieron que dejaran de inyectarse insulina, porque al lograr mantener niveles normales de glucosa ya no les era necesario usar insulina.

Los diabéticos con obesidad también tienen un "hígado graso", que también es un hígado agrandado e inflamado, que hará bastante difícil el controlar la diabetes. Al adelgazar, el "hígado graso" pierde el exceso de grasa, se reduce la inflamación y el tamaño, a la vez que se mejora su funcionamiento. Por eso es que entre los miembros del Sistema NaturalSlim que eran diabéticos y que adelgazaron, vimos resultados impresionantes en el control de su diabetes y en las condiciones asociadas (presión alta, triglicéridos altos, colesterol alto, neuropatía diabética, etc.), que fue lo que creó mi interés en escribir este libro, para dar a conocer lo que se podía lograr en el control de la diabetes, al mejorar el metabolismo del cuerpo.

LA TIROIDES

La glándula tiroides es tan importante para el control de la diabetes como lo es el hígado, debido a que la tiroides controla el metabolismo del cuerpo, por lo cual la energía del cuerpo y su salud dependen totalmente de que la tiroides esté haciendo su trabajo en armonía con el resto del cuerpo.

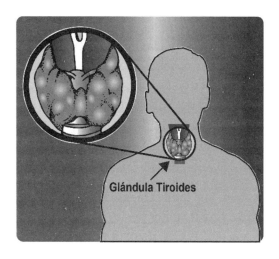

Glándula Tiroides

La tiroides es una glándula que tiene la forma como de una mariposa con las alas abiertas y está localizada en el cuello. Es la glándula que controla la utilización del oxígeno, que es vital para el metabolismo del cuerpo, por lo cual las personas con problemas de tiroides empiezan a tener problemas de "metabolismo lento", obesidad, falta de energía, insomnio, estreñimiento, pérdida del cabello al peinarse, depresión emocional, frío en las manos y en los pies, y desajustes hormonales como la diabetes. Si la tiroides no está funcionando bien, no habrá forma de ponerle control a la diabetes, porque el control de la diabetes va a requerir que esté disponible la energía que produce el metabolismo bajo la dirección de la tiroides. La característica principal de los organismos que tienen vida es el MOVIMIENTO. Las cosas vivas se mueven y las cosas muertas no se mueven. Sin ENERGÍA no existe la posibilidad de MOVIMIENTO. La tiroides controla el metabolismo, que es el que produce la energía que, a su vez permite los movimientos y la vida del cuerpo.

Los niveles extremadamente altos de glucosa en la sangre de un diabético obligan al páncreas a producir un exceso de la hormona insulina, lo cual interfiere con las hormonas de la tiroides y reduce el metabolismo y la energía que mantiene el balance hormonal y la salud del cuerpo. Varios investigadores en los temas del metabolismo, como el Dr. Guy Schenker, aseveran que los niveles excesivamente altos de glucosa y de insulina crean un estado de desequilibrio hormonal, que resulta en la creación de nódulos (recrecimiento de tejido anormal y a veces canceroso) en la tiroides, porque la tiroides se esfuerza por producir más cantidad de sus hormonas cuando éstas no están pudiendo llegar a las células. Mi propia observación en la práctica del metabolismo ha sido que a cientos de los miembros del Sistema NaturalSlim se les han reducido o desaparecido los nódulos en la tiroides, una vez lograron normalizar los niveles de glucosa e insulina en la sangre, al vencer su "metabolismo lento" y adelgazar.

Debe saber que los medicamentos para la tiroides (Synthroid, Levotiroxina, Eutirox, otros) <u>aumentan los niveles de glucosa</u>. Por lo cual, mientras mayor sea la dosis de estos medicamentos que el diabético requiera, más altos permanecerán los niveles de glucosa en la sangre y más difícil se le hará controlar la diabetes. Por tal razón, le recomiendo que usted adopte, con la aprobación de su médico, las recomendaciones que le hago en este libro para mejorar su metabolismo, mientras ayuda a su glándula tiroides a funcionar lo mejor posible.

Si la tiroides está descontrolada también habrá descontrol en su diabetes.

LAS GLÁNDULAS ADRENALES

Las glándulas adrenales también juegan un papel importante en el tema de la diabetes. Su cuerpo tiene dos glándulas adrenales. Cada una de ellas está localizada arriba de cada uno de sus dos riñones. Son glándulas pequeñas (aproximadamente ½ pulgada [1.3 cm] de alto por 3 pulgadas [7.6 cm] de ancho) pero muy importantes en el control de la diabetes. Estas pequeñas glándulas producen cinco hormonas distintas que tienen que ver con la respuesta

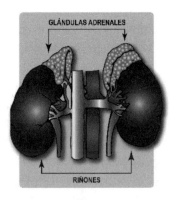

de su cuerpo al estrés, con el control de la presión arterial y con los procesos de inflamación del cuerpo. Para efectos de simplificar su entendimiento, me voy a concentrar en explicarle dos de ellas que tiene mucho que ver con su control de la diabetes.

EL CORTISOL

Su nombre correcto es glucocorticosteroides o cortisona, pero prefiero utilizar su nombre en inglés "cortisol" que es más fácil de recordar y menos difícil para escribir. El cortisol es una hormona que le engorda y le descontrola la diabetes porque se produce en respuesta al estrés, que obliga a su hígado a liberar glucosa en la sangre para manejar una situación de emergencia o peligro. Como se explica en mi libro *El Poder del Metabolismo,* el estrés engorda precisamente debido a que el cortisol le aumenta los niveles de glucosa, le hace acumular grasa, principalmente en el abdomen, y le reduce el sistema inmune. La causa del estrés puede ser externa, como cuando confronta un serio problema en una relación de pareja; o puede ser interna al cuerpo, como cuando existe inflamación o dolor en su cuerpo. Ambas situaciones fuerzan una respuesta del cuerpo al estrés, lo cual se traduce a una mayor producción de la hormona cortisol. Por ejemplo, cuando un diabético consume azúcar o un exceso de carbohidratos refinados o almidones, el cuerpo reacciona produciendo cortisol, y la persona empezará a enfermarse o a deprimirse por el desequilibrio resultante en los niveles de glucosa del cuerpo.

LA ADRENALINA

La hormona adrenalina también es otra hormona que se produce en las adrenales en respuesta al estrés. Es una hormona relacionada a las acciones de "luchar o huir" que se hacen necesarias ante una situación peligrosa. Durante una emergencia o peligro percibido (real o imaginario) la adrenalina incrementa el ritmo del corazón, contrae los vasos sanguíneos, lo cual aumenta la presión arterial y abre las vías respiratorias para que entre más oxígeno, mientras el cuerpo se prepara para luchar o huir. En esas ocasiones en las que usted ha pasado un tremendo susto o coraje, su cuerpo respondió aumentando la producción de adrenalina, lo cual le debe haber también causado un estado de excitación, ansiedad, respiración acelerada y alerta total. Durante esos momentos de estrés intenso, la glucosa de un diabético sube sin control aunque el diabético no haya comido, debido a que la adrenalina aumenta la producción de cortisol y el hígado suelta rápidamente sus reservas de glucosa, lo cual descontrola la diabetes.

Cuando existe algún factor estresante para el cuerpo, se produce la adrenalina. El factor estresante puede ser un alimento que su cuerpo no tolera, una infección de bacterias o virus, o incluso una acalorada discusión con su pareja. La adrenalina se produce en las glándulas adrenales como reacción a las condiciones de estrés interno o externo del cuerpo. De hecho, para realmente controlar la diabetes y mantener un nivel de glucosa estable en el cuerpo de un diabético se hace necesario mejorar la capacidad del cuerpo para tolerar el estrés de vida, a la vez que se evita cualquier estrés interno (deshidratación, mala digestión, falta de sueño, infección) o estrés externo (situación emocional, conflictos interpersonales).

La forma inteligente de resolver cualquier problema es conociendo las partes del problema. Por eso es importante que usted haya entendido lo que cada uno de estos componentes de la diabetes son para poder controlar la diabetes.

Si en este punto usted siente que hay alguno de estos términos (glucosa, glucógeno, páncreas, insulina, glucagón, hígado, tiroides, adrenales, cortisol y adrenalina) que no comprende bien, es momento de regresar a su descripción para aclararlo. No hay porqué sentir vergüenza si hubo alguno o varios de estos términos que no comprendió bien. Lo importante es regresar a aclararlo, y si después de leerlo todavía no logra comprender algo sobre uno de ellos, es el momento de descubrir que palabra o palabras usted no entendió en mi descripción. El diccionario puede ser un buen amigo suyo, especialmente debido a que hay palabras que tienen varios significados. El diccionario le ayudará a encontrar cuál palabra fue la que usted no entendió que le dificulta el entendimiento.

Si entendió muy bien y todavía se siente alerta y con interés en estos temas, puede continuar leyendo hacia el próximo capítulo. El resto de los capítulos son más fáciles una vez usted ha entendido los términos que se explican en este capítulo. Pero si no se siente con interés y alerta, por favor, no continúe leyendo hasta que haya aclarado cualquiera de esos términos con los cuales no se sienta totalmente en dominio.

"Como puedo aumentar el glucogeno? Comiendo Proteinas. ODIE las arinas refinadas, Panecillos dulces, Papas de toda Clase, Pastas, y Arroz. El Glucogeno se obtiene attravez del las Proteinas que son queso, huevos, Carne.

Coma Proteina en polvo, con leche o agua.

El cuerpo es una orquesta

El cuerpo humano, cuando está saludable, funciona como una orquesta de músicos bien afinados y sincronizados entre sí. La diabetes es un reto porque se han afectado o incluso "han renunciado" algunos de los músicos de la orquesta del cuerpo.

Al mejorar el metabolismo se mejora la producción de energía de todas las partes (órganos, glándulas, células, nervios, músculos, etc.) del cuerpo y se puede controlar la diabetes. Por lo tanto, para controlarla y evitar los terribles problemas de salud y de calidad de vida que la diabetes le puede crear, se hace necesario adquirir los conocimientos que le permitan a un diabético y a sus familiares asumir responsabilidad por su condición de diabetes, y así poderla controlar. La diabetes puede controlarse con la ayuda del poder del metabolismo. Mi experiencia ha sido que el cuerpo humano tiene una capacidad casi ilimitada de mejorar y recuperarse cuando lo tratamos correctamente. No hay excusa para no mejorar, sólo ignorancia y mucho dolor que le espera al diabético y a sus familiares de no hacerlo.

Aunque mi libro *El Poder del Metabolismo* no estaba enfocado en los diabéticos, sí tocaba el tema de la diabetes como parte del asunto del "metabolismo lento", que es la causa principal de la obesidad. A través de estos años he tenido la dicha de experimentar de cerca y de recibir cientos de testimonios de personas diabéticas de todas partes del mundo que, al aplicar los datos de *El Poder del Metabolismo*, adelgazaron, redujeron la presión arterial, el colesterol, los triglicéridos y sus niveles de glucosa, a tal punto que sus médicos les redujeron o eliminaron varios o todos los medicamentos que habían estado necesitando para controlar su diabetes y sus otras condiciones de salud asociadas. Para mí, no existe ninguna satisfacción más grande en la vida que la de ayudar a otra persona. La ayuda principal que le puedo ofrecer es lo que he aprendido sobre el metabolismo y la salud a través de estos últimos quince años.

Tipos de diabetes

Existen dos tipos básicos de diabetes. Hay quienes lo subdividen en más tipos, pero para efectos de este libro basta con describir estos dos tipos básicos: la diabetes Tipo 1 y la diabetes Tipo2.

LA DIABETES TIPO 1

A la Diabetes Tipo 1 también se le conoce como "diabetes juvenil" o "diabetes mellitus[18] insulino dependiente[19]". Se le llamaba "diabetes juvenil" porque es una diabetes que suele ocurrir antes de los treinta años de edad. Aproximadamente uno de cada veinte diabéticos padece de Diabetes Tipo 1, por lo cual afecta a un 5% de los diabéticos. En efecto, los diabéticos Tipo 1 son la minoría entre la población de diabéticos.

La diabetes Tipo 1 causa la destrucción de las células del páncreas que producen la hormona insulina, por lo cual los diabéticos Tipo 1 se vuelven dependientes de las inyecciones de insulina diarias para poder sobrevivir. La insulina es la hormona que permite que las células utilicen la glucosa como combustible para mantener la vida. El diabético Tipo 1 se ve obligado a suplirle insulina inyectada diariamente a su cuerpo, porque de otra forma las células morirían de hambre por falta de glucosa y

---

[18] *Mellitus: palabra que proviene del griego "mel" que quiere decir "miel". La empezó a usar un tal Thomas Willis en el año 1675 cuando notó que la orina de un paciente diabético tenía un sabor muy dulce, como a miel. Sí, a este señor se le ocurrió probar la orina de un paciente diabético y descubrió que era dulce, lo cual ocurre debido al exceso de glucosa que contiene.*
[19] *Insulino dependiente: que depende totalmente de inyectarse la hormona insulina para poder controlar los niveles de glucosa. La insulina es la hormona que permite que el cuerpo pueda utilizar la glucosa de la sangre.*

rápidamente sobrevendría la muerte del cuerpo. En principio, la diabetes Tipo 1 se caracteriza por una falta de producción de insulina.

Como muchas otras enfermedades que trata la medicina, se desconoce la causa de la diabetes Tipo 1, por lo cual algunos reclaman que es una condición "hereditaria", aunque sin pruebas de que así sea. Mi observación personal y la de algunos investigadores del metabolismo, como el   Dr. Guy Schenker, es que la destrucción de la células productoras de insulina del páncreas que ocurre en la diabetes Tipo 1 parece ser producto de un momento donde se experimenta un serio desajuste en el sistema nervioso del cuerpo, por lo cual el sistema inmune del cuerpo, que ha sido empujado mucho más allá de su tolerancia, entra en un tipo de "psicosis" (comportamiento ilógico, incoherente o locura) y el páncreas es atacado por el mismo cuerpo como si fuera un "invasor". Esto parece ser una causa más real que el tema hereditario, debido a que, invariablemente, cuando le he preguntado a un diabético Tipo 1 sobre cuándo le empezó la enfermedad, sale a relucir algún incidente traumático o excesivamente estresante en su vida (divorcio, accidente, pérdida de un ser querido, amenaza de muerte, etc.), justo antes de convertirse en diabético Tipo 1.

LA DIABETES TIPO 2

La Diabetes Tipo 2 es el tipo de diabetes más común, que afecta aproximadamente al 95% de los diabéticos. Anteriormente se le conocía como "diabetes no-insulino dependiente" (que no necesita inyectarse insulina) o como "diabetes adulta", porque ocurría principalmente en personas mayores de treinta años de edad. La diabetes Tipo 2 es una enfermedad metabólica caracterizada por altos niveles de glucosa en la sangre, en la que las células del cuerpo están resistiendo la insulina, o en la que el páncreas está deficiente en su producción de insulina. En la diabetes Tipo 2 se estima que pasan una o ambas de estas dos cosas:

1. las células <u>resisten la acción de la insulina</u>, por lo cual el nivel de glucosa de la sangre se mantiene anormalmente alto;

2. <u>el páncreas está siendo ineficiente en su producción de insulina</u>.

La respuesta defectuosa de las células del cuerpo a la insulina (lo que llamamos "resistencia a la insulina"), se cree que es producida por una pérdida en el número de los receptores de insulina de las células. Esto ocurre como un modo de adaptación del cuerpo cuando las células han estado expuestas a un nivel de insulina demasiado alto, por demasiado tiempo. Las células tienen en su superficie unos receptores para la insulina que podríamos llamar "puertas receptoras", en las que la insulina se acopla y ejerce su acción de ordenarle a la célula que le permita la entrada a la glucosa. Según un estudio clínico que se publicó en la revista científica *Diabetes,* se ha podido probar que los receptores de insulina de las células, en efecto, se reducen en 30% o más cuando se exponen las células a la insulina de forma continua (Garvey WT, 1986).

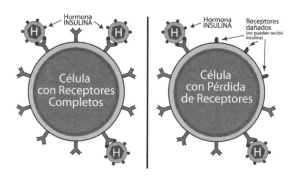

En principio, la diabetes Tipo 2 se caracteriza por un uso inefectivo, o en una producción deficiente de la insulina. La diabetes Tipo 2 se relaciona a lo que llaman el "síndrome metabólico" (también llamado el "síndrome X" en el 1998 por el Dr. Gerald Reaven, profesor del Centro Médico de la Universidad de Stanford, quien popularizó el término). Un "síndrome" es una colección de síntomas relacionados. El síndrome metabólico, según lo define la Federación Internacional de la Diabetes, incluye una obesidad abdominal, combinada con por lo menos dos de los siguientes síntomas adicionales: triglicéridos altos, colesterol bueno (HDL)

muy bajo, hipertensión y altos niveles de glucosa en ayuno (al despertar en la mañana). Antes de que el Dr. Reaven hiciera las observaciones de que la resistencia a la insulina era la causa principal de la obesidad, la hipertensión y de las enfermedades del corazón, sólo se estudiaba la insulina como algo relacionado a la diabetes, pero sin haberse dado cuenta de que su producción excesiva estaba causando daños a la salud.

El doctor Reaven acumuló claras evidencias científicas de que el síndrome metabólico, en efecto, es causado por la resistencia a la insulina. La resistencia a la insulina es una condición de las células del cuerpo causada por un consumo excesivo de carbohidratos refinados, almidones y azúcares. La diabetes Tipo 2 parece ser una condición auto infligida por una persona que abusa del consumo de los carbohidratos, sin darse cuenta de que su páncreas, ante el estímulo de los carbohidratos refinados, los almidones y las azúcares, responde con una producción exagerada de insulina. Las células del cuerpo, al ser estimuladas en exceso por la insulina, desarrollan una insensibilidad a ella y la ignoran. Es como si alguien tocara incesantemente en la puerta de su casa para que usted le permitiera entrar, y usted, ya harto de tantas visitas, decidiera ignorarlo. La diabetes Tipo 2 es esencialmente una condición de resistencia a la insulina.

Un estudio del Diario de la Asociación Médica Americana (JAMA) reflejó que el 24% de la población de Estados Unidos padece del síndrome metabólico, lo cual presagia que continuará aumentando la diabetes Tipo 2, junto con los problemas cardiovasculares que ello acarrea (Ford ES, 2002). Ese mismo estudio reflejó que en la población de estadounidenses de origen mexicano, la incidencia del síndrome metabólico era todavía aún más alta, llegando a un 31%. De igual forma, la diabetes Tipo 2 es más prevaleciente entre los de origen hispano, seguramente debido a la dieta alta en carbohidratos refinados, almidones y azúcares que es tradicional entre los hispanos.

Los síntomas de la diabetes Tipo 2 son similares a los de la diabetes Tipo 1, pero usualmente son menos evidentes. Muchas personas pasan años con diabetes Tipo 2 sin enterarse de que tienen la condición, hasta que ya los síntomas (orina excesiva, pérdida de peso, falta de energía, etc.) y el daño se hacen más evidentes. Algunos expertos afirman que por cada diabético diagnosticado, existe por lo menos otro a quien todavía no se le ha detectado la condición, porque los síntomas todavía son leves y menos obvios.

Hasta hace poco, la diabetes Tipo 2 sólo se veía entre los adultos, pero en los últimos años se ha estado reportando cada vez más entre los niños obesos.

Aunque, tanto la diabetes Tipo 1 (falta de producción de insulina) como la diabetes Tipo 2 (resistencia a la insulina), son enfermedades crónicas e incurables, también es cierto que responden muy bien a la reducción de los carbohidratos refinados, los almidones y las azúcares. Ambos tipos de diabetes responden a las mejorías en el estilo de vida para beneficiar el metabolismo y al tratamiento médico adecuado. Las complicaciones o problemas que la diabetes puede crear son 100% prevenibles.

También tengo que decir, en honor a la verdad, que en quince años he visto cientos de casos de personas con diabetes Tipo 2, que al haber adelgazado y mejorado la eficiencia de su metabolismo, tuvieron tal mejoría en su diabetes, que hoy en día no utilizan ningún medicamento porque sus propios médicos determinaron que no eran necesarios, al haber logrado niveles normales de glucosa, de forma estable. Muchas de estas personas, aunque continúan con su diagnóstico oficial de diabetes, dicen "ya no tengo diabetes", simplemente porque ya no tienen episodios ni de subidas ni bajadas de glucosa, por el estilo de vida y la dieta que aprendieron a seguir. En realidad continúan siendo diabéticos, lo único es que viven una vida completamente normal y ya no se ven a sí mismos como diabéticos. Esto, para muchos diabéticos, es una meta que se puede lograr.

LA DIABETES GESTACIONAL

Vale la pena mencionar la diabetes gestacional que desarrollan las mujeres embarazadas, principalmente en los últimos seis meses del embarazo. Es un tipo de diabetes que tiene los mismos síntomas que la diabetes Tipo 2 y que, generalmente, puede ser tratada sólo con mejorías a la dieta (reducción de carbohidratos), aunque en algunos casos se requiere el uso de insulina.

La diabetes gestacional ocurre hasta en un 5% de las mujeres embarazadas y usualmente desaparece luego del alumbramiento. Se estima que entre el 20% y el 50% de las mujeres que han tenido diabetes gestacional durante su embarazo, desarrollarán diabetes Tipo 2 más tarde en su vida. Podría decirse que tener diabetes gestacional es un tipo de "aviso del cuerpo" que indica que el cuerpo de la mujer está en un alto riesgo de desarrollar diabetes Tipo 2, por lo cual sería bueno tomar acción correctiva a tiempo y evitar que se desarrolle una diabetes años después.

Las mujeres que han padecido de sobrepeso u obesidad, las que han quedado embarazadas teniendo treinta y cinco años de edad o más, o las que han padecido de quistes en los ovarios (se producen por exceso de insulina cuando el consumo de carbohidratos es desmedido), están en alto riesgo de este tipo de diabetes. La diabetes gestacional puede ocasionar un crecimiento excesivamente grande del feto y se estima que predispone al bebé a padecer de obesidad infantil.

Aunque la diabetes gestacional se padece por un periodo relativamente corto de tiempo, puede dañar la salud de la madre o del bebé, si no se atiende adecuadamente. Los riesgos al bebé incluyen anormalidades en el sistema nervioso, en los huesos, músculos o problemas del corazón. El exceso de insulina de la madre puede causar problemas respiratorios al bebé.

Al igual que la diabetes Tipo 2, la diabetes gestacional tiene un fuerte elemento de resistencia a la insulina. Sabemos que la resistencia a la

Carbohidratos Refenados:

insulina sólo ocurre cuando ha existido un alto consumo de carbohidratos refinados, almidones y azúcares, por lo cual es una condición que se puede evitar.

En el Sistema NaturalSlim nos dedicamos a ayudar a las personas a adelgazar educándoles sobre su metabolismo. Como las mujeres siempre tienen muchas más dificultad para adelgazar que los hombres, por la complejidad hormonal de sus cuerpos, por lo menos ocho de cada diez personas que asiste al programa NaturalSlim son mujeres. La historia más común que oímos a diario en los centros NaturalSlim es la historia de una mujer que tuvo un embarazo para el cual no se cuidó, mientras le dio rienda suelta a sus "antojos" de donas, pan, chocolates y dulces. Esto siempre termina en algo triste para las mujeres, porque traen al mundo a un "bebé precioso", que todo el mundo celebra y admira, mientras que ellas, por descuido, perdieron su figura, quedando con una obesidad que les aumenta dos, cuatro y hasta ocho o más tallas a su ropa. Tanto la diabetes gestacional como la obesidad después del parto se pueden evitar si la mujer mejora su metabolismo y su salud antes de quedar embarazada.

Este libro se concentra en compartir con usted las soluciones prácticas que hemos descubierto en el Sistema NaturalSlim, que resultaron en mejorías medibles en el control de la diabetes, principalmente para las personas que padecían de diabetes Tipo 2. Entre las personas con sobrepeso u obesidad que padecen de "metabolismo lento", que es la especialidad del Sistema NaturalSlim, la diabetes Tipo 2 es el tipo de diabetes predominante. No obstante, los conceptos sobre el control de la diabetes que se puede lograr con la ayuda del poder del metabolismo aplican también a esos diabéticos Tipo 2 que son delgados, a los que padecen de diabetes Tipo 1 y a las mujeres que quisieran evitar la diabetes gestacional. La realidad es que siempre se puede hacer algo al respecto para mejorar o resolver un problema. La clave es empezar por ENTENDER lo más posible sobre el problema, sus causas y las posibles soluciones para controlarlo o resolverlo. Ese es el propósito de este libro con el tema de la diabetes.

Referencias mencionadas en este capítulo

- Ford ES, G. W. (2002). "Prevalence of metabolic syndrome among US adults: findings from the third National Health and Nutrition Examination Survey". 287 (3):. JAMA, 287(3), 356–359. Retrieved Abr 2014, from http://www.ncbi.nlm.nih.gov/pubmed/11790215
- Garvey WT, O. J. (1986, Mar). Insulin induces progressive insulin resistance in cultured rat adipocytes. Sequential effects at receptor and multiple postreceptor sites. Diabetes., 35(3), 258-67. Retrieved from http://www.ncbi.nlm.nih.gov/pubmed/3512337

LA DIABETES
Y LOS PROBLEMAS
QUE TRAE

La Fibra no aumenta la azúcar en la sangre. Retarda la subida de glucosa en la sangre

¿Qué son los carbohidratos?

Los carbohidratos son alimentos compuestos de azúcares naturales que típicamente tienen un sabor dulce. Son nuestros alimentos favoritos y los que más nos atraen al paladar, precisamente por su sabor dulce y agradable. Los alimentos como la leche, las frutas, la miel, los jugos de frutas, los jarabes dulces y el azúcar de mesa son todos carbohidratos o tienen un alto contenido de carbohidratos (azúcares).

Aquellos carbohidratos que llamamos "almidones" (arroz, habichuelas, papa, harina, pan, etc.) en realidad están formados por miles de moléculas de azúcar encadenadas entre sí. Si usted se pusiera un pequeño pedazo de pan en la boca y lo dejara reposar en su saliva por sólo unos minutos, sentirá al poco rato el sabor dulce que produce el pan al ser digerido por la saliva.

También se clasifican, como parte de los carbohidratos a los dos distintos tipos de fibras: fibra soluble, que se disuelve en el agua; fibra insoluble, que no se disuelve en el agua. Las fibras no se digieren por lo cual son un tipo de carbohidrato que nos puede ayudar a controlar la diabetes, ya que no aumentan los niveles de glucosa en la sangre e incluso tienen el efecto de retardar la subida de glucosa que pueden causar las azúcares y los almidones. Por ejemplo, consumir un pan alto en fibra en vez de uno bajo en fibra puede tener un efecto reductor de la glucosa.

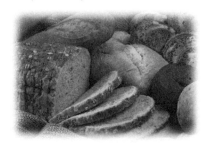

Todos los carbohidratos, con excepción de las fibras, <u>se convierten en glucosa y son la causa principal del descontrol en la diabetes,</u>

Toda arina refinada sube la azúcar en la sangre. Los panes de fibra retardan que suba la azúcar (glucosa)

73

especialmente cuando el paciente diabético no está consciente de su efecto sobre sus niveles de glucosa.

Tanto para controlar la diabetes como para controlar la obesidad, se hace necesario controlar el consumo de los carbohidratos, muy en especial de aquellos que son altos en azúcares naturales y los almidones. Por otra parte, los vegetales en su gran mayoría son bajos en azúcares naturales y nos ayudarán más que las frutas a controlar tanto la diabetes como la obesidad.

Control de los carbohidratos: control de la diabetes

Vale la pena, para mantenernos enfocados en lograr un mejor control de la diabetes, que recordemos cuál es la definición que estamos usando sobre lo que es la diabetes:

La diabetes es un desorden del metabolismo, en el cual el cuerpo ha perdido su habilidad para procesar y utilizar los carbohidratos refinados[20], los almidones[21] y las azúcares de forma adecuada.

La definición anterior de lo que es la diabetes, mi experiencia y la evidencia científica, apuntan al hecho de que el control de la diabetes depende en gran parte del control del consumo de los carbohidratos refinados, los almidones y las azúcares.

A este tipo de alimentos (los carbohidratos refinados, los almidones y las azúcares) les llamé, en mi libro *El Poder del Metabolismo*, Alimentos

---

[20] *Carbohidratos refinados: El término "carbohidratos" abarca una gran variedad de alimentos como pan, harinas, pizza, arroz, papa, granos, dulces, azúcar e incluye los vegetales y ensaladas. Cuando decimos "carbohidratos refinados" nos referimos a aquellos carbohidratos que de alguna forma han sido procesados, cocinados, molidos, pulidos o refinados, lo cual los hace mucho más absorbibles, y aumentan con facilidad los niveles de glucosa del cuerpo. A casi todos los vegetales y ensaladas (con excepción del maíz) los consideramos "carbohidratos naturales" (no refinados).*

[21] *Almidones: son alimentos que están compuestos de azúcares naturales. Por ejemplo, el arroz es un almidón que está formado por largas moléculas que son cadenas de glucosa. Un almidón está compuesto por una larga línea de "glucosa + glucosa + glucosa..." que pudiera extenderse desde 200 hasta 2500 unidades de glucosa como la llamada amilopectina que es el componente principal del arroz.*

Tipo E, donde la "E" significa que son los "alimentos que ENGORDAN". En este libro, *Diabetes Sin Problemas*, los Alimentos Tipo E siguen siendo los alimentos que ENGORDAN a un diabético, pero además, los Tipo E adquieren otro significado especial con respecto al control de la diabetes, así que utilizamos la "E" para también clasificar a los carbohidratos refinados, los almidones y las azúcares como alimentos "ENEMIGOS" del control de la diabetes. Para poder controlar la diabetes se tiene que reducir el consumo de los carbohidratos refinados, los almidones y las azúcares porque estos Alimentos Tipo E son los alimentos ENEMIGOS del control de la diabetes que además son los alimentos que ENGORDAN.

Por la misma razón, a los alimentos que en el libro *El Poder del Metabolismo* llamé los Alimentos Tipo A, debido a que ADELGAZAN, en este libro *Diabetes Sin Problemas,* los Alimentos Tipo A adquieren un significado adicional con respecto al control de la diabetes y se convierten en los alimentos "AMIGOS del control de la diabetes". Los mismos alimentos que nos ADELGAZAN, los Alimentos Tipo A, son los mismos tipos de alimentos que a su vez son AMIGOS del control de la diabetes.

Para adelgazar, es indispensable reducir el consumo de los carbohidratos refinados, los almidones y las azúcares, para así lograr reducir la producción de la hormona insulina, debido a la siguiente relación que se explicó en mi libro *El Poder del Metabolismo:*

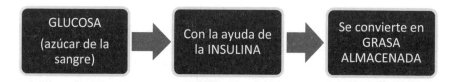

Es un hecho científico el que es imposible engordar si no existe un exceso de la hormona *insulina,* que es la hormona que permite la construcción de nueva grasa. Es imposible también controlar la diabetes si se mantiene un consumo excesivo de los Alimentos Tipo E (ENEMIGOS) que fuerzan al páncreas a producir cantidades excesivas de *insulina* para tratar de reducir la glucosa que se crea en la sangre. El exceso de Alimentos Tipo E (ENEMIGOS) crea un exceso de glucosa, lo cual hace que el páncreas se esfuerce, se agote y que eventualmente se destruyan las células que producen la *insulina*. Lo que le pasa al páncreas de un diabético, que destruye las células que producen la *insulina* y luego necesita inyectarse *insulina*, es algo así como usted acelerar el motor de su carro, mantenerlo acelerado por días, permitir que se sobrecaliente el motor y que así se desgasten y destruyan las piezas del motor, hasta el punto de terminar usted con un motor inservible.

Las estadísticas demuestran que aproximadamente el 85% o más de los diabéticos padecen de sobrepeso u obesidad, solamente debido a que mantienen niveles de glucosa demasiado altos, lo cual provoca que su páncreas produzca un exceso de *insulina,* lo que a su vez les crea una acumulación de grasa en el cuerpo (American Diabetes Association, 2013).

Tanto para adelgazar como para controlar la diabetes es necesario reducir el consumo de carbohidratos refinados, almidones y azúcares (Alimentos Tipo E = ENEMIGOS del control de la diabetes). El exceso de Alimentos Tipo E (carbohidratos refinados) es la causa principal tanto de la obesidad como del descontrol en la diabetes. Es por esto que estas dos condiciones están tan relacionadas. Podría decirse que el metabolismo del cuerpo es "el motor" que produce la ENERGÍA del cuerpo y que los alimentos son "el combustible" como si fueran la gasolina para su carro. La solución al problema del descontrol en la diabetes depende totalmente de las proporciones (cantidades) y de la selección del tipo de alimento (Alimentos Tipo A o Tipo E) que el diabético utilice para alimentarse. Todos los daños, complicaciones y terribles problemas de salud que puede causar una diabetes mal controlada están relacionados a un consumo excesivo de los Alimentos Tipo E, que son los alimentos ENEMIGOS del control de la diabetes. Nada de esto quiere decir que usted va a eliminar totalmente estos alimentos de su dieta, es cuestión de reducir las proporciones de los Alimentos Tipo E, que no le favorecen en la meta de controlar la diabetes y disfrutar de una buena salud.

El tener éxito con lo que he explicado hasta aquí, sobre el control de las proporciones entre los Alimentos Tipo E= ENEMIGOS del control de la diabetes, y los Alimentos Tipo A= AMIGOS del control de la diabetes, primero es un asunto de educarse sobre el control de la diabetes y luego es cuestión de ser disciplinado aplicando lo aprendido. Nunca falla. He visto mejorar la salud de más de 10,000 diabéticos en los centros NaturalSlim. Le garantizo que si sigue estos principios, que son ciencia y verdad, los resultados positivos en el control de la diabetes serán muy notables y se obtendrá un mejor estado de salud. También le garantizo que si no le pone control al consumo de los Alimentos Tipo E= ENEMIGOS, usted o su ser querido con diabetes van camino a una vida de sufrimiento, porque la diabetes <u>no se apiada de nadie</u> y de seguro le destruirá la salud, más la felicidad.

Si quiere controlar la diabetes tiene que preservar la función de su páncreas. Si lo abusa consumiendo un exceso de Alimentos Tipo E= ENEMIGOS dañará su páncreas al forzarlo a producir un exceso de *insulina* y se le reducen las posibilidades de controlar la diabetes. En mi libro *El Poder del Metabolismo* presenté esta gráfica:

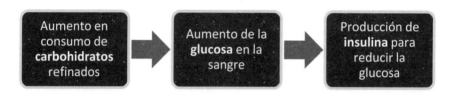

Se sabe que el 85% o más de los diabéticos <u>también padecen de problemas de sobrepeso u obesidad</u> y ello se debe a una causa similar para ambas condiciones: el consumo excesivo de carbohidratos refinados, almidones y azúcares. Tanto para el obeso como para el diabético que no logra controlar su diabetes, los problemas de obesidad y de descontrol en la diabetes <u>ocurren por la misma causa</u>: un exceso de consumo de carbohidratos refinados, almidones y azúcares. Esta relación estrecha entre la diabetes y la obesidad existe debido al hecho científico de que, un consumo excesivo de los Alimentos Tipo E, provoca una producción excesiva de la hormona *insulina* en el cuerpo, que es la que nos engorda; y también es la misma hormona cuyo funcionamiento empieza a fallarle a los diabéticos, por lo cual muchos no logran controlar su diabetes.

Referencias mencionadas en este capítulo

- American Diabetes Association. (2013). (A. V. American Diabetes Association - 1701 North Beauregard Street, Producer) Retrieved Oct 26, 2013, from American Diabetes Association: http://www.diabetes.org/espanol/?loc=rednav.

Sobre los excesos de insulina

La Diabetes Tipo 2 no es una condición donde exista una pobre producción de insulina, como pasa con la Diabetes Tipo 1. La gente que observa que algunos diabéticos se inyectan insulina, muchas veces piensa que el problema del diabético es que su cuerpo produce poca insulina. Contrario a lo que muchas veces se piensa, la diabetes Tipo 2 se caracteriza por un EXCESO de insulina. Lo que pasa es que la gran mayoría de los diabéticos Tipo 2 padecen de lo que se llama "resistencia a la insulina", que es una condición en la cual el páncreas crea insulina pero las células se resisten a ella y es como si ignoraran a la insulina. Los niveles de insulina de los diabéticos Tipo 2 son anormalmente altos pero, como sus células rechazan la insulina, cada vez se necesita más y más insulina para reducir la glucosa. La razón principal por la cual el 85% de los diabéticos engordan es debido a su exceso de insulina, ya que es precisamente la hormona insulina la que obliga al cuerpo a acumular grasa. Como bien se explica en la Dieta 3x1 que recomendamos para controlar la diabetes, sin insulina no se puede engordar.

Según varios expertos en el tema, el cuerpo de un diabético obeso produce de dos a tres veces la cantidad de insulina que la que produce el cuerpo de una persona delgada que no padece de diabetes. Lo triste del caso es que esta sobreproducción de insulina a veces termina por agotar y finalmente dañar el páncreas de forma permanente.

Uno de los factores principales que produce la resistencia a la insulina, que caracteriza a los diabéticos, es el exceso de grasa. De hecho, se han hecho experimentos con ratas donde se ha logrado crear una resistencia a la insulina, inyectándoles a las ratas unas dosis altas de triglicéridos (grasas). Esto refleja que el exceso de grasa es un causante principal de la llamada resistencia a la insulina. Nuestra experiencia con los diabéticos en NaturalSlim nos ha demostrado que cuando la persona con diabetes reduce la grasa de su cuerpo, o sea adelgaza, automáticamente se le reducen tanto los niveles de glucosa como sus necesidades de insulina. En estos años hemos visto a cientos de diabéticos que se inyectaban insulina y que al adelgazar tuvieron que, por recomendación de sus médicos, dejar de inyectarse insulina porque ya no la necesitaban. En otros casos fueron diabéticos que adelgazaron y pudieron reducir sus dosis de insulina, de dosis tan altas como 80 unidades diarias, hasta sólo 15 unidades diarias de insulina inyectada.

Por otro lado, la insulina no solamente es la hormona que engorda, también es la hormona que nos causa HAMBRE. Por esa razón, el diabético que padece de resistencia a la insulina, y que mantiene niveles excesivamente altos de esta hormona en su sangre, siempre tiene hambre. La solución ilógica que le han estado recomendando a los diabéticos es que haga muchas pequeñas comidas al día para evitar el hambre y para, supuestamente, mantener los niveles de glucosa estables, y esto es precisamente lo que los ha estado empujando hacia la obesidad. Estoy seguro de que no ha existido mala intención en las personas que le han recomendado a los diabéticos que se pasen el día comiendo, cada 2 horas, pero pudiéramos decir que no han podido comprender cómo funciona la parte hormonal del cuerpo. Cada vez que se consume algún alimento el cuerpo produce *insulina* y mientras más insulina se produzca, mayor obesidad y mayor posibilidad de causar una "resistencia a la insulina" existirá.

La buena noticia es que los diabéticos que logran mantener su glucosa en niveles normales de entre 80mg/dl a 100mg/dl, no solamente controlan la diabetes y evitan los otros problemas de salud que esta enfermedad puede causar, sino que también pudieran lograr lo que casi parece ser una "curación de la diabetes". En los centros NaturalSlim hemos visto miles de casos de diabéticos que lograron controlar sus niveles de glucosa, a niveles tan óptimos que en unos cuantos meses ya estaban casi funcionando como personas sin diabetes, y habían podido eliminar el uso de la insulina y también el uso de varios de sus medicamentos, con nuestra ayuda y con la aún más importante supervisión de sus médicos. En realidad, hasta donde sé, la diabetes no tiene cura, pero hemos visto que aquellos diabéticos que logran controlarla pueden llevar una vida normal donde la diabetes ya no es un factor limitante.

Por otro lado el diabético que abusa del consumo de Alimentos Tipo E (ENEMIGOS del control de la diabetes) muchas veces comienza como un diabético Tipo 2 (que no necesariamente necesita inyectarseinsulina) y termina en la misma situación de un diabético Tipo 1 (que necesita inyectarse insulina).

Basado en la literatura médica al respecto, esto se debe al siguiente ciclo vicioso:

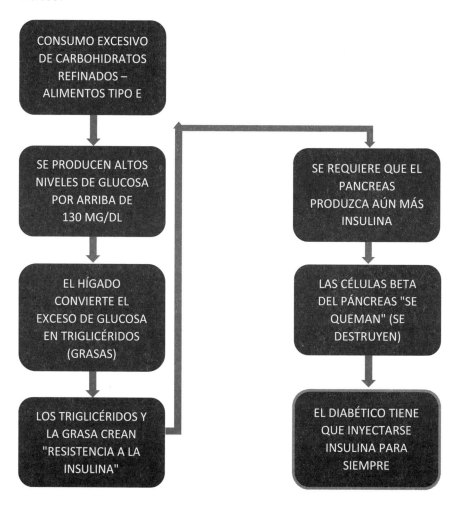

Evitando un desastre mayor, pinchazo a pinchazo

S i usted padece de diabetes, siento decirle que no existe ninguna forma práctica de saber qué efecto tiene cada alimento de los que usted ingiere en los niveles de glucosa de su cuerpo, que no sea la de darse un pinchazo y tomarse periódicamente una muestra de sangre, para medir con un glucómetro[22] los niveles de glucosa en su sangre. Es estar dispuesto a experimentar el pequeño dolor de una punzada para evitar el tremendo dolor de un daño permanente a su cuerpo, que puede costarle la pérdida de su vista, riñones, piernas o un ataque al corazón fulminante que le quite la vida.

Se me ocurre que si usted padece de diabetes, o si usted está leyendo este libro para ayudar a un ser querido con diabetes, hay solamente una de dos actitudes que usted puede adoptar. Una de ellas le causará solamente estrés y la otra actitud le producirá entusiasmo con sus metas de salud y de felicidad para su futuro. Estas son las dos posibles actitudes que usted puede adoptar:

1. La diabetes es como "una maldición" que me ha tocado confrontar y no tengo más remedio que manejarla, aunque no quisiera ni pensar en ello, porque es un verdadero fastidio que me daña la vida.

2. La diabetes es una condición que puedo controlar porque he decidido vivir mi vida como quiero vivirla, disfrutándola en salud. Por lo cual mi

---

[22] *Glucómetro: Es un instrumento de medida que se utiliza para obtener la concentración de glucosa en sangre (glucemia), de forma instantánea, sin necesidad de tener que ir a un centro o laboratorio especializado.*

meta será controlar la diabetes, para que la diabetes no me controle a mí.

En realidad es USTED quien escoge cuál actitud adoptará.

Cada uno de nosotros es dueño de su futuro y no vale la pena mantener nuestra atención en el pasado, ya que el pasado sólo debe servirnos para aprender de nuestras experiencias, buenas y malas. Todos nos hemos equivocado en algún momento; es parte de la experiencia de vivir. Lo importante es si APRENDIMOS algo positivo de nuestros errores y experiencias del pasado. Le recomiendo que no lamente el ayer, la vida está en usted hoy y el futuro está en sus manos, y usted lo determina desde hoy en adelante con sus decisiones y acciones. Mi papá, que fue alguien de quien aprendí muchas cosas buenas, decía: "agua pasada no mueve molino"; tenía razón. La diabetes <u>se puede controlar</u> para muchos al punto de que les llega a parecer que <u>no tienen diabetes</u>. Aquí el tema es que o usted controla la diabetes o la diabetes lo controlará a usted. Usted decide. Le recomiendo que adopte, para usted o para ese ser querido que desee ayudar, la actitud de "ganar el juego contra la diabetes". Aunque la diabetes es una condición seria y de cuidado, la única actitud lógica que se puede asumir para ganarle la batalla y preservar la salud es la de "ganar el juego", lo cual empieza con <u>entender las reglas del juego</u>.

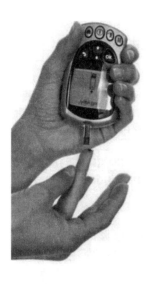

Dicen que "no hay peor ciego que el que no quiere ver" y la diabetes le causará tantos problemas de salud y tanto sufrimiento a usted y a los suyos, que si no la controla, lo que sea que haya vivido de malos momentos en su vida le parecerá nada en comparación con lo que le espera. No soy alarmista, sólo me gusta decir la verdad. Los diabéticos que no son disciplinados controlando sus niveles de glucosa viven un infierno aquí en la tierra, porque a muchos incluso les van amputando las extremidades y llegan a la tumba con un cuerpo al que le han ido cortando pedazos.

Todo el daño al cuerpo es causado por el exceso de glucosa en la sangre y el exceso de glucosa en la sangre se controla principalmente reduciendo los carbohidratos refinados, los almidones y las azúcares, que son a lo que llamo Alimentos Tipo E.

Para efecto de este libro, las clasificaciones entre los Alimentos Tipo A (AMIGOS del control de la diabetes) y los Tipo E (ENEMIGOS del control de la diabetes) deben entenderse para lograr un control de la diabetes. Observe esta tabla:

CLASES DE ALIMENTOS	EJEMPLOS:	EFECTO EN EL CUERPO	TIPO
Alimentos que producen POCA GLUCOSA y requieren de POCA INSULINA	Carnes, pollo, pavo, pescado, mariscos, quesos, huevos, vegetales, jugos de vegetales, ensalada, almendras, nueces	**AMIGOS** del control de la Diabetes — **ADELGAZAN**	**A**
Alimentos que producen MUCHA GLUCOSA y requieren de MUCHA INSULINA	Pan, pasta, harina, arroz, plátano, papa, tubérculos, cereales, azúcar, dulces, chocolates, leche, jugos de frutas, refrescos azucarados	**ENEMIGOS** del control de la Diabetes — **ENGORDAN**	**E**

Su meta debe ser practicar una Dieta 3x1 donde los Alimentos Tipo E, los alimentos ENEMIGOS del control de la diabetes, que son los mismos que le ENGORDAN, nunca ocupen más de ¼ parte (25%) de la superficie de su plato de comida. Todos no somos iguales, por lo cual puede resultar que su cuerpo sólo tolere una cantidad menor a lo que sería una cuarta parte de la superficie del plato de comida, para lograr tener los niveles de glucosa en sangre que le protejan la salud y le eviten los terribles problemas que puede traerte la diabetes.

Como explica el Dr. Richard Bernstein en su libro *Diabetes Solution*, hay algunos diabéticos cuyo cuerpo es tan intolerante a los Alimentos Tipo E, debido al daño acumulado que ha sufrido su páncreas, más la

La Sangre debe de mantenerse de 80mg/100mg
Esto es normal.

Si sale a 130 mg esta dañando su cuerpo

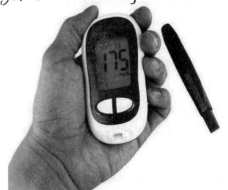

resistencia a la insulina que les causa el tener un "hígado graso", que tienen que reducir el consumo de los Alimentos Tipo E a lo que sería una cantidad todavía menor a la cuarta parte de la superficie de un plato, como lo recomienda la Dieta 3x1. Como diabético sólo puede comprobar la reacción de su cuerpo, que no es igual al de ninguna otra persona, utilizando un glucómetro[23] e interesándose en lo que pasa dentro de su cuerpo cuando consume cierta cantidad de algún alimento ENEMIGO del control de la diabetes (Tipo E).

CUALQUIER MEDIDA POR ARRIBA DE 130 MG/DL LE HARÁ DAÑO AL CUERPO

Son muchos los estudios clínicos que claramente reflejan que hay que reducir los carbohidratos refinados (Alimentos Tipo E, ENEMIGOS del control de la diabetes) para lograr bajar los niveles de glucosa y evitar las complicaciones de la diabetes (PARKER, 2002), (O'Keefe JH Jr, 2004), (O'Keefe JH, 2008), (Frassetto LA, 2009). Por ejemplo, en el estudio de Westman de Duke University (Westman EC, et al, 2008), la conclusión (aquí traducida) fue ésta:

Las modificaciones dietéticas lograron mejorías en el control de la glucemia[24] y en lograr reducciones o eliminaciones de medicamentos en los voluntarios que padecían diabetes Tipo 2.La dieta baja en carbohidratos logró mejores resultados en el control glucémico y más frecuentes reducciones o eliminaciones de medicamentos que la dieta

---

[23]*Glucómetro: es un instrumento de medida que se utiliza para obtener la concentración de glucosa (azúcar de la sangre) de un diabético sin necesidad de tener que ir a un centro especializado.*

[24] *Glucemia: Medida de la concentración de glucosa en la sangre. O sea, medida de cuánta glucosa hay en la sangre en algún momento del tiempo. Los diabéticos necesitan reducir su glucemia para controlar la diabetes.*

de bajo índice glicémico[25].La modificación de estilo de vida que emplea una intervención que utiliza una dieta baja en carbohidratos es efectiva para mejorar o reversar la diabetes Tipo 2.

Como dicen en mi tierra, "más claro no canta un gallo". El control de la diabetes depende de que se pueda reducir y controlar el consumo de los carbohidratos refinados, los almidones y las azúcares que en la Dieta 3x1 llamo los Alimentos Tipo E (ENEMIGOS del control de la diabetes o ENGORDAN para aquellos que necesitan adelgazar).

De forma similar, el estudio de 2009 que se publicó en la Revista Científica de Nutrición Clínica de Europa (Frassetto LA, 2009) llegó a esta conclusión:

Aun con un consumo a corto plazo de la dieta tipo paleolítica[26] (baja en carbohidratos refinados) se redujo la presión arterial, la tolerancia a la glucosa, se redujeron las secreciones de insulina, aumentó la sensibilidad a la insulina y mejoraron los perfiles de lípidos (grasas como triglicéridos o colesterol).

O sea, que siguiendo una dieta con porciones reducidas de Alimentos Tipo E como la Dieta 3x1 en un corto tiempo se mejoraron todos los síntomas (la presión alta, el exceso de insulina, el exceso de glucosa, la resistencia a la insulina, más los altos triglicéridos y el colesterol alto). Todos estos síntomas anteriores representan los primeros avisos y los indicios claros

---

[25] *Bajo índice glucémico: Existe una forma de medir la velocidad a la cual cada tipo de carbohidrato (pan, harina, azúcar, arroz, frutas, etc.) se convierte en glucosa una vez ha sido ingerido. El concepto fue ideado por el doctor David J. Jenkins y su equipo de colaboradores en 1981, en la Universidad de Toronto, Canadá. El sistema de "índice glucémico" busca medir cuán rápido se convierten algunos carbohidratos en glucosa y además, saber cuán rápido se digieren y se absorben.*

[26] *Dieta paleolítica: La dieta paleolítica es una dieta sin carbohidratos refinados basada en alimentos que existían en la época prehistórica de hace millones de años, cuando los seres humanos vivían de forma rudimentaria o en cavernas y dependían de los alimentos que podían cazar (carne de animales, aves, pescado) y recolectar (vegetales, raíces comestibles, semillas). Es una dieta muy estricta que no utiliza granos (trigo, arroz, etc.) ni lácteos.*

de lo que luego una persona con diabetes tendría que lamentar al hacerle daño a su cuerpo y afectar su salud si no lo corrige a tiempo. Lo que este estudio refleja es exactamente lo mismo que nosotros hemos observado con los diabéticos obesos que recibieron ayuda en NaturalSlim.

Varios otros estudios clínicos reflejan que lo que llamamos "hígado graso" es causado por el exceso de Alimentos Tipo E y que los diabéticos, todos en general en mayor o menor grado, padecen de esa condición del hígado lleno de grasa, que en efecto no permite que la insulina haga su trabajo. El hígado graso fuerza al páncreas a llegar a un punto de agotamiento que tristemente en algunos casos resulta en la pérdida de su habilidad para producir insulina y en la necesidad de las inyecciones de insulina. Un estudio en la Revista Científica de Gastroenterología[27] del 2008 reflejó que en promedio los diabéticos tienen un 54% de más grasa en su hígado y que el hígado resiste la acción normal de la insulina, que es la de reducir la glucosa (Kotronen A, 2008). Este mismo estudio reflejó que el hígado graso causa que los niveles de insulina de la sangre se mantengan anormalmente altos, lo cual se conoce como "hiperinsulinemia[28]" (Kotronen A, 2008). Es decir, que el páncreas produce insulina pero el hígado la ignora obligando al cuerpo a mantener niveles excesivamente altos de insulina, lo cual causa daños a los órganos, además de que se ha visto que la hiperinsulinemia (exceso de insulina en sangre) interfiere con las hormonas de la glándula tiroides y agrava los problemas de tiroides, que no sólo son causa del "metabolismo lento" que trae la obesidad, sino también de depresión. La conclusión de este estudio en específico fue (traducción del inglés): *"Concluimos que el aumento en la grasa del hígado, la resistencia a la insulina por el hígado y por el resto*

---

[27] *Gastroenterología: La gastroenterología es una especialidad de la medicina que trata las enfermedades y desórdenes del sistema digestivo. El nombre es una combinación de 3 palabras antiguas: gastros del griego "estómago", entero "intestino" y logos "razón".*

[28] *Hiperinsulinemia: El término "hiper" quiere decir "alto" por lo cual la "hiperinsulinemia" significa tener niveles de insulina en sangre demasiado altos. La hiperinsulinemia es el exceso de insulina en la sangre que se produce cuando el páncreas segrega esta hormona en una cantidad mayor a la normal y esto provoca que dicha hormona se acumule en la sangre ocasionando varias complicaciones en la salud.*

del tejido graso del cuerpo son características clásicas de los pacientes con diabetes Tipo 2".

La obesidad abdominal (barriga) es un <u>reflejo directo de la resistencia a la insulina</u> que ocasiona un hígado graso. El hígado graso, que es producto del exceso de consumo de los Alimentos Tipo E (ENEMIGOS del control de la diabetes, ENGORDAN), a su vez le crea una situación muy dañina al cuerpo porque la insulina que no actúa para reducir la glucosa, debido a que su acción reductora de glucosa está siendo resistida y anulada por el hígado graso, tiene otros efectos que destruyen la salud, según explica el Dr. Guy Schenker, tales como:

- Aumento en la acumulación de grasa del cuerpo (obesidad)
- Mayor acumulación de grasa abdominal (obesidad abdominal)
- Triglicéridos y colesterol altos
- Hipoglucemia (bajones anormales de glucosa)
- Presión alta (la insulina obliga a los riñones a retener la sal y aumenta la presión)
- Mayor acumulación de grasa en el hígado empeorando el "hígado graso"
- Fatiga o confusión mental
- Diabetes Tipo 2 para los que todavía no la tienen

Vemos con esto que tener la glucosa demasiado alta en la sangre es muy dañino para el cuerpo, pero que de igual forma tener una condición de resistencia a la insulina, como la que ocasiona el hígado graso que se refleja en la obesidad abdominal (barriga) de un diabético, trae consigo las otras condiciones de salud que destruyen de forma progresiva la salud de un diabético. Las hormonas compiten unas con las otras en su acción sobre las células del cuerpo. La palabra "hormona" viene del griego *hormon* que quiere decir "excitar" y eso mismo es lo que las hormonas hacen, <u>excitar las células para que de alguna forma respondan haciendo algo esperado.</u> Los estudios clínicos reflejan que cuando hay un exceso de insulina en la sangre (hiperinsulinemia), ello interfiere con las otras hormonas, incluyendo las hormonas que produce la tiroides para controlar el ritmo de creación de energía del metabolismo (Rochon, 2003) (Stanická, 2005). En otras palabras, el exceso de insulina que trae la resistencia a la insulina del hígado graso también resulta en problemas con la tiroides que resultan en el hipotiroidismo, que causa un metabolismo lento. Se sabe que la tiroides trabaja en combinación con el hígado para poder convertir su hormona T4 (forma inactiva) a la hormona de la tiroides que activa el metabolismo llamada T3. El hígado graso imposibilita, no sólo el control de la diabetes, sino también el funcionamiento adecuado de la tiroides y del metabolismo. En el cuerpo TODO está interrelacionado porque los órganos y glándulas funcionan como una orquesta de música que puede estar bien sincronizada para producir una música bellísima o una música mal sincronizada que se convierte en un ruido horrible, que sería similar a lo que pasa con el descontrol hormonal de la diabetes.

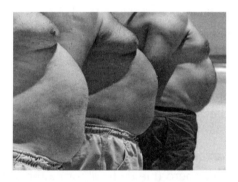

En los centros NaturalSlim, donde nos dedicamos a ayudar a las personas a adelgazar, constantemente ocurre que algún miembro diabético del sistema, que está adelgazando con nuestra ayuda, y que además tiene una barriga o abdomen protuberante, nos dice: —el médico me dijo que tengo un hígado graso—. Cuando esto ocurre, que es bastante a menudo, le explicamos a la persona que el hígado graso es común en todas las personas con sobrepeso u obesidad; que el abdomen protuberante, o lo que los médicos llaman "obesidad abdominal", es causado por un consumo excesivo de carbohidratos refinados, almidones y azúcares (Alimentos Tipo E); que esa fue la causa de su hígado graso y que <u>el hígado graso, a su vez, es lo que causa la "resistencia a la insulina",</u>

que en muchos casos obliga al médico del paciente diabético a recomendarle que se inyecte insulina a diario, al no lograr que su glucosa se reduzca con la ayuda de los medicamentos orales (Yki-Järvinen, 2005). En términos médicos a este fenómeno de resistencia a la insulina causada por el hígado graso se le llama "resistencia hepática[29] a la insulina".

Entre las personas que son conocedores de la comida gourmet y de los restaurantes más finos se consume el "paté[30] de hígado de ganso". Este es un tipo de alimento que se prepara utilizando el "hígado graso" de un ganso que ha sido engordado con una dieta donde se le alimenta solamente con maíz. El maíz, como es alto en su contenido de fructosa (un azúcar que es un carbohidrato), engorda al ganso (igual que a los cerdos, gallinas u otros animales), principalmente en su hígado, lo cual aumenta la cantidad de grasa que almacena en su hígado de forma muy parecida a lo que le pasa a una persona con obesidad abdominal o diabetes. La observación es que la barriga protuberante es indicio de un hígado graso y de una resistencia a la insulina que imposibilita el tener un verdadero control de los niveles de glucosa y de la diabetes.

Para el diabético que utilice la Dieta 3x1 y las demás recomendaciones que se ofrecen en este libro, es casi inevitable que logre mejorar la eficiencia de su metabolismo, lo cual a su vez le ayudará a:

1. adelgazar con el resultado de una disminución en la grasa de su hígado;

2. una reducción en la resistencia a la insulina;

3. una reducción medible en la obesidad abdominal;

---

[29] *Resistencia hepática: Es la resistencia que le ponen las células del hígado a la hormona insulina cuando el hígado está demasiado congestionado de grasa. La palabra "hepático" viene del griego hēpatikós que quiere decir "hígado".*
[30] *Paté: Se llama paté (del francés pâté) a una pasta que se unta sobre galletas o pan tostado. Esta pasta es elaborada usualmente con el hígado de un ganso que ha sido engordado a base de alimentarle con grandes cantidades de maíz, para aumentar su contenido de grasa, y a la cual se le añaden, para darle sabor, hierbas, especias y vino.*

4. y lo más importante, mucho mejor control de su diabetes.

A su vez, evitará o mejorará gran parte de los problemas de salud relacionados (los problemas cardiovasculares[31], la presión alta, los altos triglicéridos, el alto colesterol) que le causa o le puede causar una diabetes sin buen control.

Referencias mencionadas en este capítulo

-   Ford ES, G. W. (2002). "Prevalence of metabolic syndrome among US adults: findings from the third National Health and Nutrition Examination Survey". 287 (3):. JAMA, 287(3), 356–359. Retrieved Abr 2014, from http://www.ncbi.nlm.nih.gov/pubmed/11790215
-   Frassetto LA, S. M.-S. (2009, Aug). Metabolic and physiologic improvements from consuming a paleolithic, hunter-gatherer type diet. European Journal of Clinical Nutrition, 63(8), 947-55. Retrieved 4 28, 2014, from http://www.ncbi.nlm.nih.gov/pubmed/19209185
-   Garvey WT, O. J. (1986, Mar). Insulin induces progressive insulin resistance in cultured rat adipocytes. Sequential effects at receptor and multiple postreceptor sites. Diabetes., 35(3), 258-67. Retrieved from http://www.ncbi.nlm.nih.gov/pubmed/3512337
-   Kotronen A, J. L.-J. (2008). Increased liver fat, impaired insulin clearance, and hepatic and adipose tissue insulin resistance in type 2 diabetes. Gastroenterolog, 135(1):122-30.
-   O'Keefe JH Jr, C. L. (2004, Jan). Cardiovascular disease resulting from a diet and lifestyle at odds with our Paleolithic genome: how to become a 21st-century hunter-gatherer. Mayo Clin Proc, 79(1), 101-8. Retrieved Abr 28, 2014, from http://www.ncbi.nlm.nih.gov/pubmed/14708953
-   O'Keefe JH, G. N. (2008, Jan 22). Dietary strategies for improving post-prandial glucose, lipids, inflammation, and cardiovascular health. J Am Coll Cardiology, 51(3), 249-55. Retrieved from http://www.ncbi.nlm.nih.gov/pubmed/18206731
-   PARKER, B. B. (2002). Effect of a High-Protein,High–Monounsaturated Fat Weight LossDiet on Glycemic Control and Lipid Levels in Type 2 Diabetes. Diabetes Care, 25(3), 425-430. Retrieved from http://care.diabetesjournals.org/content/25/3/425.full.pdf
-   Rochon, I. T. (2003). Response of glucose disposal to hyperinsulinaemia in human hypothyroidism and hyperthyroidism. Clinical Science, 104(1), 7–15. Retrieved from http://www.ncbi.nlm.nih.gov/pubmed/12519082
-   Stanická, S. K. (2005). Insulin sensitivity and counter-regulatory hormones in hypothyroidism and during thyroid hormone replacement therapy. Clinical Chemistry and Laboratory Medicine, 43(7), 715–720. Retrieved from http://www.ncbi.nlm.nih.gov/pubmed/16207130
-   Yki-Järvinen, H. (2005). Fat in the liver and insulin resistance. Annals of Medicine, 37(5), 347-56. Retrieved from http://www.ncbi.nlm.nih.gov/pubmed/16179270

---

[31] *Cardiovasculares: Cardiovasculares es una palabra compuesta de otras 2 palabras que son cardio que quiere decir "corazón" y vasculares que se refiere a los conductos por donde corre la sangre del cuerpo (arterias, venas, capilares). Un problema "cardiovascular" es un problema que afecta al corazón y al sistema circulatorio de la sangre. Los ataques al corazón son resultado de los problemas cardiovasculares.*

El cuarteto mortal

En el 1998, el doctor Gerald Reaven, profesor de la Universidad de Stanford, reconoció la conexión entre varias condiciones, a la que él llamó "Síndrome X". La palabra "síndrome" quiere decir "una colección de síntomas relacionados". En principio lo que el doctor Reaven observó es que habían cuatro condiciones que se relacionaban estrechamente entre sí:

- La obesidad abdominal (barriga)

- Los triglicéridos altos (mucho más peligroso que el colesterol alto)

- La hipertensión (presión arterial alta, "el asesino silencioso")

- La resistencia a la insulina

El doctor Reaven, sobre lo que él llamaba el "síndrome X", aseveraba: *"Los intentos de compensar por los niveles excesivamente altos de insulina, desencadenan una serie de eventos que producen hipertensión y enfermedades del corazón."*

El doctor Reaven estaba tratando de comunicar que el FACTOR COMÚN a todas estas otras condiciones de salud, lo es la RESISTENCIA A LA INSULINA. La resistencia a la insulina es la que crea el ambiente degenerativo que da lugar al desarrollo de otras condiciones de salud de mayor gravedad. A este síndrome se le llamó luego el "SÍNDROME METABÓLICO" y se le añadieron otros dos síntomas que también se observaron que ocurrían en conjunto a los anteriores, tales como:

- El bajo colesterol HDL (colesterol bueno)

- La glucosa en la sangre a niveles anormalmente altos

Personalmente, y para efectos de mantener la discusión en un nivel simple con el lector, prefiero utilizar el nombre que acuñó el doctor Guy Schenker, donde describe a los cuatro síntomas principales como "**EL CUARTETO MORTAL**". Este nombre del doctor Schenker me parece mucho más adecuado, porque en realidad describe la mortalidad (riesgo de muerte) que estos síntomas auguran. El nombre "cuarteto mortal" deriva del hecho que si usted padece de estas cuatro condiciones de forma simultánea, usted no tendrá mucho futuro. En esencia, sus dos únicas alternativas serían morirse muchísimo antes de lo normal o sufrir de terribles síntomas degenerativos y <u>luego</u> morir.

Los cuatro principales síntomas que juntos le acercarán a la muerte siguen siendo estos:

- La obesidad abdominal (barriga)

- Los triglicéridos altos (mucho más peligroso que el colesterol alto)

- La hipertensión (presión arterial alta, "el asesino silencioso")

- La resistencia a la insulina

El doctor Guy Schenker explica el desarrollo del CUARTETO MORTAL con esta secuencia de eventos, que también han demostrado los estudios clínicos llevados a cabo por expertos en fisiología[32]:

<u>Paso Uno</u>
- Consumo alto de GRASAS más una DIETA ALTA EN AZÚCARES Y ALMIDONES.
- El exceso de glucosa obliga al cuerpo a crear un exceso de INSULINA.

<u>Paso Dos</u>
- Se crea la RESISTENCIA A LA INSULINA.
- Se elevan los niveles de INSULINA en la sangre (hiperinsulinemia).

---

[32] *Fisiología: la fisiología, del griego physis "naturaleza" y logos "conocimiento o estudio" es la ciencia biológica que estudia el funcionamiento de los seres vivos.*

Paso Tres
- Se elevan los TRIGLICÉRIDOS.
- Aumenta el tamaño de las células de grasa – se empieza a engordar.

Paso Cuatro
- Aumenta la PRESIÓN ARTERIAL (la insulina engrosa las paredes de las arterias y retiene el sodio).
- Aumenta la tendencia de la sangre a coagularse.
- El colesterol aumenta pero nunca tanto como los triglicéridos.

Paso Cinco
- Aumenta la OBESIDAD ABDOMINAL y el hígado graso que le acompaña.

Paso Seis
- Se empeora la PREDIABETES o se desencadena la DIABETES TIPO DOS.

Observe que es la DIETA el factor causante de la secuencia mortal, tal y como si fuera una ristra de fichas de dominós que se van empujando unas a las otras. Es la dieta la que empuja la primera ficha de dominó que termina por socavar la salud del diabético. Esto es un punto importante porque demuestra que, cualquiera que desee evitar o controlar el CUARTETO MORTAL, tiene por fuerza que manejar la CAUSA PRIMARIA que es LA DIETA. Mientras la persona continúe comiendo un exceso de carbohidratos refinados (azúcares, almidones), los llamados Alimentos Tipo E (ENEMIGOS del control de la diabetes) simplemente no habrá solución. En ese sentido las dietas que controlan la porción de carbohidratos refinados, como la Dieta 3x1 (que explicaré más adelante), han demostrado los resultados positivos que las dietas bajas en calorías y grasas jamás han logrado (Volek JS F. R., 2005) (Volek JS, et al., 2004) (Forsythe CE, et al, 2008).

Mirando esta secuencia MORTAL usted podría preguntarse: si es la grasa y el azúcar de la dieta lo que causan el CUARTETO MORTAL ¿será la grasa, o será el azúcar, o será la combinación de esas dos sustancias la causa principal? Bueno los estudios reflejan que el factor principal causativo de daños no es la grasa, es el AZÚCAR (Barnard RJ, et al, 1998)

(Barnard RJ, et al., 1995). Incluso, aumentar de forma moderada el consumo de grasa producirá buenos resultados para contrarrestar el CUARTETO MORTAL, siempre y cuando que se reduzcan los carbohidratos refinados (azúcares y almidones) que llamamos Alimentos Tipo E (ENEMIGOS del control de la diabetes) (Rajaie S, 2014).

Se hace imperativo para el paciente diabético el reducir los niveles de glucosa en la sangre con la ayuda de una dieta baja en carbohidratos refinados, porque el CUARTETO MORTAL resulta en daños al sistema cardiovascular (ataques al corazón, derrames cerebrales). Reducir los niveles de glucosa artificialmente con medicamentos no resuelve los problemas de los excesos de insulina que genera una dieta alta en carbohidratos refinados. Tanto la insulina como la glucosa excesivas van progresivamente dañando las células del sistema nervioso, más las paredes de las arterias, mientras que también le sube la presión, los triglicéridos y le crean un hígado graso (Sell DR, 2012) (Brand-Miller JC, 2009) (Daly ME, 1998) (Mäkimattila S, 1996).

La forma de AZÚCAR que más resistencia a la insulina crea y que más daño hace es la FRUCTOSA, que se consume en grandes cantidades en su forma de jarabe de maíz de alta fructosa (HFCS, "High Fructose Corn Syrop") (Goran MI, et al, 2013) (Dekker MJ, et al, 2010).

Ahora, observe a continuación cómo los expertos explican el proceso degenerativo del CUARTETO MORTAL que causa la muerte de miles de células. Según explica el doctor Lester Packer, un biólogo celular de la Universidad de California, la glucosa de forma espontánea se oxida (se fermenta, se pudre) lo cual produce una gran cantidad de "radicales libres". Los radicales libres son moléculas incompletas que reaccionan con las moléculas normales de las células del cuerpo, causándoles destrucción a su paso. Cuando la glucosa se mantiene por arriba de 130 mg/dl se oxida todavía más rápido y se produce aun más cantidad de radicales libres. De acuerdo al doctor Alan Chait, profesor de la Universidad de Medicina de Washington, algunos de estos radicales libres de la glucosa, a su vez, oxidan al colesterol malo (LDL) y esto crea la escena para las enfermedades cardiovasculares. El doctor Richard Bucala del instituto Picower para la Investigación Médica de Manhasset, New York, explica además, que la glucosa se pega a las proteínas del cuerpo, formando uniones que las deforman y creando la llamada "glicación[33]" que en efecto causa la muerte a las células. De esta forma el CUARTETO MORTAL se gana su apellido de "mortal" (Beavers KM, et al., 2013).

El CUARTETO MORTAL, llámelo "síndrome metabólico" o llámelo "síndrome X" es, como quiera que sea, lo mismo. Es un EFECTO del abuso de los carbohidratos refinados que descontrolan la diabetes y que también son la causa principal de la obesidad.

Referencias mencionadas en este capítulo

- Barnard RJ, et al. (1995). Diet, not aging, causes skeletal muscle insulin resistance. *Gerontology., 41*(4), 205-11. Retrieved March 17, 2014, from http://www.ncbi.nlm.nih.gov/pubmed/7557497
- Barnard RJ, et al. (1998 , April 1). Diet-induced insulin resistance precedes other aspects of the metabolic syndrome. *Journal of Applied Physiology, 84*(4), 1311-1315. Retrieved March 17, 2014, from http://www.jappl.org/content/84/4/1311.short
- Beavers KM, et al. (2013). The Role of Metabolic Syndrome, Adiposity, and Inflammation in Physical Performance in the Health ABC Study. *J Gerontol A Biol Sci Med Sci, 68*(5), 617-623. doi:10.1093/gerona/gls213
- Brand-Miller JC, S. K. (2009, Jan). Glycemic index, postprandial glycemia, and the shape of the curve in healthy subjects: analysis of a database of more than 1,000 foods. *Am J Clin Nutr. , 89*(1), 97-105. doi:10.3945/ajcn.2008.26354
- Daly ME, V. C. (1998, Jun). Acute effects on insulin sensitivity and diurnal metabolic profiles of a high-sucrose compared with a high-starch diet. *Am J Clin Nutr. , 67*(6), 1186-96. Retrieved April 19, 2014, from http://www.ncbi.nlm.nih.gov/pubmed/9625092
- Dekker MJ, et al. (2010). Fructose: a highly lipogenic nutrient implicated in insulin resistance, hepatic steatosis, and the metabolic syndrome. *Am J Physiol Endocrinol Metab. , 299*(5), E685-94. doi:10.1152/ajpendo.00283.2010
- Forsythe CE, et al. (2008). Comparison of Low Fat and Low Carbohydrate Diets on Circulating Fatty Acid Composition and Markers of Inflammation. *Lipids, 43*, 65-77. doi:10.1007/s11745-007-3132-7
- Goran MI, et al. (2013). High fructose corn syrup and diabetes prevalence: a global perspective. *Glob Public Health. , 8*(1), 55-64. doi:10.1080/17441692.2012.736257
- Mäkimattila S, V. A.-J. (1996, Sep 15). Chronic hyperglycemia impairs endothelial function and insulin sensitivity via different mechanisms in insulin-dependent diabetes mellitus. *Circulation. , 94*(6), 1276-82. Retrieved April 19, 2014, from http://www.ncbi.nlm.nih.gov/pubmed/8822980

---

[33] *Glicación: Es un proceso químico que pasa dentro del cuerpo en el cual la glucosa se funde con las proteínas de las células y básicamente las destruye. La piel oscura que puede tener un diabético en efecto, es causada por la glicación que ha destruido las células de la piel.*

- Rajaie S, e. a. (2014, Jan). Moderate replacement of carbohydrates by dietary fats affects features of metabolic syndrome: a randomized crossover clinical trial. *Nutrition., 30*(1), 61-8. doi:10.1016/j.nut.2013.06.011
- Sell DR, M. V. (2012). Molecular basis of arterial stiffening: role of glycation- a mini-review. *Gerontology. , 58*(3), 227-37. doi:10.1159/000334668
- Volek JS, et al. (2004). Comparison of energy-restricted very low-carbohydrate and low-fat diets on weight loss and body composition in overweight men and women. *Nutrition & Metabolism, 1*(13). doi:10.1186/1743-7075-1-13
- Volek JS, F. R. (2005). Carbohydrate restriction improves the features of Metabolic Syndrome. Metabolic Syndrome may be defined by the response to carbohydrate restriction. *Nutr Metab (Lond), 2*, 31. Retrieved from http://www.ncbi.nlm.nih.gov/pmc/articles/PMC1323303/

Resistencia a la insulina

La medicina y la ciencia tienen la <u>tendencia a volverse complicadas</u>, por lo cual, muchas veces, terminan siendo temas que solamente los doctores o los profesores les pueden sacar provecho. Oír hablar a un experto en diabetes o en medicina, en ocasiones, puede ser una experiencia amenazante, debido a la cantidad de palabras técnicas y de la complejidad científica que estos profesionales manejan. Por eso, se me hace refrescante cuando encuentro a un doctor que sabe explicar un tema médico, como la diabetes, en palabras sencillas que todos podemos entender.

La mejor y más sencilla explicación que he visto a la pregunta *¿Qué es la resistencia a la insulina?* se desprende de los escritos del doctor Guy Schenker, un nutricionista clínico, especializado en metabolismo que tiene un doctorado en bioquímica, por lo cual entiende y puede explicar claramente qué es lo que pasa dentro del cuerpo y a nivel interno de las células. El doctor Schenker lo explica así:

La resistencia a la insulina es simplemente el fracaso de la insulina de hacer el trabajo que de forma natural debería poder hacer. A la resistencia a la insulina podría vérsele como la situación opuesta a una deficiencia de insulina. La deficiencia de insulina de un diabético Tipo 1 es una situación en la que <u>el páncreas se dio por vencido y ya no segrega insulina en respuesta a las demandas del cuerpo</u>. Ahora, por el contrario, la resistencia a la insulina envuelve una situación anormal en la que el páncreas segrega una cantidad adecuada o generalmente una <u>cantidad excesiva de insulina, pero los órganos y tejidos del cuerpo se han vuelto insensibles a la acción de la insulina</u>. El trabajo principal de la insulina es sacar la glucosa de la sangre y moverla hacia donde se pueda utilizar para crear energía o donde se pueda almacenar (convirtiéndola en grasa). Cuando la insulina no *puede conectar con los receptores de las células que reciben su mensaje se crea un exceso de insulina que circula en la sangre en grandes cantidades y la glucosa, al no poder ser movida hacia fuera de la sangre, permanece con un nivel demasiado alto (diabetes).*

El cuerpo humano es un organismo maravillosamente diseñado que se adapta a todo. Por ejemplo, digamos que usted no acostumbra a hacer ejercicio y un buen día decide "¡voy a hacer ejercicio!". Después de ese primer día de ejercicio, si usted se excede un poco, le dolerán todos los músculos. Se sentirá algo satisfecho porque lo logró hacer, pero adolorido. Luego, al próximo día, usted decide volver a hacer más ejercicio físico y lo hace. Lo hace aunque le están doliendo distintas partes de su cuerpo. Al tercer día usted vuelve y hace ejercicio, y siente que los músculos le duelen un poco menos; su cuerpo SE ESTÁ ADAPTANDO. Si continúa creando el hábito y haciendo ejercicios de forma rutinaria llegará a un punto donde YA NO LE DOLERÁ NADA y por el contrario, usted cada vez tendrá un cuerpo más fuerte. Eso que acabo de describirle es la capacidad de ADAPTACIÓN de su cuerpo. Su cuerpo se puede adaptar a todo, es cuestión de insistir lo suficiente y lo logrará.

Con la "resistencia a la insulina" pasa lo mismo: el cuerpo se ADAPTA. La manera de sobrevivir al exceso de insulina en circulación, que es una situación ANORMAL, es que las células SE ADAPTAN, reduciendo su número de receptores de insulina, para así proteger al cuerpo de los efectos dañinos de la insulina excesiva. Las células tienen en su exterior los llamados "receptores de insulina" que son áreas sensibles que reaccionan a la hormona insulina. Tal y como usted huele, saborea y puede "sentir" un plato con su comida favorita, los receptores de insulina que tienen las células pueden "sentir la insulina" y reaccionar a ella. Pero, cuando existe un exceso de insulina continuo en la sangre, las células tienen que protegerse de la acción de la insulina, por lo cual inactivan parte de sus receptores y se hacen menos sensibles a los efectos de la insulina. Vea la siguiente ilustración:

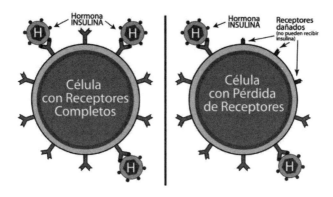

En la ilustración anterior usted puede ver a la izquierda la representación de una célula saludable que tiene todos sus receptores de insulina, por lo cual la hormona insulina puede conectarse. En el lado derecho, verá cómo los receptores se han deteriorado al punto que ya no pueden recibir el mensaje de la insulina. A esto los científicos le llaman "desregulación de los receptores", lo que significa que ahora estas células empezarán a ignorar la insulina, por lo cual sus niveles de glucosa permanecerán altos en la sangre.

En los diabéticos que comen exceso de los Alimentos Tipo E (ENEMIGOS del control de la diabetes), se produce tanta glucosa y el páncreas produce tanta insulina, que las células pierden cada vez más receptores (se desregulan) y eso es lo que llamamos RESISTENCIA A LA INSULINA. Como la insulina es una "hormona constructora" (construye grasa y tejidos) al tener tanto exceso de ella constantemente circulando por la sangre, las paredes de las arterias empiezan a crecer y a ponerse más gruesas y menos flexibles, por lo cual LE SUBE LA PRESIÓN ARTERIAL. Según el exceso de insulina hace su trabajo de engordar y endurecer las paredes de su sistema cardiovascular, usted termina con unas arterias y capilares endurecidos que no seden a la presión del bombeo del corazón, y eso es lo que eventualmente le trae un ataque al corazón. En efecto, cuando hay un exceso de insulina circulando, las paredes de las arterias se llenan de calcio (el calcio es duro como un piso de mármol), se solidifican y usted va camino a la tumba. Así es que se causa la pérdida de la vista, los daños a su sistema nervioso, los daños a los riñones o una amputación.

La resistencia a la insulina empieza ocho o diez años antes de que le diagnostiquen la diabetes. Cuando ya se la diagnostican es simplemente porque ya el daño a las células está en un estado avanzado. Por ahí andan cientos de miles de personas con la llamada prediabetes que se caracteriza por RESISTENCIA A LA INSULINA.

LA BARRIGA LE DICE LO QUE ESTÁ PASANDO

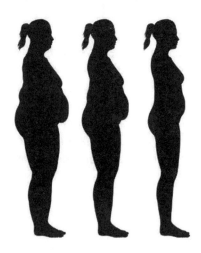

Existen pruebas de laboratorio para medir el grado de resistencia a la insulina que su cuerpo tiene. Pero la forma más fácil, que aplica a esa mayoría del 85% de los diabéticos que padecen de obesidad, es observando la obesidad abdominal (barriga).

Si usted mide la circunferencia de la cintura y la anota podrá ver, semana tras semana, al hacer la Dieta 3x1 (que discutiremos más adelante) cómo se va reduciendo su cintura y eso es una medida bien confiable de cuánto está usted reduciendo la resistencia a la insulina. Lo contrario también es cierto, si usted está cada día teniendo que comprar ropa más grande porque está engordando, usted está aumentando la resistencia a la insulina de su cuerpo. Al mirar un cuerpo de perfil, observar el tamaño del abdomen (barriga) y sus medidas de cintura, resulta ser un excelente índice de cuán leve o cuán grave estará la resistencia a la insulina en ese cuerpo (Jang S, et al., 2011).

Al restaurarse el metabolismo usted adelgaza y se reduce la cintura, junto a la resistencia a la insulina. Es por esta razón que en los centros NaturalSlim estamos acostumbrados constantemente a ver que los médicos de los diabéticos tienen que reducirles o eliminarles las inyecciones de insulina, al haber adelgazado. Al reducirse la resistencia a la insulina, el diabético se aleja del PELIGRO de su diabetes y de los daños terribles que le causará la diabetes, si no restaura su metabolismo y toma en sus manos el control de la diabetes. Este libro está diseñado para que usted APRENDA sobre el control de la diabetes y para que usted ayude a su médico a ayudarle a controlar su diabetes. Es usted quien tiene diabetes, es a usted a quien le toca ENTENDER el problema de la diabetes, antes de que la diabetes se le convierta en un problema que le quite la salud y la felicidad, a usted y a sus seres queridos.

Es el exceso de insulina lo que obliga al abdomen a crecer. Es también lo que crea el hígado graso que termina afectando a la tiroides de una persona y creándole un metabolismo lento. La tiroides se afecta por el hígado graso, debido a que la mayoría de la hormona tiroidea T4 que produce la tiroides se convierte a su forma activa T3, en el hígado. Pero cuando ese hígado está graso, que quiere decir que está tapado o congestionado de grasa, se afecta el metabolismo, porque no hay una buena conversión de la hormona T4 a la T3, lo cual reduce el metabolismo. Por donde quiera que usted mire el asunto, verá que <u>para controlar la diabetes tiene que reducir la resistencia a la insulina</u> de su cuerpo o la diabetes le vencerá a usted.

La resistencia a la insulina causa:

- Aumento de peso; obesidad
- Barriga (obesidad abdominal)
- Triglicéridos y colesterol altos
- Presión alta
- Hígado graso
- Fatiga o falta de energía
- Enfermedad cardiovascular
- Diabetes Tipo 2

La Dieta 3x1, junto a los otros métodos que recomiendo en este libro para restaurar su metabolismo, le permitirán reducir la resistencia a la insulina más cualquier sobrepeso, obesidad o barriga que tenga. La evidencia a favor de la reducción de carbohidratos refinados para lograr reducir la resistencia a la insulina y de la medida de cintura es clara (Sasakabe T, et al, 2011). Incluso, he podido comprobar que una dieta que reduce y controla los carbohidratos refinados, como la Dieta 3x1, también reduce dramáticamente la inflamación del cuerpo (Forsythe CE, et al, 2008). Al reducirse la inflamación del cuerpo usted ya no corre tanto peligro de ataques al corazón, de arterias tapadas con colesterol ni de cáncer. ¡Llegó la hora de actuar!

Referencias mencionadas en este capítulo

- Forsythe CE, et al. (2008). Comparison of Low Fat and Low Carbohydrate Diets on Circulating Fatty Acid Composition and Markers of Inflammation. *Lipids, 43*, 65-77. doi:10.1007/s11745-007-3132-7
- Jang S, et al. (28 de Jul de 2011). Correlation of fatty liver and abdominal fat distribution using a simple fat computed tomography protocol. *World J Gastroenterol. , 17*(28), 3335-41. Recuperado el 5 de March de 2014, de http://www.ncbi.nlm.nih.gov/pubmed/21876622
- Sasakabe T, et al. (1 de Jan de 2011). Effects of a moderate low-carbohydrate diet on preferential abdominal fat loss and cardiovascular risk factors in patients with type 2 diabetes. *Diabetes Metab Syndr Obes., 4*, 167-74. doi:10.2147/DMSO.S19635

Un matrimonio, diabetes y obesidad

Mucho antes de haberme envuelto en la investigación sobre el metabolismo, o de fundar los centros NaturalSlim, yo, Frank Suárez, padecí de obesidad por prácticamente toda una vida. Desde niño fui obeso y en la escuela me ponían feísimos nombres para ridiculizarme por mi obesidad. Los niños pueden ser bastante crueles unos con los otros, hoy en día le llaman "bullying[34]", pero siempre ha existido la discriminación y el atropello por padecer obesidad en todas las áreas de la sociedad. Sufrí la discriminación social de la obesidad y el rechazo de muchos, por lo cual tengo realidad con las personas que padecen de obesidad, porque lo viví en carne propia. Desde joven traté de adelgazar por mi cuenta y en varias ocasiones con la ayuda de distintos profesionales de la salud (nutricionistas, médicos) o expertos en programas de ejercicio. En mi caso, para tratar de adelgazar hice incontables dietas y programas de ejercicios, y la realidad es que todas las dietas me hacían "bajar de peso". Para mí el problema no era "bajar de peso", porque todas las dietas sin excepción me hacían bajar de peso. El problema era que, aunque bajara de peso con muchísimo esfuerzo, AL POCO TIEMPO REBOTABA Y VOLVIA A ENGORDAR. Cuando engordaba después de una dieta, siempre terminaba en un peso mayor que el que había tenido antes de haber empezado esa dieta. O sea, después de cada dieta terminaba siempre más gordo de lo que había sido antes de la dieta.

Traté todo tipo de dietas: contar calorías, reducir las grasas, dieta vegetariana, dieta Atkins con la que se comían grandes cantidades de

---

[34] *Bullying: comportamiento social agresivo y dañino que utiliza la fuerza, maltrato, abuso u atropello para dañar, criticar, degradar o forzar a una persona a hacer algo en contra de su voluntad, o para hacerle sentir mal sobre sí mismo. El término viene del inglés "bull" que quiere decir "toro" haciendo referencia a la fuerza que puede ejercer un toro salvaje furioso que ataca a su víctima.*

carne y grasa, dietas de comer muchas pequeñas comidas al día, además de incontables dietas y "productos milagrosos" de moda (dieta de la sopa, dieta de la luna, dieta de la azafata, té chino, batidas Herbalife, batidas Slim-Fast, dietas de comidas congeladas, las gotas HCG que ya existían desde los años sesenta, dieta de jugos de vegetales, etc.). Además, traté medicamentos recetados por médicos especialistas en control de peso que me ponían extremadamente ansioso y con los nervios de punta.

Estuve bajo tratamiento médico con doctores que recetaban poderosos medicamentos estimulantes que eran bloqueadores del hambre del tipo de las anfetaminas[35]. Eran potentes drogas para acelerar el sistema nervioso a un punto donde mi cuerpo perdía peso de forma acelerada y casi no podía dormir, porque esos medicamentos me mantenían en un estado constante de ansiedad y excitación nerviosa. Mi experiencia ha sido que la gran mayoría de los médicos son personas buenas que solamente se interesan en mejorar la salud de sus pacientes y que nunca emplearían químicos que alteren y descontrolan el sistema nervioso, pero como siempre pasa en todas las profesiones, hay unas pocas "ovejas negras" que venden sus principios por dinero y manchan el buen nombre de la gran mayoría. La motivación por el dinero es muy fuerte, y cuando faltan los principios, se hace dominante.

La obesidad es una epidemia que afecta a la gran mayoría de la población. Algunas de las personas que la hemos padecido, a veces hemos hecho cosas desesperadas, ilógicas y poco saludables, que no hacían sentido, porque estaban basadas en falsedades y afectaban la salud. Las mentiras siempre producen sufrimiento y la verdad es que es una mentira que pueda existir algún medicamento o suplemento natural que pueda vencer la obesidad, sin que una persona tenga que aumentar sus propios CONOCIMIENTOS, más su nivel de RESPONSABILIDAD, para así lograr un buen CONTROL de la obesidad. Solamente practicando un estilo de vida

---

[35] *Anfetaminas: peligrosos medicamentos estimulantes que son drogas estimulantes para controlar el hambre que funcionan a base de forzar al cuerpo a consumir su grasa y su musculatura (afecta el corazón que es un músculo) para no morir de hambre. Todos estos medicamentos son dañinos pero algunos como Bontril® o Mazindol® son muy adictivos. Algunos médicos inescrupulosos que están motivados por el dinero los utilizan en sus prácticas de "control de peso" en pacientes obesos combinándolos en ocasiones con medicamentos antidepresivos.*

saludable y mejorando el METABOLISMO del cuerpo es que la obesidad se puede resolver de forma permanente. Todas las otras soluciones milagrosas, incluyendo la cirugía bariátrica y los intentos por medicar la obesidad, son puras mentiras, y se ofrecen principalmente para enriquecer a algunos que mercadean con el sufrimiento de la gente obesa. Cuando estuve obeso, pesando más de 40 libras (18 Kg) en exceso, padecía de presión alta, triglicéridos altos, colesterol alto, hipotiroidismo y me habían diagnosticado pre-diabetes[36]. Durante este tiempo hasta, de forma inconsciente, hacía todo lo posible porque no me tomaran fotos de cuerpo entero, porque me avergonzaba. Pero aquí puede ver una foto con mi cara ancha, que sí sobrevivió, y puede observar lo que eran mis resultados de análisis de laboratorios en aquel entonces.

Cuando estaba obeso, andaba en estado de desesperación y algo deprimido. Ninguna dieta ni medicamento me había funcionado de forma permanente; bajaba y subía de peso como un yo-yo. Ninguna dieta o tratamiento me permitía lograr resultados permanentes. Me sentía atrapado de la obesidad y en total desesperanza. Después de haber fracasado con todo (dietas, medicamentos, ejercicios) me dediqué a investigar, leer, estudiar, y de mil y una forma tratar de entender por qué tenía tanta dificultad para adelgazar. Tenía varios amigos bien delgados que podían comer de todo lo que engorda (pizza, alimentos fritos, comida grasosa, dulces, chocolates, azúcar, etc.) y nunca engordaban. Sin embargo, yo parecía que "engordaba hasta de mirar la comida". Poco después descubrí el tema del METABOLISMO y me di cuenta de que padecía de un "metabolismo lento". Me interesé en averiguar cuáles podían ser los factores que hacían que tuviera un metabolismo tan lento, mientras que otras personas alrededor podían comer lo que quisieran y no engordaban. Para ese entonces, hace más de veinte años, nadie hablaba del METABOLISMO. Sólo se hablaba de "contar calorías" (algo

---

[36] *Pre-diabetes: es una condición que los médicos reconocen como "casi diabetes" en la cual los niveles de glucosa en ayuna (después de 8 horas sin haber comido) se mantienen en medidas anormalmente altas (100 a 125 mg/dl) que casi llegan a convertirse en un diagnóstico de "diabetes". La gente que no tiene diabetes tiene medidas de glucosa en ayuna de 99 mg/dl o menos. Muchos diabéticos que están bajo tratamiento fueron, sin saberlo, "pre-diabéticos" por 8 a 10 años antes de finalmente ser diagnosticados por sus médicos para convertirse oficialmente en pacientes diabéticos.*

que no me funcionó), "reducir las grasas" (otra cosa que tampoco me funcionó) y hacer ejercicio (me funcionaba por ratos pero siempre volvía a engordar y me sentía sin energía).

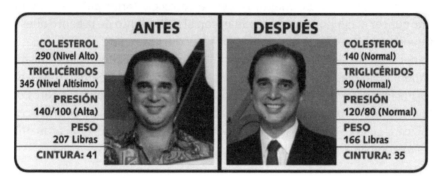

ANTES		DESPUÉS
COLESTEROL 290 (Nivel Alto)		COLESTEROL 140 (Normal)
TRIGLICÉRIDOS 345 (Nivel Altísimo)		TRIGLICÉRIDOS 90 (Normal)
PRESIÓN 140/100 (Alta)		PRESIÓN 120/80 (Normal)
PESO 207 Libras		PESO 166 Libras
CINTURA: 41		CINTURA: 35

Estudiando el tema del METABOLISMO, descubrí muchas de las cosas que no se hablaban (consumo de agua, alimentos que impactan negativamente el sistema hormonal y nos hacen engordar, los carbohidratos refinados, problemas con la tiroides, hongo *candida*, la influencia del sistema nervioso sobre nuestro metabolismo, etc.). Tuve suerte. Al aplicar lo aprendido sobre el METABOLISMO pude adelgazar, me aumentó muchísimo la energía y por primera vez pude sostener un estilo de vida que me sacó de la obesidad de forma permanente. Además del exceso de peso, se me fue la presión alta, los triglicéridos altos, el colesterol alto, la depresión y también la pre-diabetes. Descubrí que la obesidad no era "un problema de la dieta" solamente, había muchos otros factores que causaban un METABOLISMO LENTO, que se podían controlar.

El resto es historia. En el 1998 fundé NaturalSlim para ayudar a otros a adelgazar restaurando el metabolismo. Muchas de las más de 50,000 personas que han recibido asistencia en los centros NaturalSlim eran diabéticos (diabetes Tipo 2) y a través de más de quince años, observé que al adelgazar también se controlaba la diabetes. Los miembros del Sistema NaturalSlim que eran diabéticos empezaron a reportar que sus médicos les reducían o eliminaban la insulina, incluso, los medicamentos orales para el control de la diabetes, al adelgazar. La necesidad de los medicamentos para la presión alta, el colesterol, los triglicéridos y hasta los de la tiroides, en muchos casos, se reducía a cero, cuando la persona lograba restaurar su metabolismo y adelgazaba.

Puedo hablar de la OBESIDAD porque la conozco íntimamente y la sufrí en carne propia. Puedo también explicarle los conocimientos que he adquirido durante todos estos años sobre el METABOLISMO para ayudarle a restaurar su metabolismo y la ENERGÍA que un metabolismo saludable le puede y le debe generar. Los conocimientos de este libro, *Diabetes Sin Problemas*, están basados en la ciencia y en la práctica con más de 50,000 personas que padecían de metabolismo lento. No soy naturista, no soy médico, ni trabajo con la nutrición, mi única especialidad y área de conocimiento es el METABOLISMO. Soy un ex-gordo que disfruto de ayudar a los que, como yo en el pasado, viven faltos de información correcta sobre cómo preservar o mejorar la salud.

La diabetes, para algunos, es un NEGOCIO. Les conviene que los diabéticos y sus familiares continúen ignorantes sobre el control de la diabetes. Mientras los pacientes diabéticos y sus familiares desconozcan los temas del METABOLISMO y la SALUD, continuarán padeciendo de múltiples síntomas, para que ciertos mercaderes logren vender sus medicamentos y tratamientos especializados. Estas son palabras duras, pero son la verdad.

Como verá en este libro, los mismos alimentos (carbohidratos refinados) que aquí llamamos **Alimentos Tipo E** (ENEMIGOS del control de la diabetes), cuyo abuso continuo causan la obesidad, son los mismos tipos de alimentos que le descontrolan el sistema hormonal, que le crean un "metabolismo lento" y que le descontrolan la diabetes, llevándole hacia una vida llena de complicaciones de salud y de sufrimiento para usted y para los suyos. El exceso de consumo de estos **Alimentos Tipo E**, que son alimentos ADICTIVOS, combinado con la falta de un estilo de vida saludable con buena hidratación, alimentos correctos para su tipo de sistema nervioso (TODOS NO SOMOS IGUALES por lo cual la dieta no puede ser igual para todos) más otro montón de "medias verdades" y falsa información sobre el control de la diabetes, mantiene a los diabéticos gordos, enfermos y en ignorancia. Los resultados se ven en obesidad, pérdida de la vista, ataques al corazón, derrames cerebrales, presión arterial alta, triglicéridos altos, colesterol alto, neuropatía diabética, heridas y llagas que no sanan, impotencia sexual, insomnio, depresión, daños a los riñones con necesidad de diálisis, y amputaciones entre muchas otras.

RELACIÓN ESTRECHA ENTRE LA DIABETES Y LA OBESIDAD

Se estima que 85% o más de las personas que padecen del tipo de diabetes más común, diabetes Tipo 2, también padecen de sobrepeso u obesidad (Stein CJ, 2004). El Centro para el Control de las Enfermedades de los Estados Unidos calcula que el 85.2% de las personas que han sido diagnosticadas con diabetes padecen de sobrepeso u obesidad (Centers for Disease Control and Prevention, 2013). Debido a esto, se considera que el factor de predicción principal para desarrollar diabetes lo son el sobrepeso y la obesidad. Hay quien podría reclamar, sin tener ninguna prueba para comprobarlo, que la diabetes es un problema genético hereditario. No obstante, se sabe que el sobrepeso y la obesidad ponen en un gran riesgo, a una persona, de padecer diabetes. Incluso, se han documentado casos de gemelos idénticos, hijos de padres y abuelos diabéticos, donde se asume que en ambos existe una fuerte probabilidad hereditaria para desarrollar una diabetes y, sin embargo, la diabetes la desarrolla solamente el gemelo que tenía sobrepeso u obesidad.

Tanto la obesidad, como la diabetes se han convertido en epidemias internacionales y, si miramos el problema con honestidad, las autoridades gubernamentales y expertos mundiales sobre la salud no ofrecen ninguna esperanza de que se puedan controlar estas epidemias. Un estudio que se hizo en el año 1890, a 5,000 hombres de la raza blanca y con cincuenta años de edad, encontró que solamente el 3.4% de ellos padecía de obesidad (Helmchen LA, 2004). Las estadísticas en Estados Unidos reflejan que, para el año 2010, el 32% de su población total ya padecía de obesidad. Otro 36% adicional de la población se catalogaba como con "sobrepeso". Esto significa que las personas que padecen de sobrepeso u obesidad en Estados Unidos para el año 2010 ya sumaban un espantoso 68% de la población. Es decir, por lo menos dos de cada tres personas padecen de algún grado de sobrepeso o de obesidad. El futuro que nos espera es aterrador si de alguna forma no logramos controlar la epidemia de sobrepeso y obesidad que desemboca en una diabetes. Los expertos en salud, los que dirigen nuestro futuro en estos temas están desesperanzados. Por ejemplo, un estudio hecho por el Dr. Klim McPherson de la Universidad de Oxford, Inglaterra, predijo que, al ritmo de crecimiento que llevan las epidemias de sobrepeso y obesidad, en diez años adicionales se afectará el 80% de nuestra población, o sea, ocho de cada diez personas.

Existe aproximadamente un 15% de los diabéticos Tipo 2 que no padecen de obesidad; son diabéticos delgados. Esto pasa de la misma forma que cada uno de nosotros de seguro conoce a una de esas personas muy delgadas que pueden comer de todo lo que engorda (pizza, azúcar, grasa, harinas, pan) y coman lo que coman nunca engordan. Hay factores hormonales que causan ese fenómeno. De hecho, permítame decirle que los diabéticos que son delgados corren más peligro de daños graves que los que son obesos. Muchos de esos diabéticos delgados están cada vez más delgados porque han ido quemando y destruyendo las células Beta del páncreas, que son las que crean la insulina, y por eso no engordan (sin insulina no se puede engordar). No obstante, TODOS LOS DIABÉTICOS, con o sin obesidad, que sean diabéticos Tipo 2 o incluso, diabéticos Tipo 1 (que dependen de inyectarse insulina), se beneficiarán al aplicar la información en este libro que está basada en la ciencia y en el sentido común. La prueba de que es así se verá en las medidas de glucosa que el diabético se toma con su glucómetro[37] y en los análisis de laboratorios que periódicamente debe ordenarle su doctor.

Al utilizar la Dieta 3x1, buena hidratación (vea la fórmula a base del peso de su cuerpo) y seleccionando los alimentos adecuados para su tipo de sistema nervioso (Pasivo o Excitado) más las otras recomendaciones que se le ofrecen en este libro para RESTAURAR EL METABOLISMO y la producción de ENERGÍA, usted solamente puede mejorar. Lo notará de inmediato tanto en una reducción de la talla de su ropa, como en su estado emocional, como en la calidad de su sueño y también en su actitud general ante la vida. El METABOLISMO es lo que produce la ENERGÍA del cuerpo. Al restaurar su metabolismo usted sentirá mucha más energía y deseo de vivir la vida, además de que verá mejorías en su salud. En pruebas piloto que hemos hecho en distintas oficinas médicas de doctores en Puerto Rico, Estados Unidos y México, hemos visto y documentado que, invariablemente, cuando los diabéticos adelgazan, se reduce la necesidad de medicamentos para el control de la diabetes (orales e

---

[37] *Glucómetro: Es un instrumento de medida que se utiliza para obtener la concentración de glucosa en sangre (glucemia), de forma instantánea, sin necesidad de tener que ir a un centro o laboratorio especializado.*

insulina), al reducirse los niveles de glucosa, con la ayuda de la información de este libro. Recuerde consultar con su médico antes de hacer cambios en su dieta, estilo de vida o nivel de ejercicio.

LA GRAN MENTIRA: "BAJAR DE PESO" EN VEZ DE ADELGAZAR

Si padece de sobrepeso u obesidad, tal como le pasa al 85% de los diabéticos y al 68% de las personas de los Estados Unidos que no son diabéticos, evite caer en la GRAN MENTIRA de "bajar de peso". El problema NO ES EL PESO, el problema es el EXCESO DE GRASA, que es lo que se llama OBESIDAD. Adelgazar y "bajar de peso" no son la misma cosa. Por ejemplo, cuando usted hace una dieta muy baja en calorías o muy baja en grasas su cuerpo pasa hambre. Lo que realmente ocurre internamente en el cuerpo al existir una escasez de alimentos es que el cuerpo, para sobrevivir, produce un aumento en la cantidad de la hormona *cortisol* (hormona del estrés), para destruir una buena parte de los músculos del cuerpo, y podérselos alimentar a las células, de forma que se sostenga la vida. Mucho del peso que usted pierde en una dieta que es demasiado baja en calorías, no es peso de grasa, es peso de músculos que se destruyeron para poder alimentar a las células. Lo que usted realmente quiere lograr es ADELGAZAR, si padece de sobrepeso u obesidad, y para controlar la diabetes. Esto quiere decir, REDUCIR LA GRASA del cuerpo sin destruir los músculos, lo cual significa que usted NO PUEDE PASAR HAMBRE.

En los más de quince años que llevamos operando los centros NaturalSlim, donde atendemos sobre 2,000 personas semanalmente en varios países (operamos en Puerto Rico, Estados Unidos, México y pronto en Colombia y Costa Rica), el obstáculo más grande que hemos tenido es la IDEA ERRÓNEA que tiene la gran mayoría de las personas, de que su meta debe ser "bajar de peso". La meta correcta debe ser ADELGAZAR (reducir la grasa del cuerpo).

El peso de un cuerpo no es una buena medida de progreso. Sin embargo, medir la circunferencia de la cintura sí lo es, porque refleja claramente la reducción en la GRASA del cuerpo. Al restaurar el metabolismo en la persona con diabetes se aumenta dramáticamente la cantidad de ENERGÍA que producen las células del cuerpo y se empieza a consumir la grasa almacenada, lo cual REDUCE LA GRASA a nivel de todo el cuerpo, pero muy en especial en el área del abdomen. La reducción en la grasa corporal causada por el metabolismo que se ha restaurado y acrecentado reduce la grasa en el hígado, lo que a su vez reduce la resistencia a la insulina y hace que se haga posible el control de la diabetes.

Muchos diabéticos padecen de hígado graso, lo cual hace que no se puedan mantener los niveles de glucosa estables, debido a que el hígado está tan congestionado de grasa que no puede hacer bien su función de glucogenólisis[38] (liberación del glucógeno del hígado que es una forma de glucosa almacenada). La liberación de la glucosa almacenada en el hígado es una parte esencial del sistema de control de la glucosa del cuerpo y cuando el cuerpo y el hígado se llenan demasiado de grasa, esta función reguladora que evita que la glucosa se reduzca demasiado (hipoglucemia), se pierde y la glucosa de la sangre del diabético se comporta de forma errática con subidas y bajadas irregulares. Al reducirse la grasa del cuerpo, con la ayuda del metabolismo restaurado y una alimentación balanceada entre proteínas, grasas y carbohidratos, como la Dieta 3x1, también pasa otra cosa que es de mucho beneficio: CRECE Y SE DESARROLLA LA MUSCULATURA. Por lo cual, la persona verá que su talla de ropa y cintura se reducen, mientras que su nivel de energía y fuerza muscular aumenta, pero no notará una gran reducción en el peso total. En otras palabras, la gran diferencia será principalmente en la REDUCCIÓN DE LA GRASA Y EL AUMENTO DE LA MUSCULATURA, lo cual se traduce a TALLAS MÁS PEQUEÑAS DE ROPA y una CINTURA MUCHO MENOR, con un AUMENTO NOTABLE EN EL NIVEL DE ENERGÍA Y FUERZA de la persona.

La reducción en las medidas de la cintura y en las tallas de la ropa es la mejor prueba de que se está reduciendo la grasa (se está adelgazando). El cuerpo humano es un organismo compuesto por distintas materias, tales como la grasa, los músculos, los huesos, el agua, las proteínas (de los

---

[38] *Glucogenólisis: Del griego, "gluco" quiere decir "glucosa", "gen" significa que "genera" y "lisis" proviene de que "se descompone". O sea, glucogenólisis quiere decir "glucosa que se genera por descomposición". Se refiere a la descomposición del glucógeno almacenado en el hígado que se convierte nuevamente en glucosa.*

tejidos) y los carbohidratos (como la glucosa de la sangre). El PESO es una malísima medida de progreso, porque al pesar un cuerpo, uno sabe cuál es el peso total en libras (Kg), pero no sabe DE QUÉ está compuesto ese peso. Por ejemplo, las personas que han sido atletas tienen mucho más peso que los que no han hecho gran cantidad de ejercicios en su vida, debido al peso de la MASA MUSCULAR. Los músculos son muy pesados y pesan 2 ½ veces más que la grasa, porque son materias densas. Observe que la gente obesa flota con gran facilidad en el agua, simplemente porque la realidad es que lo que menos pesa en el cuerpo es la grasa. El problema de la grasa nunca ha sido que la grasa pese mucho, porque es la sustancia más liviana de la que se compone el cuerpo. El problema del exceso de grasa (obesidad) es que la grasa es MUY VOLUMINOSA y ocupa demasiado espacio. La grasa es una sustancia bien liviana, el problema es que ocupa tanto espacio como para tapar las arterias y causar un ataque al corazón.

Observe esta tabla que da el porciento del peso total promedio de cada uno de los componentes del cuerpo humano. Cuando el metabolismo se restaura, el cuerpo hace dos cosas: reduce la grasa y aumenta los músculos. Usted no debe esperar grandes reducciones en el peso total del cuerpo, pero sí debe esperar grandes reducciones en la grasa del cuerpo, en las medidas de su cintura, en la talla de ropa y en la necesidad de medicamentos para el control de la diabetes.

% DEL PESO TOTAL PROMEDIO DE CADA COMPONENTE DEL CUERPO HUMANO		
HOMBRES	Peso compuesto de	MUJERES
15%	HUESOS	12%
45%	MÚSCULOS	36%
15%	GRASA	27%
25%	OTROS: Agua, proteínas de los tejidos, órganos y glándulas, carbohidratos (glucosa en sangre)	25%

Fuente: Fahey, Insel, Roth, Fit & Well: Core Concepts and Labs in Physical Fitness and Wellness – Feb. 2012, Capítulo 6

Fíjese que en promedio, el cuerpo de las mujeres siempre tendrá más grasa que el de los hombres, y el de los hombres siempre tendrá más músculos que el de las mujeres. Hemos ayudado a adelgazar a mujeres diabéticas con obesidad, cuyo porciento de grasa se redujo, de un excesivo 56%, a sólo 24%. Cuando eso pasa al paciente diabético, su médico generalmente verá la necesidad de eliminar el uso de la insulina y, muchas veces, también eliminar o reducir grandemente las dosis de otros medicamentos para los triglicéridos, el colesterol y la presión alta. Al reducir la grasa del cuerpo, la diabetes se controla y el nivel de energía, más la salud, mejoran notablemente.

La grasa que se reduce al adelgazar pesa relativamente poco, porque la grasa es una sustancia liviana (razón por la cual la gente obesa flota fácilmente en el agua). La masa muscular que se aumenta al restaurar el metabolismo pesa bastante más que la grasa. Por lo tanto, al adelgazar restaurando el metabolismo, se va a notar poca reducción en el peso total del cuerpo, porque el aumento en la masa muscular ocultará en parte la reducción en la grasa que pierde el cuerpo. Por ejemplo, hemos tenido diabéticos en NaturalSlim que bajaron sólo 16 libras (7 Kg) en tres meses, restaurando su metabolismo. Eso no suena como si fuera mucha pérdida de peso, porque no lo es. Sin embargo, esa misma persona que bajó sólo 16 libras de peso total, redujo su talla de ropa de una enorme talla 22, con una cintura de 44 pulgadas (111 cm) a una saludable y elegante talla 12 y una mucho más delgada cintura de 36 pulgadas (91 cm). El cambio en la figura de la persona y en su nivel de salud y energía sí es impresionante.

Existen sistemas más complejos para medir el peso del cuerpo, como el del índice de masa corporal, IMC (en inglés "Body Mass Index"), en el cual se divide el peso por la estatura y se produce un número. Nosotros no los usamos, porque nada es tan revelador como la reducción en la MEDIDA DE LA CINTURA y como la reducción en la TALLA DE ROPA. Además, cuando su médico le pida que usted reduzca o elimine uno o varios de sus medicamentos y le felicite por mejorar sus análisis de laboratorio, usted estará tan contenta o contento, que le importará muy poco si bajo 10, 15 o 50 libras, porque habrá ganado lo más importante: su salud.

En NaturalSlim evaluamos el progreso de una persona tomando en consideración el conjunto entre las reducciones en el tamaño de la talla de ropa, que ocurren solamente cuando el cuerpo pierde grasa, los aumentos en nivel de energía general que reporta la persona y las mejorías medibles en las condiciones de salud que incluyen, en el caso de los diabéticos, un mejor control de la diabetes con niveles de glucosa más bajos y estables. Las reducciones en la talla de ropa – ¡la ropa no miente, ni tampoco perdona!- más las mejorías en la presión arterial, el colesterol y los triglicéridos que el diabético va constatando, con la ayuda de su médico, no fallan en reflejar la VERDAD de lo que se está logrando.

A la hora de medir sus resultados aplicando la información de este libro sobre las técnicas para restaurar su metabolismo, más la Dieta 3x1, no cometa el error de poner su atención en el PESO del cuerpo. Si quiere saber la verdad sobre su progreso en adelgazar, fíjese únicamente en las reducciones en su talla de ropa y en las reducciones en las medidas de cintura, porque esa grasa abdominal debe reducirse si usted quiere realmente controlar la diabetes y evitar un ataque al corazón.

Tenemos una serie de vídeos educacionales sobre la diferencia entre "bajar de peso" y adelgazar que puede usted ver en www.MetabolismoTV.com o en www.YouTube.com/MetabolismoTV/ haciendo una búsqueda con la frase "Especial de la Gran Mentira" (episodios #500, #501, #502 y #503). Si necesita adelgazar para controlar la diabetes, y quiere evitarse sufrimientos innecesarios, vea estos cuatro vídeos cortos y entérese de la VERDAD. No sea víctima de la gran mentira de "bajar de peso".

¿CÓMO SE ENGORDA?

Cuando necesita y quiere adelgazar, es importante entender cómo fue que su cuerpo acumuló la grasa que hoy en día le tiene padeciendo de sobrepeso u obesidad, y que le dificulta el control de la diabetes. No se puede combatir algo que no se entiende. Hace falta entender cómo fue que el exceso de grasa llegó a su cintura u abdomen, para entonces entender cómo sacarlo de ahí.

Si usted es de los diabéticos que padece de sobrepeso u obesidad, la secuencia por la que su cuerpo pasó para engordar fue esta: **El EXCESO DE ALIMENTOS TIPO E** (carbohidratos refinados: pan, harina, pasta, arroz, dulces, chocolates, jugos de frutas, leche, etc.) produjo en su cuerpo un **EXCESO DE GLUCOSA,** que a su vez forzó a su páncreas a producir un **EXCESO DE INSULINA** que logró que el **EXCESO DE GLUCOSA** se convirtiera en un **EXCESO DE GRASA,** que se llama obesidad. El exceso de grasa le creó un abdomen protuberante y un hígado graso que le produjo la resistencia a la insulina, que hace que su cuerpo no pueda mantener niveles de glucosa normales (70 mg/dl a 130 mg/dl), por lo cual no podrá controlar la diabetes adecuadamente, y cada día adicional su cuerpo continuará engordando y reduciendo su metabolismo, si no hace algo al respecto.

El exceso de grasa y la deshidratación que acompañan a la obesidad, junto a los otros factores que se unen para agravar la situación (hongo *candida*, problemas de tiroides, mala calidad de sueño, falta de energía, hipertensión, triglicéridos altos y colesterol alto), le crean un METABOLISMO LENTO. Al pasar esto, su cuerpo se pone extremadamente ineficiente, y usted empieza a estar falto de energía, al punto que muchas veces pierde la calma, se molesta, se pone intolerante y no tiene muchos deseos de ponerse a hacer ejercicio, porque incluso, ya se levanta con cansancio por las mañanas. Todo eso es lo que significa tener un METABOLISMO LENTO. La tiroides se afecta porque el exceso de insulina y de hormonas de estrés, como el cortisol interfiere con ella. En fin, se forma un DESORDEN HORMONAL, y su cuerpo continúa deteriorándose con cada mes y año que pasa. Su médico no le tiene halagos, sólo regaños, sermones y advertencias cuando lo visita. Así es que se engorda y esas son las causas.

¿CÓMO SE REGULAN LOS NIVELES DE GLUCOSA EN LA SANGRE? ¿CÓMO EL EXCESO DE GLUCOSA CAUSA OBESIDAD?

El sistema que su cuerpo utiliza de forma natural para controlar la glucosa, tiene como meta principal mantener los niveles de glucosa en su rango NORMAL (70 mg/dl a 130 mg/dl). Para ello, su cuerpo utiliza el sistema nervioso autónomo y otra serie de mecanismos automáticos, que poco a poco empiezan a dañarse mientras usted continúa sin controlar la diabetes y que se agravan cada vez que usted consume un exceso de los Alimentos Tipo E (ENEMIGOS del control de la diabetes). Todo en su cuerpo está diseñado para REGULAR LA GLUCOSA por lo cual, cuando su cuerpo siente que hay un exceso de glucosa en la sangre, se activarán los mecanismos automáticos que convertirán ese exceso de glucosa en GRASA para sacarla de la sangre. Cualquier EXCESO DE GLUCOSA se convertirá en un EXCESO DE GRASA. Es por esto que la Dieta 3x1 tiene como meta lograr un BALANCE HORMONAL, tomando en consideración el efecto que cada tipo de alimento tiene sobre su sistema hormonal.

Observe la gráfica sobre la REGULACIÓN DE LA GLUCOSA EN SANGRE y entenderá mejor cómo es que usted engorda cuando los niveles de glucosa aumentan en exceso por haber consumido un exceso de Alimentos Tipo E (ENEMIGOS del control de la diabetes) que también son los alimentos que obligan a su cuerpo a acumular grasa.

Como explica el Dr. Richard Berstein en su libro *Dr. Bernstein's Diabetes Solution*, si un agricultor quisiera engordar sus reses

REGULACIÓN DE LA GLUCOSA EN SANGRE

BAJA GLUCOSA

ALTA GLUCOSA

(Arteria)

PÁNCREAS

(Arteria)

Glucagón liberado por células Alfa del páncreas

Insulina liberada por células Beta del páncreas

Hígado libera glucosa en la sangre (Glucogenólisis)

Células de grasa reciben exceso de glucosa (Obesidad)

Se logran niveles normales de glucosa

y cerdos no les alimentaría con carne y mantequilla o huevos, los engordaría con granos (maíz, cebada, trigo) (Richard K. Bernstein, MD, 2007). La carne, mantequilla y huevos son Alimentos Tipo A (Alimentos Tipo A son alimentos que además de ser AMIGOS del control de la diabetes, también son alimentos que ADELGAZAN por su baja creación de glucosa e insulina) y los granos de maíz, cebada y trigo son Alimentos Tipo E (Alimentos Tipo E son alimentos que además de ser ENEMIGOS del control de la diabetes, son alimentos que ENGORDAN, por su efecto hormonal que crea un exceso de insulina, lo cual acumula grasa en el cuerpo). Si usted quiere engordar, sólo tiene que aumentar su consumo de granos, almidones, azúcares y jugos de frutas, y no tardará mucho en tener que comprar ropa de tallas más grandes. Empiece a consumir más pan, pasta, papas, arroz, harina de maíz o trigo, galletitas, y verá su peso de grasa subir rápidamente, muy en especial en el área del abdomen (barriga). Si consume bastantes "galletitas integrales" naturales se pondrá "integralmente obeso" de forma muy natural, y si consume cantidades de pan hecho con harina de trigo orgánica, obtendrá una "obesidad orgánica". ¡Perdone, ese fue un chiste de mal gusto! Es que a diario oigo tantas tonterías e informaciones erróneas sobre la obesidad y sobre el control de la diabetes, que a veces tengo que reírme un poco, hasta de mí mismo, para poder continuar.

Es bien conocida la asociación entre la diabetes Tipo 2 y la obesidad. A partir de los cincuenta años de edad y en presencia de obesidad, una de cada tres mujeres y uno de cada dos hombres, desarrolla diabetes en el transcurso de su vida, y aproximadamente el 85% de los diabéticos Tipo 2 son obesos. Los estudios más impactantes acerca de la relación entre la obesidad y la diabetes Tipo 2 provienen del Nurses Health Study. Un estudio que ha estado observando a 120,000 enfermeras en los Estados Unidos desde 1976. En este estudio se encontró que la obesidad era el mayor factor de riesgo para la aparición de diabetes Tipo 2. Para colmo, diversos estudios han encontrado una fuerte relación entre la obesidad y el riesgo de cáncer. Un estudio en el que se le dio seguimiento a 750,000 personas, con un tiempo de observación de doce años, mostró un riesgo de mortalidad por cáncer de 55% mayor para las mujeres obesas y de 33% mayor para los hombres obesos. En las mujeres obesas, los tipos de cáncer más comunes fueron cáncer de endometrio, cérvix, ovario y mamas; mientras que en los hombres fue más frecuente el cáncer de la próstata y del colon. La incidencia de cáncer fue mucho mayor en aquellos obesos con mayores medidas de cintura, es decir, con lo que llaman obesidad central o abdominal.

La supremacía de las dietas bajas en carbohidratos, tanto para adelgazar como para controlar la diabetes, es incuestionable. Estudio tras estudio clínico se demuestra que solamente con una dieta baja en carbohidratos (Alimentos Tipo E) se pueden lograr los mejores y más permanentes resultados para reducir la obesidad y controlar la diabetes. Se me hace muy interesante el observar la renuencia de las autoridades en nutrición y de la misma Asociación Americana de la Diabetes (ADA) en recomendar abiertamente que se utilicen las dietas bajas en carbohidratos para controlar la diabetes. Aunque, hay alguna esperanza, cuando vemos que la ADA, en su declaración oficial de su posición sobre las recomendaciones nutricionales e intervención para la diabetes (Nutrition Recommendations and Interventions for Diabetes, 2008), publicó las siguientes recomendaciones (traducidas del inglés):

En individuos con sobrepeso y en obesos que tienen resistencia a la insulina, el lograr una modesta pérdida de peso ha demostrado que reduce la resistencia a la insulina. Por lo tanto, perder peso se recomienda para todos esos individuos que ya tienen o que están en riesgo de padecer diabetes. Para lograr la pérdida de peso, tanto la dieta baja en carbohidratos como la dieta baja en grasa que es restringida en calorías pueden ser efectivas a corto plazo (hasta por 1 año) (ADA Position Statement, 2008).

Con esta declaración oficial del año 2008, la ADA rompió con su patrón de muchos años de suprimir las dietas bajas en carbohidratos como posible solución al control de la obesidad y de la diabetes. Pienso que como quiera y, aunque la ADA hizo una declaración muy cuidadosa y reservada de *"tanto la dieta baja en carbohidratos como la dieta baja en grasa que es restringida en calorías pueden ser efectivas a corto plazo (hasta por 1 año)"*, no deja de ser un buen indicador de que la VERDAD está aflorando, aunque sea de forma muy tímida como para poder evitar que tantos diabéticos continúen teniendo niveles de glucosa excesivamente altos, que irremediablemente los llevan a las serias complicaciones de salud y hasta la pérdida de la vida. Hay que tener en consideración que recomendar abiertamente las dietas bajas en carbohidratos para los diabéticos, de seguro afectaría las buenas relaciones que la ADA tiene con sus más fuertes patrocinadores comerciales. Las tres compañías farmacéuticas multinacionales que controlan la producción de insulina a nivel mundial (Novo Nordisk, Sanofi y Eli Lilly) aportan más del 70% de los ingresos totales anuales de la ADA, según el documento titulado "Reporte de ingresos provenientes de las farmacéuticas del año 2012", publicado por ellos (ADA Pharma Financial Revenues, 2012).

La ADA también administra un presupuesto anual de millones de dólares para la investigación y en estudios clínicos sobre el control de la diabetes con su fundación de investigación American Diabetes Association Research Foundation, Inc. Este presupuesto millonario viene en gran parte de aportaciones de los auspiciadores comerciales y farmacéuticas, por lo cual difícilmente se va a utilizar para demostrar algún resultado que no favorezca a los auspiciadores. Los tres propósitos de esta fundación de investigación de la ADA según sus documentos son: la prevención y cura de la diabetes; la prevención y cura de las complicaciones de la diabetes; y nuevas y mejoradas terapias para los individuos afectados por la diabetes (ADA Research Foundation Inc., 2012). Los resultados de la investigación científica llevada a cabo por esta fundación de investigación de la ADA se publican en su informe anual, y es interesante observar cómo evitan todo tipo de estudio que utilice una dieta baja en carbohidratos para compararla con su recomendación oficial, que es la dieta baja en calorías y grasa para el control de la diabetes. No se me hace fácil ver cómo es que la ADA pretende cumplir con los tres propósitos de su fundación de investigación científica, incluyendo el propósito expresado de *"prevención y cura de las complicaciones de la diabetes"*, mientras recomiendan dietas bajas en calorías y en grasa, que por fuerza terminan siendo <u>dietas altas en carbohidratos</u>, que agravan el deterioro de los pacientes diabéticos.

Para ser justo e imparcial debo decir que, tanto los médicos como los nutricionistas y dietistas, han sido víctimas de las recomendaciones nutricionales de la ADA, que establecen lo que debe ser la nutrición recomendada a los pacientes diabéticos. Los médicos están siendo asediados constantemente por los propagandistas médicos ("visitadores médicos" en algunos países) que les promueven los últimos medicamentos de las farmacéuticas, y que vienen avalados por estudios clínicos que les favorecen económicamente. La realidad es que los médicos están todos faltos de tiempo para mantenerse al día con la investigación y nunca están expuestos a ninguno de los estudios clínicos que contradicen la postura de los fabricantes de medicamentos, que en realidad dependen para su éxito financiero en que los pacientes continúen enfermos y necesitando ser medicados, idealmente "de por vida". Los nutricionistas y dietistas a su vez, reciben de sus escuelas de nutrición y asociaciones profesionales solamente los resultados de estudios clínicos que mantengan la postura oficial que dicta que la diabetes se puede controlar "reduciendo calorías y grasas", mientras que se ignoran totalmente los devastadores efectos hormonales y los desórdenes metabólicos que causan los carbohidratos refinados en los diabéticos. Existe en realidad un ambiente de supresión en el que cualquier nutricionista o dietista que por su propia integridad personal y deseo de ayudar a los pacientes se atreva a recomendar un plan nutricional bajo en carbohidratos, que no sea el aprobado oficialmente, se verá amenazado con perder su licencia o con ser sancionado por su grupo profesional. He tenido la oportunidad de conocer a valerosos nutricionistas que se han atrevido a ayudar a sus pacientes recomendándoles la información que ya se había publicado en mi libro anterior *El Poder del Metabolismo,* donde por primera vez debutó la Dieta 3x1, que traía la oportunidad de lograr un balance hormonal y de restaurar el metabolismo de un obeso o diabético. Hay mucha gente buena entre los médicos, nutricionistas y dietistas, pero existe toda una poderosa y bien financiada estructura que está organizada para mantener lo que yo llamaría "el negocio de la diabetes".

Para controlar la diabetes y evitar los terribles daños que la diabetes le puede causar, usted <u>tiene que adelgazar si está sobrepeso</u>. Si no se reduce la obesidad central o abdominal, la condición de resistencia a la insulina que crea el tener un hígado graso y un exceso de grasa en el cuerpo, le llevará derechito hacia un ataque al corazón, pérdida de la vista, daños a los riñones o a una amputación, entre otras muchas nefastas posibilidades. No necesito que usted esté de acuerdo conmigo, no intereso ni aprobación ni elogios, sólo le invito a observar por usted mismo(a) si los datos de este libro, *Diabetes Sin Problemas,* tienen el potencial de mejorarle el control de la diabetes más la salud, o no. Su glucómetro no miente, le dice la verdad sobre sus niveles de glucosa. Al adelgazar, dese cuenta de que su ropa tampoco miente, le quedará más grande y cómoda sólo si en realidad lo que aquí le expongo resulta ser la VERDAD. Nada de lo que expongo en este libro tiene que ver con demostrar que tengo la razón. Le toca a usted o a su ser querido con diabetes ver si estoy diciendo la verdad.

LA AYUDA PERSONALIZADA DE UN CONSULTOR CERTIFICADO EN METABOLISMO

A la hora de restaurar el metabolismo para adelgazar, con el propósito de poder ganar el control de la diabetes, hay algunos de nosotros que con la sola ayuda de este libro pueden adelgazar y mejorar el control de la diabetes. No obstante, hay otros de nosotros que podemos estar padeciendo de un metabolismo tan lento e ineficiente que, para lograr adelgazar, necesitarán una asistencia personalizada y un apoyo emocional continuo, como el que ofrece un *Consultor Certificado en Metabolismo* (CMC) de uno de nuestros centros NaturalSlim (RelaxSlim en los Estados Unidos). NaturalSlim no se dedica a tratar la diabetes, eso lo hacen los médicos. Los centros NaturalSlim existen para educar a las personas con metabolismo lento y obesidad, a restaurar su metabolismo. Lo que pasa es que observamos que, al restaurar el metabolismo, las personas adelgazan sin pasar hambre y si padecen de diabetes, irremediablemente se mejora el control de su diabetes, mientras que en la mayoría de los casos se reducen las necesidades de los medicamentos recetados. Para poder ofrecer una asistencia personalizada a los que se pueden beneficiar de ella, nuestros consultores han sido adiestrados formalmente por mí, y por personal que conoce a fondo la tecnología de restauración del metabolismo. En principio, en NaturalSlim enseñamos un "estilo de vida saludable", y usamos conocimientos y programas personalizados para restaurar el metabolismo, la energía y la salud de una persona.

Somos un centro de educación, no creemos en nada que no sea enseñar a las personas a asumir el control sobre la salud de su cuerpo. Tratamos la obesidad utilizando un programa educacional que incluye conocimientos prácticos y la utilización de suplementos naturales para restaurar la eficiencia del metabolismo. Los resultados de la aplicación de nuestra tecnología 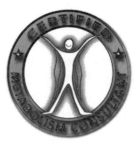 del metabolismo son medibles en los análisis de laboratorio y se notan en la pérdida de grasa, aumentos en la energía, la reducción del colesterol y los triglicéridos, más una reducción en la necesidad de medicamentos recetados para la hipertensión, el hipotiroidismo y la diabetes (insulina y medicamentos orales), que siempre deberá ser autorizada por su propio médico. Le enseñamos cómo recuperar la energía que tuvo antes de que su cuerpo padeciera de un metabolismo lento, de obesidad o de diabetes. No curamos nada, sólo le educamos y su cuerpo hace el resto, porque hemos comprobado que el diseño del creador (Dios) del cuerpo humano trae consigo una capacidad casi ilimitada de mejorar y recuperarse, <u>cuando usted hace lo correcto</u> como "estilo de vida" para mejorar la salud.

Incluso, debe saber que en NaturalSlim no enseñamos "dietas" ni le decimos a una persona qué comer o qué no comer, eso pertenece al campo de la nutrición y no nos inmiscuimos en ello. Lo que hacemos, tal como puede usted observar en este libro, es que EDUCAMOS sobre los efectos en el METABOLISMO, en las HORMONAS y en EL SISTEMA NERVIOSO AUTÓNOMO de su cuerpo que tienen cada una de las sustancias que usted ingiere, lo cual incluye los distintos tipos de proteínas, carbohidratos y grasas. Asumimos que si le enseñamos a usted lo que cada tipo de sustancia (agua, vitamina, mineral) o alimento (proteínas, carbohidratos, grasas) causa en su cuerpo, usted tiene la capacidad de DECIDIR POR USTED MISMO(A) lo que le conviene ingerir o no. No prohibimos nada, sólo le enseñamos para que usted tome las decisiones acertadas que le permitan mejorar el metabolismo. El METABOLISMO es lo que crea la ENERGÍA del cuerpo. La ENERGÍA que crean las células de su cuerpo son las que le permiten a su cuerpo el MOVIMIENTO que llamamos VIDA. Las cosas vivas se mueven y las cosas muertas no se mueven. El MOVIMIENTO es la característica principal de la VIDA. Al restaurar el METABOLISMO, se restaura la ENERGÍA que produce el MOVIMIENTO que llamamos VIDA SALUDABLE. Es algo sencillo que tiene una base científica, de puro sentido común, no hay que complicarlo mucho más que esto.

Existen ciertas ayudas especiales que ofrece el programa NaturalSlim, tales como el programa de limpieza natural del hongo *candida,* que son de gran beneficio para los diabéticos. Nuestra experiencia de más de quince años ha sido que nadie tiene infecciones más graves de este hongo, que es un parásito oportunista, que las personas obesas con diabetes. Los picores en la piel, la sinusitis, las migrañas, la depresión y la falta de energía causadas por el exceso de tóxicos que produce el hongo *candida albicans* en los diabéticos, que han estado expuestos a medicamentos antibióticos y que han mantenido niveles excesivamente altos de glucosa (lo que alimenta al hongo *candida*), son evidencia del grado de infección en los diabéticos. A través de los años, hemos atendido y ayudado a muchos médicos y nutricionistas o dietistas que personalmente padecían de obesidad y diabetes. Siempre se sorprendieron cuando lograron una notable recuperación de su nivel de energía y salud después de haber hecho nuestro programa de "Limpieza del hongo *candida*". Naturalmente, los médicos siempre fueron nuestros clientes más difíciles, porque su nivel de adiestramiento y conocimiento médico, en ocasiones, les hacían dudar de la posible eficacia de nuestras estrategias para restaurar el metabolismo, lo cual resulta ser un tema nuevo para ellos. No obstante, nada habla tan claro como los RESULTADOS, ya que cuando se adelgaza, se reduce la presión, se reducen los triglicéridos y el colesterol o, cuando se hace necesario, reducir o eliminar el uso de la insulina inyectada, no hay mucho que discutir, sólo un deseo de celebrar.

Los carbohidratos refinados, los almidones y las azúcares **SON ADICTIVOS**. Observe que cuando su cuerpo le pide algo, nunca le pide ensalada, vegetales o carne. Siempre le pide azúcar, pan, pasta, arroz, galletitas, dulces, postres que son almidones, jugos dulces, chocolates, refrescos azucarados u otro tipo de CARBOHIDRATOS REFINADOS. Una de las ayudas principales que ofrecemos en los centros NaturalSlim es un programa de DETOX NATURAL que hemos desarrollado con suplementos naturales especiales para ayudar a una persona a vencer su adicción a los Alimentos Tipo E (carbohidratos refinados), lo cual muchas veces es esencial para tener éxito. Las personas cuyos cuerpos han desarrollado una adicción a los carbohidratos refinados (azúcar, pan, pasta, arroz, dulces, chocolates, jugos de frutas, leche) muchas veces fracasan por falta de un programa de desintoxicación que les ayude a romper la adicción y a alguien adiestrado que les ayude en el proceso, como lo hacen nuestros consultores en metabolismo.

No hay dudas de que los carbohidratos refinados SON ADICTIVOS y a los diabéticos, muchas veces, se les hace difícil o imposible vencer la adicción, por lo cual hemos tenido que aplicar técnicas de desintoxicación como parte de nuestra tecnología para restaurar el metabolismo, para poder ayudarlos. Un estudio clínico reciente demostró el poder adictivo de los carbohidratos refinados (azúcar, almidones, y sustancias tan aparentemente "inofensivas o saludables" como la leche o los jugos de frutas). Este estudio que fue publicado en el American Journal of Clinical Nutrition, concluyó diciendo (traducido del inglés):

Cada uno de los participantes del estudio mostró tener una intensa activación del área del cerebro que está relacionada con las adicciones (...) Los resultados mostraron que los carbohidratos altamente procesados tales como pan blanco, papas y azúcares concentradas alteran la actividad del cerebro en formas que logran que nosotros sintamos una fuerte ansiedad o antojo por ese tipo de alimento (Lennerz B, 2013).

En realidad, a la hora de usted poder asumir un control efectivo sobre la diabetes, tiene por fuerza que saber que los carbohidratos refinados (Alimentos Tipo E, ENEMIGOS del control de la diabetes), que son los alimentos que descontrolan la diabetes, SON ADICTIVOS, por lo cual usted confronta una adicción, tal como le pasa al adicto de drogas callejeras. Para vencer una adicción, no basta con "tener fuerza de voluntad", muchas veces hay que utilizar técnicas de desintoxicación para ayudar a la persona a vencer su adicción, lo cual es un problema de tipo hormonal.

Si usted padece de diabetes y sobrepeso u obesidad, los centros NaturalSlim y nuestros consultores le pueden ayudar. Es algo que hemos hecho con más de 10,000 diabéticos obesos que recibieron nuestra ayuda desde el año 1998. Hay ayuda, si usted la desea. Usted no está sola o solo.

Si calcula que necesita ayuda y vive en Puerto Rico, vea la información pertinente al programa NaturalSlim en www.Rebajar.com (en México www.NaturalSlim.com.mx y en los Estados Unidos www.RelaxSlim.com). Hay centros NaturalSlim en proceso de establecerse para Colombia, Costa Rica y Panamá, con otros países que también están interesados en nuestra tecnología de restaurar el metabolismo. Si su país no cuenta con un centro NaturalSlim, asegúrese de comprender los datos que ofrece este libro, para con ellos lograr asumir el control de su diabetes. Además, usted puede utilizar los recursos educacionales que proveemos a través de www.DiabetesSinProblemas.com y nuestro sitio de vídeos educacionales sobre la tecnología del metabolismo, www.MetabolismoTV.com. Su solución verdadera es adquirir CONOCIMIENTOS, no hay otra que sea viable.

Si resulta que debido a su educación formal en medicina, enfermería o en nutrición pudiera dudar de la seguridad o de la eficacia que han demostrado las dietas bajas en carbohidratos para contrarrestar la obesidad, le invito a leer los siguientes estudios clínicos y a juzgar por usted mismo(a):

- Accurso A, B. R. (2008). Dietary carbohydrate restriction restriction in type 2 diabetes mellitus and metabolic syndrome: time for a critical appraisal. . *Nutr Metab (Lond)*, 5:9.
- Aude YW, et al. (2004, October 25). The National Cholesterol Education Program Diet vs a Diet Lower in Carbohydrates and Higher in Protein and Monounsaturated Fat. *JAMA Internal Medicine, 164*(19), 2141-2146.
- Brehm JB, S. R. (2003). A randomised trial comparing a very low carbohydrate diet and calorie-restricted low fat diet on body weight and cardiovascular risk factors in healthy women. *J Clin Endocrinol* , 88:1617-1623.
- Daly ME et al. (2006, Jan). Short-term effects of severe dietary carbohydrate-restriction advice in Type 2 diabetes--a randomized controlled trial. *Diabet Med. 2006 Jan;, 23(1)*, 15-20.
- Dyson PA, et al. (2007, Dec). A low-carbohydrate diet is more effective in reducing body weight than healthy eating in both diabetic and non-diabetic subjects. *Diabet Med. , 24*(12), 1430-5.
- Gardner CD, K. A. (2007). Comparison of the Atkins, Zone, Ornish, and Learn diets for change in weight and related risk factors among overweight premenopausal women. *JAMA* , 297:969-977.

- Halyburton AK, et al. (2007, Sept). Low- and high-carbohydrate weight-loss diets have similar effects on mood but not cognitive performance. *Am J Clin Nutr, 86*(3), 580-587.
- Hite AH, et al. (2011, June). Low-Carbohydrate Diet Review: Shifting the Paradigm. *Nutrition in Clinical Practice, 26*(3), 300-308.
- Keogh JB, et al. (2008, March). Effects of weight loss from a very-low-carbohydrate diet on endothelial function and markers of cardiovascular disease risk in subjects with abdominal obesity. *Am J Clin Nutr, 87*(3), 567-576.
- Krebs NF, et al. (2010). Efficacy and Safety of a High Protein, Low Carbohydrate Diet for Weight Loss in Severely Obese Adolescents. *Journal of Pediatrics, 157*, 252-8.
- Nickols-Richardson SM, et al. (2005, Sep). Perceived hunger is lower and weight loss is greater in overweight premenopausal women consuming a low-carbohydrate/high-protein vs high-carbohydrate/low-fat diet. *J Am Diet Assoc. 2005 Sep;105(9):1433-7, 105*(9), 1433-7.
- Samaha FF, I. N. (2003). A low-carbohydrate as compared with a low-fat diet in severe obesity. 348:2074-81.
- Shai I, et al. (2008). Weight Loss with a Low-Carbohydrate, Mediterranean, or Low-Fat Diet. *N Engl J Med , 359*, 229-241.
- Sondike SB, C. N. (2003). Effects of a low-carbohydrate diet on weight loss and cardiovascular risk factors in overweight adolescents. . *J Pediatr*, 142:253-8.
- Volek JS, et al. (2004). Comparison of energy-restricted very low-carbohydrate and low-fat diets on weight loss and body composition in overweight men and women. *Nutrition & Metabolism, 1*(13).
- Westman EC, et al. (2008, Dec 19). The effect of a low-carbohydrate, ketogenic diet versus a low-glycemic index diet on glycemic control in type 2 diabetes mellitus. *Nutrition & Metabolism 2008, 5:36, 5*(36).

Usted tiene una oportunidad de controlar la diabetes para que la diabetes no le controle a usted o a su ser querido. Le toca decidir si la utilizará o no. Ya cumplí mi responsabilidad en comunicarle lo que he investigado y comprobado sobre este tema y los estudios clínicos que lo avalan. Llevo más de quince años ayudando a miles de personas, con y sin diabetes, a RESTAURAR SU METABOLISMO para adelgazar y recobrar la salud. Estoy acostumbrado a ver que las personas mejoran, nunca he visto a nadie empeorar excepto cuando decidió que no se podía hacer nada al respecto de su condición de obesidad o diabetes. Junto a mi grupo de consultores, en los NaturalSlim que ya operan en varios países, seguiremos ayudando a todos los que soliciten nuestra ayuda, llevándoles el CONOCIMIENTO que produce mejorías en su salud. La obesidad y la diabetes son epidemias que están destrozando la felicidad y la vida de muchas personas por falta de esta información. Ahora le toca a usted hacer algo al respecto o esperar a que la salud se deteriore aún más. Como dicen los deportistas: "La bola está en su cancha".

Referencias mencionadas en este capítulo

- ADA Pharma Financial Revenues. (2012).
  Revenues Received From Pharmaceutical Companies/Device Makers. American Diabetes Association. American Diabetes Association. Retrieved Feb 5, 2014, from http://adap-old.pub30.convio.net/donate/sponsor/Pharma_Financial_Revenues_2012.pdf
- ADA Position Statement. (2008, Feb). Nutrition Recommendations and Interventions for Diabetes. *Diabetes Journals, 31*(1), 61-78. Retrieved Feb 4, 2014, from http://care.diabetesjournals.org/content/31/Supplement_1/S61.full.pdf
- ADA Research Foundation Inc. (2012). *ADA Research Foundation Financial Statements 2012.* American Diabetes Association Reserach Foundation Inc. Retrieved Feb 5, 2014, from http://main.diabetes.org/dorg/PDFs/Financial/American_Diabetes_Association_Research_Foundation_2012_Financials.pdf
- Centers for Disease Control and Prevention. (2013). Prevalence of Overweight and Obesity Among Adults with Diagnosed Diabetes - United States, 1988--1994 and 1999--2002. *Morbidity and Mortality Weekly Report (MMWR), 62*(28). Retrieved from http://www.ncbi.nlm.nih.gov/pubmed/15549021
- Helmchen LA, H. R. (2004, Apr). Changes in the distribution of body mass index of white US men, 1890-2000. *Ann Hum Biol, 31*(2), 174-81. Retrieved from http://www.ncbi.nlm.nih.gov/pubmed/15204360
- Lennerz B, e. a. (2013, June 26). Effects of dietary glycemic index on brain regions related to reward and craving in men. *Am J Clin Nutrition, 98*(3), 641-647. doi:10.3945/ajcn.113.064113
- Richard K. Bernstein, MD. (2007). *Dr. Bernstein's Diabetes Solution.* New York: Little, Brown and Company. Retrieved from http://www.diabetes-book.com/
- Stein CJ, C. G. (2004). The Epidemic of Obesity. *J Clin Endocrinol Metab, 89*(6), 2522-2525. Retrieved from http://www.ncbi.nlm.nih.gov/pubmed/15181019

La gente enferma es un buen negocio

Usted pudiera pensar "Si todo esto que Frank Suárez dice en este libro es verdad, ¿por qué no se ha dado a conocer anteriormente?" Bueno, le invito a que utilice su propio juicio y su capacidad personal de observación y análisis, para decidir por qué la mayoría de los expertos en nutrición y en medicina continúan recomendándole a los diabéticos que consuman una dieta alta en carbohidratos que es "baja en calorías y baja en grasas", cuando las estadísticas nacionales e internacionales claramente demuestran que los resultados con las dietas altas en carbohidratos, bajas en calorías y bajas en grasas, cada año son peores, en la población de diabéticos a nivel internacional.

Analice por un momento que los estudios clínicos reflejan claramente que las enfermedades cardiovasculares[39], que son la causa principal de muertes (incluyendo muerte en los diabéticos), ya se sabe que están íntimamente relacionadas a los procesos de INFLAMACIÓN del cuerpo (Pearson T.A., et al, 2003). La inflamación es un AVISO que el cuerpo humano nos da cuando las células están sufriendo daños. La inflamación y el dolor que ella produce no sólo son síntomas o achaques que debamos acallar con aspirinas o analgésicos (medicamentos que quitan dolor). Los procesos inflamatorios que ocurren en el cuerpo de un

---

[39] *Enfermedades cardiovasculares: el sistema cardiovascular es el sistema circulatorio del cuerpo, por donde pasa la sangre, que incluye el corazón, las venas, las arterias y los capilares (los más pequeños conductos de sangre). Los daños a este sistema, que está compuesto de todos los conductos por donde fluye la sangre que le da vida a las células, producen ataques al corazón, derrames cerebrales y otros serios problemas de salud.*

diabético son el equivalente de fuegos internos que destruyen las paredes de las arterias, que causan ataques al corazón, que causan derrames cerebrales, que causan Alzheimer e inflamación de la próstata en los hombres. La inflamación también ha sido asociada a todas las enfermedades degenerativas, desde las más comunes como la artritis, hasta las que son tan potencialmente devastadoras como el cáncer.

La inflamación del cuerpo se puede medir en análisis de laboratorios que son relativamente económicos tales como la llamada "proteína reactiva C[40]", que es un tipo de sustancia que aumenta y que se detecta en la sangre cuando el cuerpo está teniendo un exceso de inflamación. Existen varias sustancias que se identifican en la sangre, que sirven como "marcadores de inflamación" del cuerpo que su médico puede interesarse en revisarle para monitorear su salud. Se ha visto que tener niveles altos de las sustancias que han sido llamadas "marcadores de inflamación", aumenta el riesgo de sufrir un ataque al corazón o un derrame cerebral, en una probabilidad dos veces más alta de lo normal. Así que usted duplica su riesgo de morir cuando estos marcadores de inflamación se presentan en sus niveles altos (Buckley DI, et al, 2009) (Pearson T.A., et al, 2003) (Albert C.M., et al, 2002) (Danesh J, et al, 1998).

Como le decía, existen varias sustancias detectables en la sangre (son como doce distintas) que se consideran "marcadores de inflamación". La "proteína reactiva C" solamente resulta ser una de las que han demostrado ser más confiables como factor de predicción de problemas de salud futuros en el cuerpo de una persona. Ahora, trate de pensar cómo es que la recomendación oficial sobre la dieta que deben seguir los diabéticos continúa siendo la de una "dieta baja en calorías y en grasa" (que por supuesto es altísima en carbohidratos refinados), si hay estudios clínicos que demuestran que TODOS LOS INDICADORES DE INFLAMACIÓN, incluyendo la proteína reactiva C, son mucho más altos en esa dieta que en una dieta donde se controlan los carbohidratos refinados, como la Dieta 3x1 (Forsythe CE,et al., 2008).

---

[40] *Proteína reactiva C: es una prueba de laboratorio que detecta la inflamación en el cuerpo. Es predictiva de problemas cardiovasculares, entre otros problemas de salud, incluyendo el cáncer. La forma más moderna y efectiva de esta prueba, que se hace con una muestra de sangre, se llama "proteína reactiva C de alta sensibilidad".*

Para colmo, también se sabe que la dieta baja en carbohidratos es más efectiva para contrarrestar el "síndrome metabólico" (obesidad abdominal, altos triglicéridos, resistencia a la insulina y presión alta) que las dietas bajas en calorías y grasas (Volek JS, et al., 2009) (Accurso A e. a., 2008).

Comparto con usted mi opinión sobre lo que motiva la recomendación oficial de la dieta que deben seguir los diabéticos para controlar su diabetes (la cual considero es una recomendación oficial ilógica). Además del número de estudios clínicos que he listado aquí, mi opinión está basada en dos observaciones que he hecho:

Observación	Lo que he observado y opino es:
#1	Los "expertos" tienen una necesidad de "estar en lo correcto", a pesar de los malos resultados.

Mucha gente tiene la necesidad imperiosa de "estar en lo correcto" porque sus largos años de educación formal y práctica profesional les enseñaron una forma específica de "controlar la diabetes" con "dietas bajas en calorías y bajas en grasa" (pero altas en carbohidratos) y dependiendo principalmente de los medicamentos para tratar los síntomas. Todos en algún momento hemos conocido a alguien que insiste en sostener una opinión obviamente equivocada sobre algún asunto, aunque a todas luces su punto de vista sea claramente ilógico o insostenible. Es como el alcohólico que tiene que beber alcohol todos los días. Él insiste que es un "bebedor social", pero podemos observar que es un alcohólico. Por naturaleza humana TODOS queremos estar en lo correcto y todos, de forma natural, nos resistimos a la posibilidad de estar equivocados.

Es triste haber estudiado muchísimos años para lograr un título oficial como nutricionista o médico, para que luego algún ex-gordo sin título académico (Frank Suárez) se atreva a decir que, lo que los textos académicos y profesores nos enseñaron sobre la dieta para el "control de la diabetes" estaba equivocado. Por naturaleza humana todos tendemos a aferrarnos a lo que hemos aprendido y después de muchos años de practicar una profesión se hace cada vez más difícil aceptar que pudiese haber otras soluciones distintas a las que uno ha estado predicando y practicando. Los profesionales de la salud son personas de indudables buenas intenciones y un gran propósito de ayudar, y realmente siempre han pensado que estaban ayudando a los pacientes diabéticos con sus recomendaciones. No ha existido una mala intención, sino más bien una falta de información correcta. A mi entender, todos ellos (nutricionistas y médicos), han sido víctimas de una educación sobre nutrición que ha sido dirigida y controlada por las autoridades (academias de nutrición, asociaciones nacionales e internacionales sobre control de la diabetes). Son estas grandes organizaciones las que fijan la política oficial sobre la nutrición, no los nutricionistas ni los médicos. Estas academias y asociaciones que forman las opiniones centrales que dirigen la educación, a su vez dependen de la información y de los estudios clínicos que les proveen sus asesores científicos, cuya investigación se financia por la industria alimentaria o por las farmacéuticas que producen los medicamentos.

La realidad es que los estudios clínicos que he utilizado para desarrollar y sustentar los buenos resultados que a diario obtenemos con la tecnología de restaurar el metabolismo, están todos disponibles en la literatura sobre nutrición o medicina, es sólo que no se utilizan. Sólo se utilizan y se citan como referencia aquellos estudios clínicos que refuercen la postura oficial. O sea, la ciencia, que es la búsqueda de la VERDAD, ha cedido ante los más poderosos que deciden lo que es correcto o no.

SI DICES "LO QUE ES ACEPTABLE", TE PUBLICAMOS TU ESTUDIO

La primera meta de cualquier investigador científico es lograr que su trabajo de investigación científica (lo que llamamos un "estudio clínico") llegue a ser publicado en una revista científica de importancia y prestigio. Es la forma principal que tiene un científico para contribuir a la incesante "búsqueda de la verdad" que es lo que llamamos "investigación científica". Lograr que se publique un estudio clínico en el que se ha participado es también la forma principal que tiene un investigador científico con credenciales (médico, doctor en farmacia, químico, nutricionista, dietista, bioquímico, etc.) de recibir la aprobación y el reconocimiento de sus colegas.

Todo el conocimiento científico acumulado que se utiliza como base para desarrollar la política pública sobre la nutrición o la salud de todas las sociedades modernas, se anota y se acumula en los estudios clínicos que se publican en las revistas científicas de cada disciplina (nutrición, bioquímica, medicina, etc.). Por otro lado, el estudio clínico que logre publicar cualquier investigador, se considerará tan valioso como el reconocimiento y la aceptación que reciba de sus colegas científicos. Un estudio clínico que no sea citado como referencia por otros investigadores en sus estudios clínicos, es como si no existiera. Pero recibir el reconocimiento científico de los colegas no es tan fácil, ya que tener una VERDAD (descubrimiento científico comprobable) no ofrece ninguna garantía de que un estudio clínico sea aceptado para publicación por una revista de investigación, ya que existen "verdades que no son aceptables" porque de alguna forma retan o cuestionan los acuerdos y los títulos académicos de investigadores científicos cuyo prestigio y posición económica dependen de que no se descubra algo que les contradiga.

Así que no le basta a un investigador científico el encontrar la verdad sobre un tema, también <u>tiene que encontrar "una verdad que sea aceptable"</u> para que su descubrimiento sea publicado en las revistas científicas de prestigio y credibilidad. Si un estudio clínico trae evidencia que de alguna forma contradice lo que las autoridades en nutrición han estado promoviendo como política oficial, como decir que las dietas bajas en carbohidratos producen mejores resultados para controlar la diabetes y la obesidad que las dietas bajas en calorías y grasas, muchas veces el investigador no logra que su estudio se publique en una revista científica de prestigio, y tiene que aceptar la publicación en una revista científica de menor importancia para comunicar sus resultados.

Los editores de las revistas científicas, quienes son los que deciden lo que es digno de publicarse en su revista o no, no quieren que su revista científica pierda relevancia o importancia ante la comunidad científica. Saben que si publican algo que no refleja los resultados esperados o que contradice el paradigma[41] central de una práctica nutricional o médica

---

[41] *Paradigma: conjunto de acuerdos, creencias, prácticas y teorías que dominan una práctica científica como la nutrición y que determinan las recomendaciones*

tampoco lograrán que sus otros estudios publicados sean citados por otros científicos. Cuando un estudio clínico no es citado por otros estudios de personas con prestigio es, en efecto, ignorado y olvidado. Las revistas científicas dependen de que sus estudios sean ampliamente citados para sostener su importancia como fuente de conocimientos científicos. De hecho, la cantidad de menciones que se hacen de un estudio clínico se miden en lo que llaman el "factor de impacto", que no es otra cosa que un índice de cuán aceptado o rechazado es un descubrimiento o conclusión (Factor de Impacto - Wikipedia, 2013).

Descubrir una verdad científica y lograr que se publique para que se acepte por los practicantes de la nutrición o la medicina son dos cosas distintas. El tema de lograr la publicación de estudios clínicos que reflejen verdades científicas parecería estar motivado solamente por la búsqueda del conocimiento, pero desgraciadamente tiene también que ver con la frase popular de "dime con quién andas y te diré quién eres". Tratar de que los resultados de un estudio clínico sean aceptables para el resto de la comunidad científica, es algo así como hacer un esfuerzo por pertenecer al partido político que está en el poder. Si te juntas con gente muy prestigiosa y logras que tus descubrimientos sean publicados junto a los estudios cuyos resultados son aceptados, tendrás reconocimiento. Pero, si descubres algo que contradice la postura oficial eres un "científico rebelde" y mereces ser ignorado. Por lo cual, tu estudio clínico, y la evidencia científica que arroja, puede que solamente sea aceptado para publicación en una revista científica de poca importancia o prestigio.

Por ejemplo, los estudios clínicos cuyos resultados sugieren que las "dietas bajas en calorías y bajas en grasa" funcionan para bajar de peso, han dominado las recomendaciones sobre la política pública que hacen los expertos en nutrición sobre nutrición y el control de la diabetes. Los estudios que demuestran que la dieta baja en carbohidratos controla la diabetes y la obesidad, son ignorados, o se ven obligados a publicarse en revistas científicas de menor importancia. Hay ocasiones en las que, cualquier nutricionista o dietista que se le ocurra promover la dieta baja en carbohidratos para los pacientes diabéticos u obesos, puede ser amenazado con perder su licencia por promover una postura "no oficial",

---

sobre nutrición que se hacen para el control de la diabetes. La palabra "paradigma" se origina del griego "paradigma" que significa "modelo" o patrón".

aunque su conciencia y los resultados que observe en los pacientes contradigan a las autoridades. Esto ha sido así, a pesar de que "los resultados brillan por su ausencia" con la política oficial de nutrición; y las epidemias de obesidad y diabetes continúan creciendo y devastando la salud de nuestra población.

Tristemente, estas recomendaciones que enfatizan "contar calorías", y que no reconocen las diferencias en los efectos hormonales de cada alimento, están llevando a los pacientes diabéticos hacia daños en la salud, que sólo crean una multiplicidad de síntomas (obesidad, presión alta, diálisis, pérdida de la vista, glucosa excesivamente alta, entre muchos otros), que favorecen la dependencia en los medicamentos recetados. Las autoridades en nutrición insisten, a pesar de sus desastrosos resultados y sus presupuestos de salud al borde de la quiebra, que "una caloría es igual a otra caloría". Es decir, insisten en que 100 calorías de ensalada verde tienen el mismo efecto en el cuerpo que 100 calorías de Coca-Cola.

Tratar a todas las calorías por igual, como si todas tuvieran el mismo efecto sobre el sistema hormonal y nervioso del cuerpo, viola hasta las leyes de conservación de la energía (termodinámica[42]) que establece la física (Feinman RD, et al, 2004). Por otro lado, ignorar el impacto hormonal productor de glucosa y de insulina que pueden tener los carbohidratos refinados, como el pan y el arroz, porque sean "bajos en calorías" es mínimamente equivalente a tratar de "tapar el cielo con la mano" (Emanuelli B, et al., 2014). Para colmo, las dietas bajas en calorías, que son en su mayoría un tipo de "dietas de pasar hambre", reducen la producción de las hormonas de la tiroides, por lo cual crean un metabolismo lento que fuerza a la persona a tener una tendencia a engordar con demasiada facilidad (Cavallo E, et al., 1990).

Incluso, hay una cantidad creciente de médicos conscientes, en muchos países, que se han dado cuenta de que la dieta baja en calorías y en grasas no funciona para los diabéticos, y han estado controlando la

---

[42] *Termodinámica: del griego "termo", que significa "calor" y "dínamis", que significa "fuerza". Es la rama de la física que describe los estados y el comportamiento de la energía. La física es la ciencia que estudia la materia, los átomos, electrones y las otras formas de energía que componen la materia y que determinan su comportamiento.*

diabetes de forma efectiva utilizando la "dieta paleolítica", que es una dieta bastante más restrictiva en los carbohidratos refinados que la misma Dieta 3x1 que propone este libro, porque elimina totalmente los granos (arroz, maíz, cereales), los lácteos (leche, queso, yogurt) y los almidones (Ludwig Johnson, 2013). La dieta paleolítica recomienda solamente aquellos alimentos que existían hace millones de años, donde todavía no existía la agricultura, y el ser humano comía sólo lo que cazaba o recogía en su medio ambiente. La dieta paleolítica, que es una dieta que también controla el consumo de los carbohidratos refinados, tiene numerosos estudios clínicos publicados que demuestran resultados muy positivos, que también se ignoran (Cordain L, et al., 2005) (Eaton SB, et al., 1997).

LOS "CIENTÍFICOS REBELDES" PAGAN UN ALTO PRECIO

Los investigadores científicos que se han atrevido a cometer "el sacrilegio de contradecir a las autoridades en nutrición o en medicina", como el doctor Uffe Ravnskov, un médico investigador de Dinamarca que posee un doctorado en bioquímica y quien ha publicado más de 140 estudios clínicos, <u>han tenido que pagar el precio de perder el apoyo del financiamiento económico para continuar su investigación</u> (Uffe Ravnskov, MD, PhD, 2013). Este médico investigador tuvo el atrevimiento de hacer y publicar estudios clínicos con resultados que contradecían a la postura oficial sobre la pobre relación científica que existe entre el consumo de alimentos con colesterol y las enfermedades cardiovasculares. Se atrevió a revelar las verdades científicas que podrían afectar un esquema que vende miles de millones de dólares en medicamentos para reducir el colesterol, mientras se le continúa recomendando al público que consuma una proporción desmedida de los carbohidratos refinados que le suben el colesterol, para que luego los medicamentos traten de reducirlo. Las credenciales científicas impecables del doctor Ravnskov no le sirvieron para evitar quedar excluido o desterrado del campo de la investigación, una vez se atrevió a publicar resultados que contradecían a las autoridades. Al doctor Ravnskov le acompañan otros más de cien científicos que se unieron en una asociación de investigadores suprimidos por los intereses económicos (Int. Net. Cholesterol Skeptics, 2013). Llevarle la contraria a los que financian los estudios clínicos y laboratorios puede ser una forma de "suicidio profesional" para los investigadores científicos, si se atreven a publicar resultados que no favorezcan la "opinión oficial".

CUANDO LA CIENCIA SE PONE AL SERVICIO DE LOS PODERES ECONÓMICOS

Un "estudio clínico" es una investigación o ensayo que se hace utilizando el método científico, donde los resultados se miden de forma objetiva (análisis de laboratorios, medidas de peso, temperatura, hormonas, etc.). Los que hacen los estudios clínicos son científicos con doctorados en medicina, nutrición o bioquímica[43]. No se espera que la opinión de los científicos que hacen el estudio, influencie los resultados, porque los estudios clínicos tienen como propósito encontrar las VERDADES CIENTÍFICAS medibles sobre algún tema. La mayoría de los estudios clínicos están correctos, al igual que la mayoría de la educación que recibieron los nutricionistas y médicos. No obstante, en ciertos temas, como la dieta para los diabéticos, la causa del colesterol, o las consecuencias del colesterol alto, que son temas que alimentan la amplia campaña de "miedo al colesterol" que vende tantos miles de millones de dólares en medicamentos, y donde reinan los intereses creados de las compañías farmacéuticas, se publican o se citan solamente aquellos estudios clínicos que favorezcan los dogmas[44] establecidos.

En algunos casos lo que pasa es que los que financian estos estudios (farmacéuticas, industrias alimentarias, universidades que dependen de donativos de industrias privadas) ya han establecido de antemano cuáles tienen que ser los resultados que favorecen la postura oficial. Si los

---

[43] *Bioquímica: la ciencia que estudia los componentes químicos de los seres vivos. Es la ciencia en la que se estudian las proteínas, carbohidratos, grasas y otros componentes químicos que existen dentro del cuerpo humano y cómo interaccionan los unos con los otros y con las células del cuerpo.*

[44] *Dogma: una creencia o idea central que se sostiene como "verdad absoluta" o incuestionable por los miembros de una profesión (medicina, nutrición) o grupo (religión, partido político) aunque no haya sido comprobada científicamente. Del griego "dokein" que significa "lo que parece ser".*

resultados de cierto estudio científico no favorecen lo que es el acuerdo principal de cierta profesión, como ha pasado por ejemplo con los estudios clínicos que compararon los resultados entre las "dietas bajas en carbohidratos" (como la Dieta 3x1 de este libro) contra los resultados de las "dietas bajas en calorías", no se publican, se publican en revistas científicas de menor prestigio o se publican pero no se citan. Da la impresión de que en algunos temas (como la dieta adecuada para controlar la diabetes), si los resultados de un estudio científico no benefician la postura oficial, son ignorados. Observe que en este libro he citado más de veinticinco estudios científicos recientes sobre los beneficios de la dieta baja en carbohidratos para controlar la diabetes y, sin embargo, es como si no existieran, porque las autoridades en nutrición para diabéticos tales como la ADA (American Diabetes Association) hacen caso omiso de ellas.

Por el contrario, los investigadores cuyos estudios clínicos producen resultados que refuerzan la postura oficial, tienen trabajo seguro y buena remuneración económica. Desgraciadamente, existen ejemplos claros de conflictos de intereses económicos y de corrupción que manchan la integridad de la clase científica. Un ejemplo de uno de estos bochornosos casos es el del investigador Jim Mann, profesor de Nutrición Humana y Medicina en la Universidad de Otago (Nueva Zelanda) y un experto en nutrición, utilizado como consultor por la poderosa Organización Mundial de la Salud (WHO[45]). El profesor Jim Mann resulta ser también el principal asesor para el Sugar Research Advisory Service (SRAS - en español sería: Servicio de Consejería en Investigación sobre el Azúcar). Ésta es una organización establecida y financiada desde el 2002 por las compañías azucareras de Nueva Zelanda y de Australia, con el propósito de "promover el uso y disfrute apropiado del azúcar como parte de una dieta saludable y balanceada" (SRAS, 2013). Este mismo profesor Jim Mann fue el principal autor de las guías europeas para el tratamiento y la prevención en los pacientes diabéticos.

Si usted lee en inglés, le invito a que observe en el sitio de internet del Servicio de Consejería en Investigación sobre el Azúcar

---

[45] WHO: Siglas en inglés de "World Health Organization", que en español quiere decir "Organización Mundial de la Salud" que es la organización mundial que controla la política internacional sobre la salud.

(www.srasanz.org), <u>cómo se "justifica científicamente" que los diabéticos</u> <u>consuman azúcar y alimentos que contienen azúcar</u>. Se lista un total de dieciocho estudios clínicos que han sido interpretados para reforzar la idea central que promueven: **"¡CONSUMIR AZÚCAR ES ALGO BUENO PARA LOS DIABÉTICOS!"** En el sitio de Internet del SRAS, se utiliza la ciencia (estudios clínicos) <u>para promover el consumo del azúcar entre los</u> <u>diabéticos</u>, mientras que la lógica y el sentido común dictan que los diabéticos tienen que evitar el azúcar. Aquí usted puede ver "la ciencia al servicio de los intereses económicos" en frases como estas (traducido del inglés):

El Servicio de Consejería en Investigación sobre el Azúcar (SRAS) es un servicio de información científica cuya meta es promover un punto de vista basado en evidencias sobre el verdadero rol del azúcar en la nutrición y en la salud. El SRAS provee información científica sobre el azúcar y sobre cómo el azúcar encaja dentro de una dieta saludable balanceada y un estilo de vida activo, según se desprende de las más recientes investigaciones. El trabajo de SRAS se guía por expertos independientes que están altamente experimentados en la nutrición para humanos y en dietética, ciencia de los alimentos y en la práctica sobre el cuidado de la dentadura.

En la sección sobre diabetes de este sitio de Internet dice (traducido del inglés):

En un pasado no tan distante, la gente generalmente asociaba el consumir demasiada azúcar con desarrollar diabetes. Las últimas recomendaciones sobre la dieta que están basadas en evidencias científicas no les aconsejan a las personas evitar el azúcar ni los alimentos que contienen azúcar.

Surgieron malentendidos sobre el azúcar, principalmente debido a que la diabetes se caracteriza por una variación en los niveles de glucosa en sangre (usualmente conocidos como "niveles de azúcar en la sangre") debidos a una falta de insulina. Por lo tanto, se asumió erróneamente que el azúcar que consumíamos en nuestra dieta estaba directamente asociado a las causas de la diabetes. Hoy, las Asociaciones de Diabetes de Australia y Nueva Zelandia le recomiendan a los diabéticos que no excluyan el azúcar de su dieta.

Una cantidad moderada de azúcar puede ser incluida como parte del total de contenido de carbohidratos de sus comidas y de una dieta balanceada saludable.

Aquí usted puede ver cómo un "experto en nutrición" se ha atrevido a tratar de justificar científicamente los supuestos beneficios de que los diabéticos consuman azúcar. Por otro lado, nadie se ha ocupado de definir lo que compone la "dieta balanceada saludable" que todos persiguen lograr, y que ahora también incluye consumir azúcar, según las "evidencias científicas" citadas por algunos de los científicos de estas organizaciones, que se presume están cuidando la salud de los diabéticos. Con consejos de "expertos en nutrición humana" como estos, a los diabéticos y a sus seres queridos sólo les espera un futuro de sufrimiento por causa de los problemas de salud que trae una diabetes fuera de control.

El profesor Jim Mann, quien a tiempo parcial promueve "los aspectos saludables del azúcar", curiosamente también es el autor principal de tres estudios clínicos que encontraron que las dietas altas en carbohidratos eran superiores a las dietas bajas en carbohidratos para el control de la diabetes[A]. Sin embargo, varios importantes resúmenes de estudios (o sea, que combinan los resultados de varios estudios), todos recientes, mostraron exactamente lo contrario, donde claramente se ve que la dieta saludable para un diabético es la dieta baja en carbohidratos[B]. Observe en la siguiente lista que existe otra docena de estudios que concluyeron que la dieta baja en carbohidratos es la que mejor controla los niveles de glucosa en los diabéticos, incluso, mejorando los problemas asociados de hipertensión[C].

[A] **Los tres estudios con la participación de Jim Mann que concluyeron que las dietas altas en carbohidratos son mejores que las bajas en carbohidratos para los diabéticos:**
- Simpson RW y otros, incluyendo al profesor Jim Mann. BMJ 1, 1753-6, 1979 (Simpson RW, Mann JI et al., 1979)
- Simpson RW y otros, incluyendo al profesor Jim Mann. BMJ 2, 523-5, 1979 (Simpson RW, Mann JI et al., 1979)
- Lousley y otros, incluyendo al profesor Jim Mann. Diabet Med 1, 21-5, 1984 (Lousley SE, Mann JI et al., 1984)

[B] **Revisiones de estudios que muestran mejores beneficios con las dietas bajas en carbohidratos para diabéticos:**
- Arora SK, McFarlane SI. Nutr Metab 2, 16-24, 2005 (Arora SK, McFarlane SI, 2005)
- Kennedy RL and others. Diabet Med 22, 821-32, 2005 (Kennedy RL et al., 2005)
- Volek JS, Feinman RD. Nutr Metab 2, 31- , 2005 (Volek JS, 2005)
- Accurso A y otros. Nutr Metabol 2008, 5:9 (Accurso A, 2008)

[C] **Estudios que concluyen que la dieta baja en carbohidratos es superior para el control de la diabetes:**
- Fuh y otros. Am J Hypertension 3, 527-532, 1990 (Fuh et al., 1990)
- Gutierrez M y otros. J American College of Nutrition 17, 595-600, 1998 (Gutierrez M. et al., 1998)
- Samaha FF y otros. N England J Med 348, 2074-81, 2003 (Samaha FF, 2003)
- Hays JH y otros. Mayo Clinic Proc 78, 1331-6, 2003 (Hays JH et al., 2003 Nov;:)
- Boden G y otros. Ann Internal Med 142, 403-11, 2005 (Boden G, 2005)
- Cornier MA y otros. Obesity Research 13, 703-9, 2005 (Cornier MA et al., 2005)
- McAuley KA y otros. Diabetologia 48, 8-16, 2005 (McAuley KA et al., 2005)
- Yancy WS y otros. Nutr Metab 2, 34-40, 2005 (Yancy WS Jr, 2005)
- Daly ME y otros. Nutr Metab Diabet Med 23, 15-20, 2006 (Daly ME et al., 2006)
- Gannon MG, Nuttall FQ. Nutr Metabol 3, 16, 2006 (Gannon M.and Nuttal F.l)
- Nuttall FQ, Gannon MC. Metabolism 55, 243, 2006 (Nuttall FQ, Gannon MC., 2006)
- Nielsen J, Joensson E. Nutr Metabol 3, 22-6, 2006 (Nielsen JV, 2006)

[D] **Guías europeas de tratamiento y prevención de diabetes:**
Mann JI y otros. Nutrition Metab Cardiovasc Dis 14, 379-94, 2004.

Desgraciadamente el doctor en nutrición, profesor Jim Mann, promueve el consumo azúcar para los diabéticos. Puede ser que sea una persona con muchas influencias y relaciones de poder. Quizá como premio por "su excelente trabajo" en producir tres estudios llenos de datos contradictorios, que favorecían la política oficial sobre nutrición para diabéticos, fue también contratado para desarrollar las guías europeas de tratamiento y prevención de diabetes en el año 2004[D]. Su postura a favor de que los diabéticos consuman azúcar y de que "controlen la diabetes consumiendo más carbohidratos" ya debe haber costado muchas vidas, mientras que de seguro también produjo grandísimas ventas y ganancias para los grandes intereses que se benefician de "consejos expertos", como estos.

En este libro se citan más de veinticinco estudios que demuestran que las dietas bajas en carbohidratos son muchísimo más efectivas para controlar, tanto la diabetes, como la obesidad, pero que se ignoran por las autoridades que emiten la política oficial sobre nutrición para los diabéticos. Los que se benefician de ignorar estos "estudios rebeldes" son aquellos que tienen importantes títulos en nutrición o en medicina, que llevan toda una vida diciendo lo contrario. ¡Estos estudios rebeldes les harían quedar en lo incorrecto y eso no es posible que se permita! ¡Ellos son autoridades de prestigio! ¡Ellos siempre dicen lo correcto porque ellos son los expertos y tienen los títulos para demostrarlo!

También se benefician los que fabrican los medicamentos para tratar los síntomas de los diabéticos y obesos que continúan fútilmente "contando calorías" y cada día están más gordos y enfermos. Además se benefician las industrias procesadoras de alimentos que venden todos esos carbohidratos refinados que engordan y que descontrolan la diabetes, como esos productos "aptos para diabéticos" ("Diabetic Friendly" en inglés) que, por supuesto, son recomendados a los pobres pacientes diabéticos porque son "sugar free" (sin azúcar), "bajos en calorías" o "bajos en grasas". Demasiados de los alimentos "sin azúcar" que se recomiendan para los diabéticos son de un contenido alto en carbohidratos refinados (harinas, almidones) por lo cual, aumentan la glucosa de forma desmedida o agravan la resistencia a la insulina y el hígado graso (como el jarabe de fructosa), y sólo contribuyen a crear daños adicionales a la salud.

Trate de Imaginarse por un momento el desastre que se formaría si la Asociación Americana de la Diabetes (ADA) aceptara <u>que las dietas</u>

bajas en carbohidratos son las mejores para controlar la diabetes. ¿Qué le dirían los dirigentes de la ADA a sus más fuertes patrocinadores comerciales, cuyos fondos financian las grandes "ferias de salud para diabéticos" y los congresos internacionales para el "control de la diabetes", si se sabe que sus productos a base de carbohidratos refinados (granos, maíz, arroz, harinas, almidones) son los mismos que están enfermando a los diabéticos? ¿Qué le diría la ADA a sus patrocinadores como Quaker Oats[46] (www.quakeroats.com) que producen docenas de productos que las autoridades en nutrición y la ADA recomiendan para los diabéticos como avena instantánea, barras de granola, galletitas y muffins libres de azúcar ("sugar free") pero que son altos en su contenido de carbohidratos, que aumentan la glucosa de los diabéticos? ¿Cómo le explicaría la ADA a sus patrocinadores como la compañía de cereales Kellogg's (www.kelloggs.com) que los resultados de los estudios clínicos implican que el consumo de sus cereales a base de "granos integrales y altos en fibra" contribuyen a la pérdida de la vista, a la neuropatía diabética y a las amputaciones por los altos niveles de glucosa que producen en los diabéticos? ¿Qué excusa le darían los directivos de la ADA a todos sus otros patrocinadores comerciales que también son fabricantes productores de alimentos a base de carbohidratos refinados como Nestlé, PepsiCo, Coca-Cola y muchos otros, si de momento se supiera, de forma oficial y sin supresión de la verdad, que el exceso de carbohidratos es lo que mantiene a los diabéticos enfermos y en deterioro?

Por otro lado, la ADA tiene entre sus patrocinadores económicos más poderosos a su grupo exclusivo de "patrocinadores del Círculo Banting[47]", que está compuesto de las principales compañías farmacéuticas que fabrican los medicamentos (orales e insulina inyectada), que se hacen necesarios para reducir los niveles de glucosa excesivos, además de todos los otros múltiples medicamentos necesarios para contrarrestar los

---

[46] *Quaker Oats: compañía productora de alimentos a base de granos como la avena, el maíz y el trigo, que fue adquirida por PepsiCo, la compañía productora de los refrescos Pepsi Cola, en el año 2001.*
[47] *Círculo Banting: grupo de compañías que son los mayores contribuyentes económicos de la Asociación Americana de la Diabetes. La ADA utiliza para este grupo el apellido Banting en honor al médico canadiense Sir Frederick Grant Banting, quien fue el codescubridor de la hormona insulina, y quien compartió el Premio Nobel de Medicina de 1923 por su importante descubrimiento.*

síntomas de una diabetes descontrolada por el exceso de carbohidratos. Es decir, los "patrocinadores Banting" son un grupo de los fabricantes de los medicamentos que necesitan los diabéticos cuando siguen la dieta oficial recomendada de la ADA, que por su puesto es a base de una proporción de 55% a 60% de carbohidratos, por lo cual crea unos síntomas (exceso de glucosa, hipertensión, alto colesterol, altos triglicéridos, etc.) que los medicamentos de estas farmacéuticas patrocinadoras luego pretenden reducir o controlar. Los "Patrocinadores Banting" de la ADA son un grupo de las más importantes farmacéuticas productoras de medicamentos para el "control de la diabetes". El nombre de este grupo de auspiciadores se inspira en el apellido del doctor y científico canadiense, Frederick Banting, quien descubrió la insulina y a quien en el año 1923 se le honró con el premio Nobel por su descubrimiento que abrió la puerta a los tratamientos para los diabéticos con insulina. Las compañías farmacéuticas miembros de los "Patrocinadores Banting" pagan a la ADA aproximadamente unos $50,000 anuales (la cantidad exacta no se publica) para tener el prestigio de pertenecer a ese grupo selecto de patrocinadores endosados por la ADA. Vea usted la lista de patrocinadores comerciales en el sitio de la ADA www.diabetes.org, haciendo una búsqueda con la frase "Banting Circle Supporter" (ADA Banting Circle Supporters, 2012).

La ADA tiene fuertes lazos económicos con las compañías farmacéuticas y eso mismo contribuye a que todo el énfasis de "controlar la diabetes" sea en MEDICARLA (lo cual que protege los intereses de sus patrocinadores), en vez de EDUCAR AL DIABÉTICO sobre el control de los carbohidratos y sobre las necesidades de restaurar el metabolismo saludable de sus cuerpos. Parece ser una relación de "tu cuidas lo mío y yo cuido lo tuyo" entre la ADA y las farmacéuticas. Para cumplir con la ley, la ADA publica una lista detallada de los ingresos que ha recibido de sus patrocinadores y donantes corporativos. En el 2012 la ADA reportó haber recibido más de 31 millones de dólares de las farmacéuticas (ADA Pharma Financial Revenues, 2012).

De los 31 millones de dólares que recibió la ADA en el 2012 de las farmacéuticas miembros del grupo de "Patrocinadores Banting", unos 22 millones o más del 70%, provinieron de las tres farmacéuticas que controlan la venta de insulina a nivel mundial (Novo Nordisk, Sanofi y Eli Lilly), y los otros tres próximos mayores patrocinadores que venden medicamentos para reducir la glucosa. Observe las aportaciones económicas de las seis farmacéuticas principales que aportaron 25 de los 31 millones de dólares que la ADA recibió durante el año 2012. Estos datos se desprenden del documento público donde la ADA, por ley, está obligada a revelar las fuentes de sus fuentes de ingreso:

Farmacéutica	Donativo o publicidad pagada a la ADA	Productos principales que producen
NOVO NORDISK, INC.	$12,113,731	Insulina
SANOFI	$5,945,251	Insulina
ELY LILLY AND CO.	$4,316,147	Insulina
MERCK	$1,326,082	Medicamentos para reducir la glucosa
ABBOTT LABS	$1,142,710	Medicamentos para reducir la glucosa, glucómetros y tiras
AMYLIN PHARM	$1,020,645	Medicamentos para reducir la glucosa
Total en millones de dólares	*$ 25,864,566*	

Fuente: ADA Pharma Financial Revenues, 2012 www.diabetes.org

¿Podrá en algún momento la ADA recomendarle a los diabéticos que reduzcan los carbohidratos para reducir la necesidad de medicamentos y las complicaciones de salud y arriesgarse a perder el apoyo económico que, además de pagarle los sueldos, les permite mantenerse como líderes máximos en el tema del "control de la diabetes"? ¿Qué cree usted?

La Asociación Americana de la Diabetes continúa insistiendo en que la mejor dieta para los diabéticos es una "dieta baja en grasa y en calorías", que también es una dieta que está repleta de almidones (moléculas compuestas de millones de azúcares encadenadas). A la ADA no le llaman la atención la investigación y experiencia clínica de médicos como el doctor Richard Bernstein, autor del libro *Dr. Bernstein's Diabetes Solution* y de la doctora Mary C. Vernon, que llevan cada uno más de veinte años quitándole medicamentos a los diabéticos Tipo 2 en sus prácticas, con la ayuda de dietas bajas en carbohidratos como la Dieta 3x1 que se sugiere en este libro (Mary C. Vernon, MD, 2012). Tampoco cambian la visión de la ADA, los resultados positivos de los estudios clínicos, ni los testimonios de millones de diabéticos que finalmente lograron controlar sus niveles de glucosa, muchos de ellos, sin la necesidad de medicamentos, utilizando una dieta similar a la Dieta 3x1 de este libro.

Mientras los diabéticos sufren de complicaciones graves por estas recomendaciones de dietas altas en carbohidratos, que les mantienen los niveles de glucosa en los niveles de PELIGRO (sobre 130 mg/dl) y los medican a todo dar, la actitud de estas autoridades parece ser de "no muevas el barco que nos hundimos".

La ADA también olvidó el hecho de que <u>antes de que se inventaran los medicamentos para reducir la glucosa, las dietas bajas en carbohidratos eran lo único que se recetaba</u> por los médicos pioneros de la diabetes, como el doctor John Rollo, Cirujano General de la Artillería Real del Ejército Británico, a quien ya en el año 1797 se le acredita haber sido de los primeros médicos modernos en tratar la diabetes con una dieta de reducción de carbohidratos (John Rollo, MD Wikipedia, 2013).

Y AHORA, UN MENSAJE DE NUESTROS AUSPICIADORES...

La Asociación Americana de la Diabetes (ADA) no es la única organización responsable de las contradicciones, confusión y debacle que arropa a los diabéticos y a sus familiares. Las más poderosas organizaciones y asociaciones de nutricionistas y dietistas también han sido infiltradas por los comerciantes que venden alimentos a base de carbohidratos y almidones. Por ejemplo, la Academia de Nutrición y

Dietética[48] (Academy of Nutrition and Dietetics, A.N.D.) que es la organización más grande que agrupa dietistas licenciados, técnicos en nutrición, investigadores, educadores, estudiantes y profesionales en el campo de la nutrición de los Estados Unidos, también ha ignorado los estudios clínicos que no favorecen sus intereses (Academy of Nutrition and Dietetics A.N.D., 2013). Esta organización, que tiene fuertes influencias políticas en los círculos gubernamentales de los Estados Unidos, tiene más de 75,000 miembros y también mantiene una lista impresionante de patrocinadores comerciales compuesta, nuevamente, de las farmacéuticas y de los productores de alimentos procesados a base de carbohidratos, almidones y azúcares.

¿Cómo puede esta poderosa asociación, cuya membrecía se compone en un 72% de dietistas licenciados, contrarrestar la epidemia de problemas de obesidad y diabetes de los Estados Unidos, si depende para su subsistencia de los ingresos que recibe de las más grandes industrias alimentarias y de las farmacéuticas? Por ejemplo, en su exposición y convención anual del 2012, uno de los eventos internos más promovidos fue su *Cumbre de Niños que Comen Bien* ("Kids Eat Right Initiative") auspiciada por la Fundación Coca-Cola, que es una fundación, que reclama, existe "para combatir la obesidad en los niños". La Fundación Coca-Cola era su patrocinador principal en el tema de nutrición para niños, lo cual de alguna forma trata de venderle la idea al público de que Coca-Cola tiene algo bueno que ofrecer a la sana nutrición.

La licenciada Michele Simon es una abogada que, desde el 1996, se especializa en estrategias legales para contrarrestar los daños a la salud pública perpetrados por las grandes corporaciones fabricantes de alimentos, o por las cadenas de comida rápida ("fast-foods"). Ella también tiene una maestría en Salud Pública de la Universidad de Yale y recibió el Premio Comunitario de la Asociación Nacional de Profesionales de la Nutrición. La licenciada Simon visitó e hizo una inspección de la Exposición Anual de la Academia de Nutrición y Dietética (A.N.D.) del 2012. Luego de su visita a la exposición de la A.N.D. la licenciada Simon resumió lo que

---

[48] *Academia de Nutrición y Dietética (A.N.D.): se fundó en el 1917 bajo el nombre que sostuvo por casi 100 años que era "Asociación Dietética Americana" (ADA) y cambió su nombre al actual en el año 2012.*

había observado en la exposición, que es el evento más importante sobre nutrición de los Estados Unidos, con los siguientes comentarios:

- *En el año 2001 la A.N.D. tenía sólo 10 compañías patrocinadoras de su exposición anual, ahora tienen 38, un aumento de más de tres veces en la influencia comercial.*
- *Los procesadores de carbohidratos refinados ConAgra y General Mills han sido patrocinadores por los últimos diez años corridos. La compañía Kellogg's por nueve corridos.*
- *Las compañías aprobadas como proveedores de cursos de "educación continuada" para los dietistas incluyen a Coca-Cola, Kraft Foods, Nestlé y PepsiCo.*
- *Entre los mensajes que se enseñaron en la educación continuada patrocinada por Coca-Cola estaban los siguientes: "el azúcar no es dañina para los niños", "el edulcorante artificial aspartame es completamente seguro hasta para niños recién cumplidos su primer año de edad", "el Instituto de Medicina es demasiado restrictivo en su regulación de los comedores escolares".*
- *La A.N.D. vende patrocinios de "Simposios[49] en Nutrición" en su exposición anual por $50,000 dólares cada uno, a las compañías interesadas.*
- *La Asociación de Refinadores de Maíz (los cabilderos políticos para la industria que produce el jarabe de maíz de alta fructosa, en inglés "High Fructose Corn Syrup", que se utiliza para endulzar los refrescos) celebró tres eventos internos para los dietistas.*
- *Una encuesta independiente entre los dietistas licenciados que eran miembros de la A.N.D. que estaban en la exposición anual reveló que 80% de ellos asumían que ser aceptado como "patrocinador" significa que la A.N.D. está endosando a esa compañía y a sus productos.*
- *La mayoría de los dietistas encuestados encontraron "inaceptable" que se aprobara a Coca-Cola, MARS (fabricante de dulces y chocolates) y a PepsiCo (fabricante de Pepsi Cola).*
- *Nestlé, el mayor fabricante de jugos endulzados con almíbar de maíz de alta fructosa, cuyo mercado principal son los niños en edad escolar, ofreció un "simposio de nutrición" titulado "Hidratación Óptima" para*

---

[49] *Simposio: una conferencia o reunión de expertos que trata sobre un asunto o tema.*

los dietistas, por el cual se concedieron dos créditos de "educación continuada".

- *La Sra. Cindy Goody, Directora de Nutrición de la cadena McDonald's, estaba presente ofreciendo charlas educativas junto a varios de sus chefs y dietistas licenciados sobre los esfuerzos de McDonald's por cuidar la salud de nuestros niños, y comentaba "ahora los padres se sienten mejor alimentando a sus niños con nuestros combos Happy Meals".*
- *Un total de 44 de los conferenciantes de la exposición de la A.N.D. eran empleados, asesores contratados o tenían vínculos económicos directos con las compañías farmacéuticas.*
- *La compañía NOVO NORDISK, INC., los fabricantes más grandes del mundo de insulina, mantenían un quiosco en la exposición, educando sobre los beneficios de su sistema de inyectar insulina.*

Hay buenas noticias en el hecho de que la licenciada Michele Simon también observó que los dietistas licenciados de la A.N.D., en su gran mayoría, estaban indignados con la infiltración de las compañías de "comida chatarra" en la exposición anual. Mencionó que conoció a varios dietistas licenciados que eran profesionales dedicados a la nutrición, que rechazaban la política de permitir patrocinadores como Coca-Cola, PepsiCo, Mars, Hershey's, Frito-Lay, McDonald's o Burger King. Estos dietistas se avergonzaban de tener que compartir su exposición anual con compañías productoras o vendedoras de alimentos procesados de baja calidad y prometieron que harían lo posible por cambiar la política de la Academia de Nutrición y Dietética. Esto es una buena noticia porque demuestra que existe una gran cantidad de nutricionistas y dietistas que son personas íntegras, que están comprometidas con la salud y que no negocian sus principios. Si usted lee en inglés y desea educarse sobre las intrigas, mentiras y corrupción de la industria de alimentos, le recomiendo que adquiera y lea el libro de la licenciada Michele Simon titulado *Appetite for Profit: How the Food Industry Undermines Our Health and How to Fight Back* (*Apetito por los Ingresos: Cómo la industria de los alimentos sabotea nuestra salud y cómo defenderse*) (Michele Simon, 2009).

Como usted podrá darse cuenta existe demasiada influencia económica sobre las organizaciones que formulan la política de nutrición pública, como para confiar en ellas la salud de los diabéticos o incluso, de nuestros niños. Las industrias farmacéuticas y las de la alimentación tienen ingresos de miles de millones de dólares y pueden darse el lujo de influenciar a nuestros profesionales de la nutrición, muy en especial a los que, como la Academia de Nutrición y Dietética (A.N.D.), dependen de donativos, auspicios y patrocinios. El dinero es demasiado tentador y no siempre usted, o su ser querido con diabetes, podrán recibir un consejo sobre nutrición que no esté de alguna forma contaminado con las mentiras de algún interés económico. Siento decírselo, pero le toca a usted, el paciente diabético o a su ser querido que lo quiere ayudar, EDUCARSE sobre estos temas para poder distinguir entre lo que son las VERDADES y lo que son las FALSEDADES que se nos puedan tratar de implantar.

Mi segunda y última observación sobre toda esta campaña de información errónea que se le continúa ofreciendo a los diabéticos, a los nutricionistas y a los médicos es la siguiente:

Observación	Lo que he observado y opino es:
#2	La gente enferma es un buen negocio para las farmacéuticas

Esta es una realidad que fue difícil de tragar para mí, pero quince años después de haber estado ayudando a más de 10,000 diabéticos que padecían de obesidad, a adelgazar en los centros NaturalSlim, me convencieron de que no podía ser yo el único que hubiese observado los estudios clínicos que apuntan al hecho de que la única forma efectiva de controlar la diabetes y de bajar de peso es REDUCIR LOS CARBOHIDRATOS REFINADOS, los Alimentos Tipo E (ENEMIGOS del control de la diabetes). Al observar que en NaturalSlim siempre lográbamos que los diabéticos adelgazaran, que sus médicos les redujeran los medicamentos a la mayoría de ellos y que se les controlaran o mejoraran casi todas las complicaciones de la diabetes, se hacía obvio que algunos intereses económicos tendrían que estar haciendo un esfuerzo por esconder la verdad, para que la gente siguiera empeorando su salud con el consumo excesivo de carbohidratos refinados. Entretanto, las trompetas oficiales insisten en tocar las anticuadas canciones de "contar calorías y reducir la grasa", mientras que los resultados brillan por su ausencia, y las ventas de medicamentos de las farmacéuticas han crecido a tal nivel que amenazan con quebrar los sistemas de salud.

Creo firmemente en que hay muchísima más gente buena que mala, aunque los periódicos y los medios de noticias traten todos los días de vendernos la idea contraria, porque viven de "crearle miedos y preocupaciones" a la población, por lo cual se especializan en publicar sólo las malas noticias. Por eso no me hacía lógica que más nadie hubiera observado los buenos resultados que producían las dietas bajas en carbohidratos en los diabéticos, los cuales están ampliamente documentados en más de veinticinco estudios clínicos. Con el pasar de los años esto me hizo llegar a la única conclusión posible: **TIENEN QUE HABER ALGUNOS QUE SE ESTÁN BENEFICIANDO ECONÓMICAMENTE DEL SUFRIMIENTO Y DE LOS DAÑOS A LA SALUD QUE LAS DIETAS ALTAS EN CARBOHIDATROS REFINADOS ESTÁN CAUSANDO A LA GENTE OBESA Y ENFERMA** (diabetes, problemas cardiovasculares, hipertensión, amputaciones, etc.). No podía pensar con el contraste y la ilógica entre las mejorías de salud impresionantes de los miembros del sistema NaturalSlim, según adelgazaban y controlaban su diabetes, al compararlo con el crecimiento imparable de las epidemias de obesidad y de diabetes que están acabando con la salud. Por lo tanto, llegué a la conclusión de que tenía que existir un acuerdo en las más altas esferas de salud y nutrición para promover estas mentiras sobre la dieta recomendada a un diabético.

A los diabéticos se les dice que deben consumir entre un 55% a un 60% de sus calorías en carbohidratos, y sin de ninguna forma ayudarles a diferenciar entre los tipos de carbohidratos, como si "todos los carbohidratos fueran iguales a todos los otros carbohidratos". En la dieta basada en calorías no se le explica a los diabéticos que los distintos tipos de carbohidratos tienen distintos efectos HORMONALES sobre su cuerpo. En el cuerpo de un diabético consumir 100 calorías de brócoli (brécol) con mantequilla tiene un efecto muy distinto que el consumir 100 calorías de pizza. El brócoli y la mantequilla casi no aumentan la glucosa y la pizza la sube muchísimo.

Todos los clientes de los centros NaturalSlim que eran, o que habían sido nutricionistas o médicos, y que por alguna razón se vieron precisados a pedirnos ayuda para adelgazar, lograban sus metas al aplicar la dieta baja en carbohidratos y las otras técnicas que hemos desarrollado para regenerar el metabolismo. Todos estos profesionales de la salud, médicos o nutricionistas con sobrepeso, obesidad y algunos con diabetes, se quedaban sorprendidos de cuán fácil adelgazaban y controlaban la diabetes con nosotros, mientras mejoraban el metabolismo y reducían los carbohidratos. Me di cuenta de que a ellos se les había ocultado la efectividad de las dietas bajas en carbohidratos para adelgazar y controlar la diabetes.

Nunca podré olvidar el caso de un médico nefrólogo[50] que padecía de obesidad y de diabetes, que logró con la ayuda del programa NaturalSlim de Puerto Rico, reducir más de 50 libras (22 Kg) de peso, y terminó quitándose él mismo la insulina que, por más de 20 años, había tenido que inyectarse dos veces al día. El día que este médico se graduó del Sistema NaturalSlim tuvo el valor de dar su testimonio ante más de cincuenta personas, admitiendo que él se especializaba en pacientes diabéticos (tienen muchos problemas con los riñones por los altos niveles de glucosa) y que había aprendido que lo que nosotros le habíamos enseñado de "reducir los carbohidratos refinados" le había salvado sus riñones y que ya no necesitaba la insulina. Desde entonces, este médico nos ha referido muchísimos de sus pacientes obesos y diabéticos para que les ayudáramos, como a él.

Los que más tienen que ganar con las epidemias de obesidad y de diabetes son las COMPAÑÍAS FARMACÉUTICAS que fabrican medicamentos para una extensa variedad de síntomas asociados a la obesidad y a la diabetes. Los diabéticos, en particular, padecen de múltiples complicaciones de salud; y a falta de una buena educación en los temas de la dieta y el metabolismo, son los consumidores principales de los medicamentos producidos por las empresas farmacéuticas.

---

[50] *Nefrólogo: médico especialista en los riñones.*

LAS FARMACÉUTICAS INFLUENCIANDO A NUESTROS MÉDICOS

Se estimaba que en el 2010 había más de 80,000 propagandistas médicos[51], empleados por las compañías farmacéuticas en los Estados Unidos, para promoverles sus medicamentos a unos 830,000 médicos que podían recetar (ZS Associates, 2010). Un representante médico o propagandista médico usualmente visita a una lista de 200 a 300 médicos. A los médicos que más recetas producen de su lista (120 a 180 de ellos) se les visita cada una o dos semanas. El propagandista médico provee información técnica a los médicos para informarles sobre los últimos medicamentos que la farmacéutica ha desarrollado, comunicarle sus beneficios y asegurarse de que los médicos los recetan a sus pacientes; así que "informan y educan al médico", mientras aumentan las ventas de las farmacéuticas.

En el 2008 el senador Charles Grassley del Congreso de los Estados Unidos, empezó una investigación sobre los pagos sin reportar que hacían las farmacéuticas a los médicos para lograr que se recetaran o recomendaran sus medicamentos. En su investigación para el congreso, se descubrió que varios conocidos médicos psiquiatras de reconocidas universidades americanas, que figuraban como "expertos médicos" para sus colegas médicos, habían violado las regulaciones federales y universitarias, al recibir secretamente grandes sumas de dinero de las compañías farmacéuticas que fabricaban las drogas psiquiátricas (Kirk, Stuart A., 2013). La revista New York Times reportó que el doctor Joseph Biederman de la Universidad de Harvard había ocultado pagos por más de un millón de dólares que había recibido de las compañías farmacéuticas, cuyos medicamentos, como "experto médico", había recomendado (Harris, Gardiner, 2008). Semanas después, la revista Business Week reportó que el doctor Alan Schatzberg, jefe de psiquiatría en la Universidad de Stanford, admitió haber cobrado seis millones de dólares

---

[51] *Propagandista medico: en otros países se les llama "visitadores médicos". Son personas adiestradas en aspectos técnicos sobre los medicamentos cuyo propósito es orientar al médico sobre los beneficios de recetar los medicamentos que representa para su empleador directo o indirecto que es la compañía farmacéutica.*

de una compañía farmacéutica, a través de una compañía que él había creado llamada Corcept Therapeutics. El doctor Schatzberg tuvo entonces que renunciar a una beca de investigación millonaria que le había aprobado el gobierno de los Estados Unidos, a través del Instituto Nacional de la Salud (en inglés NIH, National Health Council) (The Chronicle of Higher Education, 2008). De igual manera, el psiquiatra Charles Nemeroff, renunció como jefe del departamento de psiquiatría de la Universidad de Emory, cuando se descubrió que no había reportado casi tres millones de dólares que le pagó la farmacéutica GlaxoSmithKline. Hasta ese momento el doctor Nemeroff había sido el investigador principal a cargo de un estudio que había costado 3.9 millones de dólares al Instituto Nacional de la Salud (NIH), que precisamente evaluaba la efectividad de cinco medicamentos para la depresión formulados por GlaxoSmithKline (Wikipedia: Charles Nemeroff M.D., 2008) (NYTIMES.COM, 2008).

Para colmo, la influencia de las compañías farmacéuticas se ha extendido al área del adiestramiento y la educación de los médicos y enfermeras en las escuelas de medicina (Linda A. Johnson, Associated Press, 2008). Una encuesta hecha en el 2005 encontró que varias escuelas de medicina importantes reciben donativos considerables de fondos y ayuda económica de las farmacéuticas. Para ilustrar cuán importante puede ser este financiamiento para algunas escuelas de medicina, vea el caso del Centro de Ciencias de Salud de la Universidad de Oklahoma (University of Oklahoma Health Sciences Center, www.ouhsc.edu). Esta universidad tenía 585 estudiantes en el 2005. Los gigantes farmacéuticos hicieron donativos sustanciales a ese campus, tales como AstraZeneca, que en ese año les donó $818,440; Merck que les donó $801,858; Novartis les donó $677,944; y Pharmacia & Upjohn les donó otros $591,430. Sólo en el 2005 las compañías farmacéuticas concedieron más de 183 "becas industriales" a esa universidad de medicina, totalizando unos 13.8 millones de dólares (Joe Neel NPR NEWS, 2005).

No podemos culpar a la profesión médica por estos actos de las farmacéuticas. La gran mayoría de los médicos son personas dedicadas e íntegras, que en realidad desean ayudar a sus pacientes. En el libro *Bad Pharma*, su autor, el doctor y periodista médico Ben Goldacre, discute la influencia de los propagandistas médicos. El doctor Goldacre explica cómo las compañías farmacéuticas incluso, emplean a "escritores fantasma" que escriben artículos técnicos que promueven cierto medicamento, que luego algunos científicos investigadores y médicos de renombre publicarán como si fueran suyos. También habla de cuán independientes e imparciales realmente son las revistas de investigación científica donde se publican los estudios clínicos, de cómo las compañías farmacéuticas financian las "educaciones continuadas" de los médicos y de cómo muchas veces, hasta los grupos a favor de los pacientes, son financiados por la misma industria farmacéutica. Al inicio de su revelador libro, *Bad Pharma*, el autor y doctor Ben Goldacre hace esta expresión como introducción:

La medicina está rota. (...) Nos gusta imaginar que la medicina está basada en evidencias que han sido los resultados de pruebas honestas. En realidad esas pruebas y evidencias muchas veces contienen fallas fatales. Quisiéramos imaginarnos que los médicos están familiarizados con la literatura de investigación, cuando la realidad es que la mayoría de la investigación y de sus resultados se los ocultan las compañías farmacéuticas a ellos. Nos gusta imaginar que los médicos están muy bien educados, cuando la realidad es que gran parte de su educación es financiada por la industria farmacéutica. Nos gusta imaginar que las agencias reguladoras gubernamentales sólo aprueban medicamentos o drogas que han demostrado ser efectivas y seguras, cuando la realidad es que la información sobre los efectos secundarios y posibles peligros está siendo ocultada de nuestros médicos por las compañías farmacéuticas (Ben Goldacre, MD, 2012).

MUCHA ROPA SUCIA PARA LAVAR

En el 1990 el Senador Edward Kennedy dirigió unas investigaciones y vistas senatoriales sobre las prácticas promocionales de las farmacéuticas. Uno tras otro, los testigos citados a estas vistas, describían cómo las compañías farmacéuticas compraban con regalos y con dinero algunas "opiniones expertas" de médicos especialistas que recomendaban sus medicamentos ante la prensa y la opinión pública. Los deponentes estaban describiendo un tipo de "relaciones públicas" basadas en tácticas secretas de soborno. Las compañías farmacéuticas saben que los pacientes valoran la opinión de los médicos y que los médicos, a su vez, valoran la opinión de los médicos colegas de ellos, que son especialistas de renombre. Por eso, hacen gestiones para que un médico especialista de cierto renombre recomiende a otros médicos, y al público en general, sus nuevos medicamentos. Por su puesto, estos "médicos expertos" nunca explican que la mayoría de los nuevos medicamentos que supuestamente se están descubriendo, e introduciendo al mercado como nuevos descubrimientos, son en realidad medicamentos antiguos cuya patente ha vencido o está por vencerse, a los cuales se les ha hecho alguna pequeña modificación para rebautizarlos como un "nuevo y más moderno medicamento". Esto les permite vender el medicamento a un precio exorbitante, porque es supuestamente "lo nuevo y más moderno" de la ciencia. El resultado ha sido que cada vez los medicamentos cuestan mucho más y los pacientes de diabetes o de otras enfermedades son víctimas de estas estrategias, que solo buscan enriquecer a las compañías farmacéuticas.

Uno de los testigos principales en estas vistas en el senado de los Estados Unidos lo fue el Sr. David C. Jones, un ex-ejecutivo de la farmacéutica Ciba-Geigy[52] y luego de los laboratorios Abbot[53]. El señor Jones, quien había sido vice-presidente de Laboratorios Abbot, expresó que abandonó la compañía en el 1986 porque encontraba que las prácticas de mercadeo eran deshonestas. Este mismo señor Jones testificó que, para ponerle precio a un nuevo medicamento, las farmacéuticas consideraban "muchos otros factores además del costo de las investigaciones científicas". Uno de los criterios principales utilizados para fijar el precio del medicamento lo era la disponibilidad de otras opciones que tendría el paciente para controlar los síntomas de su enfermedad. Su lógica comercial les decía que, mientras menos opciones de otros medicamentos tuviera el paciente, mayor cantidad de dinero debería costarle el medicamento. Con este criterio, mientras mayor fuera la desesperación, o mayor el sufrimiento, mayor debería ser el precio del medicamento. Los resultados de estas vistas senatoriales son récords

---

[52] *Ciba-Geigy: en el 1996 la farmacéutica Ciba-Geigy se consolidó con Sandoz para formar Novartis.*
[53] *Laboratorios Abbot: compañía farmacéutica estadounidense que tiene aproximadamente 90,000 empleados y operaciones en 130 países.*

públicos y reflejan la verdadera motivación de las compañías farmacéuticas (Melody Petersen, 2008 Our Daily Meds).

El doctor Richard J. Roberts, ganador del Premio Nobel de Medicina de 1993, causó furor cuando se atrevió a decir esto en una entrevista:

La industria farmacéutica quiere servir a los mercados de capital. Si sólo piensas en los beneficios económicos, dejas de preocuparte por servir a los seres humanos. He comprobado cómo, en algunos casos, los investigadores dependientes de fondos privados hubieran descubierto medicinas muy eficaces que hubieran acabado por completo con una enfermedad, pero eso no hubiera sido rentable porque las farmacéuticas a menudo no están tan interesadas en curarle a usted, como en sacarle dinero, así que esa investigación, de repente, es desviada hacia el descubrimiento de medicinas que no curan del todo, sino que mantienen la enfermedad y le hacen experimentar una mejoría que desaparece cuando deja de tomar el medicamento. Es habitual que las farmacéuticas estén interesadas en líneas de investigación, no para curar, sino sólo para mantener como incurables las dolencias con medicamentos más rentables que los que curan del todo y de una vez para siempre (Nobelprize.org, 2013) (Asoc. Terapeutas, 2013) (Revista Ariel, 2013).

Le recuerdo que muchos medicamentos son necesarios y salvan vidas. No vamos a "tapar el cielo con la mano"; la industria farmacéutica produce una cantidad de medicamentos que son importantísimos para salvarles la vida a muchas personas, incluyendo a muchos pacientes diabéticos. Pero, no seamos incautos[54] en pensar que las farmacéuticas están velando por nuestra salud. ¡Son negocios y les interesa principalmente ganar dinero! De todas maneras, usted debe saber que más del 90% de los medicamentos no curan nada, solamente reducen, ocultan o eliminan los síntomas de una enfermedad. Precisamente eso es lo que los hace tan buen negocio, porque si curaran la enfermedad se quedaban rápidamente sin ingresos. El medicamento perfecto para una farmacéutica es aquel que se necesita usar todos los días, por toda una vida, y que <u>nunca cura la enfermedad</u>, lo cual garantiza las ventas futuras. Si además de eso el

---

[54] *Incauto: persona que es fácil de engañar porque no tiene malicia. Ejemplo "un niño incauto".*

medicamento se usa para alguna enfermedad que causa mucho sufrimiento y para la cual no hay otros medicamentos que se puedan usar, entonces es todavía mejor, porque se puede cobrar un precio exorbitante; los que necesitan el medicamento tendrán que de alguna forma encontrar el dinero para comprarlo.

En nuestra propia vida podemos observar que la motivación por el dinero es tan fuerte que rompe familias, a veces es causa de peleas entre hermanos cuando se trata de la herencia de sus padres y destroza relaciones de amistad convirtiéndolas en pleitos legales. Ahora, dese cuenta de que las farmacéuticas son negocios que están estrictamente motivados por el dinero y entregarles a ellos el cuidado de nuestra salud o la de nuestros seres queridos es "entregarle las ovejas al lobo". Tan reciente como en el año 2013, casi cuando estaba por terminar este libro, se anunció en los medios noticiosos que la farmacéutica multinacional Johnson & Johnson y una de sus compañías subsidiarias, habían acordado pagar una multa de más de 2,200 millones por promocionar tres medicamentos para usos distintos a los que fueron autorizados. El acuerdo de pagar la multa millonaria que se vio obligada a hacer Johnson & Johnson resultó ser uno de los acuerdos de pago de multas más costosos en la historia de los Estados Unidos, contra una empresa relacionada a la salud, por cargos de fraude, conducta criminal y violación del código legal civil. La noticia leía:

El comportamiento ilegal denunciado por el Departamento de Justicia de los Estados Unidos trata sobre dos medicamentos utilizados para el tratamiento de esquizofrenia (Risperdal e Invega) y otro para problemas cardiacos (Natrecor), que en algunos casos fueron promocionados para otros usos no aprobados por la Administración de Fármacos y Alimentos (FDA). Por ejemplo, Risperdal se recetó entre 2002 y 2003 para casos de ansiedad, depresión y hostilidad, cuando la FDA no había acreditado la validez en esos casos, algo que la filial de J&J omitía o escondía entre sus recomendaciones. (...) Además, J&J pagó, entre 1990 y 2009, sobornos a médicos para que recetaran y recomendaran sus medicamentos.

Observe que hemos estado hablando de la influencia indebida que ejercen las farmacéuticas sobre nuestros médicos para inducirlos, a veces con regalos de viajes o vacaciones y otros beneficios, a recetarnos sus medicamentos. Los médicos que conozco, muchos de los cuales nos refieren a sus pacientes con obesidad a NaturalSlim, no aceptan pagos ni regalos especiales de las farmacéuticas, porque son personas íntegras de intachable honestidad. Pero de seguro no faltará algún médico que, tentado por el dinero, caiga en este tipo de trampa, violando la confianza que depositan en él sus pacientes. En estos días, en que los médicos cada vez están peor pagados por los planes médicos, ha aumentado la necesidad económica de muchos de ellos.

El Fiscal General de los Estados Unidos, Eric Holder, al anunciar el acuerdo sobre el pago millonario que haría Johnson & Johnson por motivo de la multa expresó: *"La conducta (de J&J) pone en peligro la salud y seguridad de los pacientes y daña la confianza pública".* Además observé que la noticia sobre este fraude de Johnson & Johnson también mencionaba: *"el uso indebido de Risperdal puede provocar diabetes y sobrepeso"*.

El medicamento Risperdal es un antidepresivo. En nuestra práctica relativa a la restauración del metabolismo en los centros NaturalSlim, ya habíamos observado en miles de personas que los medicamentos antidepresivos producían obesidad y descontrolaban la diabetes, por lo cual lo mencioné en mi libro anterior, *El Poder del Metabolismo*. La moraleja de esto es que los medicamentos que el diabético se vea obligado a tomar por descuidar el control de su diabetes también le pueden causar obesidad, descontrol en la diabetes y otra variedad de problemas hormonales. Entre los medicamentos no hay ninguno que esté totalmente libre de efectos secundarios. Así que, lo único RESPONSABLE es hacer el máximo por restaurar el metabolismo y resguardar la salud.

El gobierno federal y la FDA le han hecho fácil las ganancias a las farmacéuticas al permitirles introducir nuevos medicamentos que siempre son más costosos que los que reemplazan, sin que tengan que demostrar que su nuevo medicamento es mejor que los medicamentos que ya están en el mercado. La lista de drogas aprobadas por el FDA refleja que, entre el 1990 y el 2004, el Centro para Evaluación e Investigación del FDA (FDA's Center for Drug Evaluation and Research) aprobó unos 1,100 nuevos medicamentos o drogas, de las cuales solamente unas 400 eran realmente "nuevas", o lo que el FDA llama "nuevas entidades moleculares". La gran mayoría eran medicamentos reciclados con pequeñas alteraciones químicas que les permitían, o venderlos más caros como "nuevos", o extender una patente federal para no tener que declararlos medicamentos genéricos y reducir sus ganancias.

Las compañías farmacéuticas también utilizan la estrategia de crear "campañas de educación al público". Por ejemplo, en el 1983 el principal ejecutivo de la farmacéutica Glaxo, el señor Paul Girolami, introdujo al mercado su nuevo medicamento para la acidez llamado Zantac. Zantac no era un medicamento nuevo, en realidad era casi una copia de un medicamento muy conocido en ese entonces llamado Tagamet, que fabricaba la farmacéutica Smith Kline. Zantac trabajaba de forma igual a Tagamet, pero su fórmula química era lo suficientemente distinta como para no infringir la patente de Tagamet. En vez de vender el nuevo Zantac a un precio más bajo para quitarle mercado a Tagamet, lo que Glaxo hizo fue presentar su nuevo medicamento Zantac para la acidez a un precio que era 50% más caro. Venderlo algo más caro, da la impresión de que, al ser más costoso, tenía que ser mucho mejor. En realidad, un medicamento no necesariamente será mejor simplemente porque tenga un precio más alto.

El éxito económico de un medicamento depende de la efectividad de la campaña de mercadeo y de lo que con dicha campaña se le haga creer a los consumidores y a sus médicos. Para lograr su meta de capturar el mercado, Glaxo utilizó su mayor margen de ganancia en el producto para financiar estudios que favorecieran la idea de que Zantac funcionaba mejor que Tagamet, según lo explica la reportera Melody Petersen en su libro *Our Daily Meds* (Melody Petersen, 2008 Our Daily Meds).

El señor Girolami de Glaxo empezó entonces una de las campañas publicitarias más costosas de la historia. Glaxo descubrió que la gente no consideraba que la acidez estomacal era un problema importante. Para convencer al público de que la acidez estomacal era algo terriblemente serio se les ocurrió que, en vez de "acidez estomacal", se le debería llamar un nombre mucho más serio y preocupante como "reflujo gastroesofágico". Seguramente Glaxo sabía que el "reflujo gastroesofágico" era causado en gran parte por un consumo exagerado de pizza, papitas fritas y refrescos azucarados como la Coca-Cola (todos carbohidratos refinados), pero ese tipo de información no convenía decirse. En el 1986, Glaxo le pagó a la organización de encuestas Gallup para investigar el "reflujo gastroesofágico" (acidez estomacal) y esta encuesta pagada reflejó que el 44% de la población padecía de "reflujo gastroesofágico", por lo menos una vez al mes. Glaxo lanzó entonces una campaña masiva de "educación" titulada "El Reflujo Gastroesofágico a través de América" para "educar al público sobre esta terrible enfermedad". Glaxo creó también el Instituto Glaxo para la Salud Digestiva (Glaxo Institute for Digestive Health) cuya misión era financiar las investigaciones de cientos de médicos y levantar "conciencia pública" sobre los problemas de la acidez estomacal. El plan de mercadeo de Girolami funcionó tan bien que rápidamente Zantac se convirtió en una mina de oro para Glaxo. En el 1988, Zantac le sobrepasó en ventas a Tagamet y se convirtió en el medicamento más vendido de la historia. Los pacientes que padecían de acidez estomacal terminaron pagando 50% más por una solución a su "reflujo gastroesofágico" (Melody Petersen, 2008 Our Daily Meds).

Existe una gran preocupación sobre la influencia indebida de las compañías farmacéuticas en el proceso de la investigación científica, la cual se supone que se lleve de forma objetiva e imparcial en los estudios clínicos. Varios estudios han demostrado que los estudios clínicos que son financiados por compañías farmacéuticas tienen, como promedio, veinte veces más probabilidades de arrojar resultados positivos hacia sus propios medicamentos (Buchkowsky SS, Jewesson PJ., 2004) (Perlis RH et al, 2005) (Tungaraza T, Poole R., 2007) (Brezis M., 2008).

Por otro lado, las compañías farmacéuticas tienen un gran poder político. Para proteger sus intereses, invierten más millones de dólares cada año que cualquier otra industria en cabilderos políticos[55] que trabajan a tiempo completo en ganar influencias para convencer a los senadores y legisladores para pasar leyes que favorezcan sus intereses económicos, les hagan más fácil cobrar sus medicamentos o les protejan sus mercados. Desde el año 1998 hasta el 2006, la industria farmacéutica pagó 855 millones, más que ninguna otra industria a sus cabilderos, para ganar influencias y lograr leyes que les favorecieran económicamente (Public Integrity Org, 2005).

---

[55] *Cabilderos políticos: un cabildero político es una persona que trata de influenciar a los funcionarios electos para asegurarse de que las leyes favorezcan o no perjudiquen a una industria, organización o el público en general.*

No voy a negar que muchos medicamentos de los que fabrican las farmacéuticas son necesarios y que, de hecho, en muchos casos salvan vidas. Sin embargo, también se hace obvio que el negocio de las farmacéuticas no está motivado por el sólo deseo de salvar vidas sino, más bien, por el interés monetario. Hay miles de personas buenas, de científicos y de profesionales de la salud que son personas honestas que están trabajando en las farmacéuticas, pero eso no quita que la motivación principal detrás de los inversionistas es el dinero. La venta de medicamentos es un negocio y depende de que haya suficientes personas enfermas para crecer y expandir sus operaciones internacionales. Los diabéticos son, sin lugar a dudas, uno de los sectores más lucrativos para las farmacéuticas, no sólo debido a que su falta de buen control en los niveles de glucosa les obliga a depender de medicamentos (como insulina), también porque padecen de muchos otros problemas de salud como ataques al corazón, hipertensión, colesterol alto, triglicéridos altos, inflamación, infecciones y hasta amputaciones, a consecuencia de la diabetes. Los diabéticos son grandes usuarios de medicamentos en un sistema de salud que promueve el <u>control de la diabetes con los medicamentos, en vez de con la educación al diabético</u>.

En un artículo reciente, el director de la Fundación Life Extension, el Sr. William Faloon, explicaba el abuso de las farmacéuticas con sus altos precios en los medicamentos que se han convertido en medicamentos genéricos, debido a que ya su periodo de protección de patente federal había expirado. Las sustancias activas de los nuevos medicamentos reciben derechos a una patente federal que les concede una "exclusividad de mercado" o una forma de monopolio donde solamente la farmacéutica que inventó el medicamento lo puede vender al mercado. Esta protección y exclusividad de mercado que concede la ley de patentes federales le permite al fabricante del medicamento tener una exclusividad total por un periodo de hasta de veinte años. En su artículo, el señor Faloon explicaba que los precios de los medicamentos "genéricos", a los que ya se les venció el periodo de patente federal, deberían ser muy bajos, pero sin embargo, se mantienen excesivamente altos para mantener la ganancia de las farmacéuticas. Como ejemplo el Sr. Faloon presenta el caso del medicamento Proscar, que se utiliza para tratar la próstata agrandada en los hombres, el cual contiene el agente activo llamado *finasteride*. Explica Faloon que a Proscar se le acabó su tiempo de patente en el año 2006, pero todavía, a finales del año 2010, las farmacias continuaban cobrando $90.00 por una receta de 30 tabletas, cuando el precio en el mercado libre y en algunos otros países era de sólo $10.25 por las 30 tabletas. Por otro lado, si usted busca el medicamento genérico que se vende en Estados Unidos, verá que cobran un precio promedio de $86.00, lo cual es ocho veces mayor que el precio en el mercado libre. Se hace evidente que las personas enfermas son un gran negocio, ya que no se pueden defender de estos abusos de las farmacéuticas.

Diabetes Sin Problemas no es un libro sobre "las atrocidades que cometen las farmacéuticas". Es un libro que busca como meta principal ayudar al diabético y a sus familiares a tomar el control de la diabetes, para así evitar todos los problemas que acompañan a esta enfermedad. Parte de lo que hace falta para tomar el control de la diabetes es darse cuenta de que las farmacéuticas dependen de que el diabético y sus familiares NO CONOZCAN una forma efectiva de reducir los niveles de glucosa, que es lo que este libro propone. Mientras los diabéticos y sus médicos sigan pensando que la solución principal al control de la diabetes es a través de la MEDICACIÓN, y no se den cuenta de que incluso sus médicos están recibiendo sólo información que acomoda a los intereses económicos de las farmacéuticas, no habrá esperanza para el paciente diabético.

Un ejecutivo que trabajó para la farmacéutica Eli Lilly por 35 años, el doctor John Virapen, y quien en un momento fue el Director de Mercadeo de esa farmacéutica en Puerto Rico (años 1979-1989) no pudo más con su cargo de conciencia y finalmente delató en el libro que escribió, después de un infarto que le hizo retirarse de su puesto, la corrupción de Eli Lilly. En su libro, él admite y se arrepiente de haber participado, en comprar influencias y conseguir aprobación de drogas psiquiátricas como Prozac en Suecia, donde luego se le nombró como Director General de Eli Lilly para ese país. Su libro *Side Effects: Death. Confessions of a Pharma-Insider* es como una historia de horror, corrupción y engaños a granel. Si usted lee el libro del doctor Virapen se dará cuenta de que es demasiado real la información que reveló después de 35 años como para haber sido fabricada (John Virapen, 2010).

Recientemente al doctor John Virapen se le grabó en un vídeo muy revelador, con información muy impactante, mientras estaba ofreciendo una conferencia a cientos de personas sobre la corrupción en la que él mismo participó a nombre de Eli Lilly, durante sus 35 años con la compañía. Le recomiendo que lo vea (es en inglés, pero tiene subtítulos en español) haciendo una búsqueda en Internet con la frase "Dr. John Virapen youtube" y juzgue por usted mismo(a) (Dr. John Virapen, 2012).

Permita que toda la información anterior le sirva de advertencia de que una meta importante para usted debe ser la de depender lo menos posible de los medicamentos de las farmacéuticas, ayudándose usted mismo(a) a tomar el control de su diabetes. Una meta lógica, razonable y obtenible sería la de mejorar el control de la diabetes para reducir o eliminar (con la ayuda de su médico, nunca por su propia cuenta) el uso de medicamentos recetados. Ese es uno de los propósitos principales de este libro, *Diabetes Sin Problemas*, porque de esa forma el diabético y sus familiares evitan problemas, reducen costos innecesarios y tienen mejores probabilidades de mejorar y conservar su salud.

PRECIOS PARA TOMAR PROVECHO DE LA NECESIDAD Y DEL SUFRIMIENTO DE LOS DIABÉTICOS

El tema de los precios de los medicamentos de las farmacéuticas para los diabéticos es otro "trapo sucio". En todas las industrias del mundo los precios de los productos se fijan a base de los costos de manufactura, excepto en la industria farmacéutica. Los precios de todos los medicamentos para el control de la diabetes se deciden a base de cuánto sería el máximo que el paciente o sus seres queridos van a poder pagar, sabiendo que el paciente diabético no tiene más remedio que pagar lo que se le pida o de otra forma arriesgarse a morir. El precio de un medicamento tiene detrás de sí un pensamiento oportunista de "cuánto es lo máximo que le puedo sacar" que no tiene relación con el costo de manufactura del medicamento. Por ejemplo, la insulina que se vende en los Estados Unidos, aunque sea fabricada en la misma fábrica que la insulina que se vende en un país vecino como México, se vende cuatro veces más cara, que esa misma insulina, de la misma marca, en México. Los tres fabricantes de insulina (Eli Lilly, Novo Nordisk y Sanofi-Aventis) saben que en los Estados Unidos hay mayor poder adquisitivo y más pacientes cubiertos por los planes médicos (seguros o aseguranzas médicas) que pueden ayudar a pagarla, por lo cual el precio de Estados Unidos es cuatro veces mayor que en México.

Le daré un ejemplo de mi familia. Tengo un hijo que es diabético Tipo 1 y que vive con su familia y mis nietos en Texas, Estados Unidos, como a unas cuatro horas de la frontera con México. Como los diabéticos Tipo 1 han perdido la capacidad de producción de insulina de su páncreas, por fuerza tiene que inyectarse insulina a diario. Mi hijo utiliza todos los días la insulina Lantus inyectada (insulina de larga duración), y los "pens" (también llamados bolígrafos o plumas de insulina) de marca Humalog para la insulina de acción rápida que usa antes o después de cada comida. Mi hijo me cuenta que en el estado de Texas, como es parte de los Estados Unidos, la insulina Lantus le cuesta $200 el frasco y que él la compra en México, de la misma marca, pero paga sólo $50.00 por frasco. Lo mismo pasa con la insulina de "pens" Humalog, por la cual paga $63.00 en los Estados Unidos y al cruzar la frontera, que está a sólo cuatro horas de su hogar, paga solamente $16.00, que es un 75% menos del costo en los EEUU.

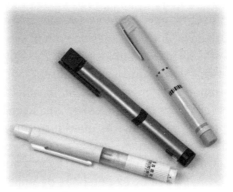

PENS, BOLÍGRAFOS O PLUMAS DE INSULINA

De hecho, un estudio que recopiló los precios de venta de la insulina en más de sesenta países, reflejó que los precios de un frasco de insulina de 10 mililitros fluctúan demasiado por país. Por ejemplo, un paciente diabético paga sólo $1.55 dólares estadounidenses en Irán y tanto como $76.69 por el mismo frasco de insulina, de la misma marca, en Austria. Una diferencia de casi 5,000%, o sea, casi 50 veces más caro. Las farmacéuticas (Eli Lilly, Novo Nordisk y Sanofi-Aventis) manipulan los precios para básicamente beneficiarse de aquellos diabéticos cuya vida depende de un medicamento tan vital como la insulina (HAI Insulin Prices, 2010).

EL EXCESO DE MEDICACIÓN, UN PROBLEMA DE ACTITUD

En los Estados Unidos, ya hace unos años, que está pasando la cosa más ilógica de todas: los medicamentos se anuncian en la televisión, directamente a los consumidores, con el propósito de crearles la necesidad de solicitárselos a sus médicos. Esto es algo bochornoso. Los médicos ahora reciben pacientes que les ruegan que les recete "el último medicamento de moda" que vieron en la televisión. En los anuncios de televisión van leyendo los mil y un efectos secundarios que puede tener el medicamento, en una voz rápida y con frases tales como "usted puede morir por daños al hígado" y otras advertencias que se recitan en puro aburrimiento. Todas estas advertencias sobre los efectos secundarios y riesgos se recitan en total monotonía, mientras el incauto televidente ve y experimenta con su vista unas imágenes visuales que evocan momentos de felicidad, disfrute de la vida y paisajes de gran belleza. A la vez que los televidentes ven estas imágenes tan inspiradoras, se oye en el trasfondo una agradable música celestial que les hace desear la felicidad que evoca el anuncio, adquiriendo "ese maravilloso medicamento que de alguna forma le hará más feliz". Las farmacéuticas y sus agencias de publicidad juegan con la mente de nuestros seres queridos disfrazando su mensaje publicitario como "información de ayuda" y nosotros, como fieles e ignorantes cómplices, permitimos que se atrapen a nuestros diabéticos, a las personas deprimidas y a otras personas de edad, que padecen de otras condiciones de salud, en la máquina de hacer dinero de estas empresas. ¡Esto da vergüenza! (C. Lee Ventola, MS, 2011) (Donohue JM et al., 2007) (Gilbody S. et al, 2005).

Posiblemente este libro, *Diabetes Sin Problemas*, jamás llegue a convertirse en el libro favorito de los ejecutivos de las compañías farmacéuticas. No obstante, sí pudiera serlo para los pacientes de diabetes, para sus seres queridos, para los miles de médicos que genuinamente desean ayudar a sus pacientes e incluso para las compañías de planes médicos, cuyos ingresos se ven drásticamente reducidos por el exceso de medicación que hoy en día se promueve como solución para el "control de la diabetes"; lo cual es una mentira. La dependencia en los medicamentos recetados ha estado acaparando una porción cada vez mayor de los presupuestos de salud, tanto de los pacientes, como para los servicios de salud de todos los gobiernos, como para las compañías de seguros médicos privadas que ya no encuentran formas de cómo contenerlos, mientras las farmacéuticas se enriquecen. Observe que desde el 1997 hasta el 2002 los gastos en medicamentos recetados subieron un 64% para convertirse en un 23% del total presupuesto de gastos médicos totales de los Estados Unidos. Desde el final de 1999, el costo promedio de los 150 medicamentos de más venta subió un promedio de 35.1%, casi tres veces más que el ritmo de la inflación en ese mismo periodo. Los costos de la medicación, combinados con el exceso de medicación están quebrando a nuestro sistema de salud (National Center for Health Statistics, 2005).

Como si todo este abuso con el exceso de la medicación fuera poco, el hambre incesante de las farmacéuticas por el dinero se ha combinado con la psiquiatría, que es la rama oscura de la medicina, donde los diagnósticos son a base de puras teorías y donde se cometen las peores atrocidades "en nombre de la ciencia", sin que exista ningún verdadero diagnóstico científico 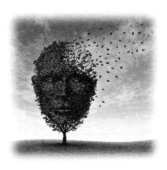 (análisis de laboratorios, placas de rayos X, sonograma[56], resonancia magnética[57], etc.). Algunas de las peores atrocidades (shock eléctrico, shock de insulina, drogas de alterar la personalidad, etc.) contra los

---

[56] *Sonograma: es un examen de ultrasonido que ayuda a detectar algunas enfermedades como piedra, quistes y otros. Son estudios que proveen mucha seguridad por lo cual se utilizan para ver el feto dentro del vientre de una madre embarazada.*

[57] *Resonancia magnética: La resonancia magnética nuclear, o RMN, es un examen de diagnóstico seguro que proporciona una visión más clara del interior del cuerpo que muchos otros exámenes de diagnóstico. La resonancia magnética produce imágenes de dos o tres dimensiones usando un imán grande, ondas de radio y un computador. No usa rayos X.*

pacientes mentales, ancianos y niños han sido perpetradas por esta rama de la medicina, que crea enfermedades mentales por votación en sus reuniones, tan ridículas como "síndrome de compra compulsiva" (¡de seguro mi esposa lo tiene porque le encanta comprar cosas en las tiendas!) y para las que no existe tal cosa como una "curación" (Sanz Granados, et al, 2012). Aun faltándoles la evidencia científica que caracteriza al resto de la honrosa profesión médica (los médicos, con excepción de los psiquiatras, son científicos), los psiquiatras, en combinación a las farmacéuticas, han estado medicando, cada vez de forma más descarada, a nuestros niños. Los niños de edad pre-escolar, de cinco años o menos, son el segmento de mayor crecimiento para los medicamentos antidepresivos y del supuesto síndrome llamado "déficit de atención" que se diagnostica con un cuestionario de preguntas (puro lápiz y papel) y no requiere de ningún examen científico o de laboratorio. La venta de los medicamentos para niños y adolescentes está creciendo en un 10% por año, desde el año 2004 (Citizens Commision on Human Rights, 2013).

Los medicamentos pueden ser necesarios para el diabético en un momento que su médico lo determine. Pero, la única solución verdadera para lograr el control de la diabetes, es EDUCARSE sobre ella, y educar a sus familiares sobre la RESTAURACIÓN DEL METABOLISMO Y LA SALUD. **La responsabilidad principal de lograr el control de la diabetes debe recaer sobre el paciente diabético y sobre sus familiares que son los afectados, no sobre los médicos ni sobre el estado (gobierno), porque esa ruta ya se ha demostrado que no funciona.** El paciente y sus familiares necesitan tener la oportunidad de recibir una EDUCACIÓN sobre cómo controlar la diabetes y mejorar la salud, no más ni mejores medicamentos. Este libro pretende proveer esa educación para aquellos que quieran una solución basada en la verdad y en los resultados medibles, no en las teorías.

INGRESOS ESPECTACULARES Y MERCADEO POR TELEVISIÓN

El negocio de los medicamentos es extremadamente lucrativo y se presta para situaciones de conflicto, donde los intereses comerciales demasiadas veces reciben prioridad sobre el bienestar del paciente. Las compañías farmacéuticas justifican sus continuos aumentos de precios diciendo que necesitan invertir en nuevos desarrollos e investigaciones. No obstante, un estudio reflejó que las compañías farmacéuticas invierten diecinueve veces más en el mercadeo y publicidad de sus medicamentos que en el desarrollo de nuevos medicamentos (Light DW, et al, 2012). La línea divisoria entre el deber que todos tenemos de ayudar a los pacientes diabéticos y el beneficio económico personal cada día es más fina (Singh AR, Singh SA., 2007).

Decir que la industria farmacéutica tiene ingresos económicos exorbitantes no le hace justicia a la situación del abuso con los precios de los medicamentos. Cualquier empresa comercial tiene derecho a recibir ingresos honestos que correspondan a su nivel de inversión y al producto o servicio que brinda a la sociedad. Pero, en el caso de la industria farmacéutica, usted debe saber que las ganancias son impresionantemente altas, considerando que trafican con medicamentos, de los cuales dependen la salud de millones de personas. Las ganancias combinadas de las diez compañías farmacéuticas que están en la lista de las compañías "Fortune 500" rayan en lo obsceno (CNN Money, 2014). El reporte del año 2002 de la organización "Public Citizens Congress Watch" reveló que las ganancias combinadas de las diez compañías farmacéuticas principales ($35.9 billones de dólares) que se listan en la lista "Fortune 500" fueron mayores que las ganancias combinadas de las otras 490 compañías ($33.7 billones de dólares) de la misma lista (Public Citizen Congress Watch, 2002).

Las compañías farmacéuticas colocan la publicidad de sus medicamentos en los medios y pagan por ella, igual que cualquier otro cliente. Pero otras veces colocan sus anuncios sobre "campañas de información sobre la prevención" y sus "nuevos descubrimientos que salvan vidas" asociados al lanzamiento o a la promoción de algún nuevo medicamento, muchas veces gratis, disfrazándolos como "una noticia de interés público", con la ayuda de sus expertos en relaciones públicas.

Cuando el amable relacionista público de una poderosa farmacéutica llama a un reportero de las noticias para que publique "una nota de prensa" relativa a algún nuevo medicamento o "campaña de educación y prevención", el reportero sabe que su sueldo y el ingreso de su patrono (compañía de televisión, prensa o radio) depende de tener contentos a los ejecutivos de esa farmacéutica. Lo que quiera publicar la farmacéutica como "nota imparcial de prensa o reportaje de televisión" será publicado gratuitamente en los medios de comunicación masivos. Nuestros diabéticos y otras personas enfermas se lo tragarán como "debe ser la verdad porque de otra forma no lo publicarían". Pero no todo lo que se publica es verdad, aunque algunas personas no parecen darse cuenta.

Los testigos en las vistas senatoriales de los Estados Unidos, sobre las prácticas de la industria farmacéutica, revelaron que muchas veces las compañías farmacéuticas preparaban vídeos que luego se difundían en los noticieros de televisión y que parecían haber sido filmados por reporteros de los medios noticiosos, escondiendo así su participación en presentar en estos vídeos la opinión de ciertos médicos y pacientes que le favorecían. Durante las vistas senatoriales que investigaban a las farmacéuticas, el senador Kennedy le pidió a los ejecutivos de varias compañías farmacéuticas que explicaran la existencia de estos vídeos que le habían suplido a los noticieros del país, pero todos ellos rehusaron testificar sobre esta práctica de "mercadeo secreto", en el que crean un supuesto "reportaje noticioso", cuyo propósito es solamente mercadear su medicamento (Melody Petersen, 2008 Our Daily Meds).

En el año 2005, el senador Bill Frist, líder de la mayoría republicana del Senado de los Estados Unidos, dijo lo siguiente en un discurso público:

Que no haya ninguna duda: los anuncios de medicamentos directos al consumidor acrecientan los costos médicos de América. Influencian el comportamiento de los consumidores e influencian el comportamiento de los médicos. Estos anuncios causan que más gente utilice drogas y medicamentos recetados. Crean una demanda artificial. Y aumentan los costos totales de salud de nuestra nación. Los anuncios innecesariamente aumentan los costos y desperdician nuestros recursos. Además, los anuncios directos de la farmacéutica al consumidor desorientan a los pacientes sobre vendiéndoles resultados inexistentes o restándole importancia a los riesgos de consumirlos. De cualquier forma, los anuncios engañosos de los medicamentos hacen daños a los pacientes y definitivamente presionan a nuestros médicos a emitir más recetas por ellos (Stephanie Saul, 2005).

Entre los años desde el 1996 hasta el 2004 la cantidad de dinero que la industria farmacéutica de los Estados Unidos invirtió en su publicidad de medicamentos directo al consumidor aumentó en más de un 500%, de 791 millones a 4,000 millones de dólares por año. Al año 2012 se estimaba que la inversión de las farmacéuticas en la publicidad de sus medicamentos había aumentado a 31,000 millones de dólares. Un estudio que hizo la Fundación de la Familia Kaiser concluyó que por cada dólar que las farmacéuticas invierten en la publicidad directa a los consumidores logran producir $4.20 en ventas adicionales para sus compañías. Obviamente, la inversión en publicidad que crea la necesidad en nuestra población de obtener sus medicamentos les está funcionando excelentemente bien (Henderson, Diedtra, 2005).

Parecería que tengo una persecución contra las farmacéuticas, pero la realidad es otra. No tengo absolutamente nada en contra de las farmacéuticas cuando se trata de medicamentos que son necesarios para sostener la vida o para salvar una vida, tal como pasa con los antibióticos cuando existe una infección grave que combatir. Hay muchos medicamentos que son necesarios. Sin embargo, tengo mucho en contra de las farmacéuticas cuando se trata de medicamentos cuyo uso puede evitarse o reducirse dramáticamente al adoptar un estilo de vida y una dieta saludable.

En los centros NaturalSlim, donde atendemos a miles de personas con sobrepeso y obesidad cada semana, vemos constantemente que las personas adelgazan y a sus médicos no les queda más remedio que reducirles o eliminarles totalmente los medicamentos para la presión alta, el colesterol, los triglicéridos, la tiroides y hasta para el insomnio o para la depresión. En el caso de los diabéticos con obesidad, la reducción sustancial o la eliminación total de los medicamentos recetados al adelgazar es la norma, lo cual nos demuestra que es mucho más efectiva la educación que la medicación. Mi experiencia ha sido que la gente no quiere estar enferma, a menos que padezcan de una ignorancia tan grande que no les permita darse cuenta de que existen soluciones más allá de una "píldora mágica" de la farmacéutica. El énfasis desmedido en MEDICAR LA DIABETES es un "falso control de la diabetes". El único verdadero control de la diabetes es cuando el diabético, y sus familiares cercanos que le dan apoyo, se educan y logran que los niveles de glucosa del paciente diabético se mantengan dentro del rango NORMAL (70 mg/dl a 130 mg/dl). Esperar a que la glucosa suba por arriba del punto de PELIGRO (más de 130 mg/dl) para entonces tratar de "aplastar la subida de glucosa" con químicos (medicamentos orales, insulina) es un suicidio, además de una receta para lograr tener serios problemas de salud.

SÁLGASE DE LA LISTA DE VÍCTIMAS DEL ABUSO FARMACÉUTICO

Insisto en recordarle que es verdad que las farmacéuticas producen muchos medicamentos que son extremadamente necesarios porque salvan vidas. No obstante, no podemos olvidar que las farmacéuticas son negocios cuyo verdadero propósito es ganar dinero. Para el paciente diabético lo importante es saber que existen formas de controlar la diabetes mejorando el metabolismo y la salud para no ser víctimas indefensas de estos mercaderes de medicamentos. No tenemos que ser efecto del fraude, de las prácticas de publicidad y de mercadeo disfrazadas de "campañas de educación", de la corrupción y de la avaricia de algunos de los que se enriquecen con nuestras enfermedades. Podemos ser proactivos asumiendo el control de la diabetes y de sus otras enfermedades relacionadas. La clave es obtener el CONOCIMIENTO para crear conciencia y ACTUAR para lograrlo.

Las personas enfermas son un buen negocio, no solamente para las farmacéuticas, sino también para otros negocios o servicios relacionados que dependen de tener un cliente enfermo. Esto incluye a los centros para tratamientos de úlceras y heridas que han continuado proliferando, debido a que la gran mayoría de los diabéticos continua teniendo unos niveles de glucosa demasiado altos. Esto los mantiene en un estado de deterioro físico en el cual sus úlceras y heridas simplemente no cicatrizan ni se curan. También, los pies del diabético empiezan a necesitar zapatos especiales para acomodar sus pies inflamados y deformes, por falta de un buen control de sus niveles de glucosa. Todo esto se resolvería si el diabético lograra llevar sus niveles de glucosa a niveles más normales (por debajo de 130 mg/dl), que es el propósito de este libro. Pero, mientras los diabéticos continúen utilizando una dieta alta en carbohidratos refinados (pan, arroz, harina, azúcar, etc.), y mientras no tomen suficiente agua cada día para lograr hidratar su cuerpo y poder orinar los excesos de ácido que se les acumulan en el cuerpo, no existe la posibilidad de controlar los niveles de glucosa y evitar los daños al cuerpo.

Nuestra experiencia en los centros NaturalSlim con los miles de diabéticos con sobrepeso que nos han visitado para lograr adelgazar, nos ha demostrado que la diabetes se puede controlar, y así evitar los terribles daños que le puede ocasionar al cuerpo, solamente si se reconocen todos los factores que aumentan la glucosa a niveles anormales. Esto sólo se puede lograr tomando conciencia de todos los factores que afectan la condición, para establecer una dieta y un estilo de vida que le devuelvan el control y la salud al diabético. No hacerlo es un camino seguro a ser "víctima de la diabetes" para seguir enriqueciendo a todos los que se benefician de los daños a la salud que la diabetes puede causar. Hay mucha gente buena que está tratando de ayudar a los diabéticos. Son doctores, nutricionistas, dietistas, terapeutas de todos tipos y no hay dudas de que son personas de buenas intenciones. No obstante, LE COMPETE AL PACIENTE DIABÉTICO EL ENTENDER SU PROPIA CONDICIÓN para poderla controlar.

En el tema de la diabetes y en cualquier otro tema sobre enfermedades que puedan causar tanto sufrimiento personal y daños al cuerpo como esta condición, lo único que debería considerarse como la VERDAD debería ser sólo aquello que produzca RESULTADOS POSITIVOS MEDIBLES. Actualmente hay una gran cantidad de personas con diabetes que continúan en un deterioro de salud gradual, mientras sus síntomas son medicados, porque no se está corrigiendo ni su nutrición ni su "estilo de vida", por lo cual continúan cometiendo los mismos errores día tras día, mientras sus cuerpos y la salud se les van derrumbando. El 85% de los diabéticos tienen sobrepeso u obesidad, un 40% o más de ellos padecen de alta presión, el 65% de ellos padecen del corazón y su futuro no es nada halagador, aun con todos los descubrimientos médicos y nuevos medicamentos que existen (World Health Organization, 2012).

El diabético debe hacer todo lo que esté a su alcance para evitar el exceso de medicación, tanto de la diabetes como de sus otras condiciones asociadas (hipertensión, dolores, inflamación, acidez, insomnio, depresión, etc.) controlando su diabetes con la ayuda de este libro y la supervisión directa de su médico. Por ejemplo, en Estados Unidos, la adicción a los analgésicos[58] recetados está matando a miles de personas por año y se ha convertido en una creciente epidemia. Los medicamentos recetados son una de las causas mayores de muertes en los Estados Unidos. En el 2009 ocurrieron más de 26,000 muertes en ese país debido a medicamentos recetados, según comentaba el señor Leonard Paulozzi del Centro para Prevención de Enfermedades del gobierno federal estadounidense. Esto ocurre por sobredosis o incluso, por la peligrosa interacción química que existe entre los distintos medicamentos que toman los pacientes.

En el pasado la mayoría de las sobredosis ocurrían debido a las drogas ilegales (heroína, cocaína, entre otras). Pero en los últimos años las muertes por sobredosis de analgésicos recetados han sobrepasado a las muertes por drogas ilegales como la heroína y la cocaína. La porción del problema del abuso de drogas que más está creciendo en los Estados Unidos, es la del abuso a las drogas recetadas, según dice el señor Robert DuPont, quien fue director del Instituto Nacional contra el Abuso de Drogas (National Institute on Drug Abuse, 2009). Un artículo en el periódico USA Today expone el mismo problema de los aumentos en muertes por sobredosis, abuso o adición a medicamentos recetados (Liz Szabo, USA TODAY, 2010). Poco a poco y bajo la influencia de los grandes negocios que promueven la falsa idea de que "la salud está al alcance de una receta médica o píldora milagrosa" hemos renunciado a nuestra RESPONSABILIDAD PERSONAL de mantener la salud con una dieta y estilo de vida digno de nosotros. Fuera del daño que nos hagamos, lo más triste es el mal ejemplo que les damos a nuestros niños y adolescentes al no tomar nuestra salud en nuestras propias manos.

---

[58] *Analgésicos: medicamentos que quitan el dolor físico tales como aspirina, acetaminofén (Tylenol) y otros.*

Los medicamentos son necesarios sólo cuando son necesarios. Es algo que sólo su médico debe decidir. Pero la gran mayoría de los medicamentos sólo apagan o intentan aminorar los síntomas de la FALTA DE SALUD. Los diabéticos que aprendan a usar la tecnología de RESTAURAR EL METABOLISMO, que se explica en este libro, tendrán una verdadera oportunidad de MEJORAR O RECUPERAR LA SALUD, por lo cual irremediablemente se les reducirán los síntomas (glucosa excesivamente alta por arriba de 130 mg/dl, hipertensión, falta de energía, mala calidad de sueño, problemas cardiovasculares, pérdida de la vista, neuropatía diabética, amputaciones, etc.). Al restaurar el metabolismo, regresa la ENERGÍA que llamamos "BUENA SALUD" y se reducen, con la ayuda y supervisión experta de su médico, la necesidad de los medicamentos recetados.

La responsabilidad es suya al momento de tomar las decisiones correctas sobre la nutrición y sobre el estilo de vida que mejor le permitirá mantener o restaurar su salud, cuando existe una diabetes por el medio. La diabetes es un "desorden metabólico" y requiere de su CONOCIMIENTO para RESTAURAR EL METABOLISMO. Es verdad que "LA GENTE ENFERMA ES UN BUEN NEGOCIO", pero usted o su ser querido NO TIENEN POR QUÉ SER PARTE DE ESE NEGOCIO. *Diabetes Sin Problemas* le invita a abrir los ojos para darse cuenta de que usted controla la diabetes o la diabetes le controlará a usted.

Referencias mencionadas en este capítulo

- Academy of Nutrition and Dietetics A.N.D. (2013). *Academy of Nutrition and Dietetics*. Recuperado el 23 de Dec de 2013, de http://www.eatright.org/
- Accurso A, B. R. (2008). Dietary carbohydrate restriction restriction in Type 2 diabetes mellitus and metabolic syndrome: time for a critical appraisal. *Nutr Metab (Lond)*(5), 9. Obtenido de http://www.ncbi.nlm.nih.gov/pmc/articles/PMC2359752/
- ADA Banting Circle Supporters. (2012). *American Diabetes Association*. Recuperado el 23 de Dec de 2013, de American Diabetes Association: http://www.diabetes.org/donate/sponsor/banting-circle-supporters.html
- ADA Pharma Financial Revenues. (2012). *Revenues Received From Pharmaceutical Companies/Device Makers*. American Diabetes Association. American Diabetes Association. Recuperado el 5 de Feb de 2014, de http://adap-old.pub30.convio.net/donate/sponsor/Pharma_Financial_Revenues_2012.pdf

- Albert C.M., et al. (2002). Prospective Study of C-Reactive Protein, Homocysteine, and Plasma Lipid Levels as Predictors of Sudden Cardiac Death. *Circulation., 105*, 2595-2599. doi:10.1161/ 01.CIR.0000017493.03108.1C
- Asoc. Terapeutas. (2013). *Entrevista al Premio Nobel de medicina Richard J. Robert.* Recuperado el 29 de Dec de 2013, de http://www.libertademocional.es/index.php/sabias-que/71-entrevista-al-premio-nobel-de-medicina-richard-j-robert
- Ben Goldacre, MD. (2012). *Bad Pharma: How Drug Companies Mislead Doctors and Harm Patients.* Faber & Faber. Obtenido de http://www.amazon.com/Bad-Pharma-Companies-Mislead-Patients/dp/0865478007
- Brezis M. (2008). Big pharma and health care: unsolvable conflict of interests between private enterprise and public health. *Israel J Psychiatry Relat Sci., 45(2)*, 83-9. Recuperado el 22 de Dec de 2013, de http://www.ncbi.nlm.nih.gov/pubmed/18982834
- Buchkowsky SS, Jewesson PJ. (April de 2004). Industry sponsorship and authorship of clinical trials over 20 years. . *Ann Pharmacother., 38(4)*, 579-85. Obtenido de http://www.ncbi.nlm.nih.gov/pubmed/14982982
- Buckley DI, et al. (6 de Oct de 2009). C-reactive protein as a risk factor for coronary heart disease: a systematic review and meta-analyses for the U.S. Preventive Services Task Force. *Ann Intern Med., 151*(7), 483-95. Recuperado el 6 de April de 2014, de http://www.ncbi.nlm.nih.gov/pubmed/19805771
- C. Lee Ventola, MS. (Oct de 2011). Direct-to-Consumer Pharmaceutical Advertising. *Pharmacy & Therapeutics, 36(10)*, 669-674, 681-684. Recuperado el 22 de Dec de 2013, de http://www.ncbi.nlm.nih.gov/pmc/articles/PMC3278148/
- Cavallo E, et al. (Dec de 1990). Resting metabolic rate, body composition and thyroid hormones. Short term effects of very low calorie diet. *Horm Metab Res., 22*(12), 632-5. Recuperado el 15 de April de 2014, de http://www.ncbi.nlm.nih.gov/pubmed/2076860
- Citizens Commision on Human Rights. (22 de Dec de 2013). *Comisión de Ciudadanos por los Derechos Humanos.* Recuperado el 22 de Dec de 2013, de Citizens Commision on Human Rights: http://www.cchr.es/cchr-reports/citizen-commission-on-human-rights/introduction.html
- CNN Money. (2014). Global Fortune 500 List. Recuperado el 6 de May de 2014, de http://money.cnn.com/magazines/fortune/global500/2013/full_list/
- Cordain L, et al. (Feb de 2005). Origins and evolution of the Western diet: health implications for the 21st century. *Am J Clin Nutr , 81*(2), 341-354. Recuperado el 15 de April de 2014, de http://ajcn.nutrition.org/content/81/2/341.full
- Danesh J, et al. (13 de May de 1998). Association of fibrinogen, C-reactive protein, albumin, or leukocyte count with coronary heart disease: meta-analyses of prospective studies. *JAMA , 279*(18), 1477-82. Recuperado el 6 de April de 2014, de http://www.ncbi.nlm.nih.gov/pubmed/9600484
- Donohue JM et al. (16 de August de 2007). A decade of direct-to-consumer advertising of prescription drugs. *N Engl J Med.*, 673-81. Obtenido de http://www.ncbi.nlm.nih.gov/pubmed/17699817
- Dr. John Virapen. (2012). *YouTube Videos.* Recuperado el 29 de Dec de 2013, de https://www.google.com/#q=dr+john+virapen+youtube
- Eaton SB, et al. (April de 1997). Paleolithic nutrition revisited: a twelve-year retrospective on its nature and implications. *Eur J Clin Nutr. , 51*(4), 207-16. Recuperado el 15 de April de 2014, de http://www.ncbi.nlm.nih.gov/pubmed/9104571
- Emanuelli B, et al. (3 de Feb de 2014). Interplay between FGF21 and insulin action in the liver regulates metabolism. *J Clin Invest. , 124*(2), 515–527. doi:10.1172/JCI67353
- Factor de Impacto - Wikipedia. (2013). Factor de Impacto - Wikipedia. Recuperado el 15 de April de 2014, de http://es.wikipedia.org/wiki/Factor_de_impacto
- Feinman RD, et al. (2004). "A calorie is a calorie" violates the second law of thermodynamics. *Nutrition Journal, 3*(9). doi:10.1186/1475-2891-3-9

- Forsythe CE,et al. (2008). Comparison of Low Fat and Low Carbohydrate Diets on Circulating Fatty Acid Composition and Markers of Inflammation. (L. 2. Jan, Ed.) *Lipids, 43*(1), 65-77. Recuperado el 6 de April de 2014, de http://www.ncbi.nlm.nih.gov/pubmed/18046594
- Gilbody S. et al. (Aug de 2005). Benefits and harms of direct to consumer advertising: a systematic review. *Qual Saf Health Care, 14*(4), 246-50. Obtenido de http://www.ncbi.nlm.nih.gov/pubmed/16076787
- HAI Insulin Prices. (2010). *Life-saving insulin largely unaffordable.* Health Action International (HAI). Recuperado el 8 de April de 2014, de http://www.haiweb.org/medicineprices/07072010/Global_briefing_note_FINAL.pdf
- Harris, Gardiner. (8 de June de 2008). Researchers Fail to Reveal Full Drug Pay. *The New York Times.*
- Henderson, Diedtra. (5 de July de 2005). With advertising under siege, drug makers rethink their marketing message. *The Boston Globe.* Boston, Massachusetts, USA: The Boston Globe. Recuperado el 22 de Dec de 2013, de http://www.boston.com/business/articles/2005/07/31/with_advertising_under_siege_drug_makers_rethink_their_marketing_message/?page=full
- Int. Net. Cholesterol Skeptics. (20 de Dec de 2013). *The International Network of Cholesterol Skeptics.* Recuperado el 20 de Dec de 2013, de http://www.thincs.org/
- Joe Neel NPR NEWS. (2005). Medical Schools and Drug Firm Dollars. *NPR News*(NPR Reports on Merck). Recuperado el 22 de Dec de 2013, de http://www.npr.org/templates/story/story.php?storyId=4696316
- John Rolo, MD Wikipedia. (2013). *Wikipedia.org.* Recuperado el 23 de Dec de 2013, de http://en.wikipedia.org/wiki/John_Rollo
- John Virapen. (2010). *Side Effects: Death. Confessions of a Pharma-Insider.* Virtualbookworm.com Publishing. Recuperado el 29 de Dec de 2013, de http://www.amazon.com/Side-Effects-Death-Confessions-Pharma-Insider/dp/1602645167
- Kirk, Stuart A. (2013). Mad Science: Psychiatric Coercion, Diagnosis, and Drugs. p. 21. Transaction Publishers.
- Light DW, et al. . (Aug de 2012). Pharmaceutical research and development: what do we get for all that money? *BMJ 2012; 345, 345.* doi:http://dx.doi.org/10.1136/bmj.e4348
- Linda A. Johnson, Associated Press. (10 de Sept de 2008). Medical schools, journals start to fight drug industry influence. *USA Today* . Recuperado el 21 de Dec de 2013, de http://usatoday30.usatoday.com/news/health/2008-09-10-doctors-drugmakers_N.htm
- Liz Szabo, USA TODAY. (10 de Aug de 2010). *Prescriptions now biggest cause of fatal drug overdoses.* Recuperado el 21 de Dec de 2013, de http://usatoday30.usatoday.com/news/health/2009-09-30-drug-overdose_N.htm
- Ludwig Johnson, M. (2013). *DIABETES Cómo revertirla si la tienes y evitarla si no la quiere tener.* Caracas: Dr. Ludwig Johnson.
- Mary C. Vernon, MD Diabetes Videos. (2012). *www.DiabetesNewsstand.com.* Recuperado el 23 de Dec de 2013, de http://www.diabetesnewsstand.com/vissue/vernon/titlepage.html
- Melody Petersen. (2008 Our Daily Meds). Our Daily Meds: How the Pharmaceutical Companies Transformed Themselves into Slick Marketing Machines and Hooked the Nation on Prescription Drugs. (S. a. Farrar, Ed.) New York: Sarah Crichton Books. Recuperado el 22 de Dec de 2013, de http://www.amazon.com/Our-Daily-Meds-Pharmaceutical-Prescription/dp/0374228272/
- Michele Simon. (2009). *Appetite for Profit: How the Food Industry Undermines Our Health and How to Fight Back.* Nation Books. Recuperado el 23 de Dec de 2013, de http://www.amazon.com/Appetite-Profit-industry-undermines-health/dp/1560259329
- National Center for Health Statistics. (2005). *Trends in the Health of Americans.* National Center for Health , Hyattsville, Maryland.
- National Institute on Drug Abuse. (2009). *National Institute on Drug Abuse.* Recuperado el 21 de Dec de 2013, de http://www.drugabuse.gov/

- Nobelprize.org. (2013). *The Nobel Prize in Physiology or Medicine 1993: Richard J. Roberts.* Recuperado el 29 de Dec de 2013, de http://www.nobelprize.org/nobel_prizes/medicine/laureates/1993/roberts-bio.html
- NYTIMES.COM. (2008). *New York Times.* Recuperado el 6 de April de 2014, de http://www.nytimes.com/2008/10/04/health/policy/04drug.html
- Pearson T.A., et al. (2003). Markers of Inflammation and Cardiovascular Disease. *Circulation, 107*, 499-511. doi:10.1161/01.CIR.0000052939.59093.45
- Perlis RH et al. . (Oct de 2005). Industry sponsorship and financial conflict of interest in the reporting of clinical trials in psychiatry. *Am J Psychiatry, 162(10)*, 1957-60. Recuperado el 21 de Dec de 2013, de http://www.ncbi.nlm.nih.gov/pubmed/16199844
- Public Citizen Congress Watch. (2002). *2002 Drug Industry Profits: Hefty Pharmaceutical Company Margins Dwarf Other Industries.* Public Citizen Congress Watch. Recuperado el 6 de May de 2014, de http://www.citizen.org/documents/Pharma_Report.pdf
- Public Integrity Org. (5 de July de 2005). *Drug lobby second to none: How the pharmaceutical industry gets its way in Washington.* Recuperado el 21 de Dec de 2013, de Public Integrity: http://www.publicintegrity.org/2005/07/07/5786/drug-lobby-second-none
- Revista Ariel. (2013). *Interview with Dr. Richard J. Roberts, Nobel Prize in Medicine 1993.* Recuperado el 29 de Dec de 2013, de http://www.revista-ariel.org/index.php?option=com_content&view=article&id=992%3Ainterview-with-dr-richard-j-roberts-nobel-prize-in-medicine&catid=54&Itemid=83
- Sanz Granados et al. (2012). *Otros Trastornos Mentales y de Conducta que Requieren Abordaje Psiquiátrico.* Recuperado el 22 de Dec de 2013, de http://www.cop.es/colegiados/mu00024/tvarios.htm
- Singh AR, Singh SA. (Jan de 2007). Guidelines, editors, pharma and the biological paradigm shift. *Mens Sana Monogr., 5(1)*, 27-30. doi:10.4103/0973-1229.32176
- Stephanie Saul. (2 de July de 2005). Senate Leader Calls for Limits on Drug Ads. *The New York Times.* Recuperado el 22 de Dec de 2013, de http://www.nytimes.com/2005/07/02/politics/02frist.html?_r=0
- Sugar Research Advisory Service SRAS . (21 de Dec de 2013). *Sugar Research Advisory Service.* Recuperado el 21 de Dec de 2013, de Sugar Research Advisory Service: http://www.srasanz.org/
- The Chronicle of Higher Education. (1 de Aug de 2008). Stanford Researcher, Accused of Conflicts, Steps Down as NIH Principal Investigator. *The Chronicle of Higher Education.* Recuperado el 21 de Dec de 2013, de http://chronicle.com/article/Stanford-Researcher-Accused/41395
- Tungaraza T, Poole R. (July de 2007). Influence of drug company authorship and sponsorship on drug trial outcomes. *British J Psychiatry, 191*, 82-3. Obtenido de http://www.ncbi.nlm.nih.gov/pubmed/17602130
- Volek JS, et al. (12 de April de 2009). Carbohydrate Restriction Has a More Favorable Impact on the Metabolic Syndrome Than a Low Fat Diet. *Lipids Lipids. , 44*(4), 297-309. doi:10.1007/s11745-008-3274-2
- Wikipedia: Charles Nemeroff MD . (2008). Recuperado el 6 de April de 2014, de http://en.wikipedia.org/wiki/Charles_Nemeroff
- World Health Organization. (13 de June de 2012). *World Health Statistics 2012.* Recuperado el 25 de July de 2013, de http://www.who.int/: http://www.who.int/gho/publications/world_health_statistics/2012/en/
- ZS Associates . (2010). *ZS Associates.* Recuperado el 21 de Dec de 2013, de http://www.zsassociates.com/about/news-and-events.aspx

TOMANDO
EL CONTROL
DE LA DIABETES

Mucha azúcar y poca agua

He insistido en que la única forma de lograr el control de la diabetes es EVITAR QUE LA GLUCOSA SUBA más arriba del punto de peligro, que es más arriba de 130 mg/dl de glucosa en la sangre. Tratar de "medicar la diabetes" para química o artificialmente reducir los niveles de glucosa, es como tratar de solamente ponerle una curita a alguien que se está desangrando; no funcionará.

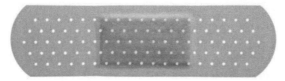

Los altos niveles de glucosa, aunque se traten de reducir artificialmente con medicamentos, le harán daño al cuerpo, porque la glucosa que no se utiliza por las células se descompone y se fermenta (igual que todas las otras azúcares) cuando no hay suficiente oxígeno presente, que es el caso de las personas que no ingieren diariamente suficiente AGUA.

Los diabéticos tienden a tener niveles de glucosa demasiado altos y se sabe que la glucosa en exceso tiene un efecto TÓXICO a las células del cuerpo, incluyendo daños al páncreas, que luego resultan en la dependencia de insulina inyectada (Blixt M, et al., 2010). Lo que siempre causa la pérdida de la vista, o de los riñones, o el ataque al corazón, o las otras complicaciones que sufre un paciente diabético, es TENER LA GLUCOSA DEMASIADO ALTA. Además de un consumo excesivo de carbohidratos refinados (pan, pasta, arroz, harinas, azúcar, etc.) que le aumentan la glucosa a los diabéticos a niveles tóxicos, está comprobado que la DESHIDRATACIÓN (falta de consumo suficiente de agua) causa una subida de la glucosa, y que el contrario también es cierto, el EXCESO DE GLUCOSA causa deshidratación (Buse JB, 2011) (Inzucchi SE, 2011).

Entre los diabéticos existe mucha obesidad ya que, según se refleja en las estadísticas oficiales, aproximadamente un 85% de los diabéticos Tipo 2 padecen de sobrepeso o de obesidad (Centers for Disease Control and Prevention, 2013). Algo que hemos podido comprobar en los centros NaturalSlim, y que la ciencia y los estudios clínicos respaldan, es que los diabéticos que adelgazan controlan muchísimo mejor su diabetes y evitan complicaciones de salud y daños al cuerpo (Schenk S., et al., 2009). Lo otro que hemos podido comprobar es que, sin lugar a dudas, sin una BUENA HIDRATACIÓN es imposible restaurar el metabolismo, por lo cual no se puede ni adelgazar ni controlar la diabetes. Es decir, o la persona toma suficiente AGUA para restaurar su metabolismo, o fracasa en su intento por adelgazar o por controlar la diabetes.

Desde que se publicó mi libro *El Poder del Metabolismo* se dio a conocer la importancia del consumo de suficiente agua en el proceso de restaurar el metabolismo. Las personas que padecen del llamado "metabolismo lento" engordan con demasiada facilidad y adelgazan demasiado lento simplemente porque su METABOLISMO no está quemando la grasa del cuerpo, y una de las causas principales es la DESHIDRATACIÓN. La fórmula para el consumo mínimo de agua de una persona que recomendé en mi libro anterior, y que es la que usamos desde hace más de quince años en NaturalSlim, la tomamos de las recomendaciones que hace el doctor Batmanghelidj en su famoso libro *Your Body's Many Cries for Water* (Los Muchos Clamores de Su Cuerpo Por El Agua) (Batmanghelidj F., MD., 1997). Usando esta fórmula para calcular CUÁNTA AGUA debe tomar una persona cada día, hemos tenido muy buenos resultados con los miembros del Sistema NaturalSlim, tanto en ayudarles a adelgazar, como en controlar la diabetes. La fórmula toma en consideración que <u>mientras más grande sea un cuerpo más necesidad de agua tendrá</u>, por lo cual se calcula la necesidad diaria de agua a base del peso del cuerpo de una persona.

La fórmula es ésta, cuando el peso del cuerpo se calcula en libras:

PESO DEL CUERPO EN LIBRAS dividido entre 16 es igual a VASOS DE AGUA DE 8 ONZAS que necesita consumir cada día.
(Ej. 176 lb de peso/16 = 11 vasos de 8 oz)

Cuando la usamos en países donde el peso se calcula en kilogramos entonces es:

PESO DEL CUERPO EN KILOS dividido entre 7 es igual a VASOS DE AGUA DE 250 ML que necesita consumir cada día.
(Ej. 84 kg de peso/7 = 12 vasos de 250 ml)

Ya sea que se calcule el peso del cuerpo en libras o en kilogramos, la fórmula siempre produce el mismo resultado. Algunos nos preguntan (¡la gente es curiosa!): ¿Por qué dividen el peso entre 16? o ¿Por qué lo dividen entre 7? La respuesta es que el cálculo que ofrece el doctor Batmanghelidj en su libro era algo más complejo, y descubrimos que, cuando el peso en libras se dividía por 16 o el peso en kilogramos se dividía por 7, daba el mismo resultado sin necesidad de tantos otros cálculos. O sea, esta fórmula es un atajo; un cálculo rápido que en realidad da un resultado correcto para cada persona a base del peso de su cuerpo. Cuando la persona adelgaza, por lo cual se reduce el peso y el tamaño de su cuerpo, el cálculo requiere que se reduzca de forma proporcional a base de su nuevo peso.

La recomendación usual que acostumbramos a oír es "hay que tomar 8 vasos de agua al día" pero esa recomendación en realidad no es muy lógica, porque no toma en cuenta el TAMAÑO DEL CUERPO, que en realidad es lo que determina su necesidad de consumo de agua. No es lo mismo tener un cuerpo de 160 libras (10 vasos de agua) que un cuerpo de 240 libras (15 vasos de agua). El punto es que esta fórmula TRABAJA y en realidad se hace muy difícil discutir con los buenos resultados.

El sistema NaturalSlim fue diseñado para restaurar el metabolismo y se ha expandido enormemente, por lo cual hoy en día opera exitosamente en varios países, simplemente porque logramos RESULTADOS UNIFORMES. La gente adelgaza sin importar si padecen de diabetes, de la tiroides o de cualquier otra condición de salud. Ese tipo de resultados uniformes y predecibles sólo se pueden obtener cuando se logra RESTAURAR EL METABOLISMO. El método de restaurar el METABOLISMO que usamos en NaturalSlim es una TECNOLOGÍA basada en la ciencia. La realidad es que <u>las dietas no funcionan</u>, por lo menos no funcionan a largo plazo. Constantemente usted puede ver que una persona hace una dieta y baja de peso, pero al poco tiempo vuelve a rebotar y gana incluso más peso que el que perdió con la dieta. Para restaurar el metabolismo es vital hidratar al cuerpo con suficiente agua.

Recientemente estuve investigando la química interna del metabolismo de las células del cuerpo. Descubrí que en realidad lo que pasa es que, tanto el diabético como la persona con obesidad, tienen un problema de falta de CREACIÓN DE ENERGÍA, que es lo que se supone que logre el METABOLISMO del cuerpo. Los diabéticos no solamente están en su mayoría padeciendo de sobrepeso u obesidad, también están sintiéndose cansados, sin energía, desganados y con un METABOLISMO LENTO. Por esta razón, es una pérdida de tiempo el tratar de convencer a un diabético a que haga ejercicio (lo cual le vendría muy bien), porque en realidad la mayoría de los diabéticos no tienen la ENERGÍA necesaria como para poder hacer ejercicio. Hasta que no se haya mejorado la producción de ENERGÍA del cuerpo, restaurando el METABOLISMO, no vale la pena comprometerse a un programa de ejercicio físico. Lo primero siempre es lo primero: RESTAURAR EL METABOLISMO, lo cual se hace en gran parte TOMANDO EL AGUA SUFICIENTE como para permitir que su cuerpo pueda crear la ENERGÍA que necesita para hacer ejercicios u otros tipos de actividad física.

Con la ayuda del doctor Batmanghelidj descubrí la razón de porqué sin suficiente AGUA es imposible tanto adelgazar como controlar la diabetes. Le mencionaba anteriormente que la diabetes, al igual que la obesidad, es un problema de una deficiencia en la CREACIÓN DE ENERGÍA del cuerpo. Todo el mundo conoce a uno de esos famosos "flacos" (yo les llamo cariñosamente "esos flacos condenados") que puede comer lo que quieran (refrescos, dulces, pizza, chocolates, frituras, etc.) y <u>nunca engordan</u>. La persona con diabetes tiene un problema de FALTA DE ENERGÍA porque su cuerpo ha perdido la habilidad de procesar adecuadamente los carbohidratos que, en efecto, son la fuente principal de energía del cuerpo humano. Dese cuenta de que la GLUCOSA de su sangre, de la cual dependen todas las células del cuerpo, <u>es un azúcar, que</u>

es un carbohidrato. Eso quiere decir que en gran medida el cuerpo humano depende del carbohidrato llamado "glucosa" para proveerle un combustible a las células que pueda transformarse en ENERGÍA. El cuerpo del paciente diabético tiene problemas utilizando la fuente principal de la GLUCOSA que son los carbohidratos.

Al diabético (Tipo 1 o Tipo 2) se le han dañado los mecanismos automáticos de CREACIÓN DE ENERGÍA que tiene su cuerpo para convertir adecuadamente la GLUCOSA (el combustible principal del cuerpo) en ENERGÍA para sobrevivir. La diabetes, para efectos del cuerpo, sería algo así como tener un motor que está defectuoso, por lo cual no tiene buena combustión. Observe que la diabetes se define como *un desorden metabólico* en los mejores diccionarios médicos, tales como el diccionario de ciencias médicas Stedmans. Por tal razón, para controlar la diabetes, es vital restaurar la capacidad del metabolismo. Para así, con mayor eficiencia, poder crear la energía del cuerpo que nos permite tener movimientos y vivir la vida saludablemente. Las células de su cuerpo son como pequeñas plantas generadoras de energía. Usted tiene en su cuerpo trillones de células, o sea, millones, de millones, de millones, de millones, de millones de células que podrían producir energía. Pero es como si una parte de esas células que son plantas generadoras de energía estuvieran apagadas.

Para restaurar el METABOLISMO y rehabilitar la capacidad de producción de energía de esas células que parecen estar apagadas, usted debe empezar por darle a su cuerpo el AGUA que necesita. Cuando usted se siente con mucha energía y no se cansa con facilidad, lo que ha pasado es que se activaron muchas de esas células que por falta de AGUA y alimentos adecuados estaban como apagadas, por lo cual no podían contribuir aportando su energía. Restaurar el metabolismo es como prender todas las luces de un edificio que estaba parcialmente oscuro y tenebroso porque tenía demasiadas luces apagadas. Tomar suficiente AGUA de acuerdo al peso de su cuerpo permite que esto pase.

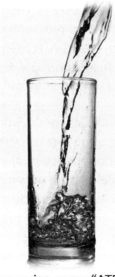

Cuando su metabolismo está funcionando bien usted se va a sentir con mucha energía y con deseos de mover el cuerpo. Si su metabolismo está deficiente (metabolismo lento) usted andará "cargando con su cuerpo a cuestas" y a veces sentirá que lo está arrastrando. Esto sucede porque las células de su cuerpo no están pudiendo producir suficiente energía, lo cual pasa, en gran parte, porque su cuerpo no tiene suficiente AGUA para activar la creación de energía celular. El metabolismo crea una sustancia dentro de las células de su cuerpo que se llama "Trifosfato de Adenosina", en inglés "Adenosine Triphosphate", a la cual se le denomina como "ATP" (Wikipedia ATP, 2013). El ATP es, como algunos científicos describen a esta sustancia, la moneda de energía celular. Es decir, el ATP es la energía química que producen las células saludables, que permite el MOVIMIENTO que nosotros llamamos "VIDA". Recuerde que la característica principal de la vida es el MOVIMIENTO; las cosas muertas no se mueven. Cuando usted logra que las células de su cuerpo produzcan más ATP usted sentirá mucha energía, no se cansará con facilidad, podrá adelgazar si lo necesita y podrá controlar su diabetes. Sin suficiente energía celular del ATP no se puede preservar ni la vida ni la salud.

Algo fascinante que descubrí estudiando la literatura científica es que en el 1970, un grupo de investigadores, dirigidos por el doctor Philip George de la Universidad de Pennsylvania, descubrieron que el consumo de AGUA, o sea, tener una BUENA HIDRATACIÓN, lograba que el ATP que producen las células de su cuerpo se multiplique en su energía potencial por un increíble factor de casi diez veces más. El ATP, esa moneda de energía celular, que le restaura el metabolismo y le permite controlar la diabetes y otras condiciones de salud, depende de su consumo de AGUA para poderse activar al máximo de su potencia y proveerle energía abundante a su cuerpo. Lo que descubrieron y demostraron científicamente estos investigadores es que cada molécula de ATP contiene un total de 600 unidades de energía (llamadas kilojoules[59]). Cuando esa molécula de ATP entra en contacto con el AGUA y se hidrata ocurre una reacción química que multiplica la energía del ATP por un factor de más de 10, debido a la unión del AGUA con el ATP. Lo que se descubrió es que **el AGUA, al unirse al ATP, causa un efecto multiplicador de energía, que aumenta la energía disponible del ATP de 600 unidades a 6435** (kilojoules).

Este sorprendente descubrimiento científico sobre la capacidad impresionante que tiene el AGUA para ACTIVAR EL METABOLISMO potenciando el ATP por un factor de 10 veces, también se refuerza por otros estudios que se mencionan en el libro *Biophysics of Water* (George P., et al, 1970) (Wiggins, Philippa M, 1982).

Las maravillosas propiedades creadoras de energía que produce el AGUA dentro de las células del cuerpo y que tienen una influencia determinante sobre su METABOLISMO, han sido estudiadas científicamente en los últimos años. El científico investigador que más ha profundizado en la ciencia de las verdaderas propiedades del AGUA es el experto en bioingeniería[60] Gerald Pollack, quien es profesor de la Universidad de Washington (Univ. Washington - G. Pollack, 2013). Si usted entiende el idioma inglés y si, tal como me pasa a mí, tiene curiosidad científica e interesa saber más sobre la importancia del AGUA para la salud, haga una búsqueda en YouTube[61] de *Gerald Pollack*. Le garantizo que disfrutará un rato con varios vídeos que detallan experimentos fascinantes que ha hecho el profesor Pollack. Después de

---

[59] *Kilojoules: los "Kilojoules" son un sistema de medidas para saber cuánta energía contiene una sustancia, alimento o bebida. Cada 5 Kilojoules son lo que llamamos una "caloría".*

[60] *Bioingeniería: ciencia que conecta la biología celular con la ingeniería o con las ciencias básicas.*

[61] *YouTube: sitio de internet donde se almacenan cientos de miles de vídeos que las personas pueden ver sin costo. Por ejemplo, los vídeos de MetabolismoTV.com (sitio de vídeos educacionales de Frank Suárez) se publican semanalmente en YouTube, donde cientos de miles de personas los pueden ver desde casi cualquier tipo de computadora, tableta o celular.*

ver estos vídeos se dará cuenta de que hay mucho más para saber sobre la importancia del consumo de AGUA que lo que se ha dado a conocer.

Francamente, no me queda más remedio que asumir que las increíbles propiedades que tiene el AGUA para restaurar su metabolismo, aumentarle la energía y ayudarle a controlar la diabetes, no se han promovido ampliamente, simplemente porque es un descubrimiento científico que no produce dinero. Si el descubrimiento sobre el increíble efecto multiplicador de energía que tiene el agua sobre el ATP hubiera dado lugar a una nueva droga o a un nuevo medicamento a ser patentado por las farmacéuticas, le garantizo que se sabría ampliamente. Pero este tipo de descubrimiento científico que promueve la SALUD no es negocio para los mismos que financian los estudios clínicos, por lo cual el estudio científico queda publicado como algo curioso y se ignora por falta de una motivación monetaria.

Uno de los problemas más grandes que tiene un diabético para lograr controlar su diabetes y evitar los daños que se pueden producir es la llamada resistencia a la insulina. La resistencia a la insulina es un rasgo común de la diabetes Tipo 2 y es la que causa, tanto el hígado graso, como la obesidad abdominal. La resistencia a la insulina puede llegar a ser tan fuerte que el diabético termine necesitando inyectarse insulina, debido a que su cuerpo se resiste a reaccionar a la insulina que su propio páncreas produce. La buena noticia es que al hidratar su cuerpo con suficiente AGUA diariamente se le reduce la resistencia a la insulina, lo cual le ayudará a controlar la diabetes (Schliess F, 2006) (Schliess F. et al, 2000).

Si usted quiere controlar su diabetes tiene que empezar por tomar SUFICIENTE AGUA como para recobrar el máximo de la ENERGÍA que las células de su cuerpo pueden producir. Si no toma suficiente agua, a base del peso de su cuerpo, no podrá realmente lograr el control de la diabetes, ni tampoco adelgazar, si es algo que le interesa lograr.

LA VIDA DEPENDE DEL AGUA Y DEL OXÍGENO

Sepa que sin agua no hay vida. Todos, antes de nacer, pasamos nueve meses flotando en un lago de agua, llamado la placenta, en el vientre de nuestras madres. La molécula del agua, cuando usted la ve dibujada, parece la figura de la cara con las dos orejas de un Mickey Mouse[62]. El símbolo químico del agua es H_2O. Significa que la molécula de agua está compuesta de dos átomos de hidrógeno y uno de oxígeno. Sin agua y sin oxígeno para respirar no existe ni la vida ni la salud. Observe la molécula de agua y verá que el átomo de oxígeno es mucho más grande (es ocho veces mayor en tamaño) que lo que sería la suma de los dos pequeños átomos de hidrógeno:

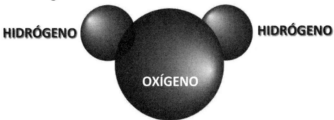

8 veces más grande

En otras palabras, cuando usted toma AGUA, lo que principalmente está ingiriendo es **OXÍGENO**. Ese oxígeno es el que le provee la habilidad de respirar a las células de su cuerpo, para así poder restaurar el metabolismo. El metabolismo depende de la combustión interna de las células y esa combustión es imposible sin oxígeno. A base del peso molecular que tiene el átomo de oxígeno y el peso de los dos pequeños átomos de hidrógeno que componen el agua, resulta que el agua que usted consume está en realidad compuesta en un **88% de puro oxígeno**[63].

---

[62] *Mickey Mouse: personaje ficticio de la compañía Disney que tiene una cara redonda y 2 orejas más pequeñas.*

[63] *88% puro oxígeno: el peso molecular del agua está compuesto de un átomo de Oxígeno (peso atómico de 15.9994) y dos átomos de Hidrógeno (peso molecular de 1.00794). Por lo tanto, el agua está compuesta de Oxígeno en un 88.8%.*

EL AGUA ES SÓLO AGUA

Algo importante que explica el doctor Batmanghelidj en su libro es que tomar otros líquidos con sabor (refrescos, jugos de frutas, leche, té, café, agua con sabores, etc.) no es igual para el cuerpo que tomar AGUA. La razón es que cuando un líquido tiene algún sabor el cuerpo lo trata como si fuera un alimento y produce ácido hidroclórico[64] para su digestión, al detectar el sabor del líquido en los sensores de la pared del estómago. Como no estamos interesados en activar la digestión sino en HIDRATAR AL CUERPO, lo que se recomienda para restaurar el metabolismo es tomar AGUA (puro H_2O sin nada añadido y sin ningún sabor). Tomar AGUA es un hábito que se desarrolla. La gente que está bien deshidratada odia el agua y siente que no tolera el AGUA pura, por lo cual trata de tomar cualquier tipo de líquido que tenga sabor y evita el agua "como el diablo a la cruz". Sin embargo, lo que el cuerpo necesita para restaurar el METABOLISMO es AGUA, pura AGUA.

Algo que le ayudará es saber que el mejor tipo de agua para activar el metabolismo es el agua natural de manantial ("Spring Water") que muchas veces se consigue embotellada. Utilizar un agua que contenga sus minerales naturales permite que se activen las enzimas[65] del cuerpo que ayudan a controlar el sistema hormonal y la digestión. Los minerales, además de ser esenciales para la salud, le dan un sabor agradable al agua. Esto es tan cierto que usted verá que la compañía Coca-Cola, que distribuye el agua de marca Dasani, le añade minerales al agua para darle un buen sabor y así le aumenten las ventas. Ya descubrieron que los minerales tienen ese efecto de lograr que el agua sea agradable al paladar. La PepsiCo y todas las otras grandes compañías que venden agua han

---

[64] *Ácido hidroclórico: ácido que produce el estómago para ayudar a digerir los alimentos.*

[65] *Enzimas: las enzimas son proteínas que son activas y actúan sobre otras sustancias. Por ejemplo, para digerir los carbohidratos que comemos el cuerpo produce la enzima amilasa que ayuda a digerir los carbohidratos convirtiéndolos en glucosa. Las hormonas (insulina, glucagón, etc.) necesitan de la ayuda de las enzimas para poder fabricarse dentro de su cuerpo.*

descubierto lo mismo: los minerales le dan un buen sabor al agua y la hace deseable al consumidor, por lo cual venden sus marcas de agua con minerales añadidos.

Si usted tiene un filtro de agua, puede también conseguir unos minerales líquidos para añadirle a su agua. Verá que se le hace mucho más placentera para tomar, a la vez que será más saludable para usted, por su contenido de minerales esenciales. En la naturaleza, el agua de manantial o de un río contiene sus minerales, lo cual la hace un agua completa.

¡PERO NO SOPORTO EL AGUA!

Acostumbrarse a tomar agua en las cantidades necesarias puede costarle algo de trabajo o esfuerzo, sobre todo si usted es de las personas que no acostumbra tomar agua a menudo. La buena noticia es que, al tercer día de usted forzarse la dosis necesaria, verá que su cuerpo se adapta y empieza a pedírsela. El cuerpo humano es un organismo maravillosamente bien diseñado que se ADAPTA a todo. Si usted adaptó a su cuerpo a no tomar agua, su cuerpo le rechazará el agua que usted trate de darle e incluso, podría sentir hasta náuseas al tratar de tomarse la dosis correcta de agua que le toca consumir a base del peso de su cuerpo.

¡Usted adaptó a su cuerpo a no tener un consumo de agua regular y ahora no la quiere! No se desespere, continúe insistiendo en que su cuerpo le acepte el consumo de agua necesario y verá que, para el tercer día, usted sentirá deseos de tomar agua, y su cuerpo ya no le pedirá ni refrescos, ni jugos, ni tanto café, porque la ENERGÍA que crea su metabolismo ya habrá aumentado. Este proceso de adaptación no falla. Lo hemos podido comprobar en las más de 50,000 personas que recibieron nuestra ayuda en los centros NaturalSlim. Generalmente, las personas llegan con sobrepeso y diabetes, con un metabolismo lento, y muchos detestan tomar agua. A los tres días de empezar a tomarla ya no pueden estar sin su botellita de agua, sus cuerpos ya se adaptaron y ahora LES PIDEN EL AGUA.

¿CUÁNTAS VECES VOY A TENER QUE ORINAR?

Si usted no acostumbra a beber tanta agua como su cálculo de necesidades diarias le indica, lo otro que notará es que necesitará ir bastantes más veces al baño a orinar. Esto es completamente natural y, aunque le sea algo incómodo, es necesario para que logre restaurar su metabolismo. La buena noticia es que esos deseos de orinar casi constantes, según explica el doctor Batmanghelidj, son causados por el estado de DESHIDRATACIÓN grave en el que usted mantuvo a su cuerpo por largos años, y es algo que se puede reparar. Lo que sucede es que las personas que casi no toman agua tienen la vejiga urinaria deshidratada (reseca) y se les ha reducido la capacidad de retención de agua como parte del proceso de adaptación de su cuerpo. En otras palabras, los que no han estado acostumbrados a tomar agua a menudo tienen una vejiga pequeña y algo reseca, que tiene muy poca capacidad de retención de líquidos, por lo cual de inicio se pasarán una buena parte del tiempo yendo al baño a orinar. La otra buena noticia, y es algo que hemos notado en los miembros del Sistema NaturalSlim, es que en aproximadamente tres semanas de haber empezado a tener un consumo de agua adecuado, usted notará que ya no tiene que ir tan a menudo al baño a orinar. Cuando usted note que ya está orinando con menos frecuencia significa que su vejiga se ha hidratado. Por consiguiente, ha aumentado el tamaño y la capacidad de retención de líquido de ese órgano.

El color de su orina le dice cuán deshidratado está su cuerpo. La orina de una persona cuyo cuerpo está deshidratado es bien amarillenta y con un fuerte olor a amoniaco. Cuando el cuerpo nota que el agua escasea lo que hace es que ECONOMIZA EL AGUA, evitando que usted orine o, incluso, que su cuerpo pierda agua en el sudor. La orina de una persona bien hidratada es de un leve color amarillento, muy transparente, y no tiene un fuerte olor a amonio.

Algo que es puro sentido común, pero que la gente generalmente no sabe, es que la orina del cuerpo siempre es un ácido. La orina que es alcalina (contrario de ácido) solamente ocurre en una persona que se está muriendo y es debido a la pérdida masiva de potasio (mineral alcalino) de las células de su cuerpo, lo cual ocurre antes de la muerte. Se sabe que los ácidos son corrosivos, que son abrasivos, que incluso, los ácidos más fuertes pueden quemar la piel. Cuando una persona toma suficiente agua su cuerpo no solamente se hidrata, también elimina ácidos a través de la orina, lo cual protege a los tejidos y a las células de un ambiente demasiado ácido y corrosivo. El cáncer, por ejemplo, sólo ocurre en un ambiente ácido donde se dificulta la respiración celular, tal y como lo propuso en 1931 Otto Warburg, ganador del premio Nobel de Medicina (Wikipedian; Otto Warburg, 2013). Un cuerpo bien hidratado orinará los excesos de ácidos, lo cual reduce la acidez interna del cuerpo y también el riesgo de cáncer. El agua que una persona consume ayuda a extraer los ácidos, mientras que también oxigena las células. Ambas de estas acciones evitan el cáncer.

LA DESHIDRATACIÓN TRAE OTROS PROBLEMAS ADICIONALES

El AGUA es tan necesaria para la sobrevivencia y el metabolismo del cuerpo, que cuando escasea, debido a un bajo consumo diario, el cuerpo la raciona internamente, dejando la poca que haya disponible para uso exclusivo de los órganos vitales. De hecho, la gente que tiene un cuerpo deshidratado, empieza a tener la boca seca e incluso, falta de lágrimas o de sudor. Una de las estrategias del cuerpo para retener el agua cuando hay escasez es producir una hormona llamada "vasopresina[66]" que evita que usted orine y que puede reducir el sudor del cuerpo para así ahorrar agua. Las personas cuyos cuerpos están bien deshidratados orinan y sudan muy poco, precisamente porque el cuerpo trata de todas formas de no perder la poca agua que le queda.

La escasez de agua y la producción excesiva de la hormona vasopresina causan estragos en el cuerpo. Las personas que están deshidratadas empiezan a tener problemas de mal aliento, porque el

---

[66] *Vasopresina: es una hormona antidiurética (que evita la pérdida de agua del cuerpo).*

cuerpo tiene una capacidad reducida de eliminar sus desechos por falta de agua para la orina y para la defecación. La deshidratación causa que se produzca un exceso de la hormona vasopresina, lo cual hace que se retenga líquido, por lo cual a las personas que no toman suficiente agua muchas veces se les hinchan los tobillos. La vasopresina es una hormona muy poderosa que cierra los capilares para ahorrar agua. De hecho, se llama "vasopresina" precisamente porque lo que hace es cerrar los vasos sanguíneos para evitar la pérdida de agua. Hay otra hormona llamada *renina* que aumenta la presión cuando existe deshidratación. Muchas de las personas que padecen de presión arterial alta, notarán que al empezar a tomar suficiente AGUA su presión sanguínea se reduce. Esto sucede ya que, al reducirse la hormona vasopresina, ya no hay tantos capilares ni vasos sanguíneos cerrados, por lo cual la sangre fluye con más libertad y se reduce la presión. Usualmente esta información no se la van a promover, porque es una información que no ayuda a vender medicamentos para la presión alta (Luft FC., et al., 2007) (Kjaer A. et al., 1998) (Taussig L, et al., 1973).

Los diabéticos Tipo 2 padecen de la llamada resistencia a la insulina, que es una condición en la cual sus cuerpos producen suficiente insulina en el páncreas, pero las células se hacen insensibles a esta hormona, por lo cual algunos terminan necesitando inyectarse insulina adicional o dosis más altas de medicamentos orales para el control de la diabetes. Esto muchas veces ocurre, simplemente, porque como no toman suficiente agua, están DESHIDRATADOS. Se ha demostrado que la deshidratación crea un estado de resistencia a la insulina   (Schliess F. et al., 2000) (Schliess F, 2006).

PROBLEMAS CON LOS RIÑONES POR DESHIDRATACIÓN

Las personas con diabetes que mantienen, por momentos, niveles altos de glucosa (más de 130 mg/dl) corren un mayor riesgo de sufrir deshidratación. Si los niveles de glucosa suben por arriba del punto de peligro (130 mg/dl) los riñones tratarán de reducir el exceso de glucosa de la sangre, disponiendo de ella a través de la orina. Mientras los riñones estén filtrando la sangre para reducir la glucosa excesiva, también se perderá agua y hará falta reemplazarla para evitar que el metabolismo se reduzca aún más. Esta es la razón por la cual los diabéticos tienen una tendencia a sentir mucha sed cuando sus niveles de glucosa están demasiado altos. Al tomar agua podemos ayudar a rehidratar la sangre, porque de otra forma el cuerpo tratará desesperadamente de extraer el agua que necesite de sus células, de otros órganos o de sus glándulas (las que producen las hormonas), lo cual aumenta el riesgo de problemas peores, tales como el cáncer. Los diabéticos ya tienen un riesgo más alto de cáncer que el resto de la población (Li C., et al., 2013).

Los riñones dependen de tener suficiente agua disponible como para poder funcionar adecuadamente. El estar deshidratado por mucho tiempo puede afectar la capacidad de los riñones de hacer su trabajo y puede resultar en daños a los tejidos de filtración más delicados de este órgano tan importante. El consumo de agua es muy recomendable para EVITAR los daños a los riñones. Pero una vez que usted ya tiene daños en los riñones, no debe intentar aumentar su consumo de agua sin la supervisión directa de su médico nefrólogo (especialista en los riñones).

Cuando su cuerpo se deshidrata, en la sangre hay menos líquido (agua) y más proporción de nutrientes, productos de desechos y tóxicos, que han sobrado de los múltiples procesos del cuerpo. Al reducirse la proporción de líquido (agua) aumenta la concentración de GLUCOSA. Cuando aumenta la concentración de GLUCOSA, la circulación de la sangre a través de los capilares, los vasos sanguíneos más pequeños y angostos, se dificulta. Al pasar el tiempo, la disminución del flujo de la sangre puede causarle presión alta, problemas del corazón, un derrame cerebral, daños al sistema nervioso, enfermedades de los riñones y hasta problemas en la dentadura. El consumo adecuado y continuo de AGUA puede evitarle todos estos problemas de salud.

EL AGUA Y LA CAPACIDAD SEXUAL

Tal como explica el doctor Batmanghelidj, la deshidratación produce o agrava la impotencia sexual en los hombres y también reduce el deseo sexual de las mujeres. El sistema sexual de un hombre es un sistema hidráulico (que trabaja a base de la presión del agua), que es lo que puede crear y mantener una erección. Los hombres que están deshidratados tienen la sangre demasiado espesa, la cual no pasa fácilmente a través de los capilares más pequeños del pene, cuando falta el agua. La sangre humana es 92% agua y la gente deshidratada tiene una sangre en exceso espesa, que no fluye con tanta facilidad, lo cual afecta la función sexual. Para colmo, el exceso de la hormona vasopresina que produce la deshidratación, le obstaculiza al hombre el pleno disfrute de su función sexual. Esto tampoco se lo van a promover, porque reduce las ventas de los medicamentos para la impotencia sexual como Viagra, Cialis y otros. En el caso de las mujeres, si no se mantienen bien hidratadas, tienen problemas con la actividad sexual, porque empiezan a padecer de un exceso de resequedad vaginal que les hace la actividad sexual dolorosa e indeseable. Hay muchos beneficios en lograr hidratar a su cuerpo adecuadamente, que son "beneficios marginales" que usted recibirá además de lograr el control de su diabetes. Tome AGUA, en las cantidades que se recomienda con nuestra fórmula, y verá lo que le digo.

OTRAS MEJORÍAS

Al consumir AGUA como debe, verá que su piel se mejora, su nivel de energía aumenta y que ya no padece de estreñimiento. Además, al usted quitarle el estrés que le causa a su cuerpo la escasez de agua, verá que <u>los niveles de glucosa se reducen</u>. Esto pasa debido a que <u>todo lo que le causa</u>

estrés a su cuerpo (un susto, ejercicio excesivo, falta de un buen sueño, una infección, consumir alimentos que su cuerpo no tolera, etc.) le aumenta la GLUCOSA. Es un hecho conocido el que a un diabético le sube la glucosa cuando pasa un mal rato, o cuando tiene una fiebre, o una infección en el cuerpo. La subida de GLUCOSA en respuesta al estrés la causan la hormona cortisol y la hormona adrenalina, ya que ambas son hormonas que se producen en respuesta al estrés físico o emocional. Estas hormonas del estrés fuerzan al hígado a liberar GLUCOSA como lo vio explicado en el capítulo CUANDO LA GLUCOSA SE RESISTE A BAJAR. El consumo adecuado de AGUA es vital para restaurar el METABOLISMO. Restaurar el metabolismo es esencial para controlar la diabetes. ¡TOME AGUA!

LOS REFRESCOS "DE DIETA" Y LOS QUE NO SON DE DIETA

No puedo evitar indignarme cuando veo que las compañías de refrescos como Coca-Cola y otras, auspician las ferias y clínicas de salud para los diabéticos. Ninguno de los refrescos carbonatados son de beneficio para los diabéticos. La recomendación de "reducir las calorías" ha llevado a los diabéticos hacia las recomendaciones que hacen algunos expertos en nutrición de que "deben consumir refrescos de dieta que son sin calorías y libres de azúcar". Esta recomendación, aunque esté bien intencionada, y aunque estos refrescos de dieta no contengan azúcar, es muy dañina para los pacientes diabéticos (Nseir W, 2010). Los diabéticos necesitan tomar AGUA, no refrescos de dieta. Los refrescos de dieta carbonatados contienen ÁCIDO FOSFÓRICO, que es un ácido corrosivo cuyo consumo ha sido asociado a las enfermedades crónicas de los riñones, que es uno de los puntos débiles y de mayor peligro para el paciente diabético (Saldana TM., et al., 2007). El consumo de refrescos azucarados y también el consumo de los refrescos de dieta, ambos, han sido asociados a causar presión alta (el asesino silencioso) (Cohen L., et al., 2012). Para colmo, el uso de refrescos, tanto azucarados como sin azúcar, ha demostrado tener un efecto en aumentar la incidencia de la diabetes Tipo 2 (Fagherazzi G., et al., 2013).

Cuando el refresco no es de dieta y es azucarado, entonces usted debe saber que una sola lata de cola de 12 onzas contiene 40 gramos de carbohidratos, en su forma de jarabe de maíz de alta fructosa[67]. Tomarse una sola cola de esas de 12 onzas es equivalente a ingerir 10 cucharaditas de azúcar granulada.

LOS JUGOS DE FRUTAS

Por otro lado, usted pudiera pensar que sería mejor tomarse uno de esos "jugos naturales de frutas" que son tan frescos y "naturales". Bueno, despierte de ese sueño, porque con los jugos de frutas pasa que los fabricantes los están endulzando, nuevamente, con puro jarabe de maíz de alta fructosa. Los jugos de frutas son demasiado altos en fructosa y le descontrolan la diabetes. En el capítulo ALIMENTOS Y SUSTANCIAS PERJUDICIALES encontrará una mejor descripción de lo que es la FRUCTOSA y el daño que le hará a su cuerpo. Olvídese de las calorías, ya que aunque sean bajitas, si su jugo de frutas es de esos que tienen 10% de jugo de frutas (para darle el sabor) y el resto del sabor dulce lo provee el jarabe de maíz de alta fructosa (siglas "HFCS" en inglés que quiere decir "High Fructose Corn Syrup"), usted estará haciéndole daño a su cuerpo al tomárselo. Necesita tomar AGUA para controlar la diabetes y evitar los daños a la salud.

---

[67] *Jarabe de maíz de alta fructosa: es un agente edulcorante que se utiliza para dar el sabor dulce que tienen miles de productos que incluyen a los refrescos, los embutidos, los vegetales, las frutas enlatadas, el yogurt y miles de otros productos alimenticios. En Estados Unidos se calcula que el consumo anual por persona del jarabe de maíz de alta fructosa sobrepasa las 95 libras (43 Kg) por año. Es una de las causas principales de obesidad. En inglés se le conoce como "high fructose corn syrup" (HFCS). El jarabe de maíz de alta fructosa es una de las causas principales de triglicéridos altos, de tener un hígado graso y de la resistencia a la insulina que caracteriza a los diabéticos obesos.*

EL CAFÉ Y EL TÉ

El consumo de café y el consumo de té, siempre y cuando que se haga con moderación (hasta 2-3 tazas por día), parecen no causar problemas. Es más el daño que hace la leche, el azúcar o miel que se mezclan con el café, que el mismo café. De hecho, el uso habitual del café ha sido asociado a una probabilidad menor de padecer diabetes Tipo 2. Por razones que se desconocen, la cafeína, que es la sustancia activa del café (y también del té), tiene un efecto positivo en el hecho de que logra que las células sean más sensibles a la insulina y ayuda a reducir los niveles de glucosa, según algunos estudios (Van Dam RM, et al., 2006). Sin embargo, todavía no se vaya a celebrar tomándose muchísimos cafés al día, porque otro estudio reflejó que el uso excesivo de café aumentaba los niveles de glucosa en ayuno[68] de los diabéticos (Van Dam RM, et al., 2004). Además, como pasa usualmente en la ciencia, hay estudios que <u>demuestran más o menos lo contrario</u>, como uno que concluye que el café aumenta la resistencia a la insulina, en hombres que no son diabéticos, lo cual presagia que el café pudiera ser un agente que causa obesidad, ya que la resistencia a la insulina está muy relacionada a la obesidad abdominal, característica de los diabéticos Tipo 2 (Keijzers GB, et al., 2002). Sepa que tener resistencia a la insulina y tener una barriga protuberante son la misma cosa, perdonando la franqueza. En fin, existe algo de confusión sobre los efectos del café. Pero yo le diría que un <u>consumo moderado</u> puede ser de beneficio y un consumo exagerado puede ser perjudicial. Se nota que en la vida la MODERACIÓN es importante.

No obstante, desde el punto de vista de la HIDRATACIÓN del cuerpo, hay que tomar en consideración que la cafeína es un agente diurético[69]

---

[68] *Glucosa en ayuno: es la medida de cuanta concentración de glucosa tiene un diabético al despertar por la mañana y después de haber pasado 8 horas sin comer (ayuno). Los niveles saludables en realidad deberían estar en 85 mg/dl o menos ya que hay una relación entre niveles altos de glucosa en ayuno y problemas cardiovasculares en los diabéticos.*
[69] *Diurético: sustancia o medicamento que elimina agua del cuerpo.*

reconocido, parecido al alcohol. La cafeína extrae el agua del cuerpo y le obliga a orinar. Abusar del consumo del café resultará en la posibilidad de DESHIDRATAR al cuerpo, por lo cual se le reducirá el metabolismo. Entonces, si gusta del café, úselo con MODERACIÓN (2-3 tazas máximo al día), y TOME la suficiente AGUA como para compensar el agua que la cafeína estará extrayendo de su cuerpo.

EL USO DE BEBIDAS ALCOHÓLICAS

El consumo de las bebidas alcohólicas, cuando se hace en pequeñas cantidades, puede ser aceptable para un diabético, según explica el doctor Bernstein en su libro *Dr. Bernstein's Diabetes Solution* (Richard K. Bernstein, MD, 2007). El doctor Bernstein hace la salvedad de que, si usted es de esas personas que ya ha tenido problemas controlando el uso del alcohol, lo mejor es no consumir ningún alcohol. Él hace esta advertencia a los diabéticos porque dice que los síntomas de embriagarse, al haber ingerido un exceso de alcohol, y los de tener una cetoacidosis[70] son casi idénticos, y le pudiera costar la vida la confusión entre ambos. Si un diabético bebe exceso de alcohol y se embriaga, sería muy difícil saber si solamente está ebrio o si está pasando por una cetoacidosis, que le puede causar la muerte. Por eso es la advertencia del doctor Bernstein.

En el capítulo sobre MEDICAMENTOS PARA LA DIABETES le expliqué que el cuerpo tiene tres fuentes de GLUCOSA y que una de las metas de este libro es que usted pueda tener disponibles las tres fuentes, de forma que se le haga más fácil mantener niveles de glucosa estables. El consumo

---

[70] *Cetoacidosis: es un estado metabólico asociado a una elevación en la concentración de los cuerpos cetónicos. Los "cuerpos cetónicos" son unos productos de desecho de las grasas del cuerpo cuando se descomponen. Esta peligrosa condición se desata cuando el cuerpo utiliza las grasas en lugar de la glucosa para generar energía. En una persona con diabetes se producen cuando no hay suficiente insulina para permitir que la glucosa entre a las células. Cuando esto pasa, las células creerán entonces que no hay glucosa y utilizarán las grasas como fuente de energía.*

de alcohol suprime o bloquea una de esas tres fuentes de GLUCOSA, la GLUCONEOGÉNESIS[71]. Así que, cuando usted bebe alcohol, su cuerpo no puede utilizar las proteínas y las grasas que usted come para producir la sustancia llamada GLUCÓGENO, que es un tipo de "glucosa de reserva" que se almacena en su hígado, para poder suplirle glucosa a su cuerpo cuando han pasado varias horas y usted no ha comido nada. En realidad, lograr que su hígado mantenga una buena creación de GLUCÓGENO (glucosa de reserva) le ayuda a estabilizar sus niveles de glucosa en la sangre, y así evitar las subidas y bajadas extremas de glucosa, que son en realidad lo peligroso de la diabetes.

Cuando usted bebe alcohol debe hacerlo de forma muy moderada, y evitando mezclar ese alcohol con jugos dulces o con refrescos del tipo de la Coca-Cola, la Pepsi-Cola, 7Up, o con cualquier otra fuente de carbohidratos que le aumenten la glucosa. Un vino tinto o blanco, un trago de whiskey, vodka, ron, tequila u otro alcohol con soda (agua mineral carbonatada) o incluso una cerveza, sería tolerable. Las bebidas dulces y los cordiales para después de las comidas tienen demasiada azúcar. Al beber alcohol debe estar usted consciente de que sus medidas de glucosa al próximo día o ese mismo día, se podrían ver afectadas o inestables si usted abusa del alcohol, porque al bloquear la GLUCONEOGÉNESIS, los niveles de glucosa tienden a ponerse inestables. Usted tiene que observar muy en detalle a su cuerpo y ver cómo le afecta el alcohol para hacer un uso moderado, juicioso y responsable de él (Siler SQ, et al., 1998).

El aspecto más negativo del uso de alcohol es el hecho de que le DESHIDRATARÁ EL CUERPO. El alcohol es un diurético (sustancia que extrae agua del cuerpo). Basta con que usted observe a las personas que están bebiendo alcohol en una barra o sitio de bebidas alcohólicas. Verá

---

[71] *Gluconeogénesis: proceso normal que hacen todos los cuerpos humanos para crear glucosa utilizando los alimentos que no son los carbohidratos como las proteínas (carnes, quesos, huevos) y las grasas. Es un proceso que ocurre principalmente en el hígado siempre y cuando el diabético no tenga niveles de insulina demasiado altos por exceso de consumo de los Alimentos Tipo E. La insulina suprime la gluconeogénesis del hígado.*

que hay mucha entrada y salida del baño, y bastante actividad general de gente que bebe, que está yendo al baño a orinar constantemente. Lo que pasa es que como el alcohol es un diurético que extrae agua del cuerpo, cuando alguien toma alcohol, al poco rato no le quedará más remedio que ir al baño a orinar, porque el alcohol le forzará el agua hacia afuera del cuerpo, y tendrá por fuerza que orinarla.

Si planifica ir a una fiesta o actividad social y sabe que beberá alcohol, asegúrese de antes de empezar, haber HIDRATADO MUY BIEN a su cuerpo. Esto se debe hacer para evitar que el alcohol le saque tanta agua del cuerpo, que le deshidrate, y le reduzca el metabolismo, lo cual no le permitirá tener un buen control de su diabetes. Si está bebiendo alcohol, asegúrese de también beber AGUA. Después de haber bebido alcohol, tome AGUA para reemplazar la pérdida. Aquí el tema de PREVENCIÓN pertenece a la gente inteligente.

Los diabéticos que todavía no han restaurado su metabolismo tienen en su cuerpo mucha azúcar (glucosa) y poca agua. Pocas cosas le ayudarán más a lograr la meta de restaurar el metabolismo para controlar la diabetes y evitar los daños a la salud que TOMAR AGUA. ¡Si quiere, puede empezar a tomar AGUA desde YA!

Referencias mencionadas en este capítulo

- Blixt M, et al. (2010). Pancreatic islets of bank vole show signs of dysfunction after prolonged. *Journal of Endocrinology, 206*, 47–54. Retrieved Feb 22, 2014, from http://joe.endocrinology-journals.org/content/206/1/47.full.pdf
- Buse JB, P. K. (2011). Williams Textbook of Endocrinology. In P. K. Buse JB, *Williams Textbook of Endocrinology* (p. Chapter 31). Philadelphia: Saunders Elsevier. Retrieved Feb 20, 2014, from http://www.amazon.com/Williams-Textbook-Endocrinology-Expert-Consult-Online/dp/1437703240
- Centers for Disease Control and Prevention. (2013). Prevalence of Overweight and Obesity Among Adults with Diagnosed Diabetes - United States, 1988--1994 and 1999--2002. *Morbidity and Mortality Weekly Report (MMWR), 62*(28). Retrieved from http://www.ncbi.nlm.nih.gov/pubmed/15549021
- Cohen L., et al. (2012, Sep). Association of sweetened beverage intake with incident hypertension. *J Gen Intern Med, 27*(9), 1127-34. doi:10.1007/s11606-012-2069-6

- Fagherazzi G., et al. (2013, March). Consumption of artificially and sugar-sweetened beverages and incident type 2 diabetes in the Etude Epidemiologique aupres des femmes de la Mutuelle Generale de l'Education Nationale-European Prospective Investigation into Cancer and Nutrition cohort. *Am J Clin Nutr., 97*(3), 517-23. doi:10.3945/ajcn.112.050997
- George P., et al. (1970, Nov 3). "Squiggle-H2O". An enquiry into the importance of solvation effects in phosphate ester and anhydride reactions. *Biochimica et Biophysica Acta (BBA) - Bioenergetics, 223*(1), 1-15. Retrieved Feb 21, 2014, from http://www.sciencedirect.com/science/article/pii/000527287090126X
- Inzucchi SE, S. R. (2011). Cecil Medicine. 24th ed. In S. R. Inzucchi SE, *Cecil Medicine. 24th ed.* Philadelphia ; 2011:chap 237: Saunders Elsevier. Retrieved Feb 20, 2014, from http://www.mdconsult.com/books/page.do?eid=4-u1.0-B978-1-4377-1604-7..00561-3&isbn=978-1-4377-1604-7&uniqId=438529027-69#4-u1.0-B978-1-4377-1604-7..00561-3
- Keijzers GB, et al. (2002). Caffeine Can Decrease Insulin Sensitivity in Humans. *Diabetes Care, 25*(2), 364-369. doi:10.2337/diacare.25.2.364
- Li C., et al. (2013, June). Prevalence of Diagnosed Cancer According to Duration of Diagnosed Diabetes and Current Insulin Use Among U.S. Adults With Diagnosed Diabetes. *Diabetes Care, 36*(6), 1569-1576. doi:10.2337/dc12-1432
- Nseir W, N. F. (2010, Jun 7). Soft drinks consumption and nonalcoholic fatty liver disease. *World J Gastroenterol., 16*(21), 2579-88. Retrieved April 29, 2014, from http://www.ncbi.nlm.nih.gov/pubmed/20518077
- Richard K. Bernstein, MD. (2007). *Dr. Bernstein's Diabetes Solution.* New York: Little, Brown and Company. Retrieved from http://www.diabetes-book.com/
- Saldana TM., et al. (2007, July). Carbonated beverages and chronic kidney disease. *Epidemiology, 18*(4), 501-6. Retrieved Feb 21, 2014, from http://www.ncbi.nlm.nih.gov/pubmed/17525693
- Schliess F, e. a. (2006, June). Cell hydration and mTOR-dependent signalling. *Acta Physiol (Oxf)., 187*(1-2), 223-9. Retrieved March 7, 2014, from http://www.ncbi.nlm.nih.gov/pubmed/16734759
- Schliess F. et al. (2000). Cell hydration and insulin signalling. *Cell Physiol Biochem, 10*(5-6), 403-8. Retrieved Feb 21, 2014, from http://www.ncbi.nlm.nih.gov/pubmed/11125222
- Siler SQ, et al. (1998, Nov). The inhibition of gluconeogenesis following alcohol in humans. *Am J Physiol., 275*(5 Pt 1), 897-907. Retrieved Feb 21, 2014, from http://www.ncbi.nlm.nih.gov/m/pubmed/9815011/
- Univ. Washington - G. Pollack. (2013). *Univ. Washington - Dept. of Bioengineering - Molecular and Cellular Engineering.* Retrieved Feb 23, 2014, from University of Washington: https://depts.washington.edu/bioe/portfolio-items/pollack/
- Van Dam RM, et al. (2004). Effects of Coffee Consumption on Fasting Blood Glucose and Insulin Concentrations. *Diabetes Care, 27*(12), 2990-2992. doi:10.2337/diacare.27.12.2990
- Van Dam RM, et al. (2006, Feb). Coffee, Caffeine, and Risk of Type 2 Diabetes. *Diabetes Care, 29*, 2398-2403. doi:10.2337/diacare.29.02.06.dc05-1512
- Wiggins, Philippa M. (1982). Biophysics Of Water. In F. F. Mathis (Ed.). John Wiley and Sons Ltd. Retrieved Feb 21, 2014
- Wikipedia ATP. (2013). *Wikipedia.* Retrieved Feb 22, 2014, from http://es.wikipedia.org/wiki/Adenos%C3%ADn_trifosfato
- Wikipedian; Otto Warburg. (2013). *Otto Heinrich Warburg.* Retrieved Feb 21, 2014, from Wikepedia: http://en.wikipedia.org/wiki/Otto_Heinrich_Warburg

La Dieta 3x1
para controlar la diabetes

NO ES UNA DIETA, ES UN ESTILO DE VIDA

Empezaré por decir que la Dieta 3x1 en realidad es un plan de alimentación diseñado para restaurar el metabolismo. Los problemas, tanto de la diabetes como de la obesidad, son en realidad problemas de desajustes metabólicos que involucran al sistema nervioso y hormonal del cuerpo. Detrás de cada persona con diabetes descontrolada, o de cada persona obesa, existen unos desbalances en la alimentación que la misma persona se ha creado, por la falta de información correcta sobre las proporciones que debería consumir de cada uno de los tipos de alimentos: proteínas, grasas y carbohidratos.

El énfasis de la Dieta 3x1 es proveer una forma simple y fácil de entender, sobre cómo lograr un balance adecuado entre proteínas, grasas y carbohidratos; tomando en consideración el hecho de que cada tipo de alimento que se ingiere tiene cierto impacto sobre el sistema nervioso y sobre el sistema hormonal. La diabetes, según se define en todos los diccionarios médicos, es un "desorden metabólico"; y como tal, se necesita regular el metabolismo para, entonces, controlar la diabetes.

Por otro lado, es una pena que tengamos que utilizar la palabra "dieta" para explicar este tema, debido a que "dieta" es una palabra contaminada con las experiencias negativas de: pasar hambre, sufrir por no poder comer lo que a uno le gusta, tener múltiples prohibiciones de "no comas esto ni aquello", más mil otras "opiniones expertas"; muchas de las cuales, además de que se contradicen entre sí, no conducen a un buen control de la diabetes ni a bajar de peso de forma permanente para los que lo necesitan. Las sugerencias y recomendaciones de comer 6 u 8 pequeñas comidas durante el día, contar calorías y hacer más ejercicio aunque uno se sienta sin energía para mover el cuerpo, están basadas en una teoría que se aplica desde hace más de 40 años, que señala al consumo excesivo de calorías, no sólo como el causante de la obesidad, sino como la solución al control de la diabetes. Bueno, perdonando mi irreverencia a los expertos, pero como lo dice la biblia: "cada árbol por su fruto se conoce". Y los ineficientes resultados de estas técnicas, hablan por sí solos.

De hecho, la palabra "dieta" proviene del griego *dayta*, que significa "régimen de vida". Lo que se está tratando de lograr con este libro, y con el tema del metabolismo, es mejorar lo que llamo el "estilo de vida" del lector, a través de proveerle los conocimientos sobre cómo funciona su cuerpo y los hábitos (hidratación, selección y proporción de los alimentos, descanso, ejercicio y otros) que le pueden restaurar la producción natural de energía que crea su metabolismo, para con ello lograr controlar la diabetes.

Tipos De Alimentos En La Dieta 3x1

CLASES DE ALIMENTOS	EJEMPLOS:	EFECTO EN EL CUERPO	TIPO
Alimentos que producen POCA GLUCOSA y requieren de POCA INSULINA	Carnes, pollo, pavo, pescado, mariscos, quesos, huevos, vegetales, jugos de vegetales, ensalada, almendras, nueces	**AMIGOS** del control de la Diabetes **ADELGAZAN**	**A**
Alimentos que producen MUCHA GLUCOSA y requieren de MUCHA INSULINA	Pan, pasta, harina, arroz, plátano, papa, tubérculos, cereales, azúcar, dulces, chocolates, leche, jugos de frutas, refrescos azucarados	**ENEMIGOS** del control de la Diabetes **ENGORDAN**	**E**

La Dieta 3x1, más que una dieta, es un "estilo de vida" que establece un plan de alimentación fácil de seguir, que el diabético puede aplicar tanto en su casa como en cualquier restaurante.

La Dieta 3x1 es una herramienta educacional gráfica que le permite a un diabético visualizar las proporciones adecuadas para el control de su diabetes, sin necesidad de hacer cálculos de calorías, grasas o gramos de carbohidratos. El propósito básico de la Dieta 3x1 es lograr un balance adecuado entre los alimentos que le ayudan a controlar la diabetes, Alimentos Tipo A y los alimentos que le pueden descontrolar la diabetes, Alimentos Tipo E.

En principio lo que se busca es lograr un balance, controlando la porción de los Alimentos Tipo E para que en ninguna combinación de alimentos sean más de ¼ (25%) del total de la superficie de un plato de tamaño normal. Vea esta imagen que le da una idea de lo que serían las proporciones entre Alimentos Tipo A (AMIGOS del control de la diabetes) y Alimentos Tipo E (ENEMIGOS del control de la diabetes:

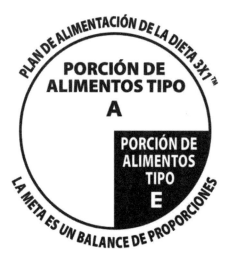

La Dieta 3x1 ya se ha probado con éxito con miles de diabéticos y personas obesas, porque debutó en el año 2007 como parte de mi libro *El Poder del Metabolismo*. Desde entonces ha producido buenos resultados para miles de diabéticos obesos, que además de adelgazar, pudieron finalmente controlar su diabetes. A raíz de utilizar la Dieta 3x1, a cientos de diabéticos sus médicos determinaron que debían descontinuar las inyecciones de insulina, porque sus niveles de glucosa se habían regulado y ya no les era necesario inyectarse. A otros miles de diabéticos, la Dieta

3x1 les reguló los niveles de glucosa a tal nivel, que sus médicos determinaron que tenían que reducirle y en algunos casos eliminarle las dosis de los medicamentos para el control de la diabetes. Sea como sea, si usted aplica la Dieta 3x1 asegúrese de consultar con su médico antes de hacerlo y por favor no se le ocurra reducir ni alterar las dosis de ningún medicamento sin la autorización de su médico. La diabetes es una condición seria y requiere de la atención de un médico cualificado que le ayude a administrar la condición.

A continuación, algunas posibilidades de combinaciones que puede crear con su Dieta 3x1:

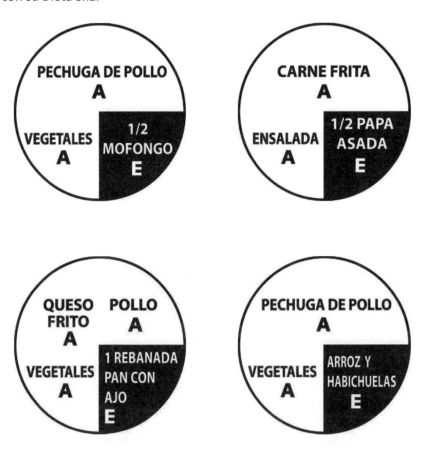

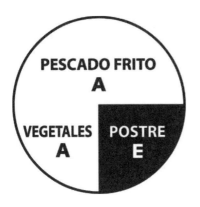

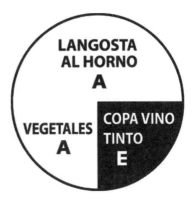

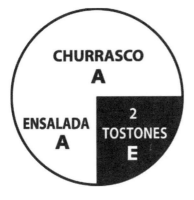

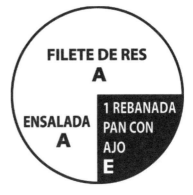

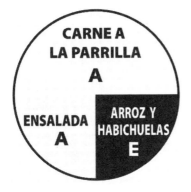

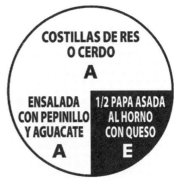

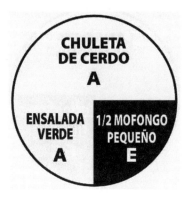

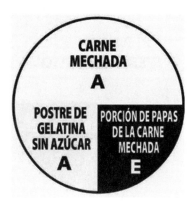

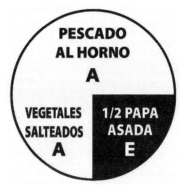

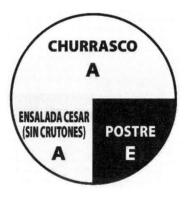

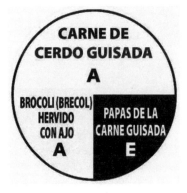

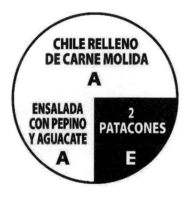

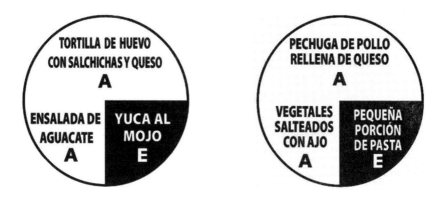

El concepto básico de proporciones entre Alimentos Tipo A y Tipo E también es aplicable a las sopas o caldos. El punto es lograr controlar la proporción de Alimentos Tipo E, que son los que aumentan la glucosa y las necesidades de insulina, por lo cual son ENEMIGOS del control de la diabetes, además de que su exceso es la causa principal de la obesidad en los diabéticos.

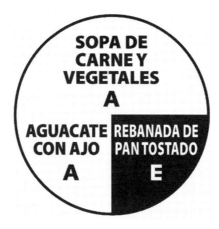

Naturalmente, si se comiera una sopa de cebolla, de papa o de fideos (todos estos alimentos tienen un alto contenido de carbohidratos) el contenido y la proporción de los Alimentos Tipo E en la sopa podría ser demasiado alto y le subiría demasiado la glucosa al diabético. Por eso es importante que usted conozca los distintos Alimentos Tipo A (AMIGOS del control de la diabetes) y Tipo E (ENEMIGOS del control de la diabetes).

Antes de utilizar la Dieta 3x1 es importante que usted haya leído y haya realmente entendido el capítulo PERSONALIZANDO LA DIETA 3x1, en el que podrá saber qué tipo de sistema nervioso es dominante en su cuerpo, para de esa forma ver si su metabolismo tolera o no las carnes rojas, el pescado graso (salmón, atún) y la grasa saturada.

Recientemente hice un descubrimiento de importancia sobre el metabolismo, el cual se explica en la última versión del libro *El Poder del Metabolismo*, y que describo detalladamente en el vídeo #199 de www.MetabolismoTV.com. Este importante descubrimiento le permite a usted saber qué tipo de metabolismo tiene su cuerpo para así personalizar su dieta a las necesidades particulares de su cuerpo, que ciertamente no es igual al de nadie. Para ver este vídeo haga una búsqueda en MetabolismoTV.com del episodio "Características dominantes de los Excitados" o "Episodio #199".

El hecho es que TODOS NO SOMOS IGUALES, por lo cual la dieta no puede ser igual para todos y debe adaptarse al tipo de metabolismo y sistema nervioso que tiene su cuerpo o el cuerpo de la persona diabética a quien usted desea ayudar. Esto no es un hecho ampliamente conocido, pero hace toda la diferencia en que usted pueda, tanto controlar la diabetes, como adelgazar. En otras palabras no existe tal cosa como "una dieta balanceada" porque cada uno de nosotros tenemos un cuerpo distinto al de otras personas y lo que sería una dieta adecuada para unos sería perjudicial para otros.

Por otro lado, debe saber que la Dieta 3x1 no es una "dieta alta en proteínas", es simplemente un plan nutricional balanceado entre carbohidratos, proteínas y grasas. No es tampoco una "Dieta Atkins[72]" a

---

[72] *Dieta Atkins: La dieta Atkins es una dieta baja en carbohidratos que popularizó el Dr. Robert Atkins con su libro "Dr. Atkins' Diet Revolution" que se publicó en el año 1972. Fue una dieta muy controversial que funcionó para algunas personas pero no para otras debido a que promovía un consumo demasiado bajo en carbohidratos (en ocasiones cero carbohidratos) junto a un consumo que podía llegar a ser exagerado en carnes y grasas. No podía realmente sostenerse como "estilo de vida" por las limitaciones que exigía y la poca variedad de alimentos*

base de aumentar el consumo de la carne y de la grasa. La Dieta 3x1 principalmente es un plan que toma en cuenta el hecho de que <u>todos los carbohidratos no son iguales</u> y lo que se persigue es obtener un control de la diabetes manteniendo los niveles de glucosa en rangos saludables. La prueba de si la Dieta 3x1 funciona o no estará en su glucómetro[73] y en sus análisis de laboratorios. No es un tema de opiniones sino de resultados medibles. Si al usted o un ser querido practicar la Dieta 3x1 observa que la medida de glucosa se mantiene por debajo de 130 mg/dl (punto en que se determina que existe diabetes), aun dos horas después de comer, sabrá que la Dieta 3x1 funciona para controlar su diabetes o la de su ser querido. Si al aplicarla se le desaparecen los "bajones de azúcar" (hipoglucemia) confirmará que en realidad sí funciona. Si padece de obesidad y nota que la ropa cada vez le queda más y más grande, habrá descubierto una forma de comer que le permite "comer de todo", ya que en la Dieta 3x1 <u>nada está prohibido</u> y todo se puede comer si se mantiene la cantidad de cada tipo de alimento, Tipo E y Tipo A, dentro de las proporciones de la Dieta 3x1.

La Dieta 3x1 le pone control muy en especial a los carbohidratos refinados (pan, harina, azúcar, cereales, etc.), a los almidones (arroz, habichuelas, papa, etc.) y a las azúcares (frutas dulces, jugos de frutas, fructosa, miel, etc.), ya que estos son los Alimentos Tipo E (ENEMIGOS del control de la diabetes) que más aumentan la glucosa en la sangre. En la Dieta 3x1 se combinan también las proteínas (carnes, quesos, huevos) y las grasas en forma moderada. En el capítulo titulado PERSONALIZANDO LA DIETA 3x1 usted también aprenderá que la selección de proteínas de la Dieta 3x1 no pueden ser igual para todos debido al hecho de que TODOS NO SOMOS IGUALES. En este capítulo lo importante es que usted entienda el concepto de lo que es la Dieta 3x1 y que aprenda a dividir su plato en

---

que cualificaban como aptos para comer. La dieta Atkins fue una moda que no duró simplemente porque no es un estilo de vida sostenible a largo plazo y no resulta saludable para todos los que la practiquen. Como verá luego en este libro (capítulo PERSONALIZANDO LA DIETA 3x1) hay personas que debido a su tipo de sistema nervioso se verían grandemente perjudicados si hacen una dieta Atkins a base de pura carne y grasas.

[73] *Glucómetro: Es un instrumento de medida que se utiliza para obtener la concentración de glucosa en sangre (glucemia), de forma instantánea, sin necesidad de tener que ir a un centro o laboratorio especializado.*

las proporciones correctas entre los Alimentos Tipo E y los Alimentos Tipo A, para así controlar la diabetes.

Es importante que cada comida del día, desayuno, almuerzo y cena, estén balanceadas entre su contenido de proteínas (carnes, queso, huevos: Alimentos Tipo A), de carbohidratos naturales como vegetales o ensalada (Alimentos Tipo A), algo de grasas (dependiendo de su tipo de sistema nervioso, vea el capítulo PERSONALIZANDO LA DIETA 3x1) y de una proporción controlada de los Alimentos Tipo E, que son los que tiene que observar con cuidado, ya que si se excede, le descontrolan la diabetes además de que le engordan.

El hígado es un "tanque de reserva de glucosa" que va proveyéndole glucosa a las células del cuerpo durante los periodos en los que usted no está ingiriendo alimentos y entre las comidas (Foster-Powell K, 2002). Usted verá que no sentirá deseos de "hacer meriendas" entre las comidas debido a que el glucógeno[74] que se acumula en su hígado le sostiene sin pasar hambre, sobre todo si usted hizo una buena combinación entre proteínas (Tipo A), vegetales y ensaladas (Tipo A) y alguna cantidad controlada de Alimentos Tipo E que su cuerpo tolere. Todos no somos iguales por lo cual le toca a usted CONOCER SU PROPIO CUERPO, observando con la ayuda de su glucómetro, cuánto aumenta la glucosa en sangre una hora después de cada comida.

---

[74] *Glucógeno: es una forma de glucosa que el cuerpo almacena en el hígado para poder suplirle alimento a las células cuando pasan periodos en los que la persona no ha consumido alimentos. El glucógeno es un tipo de "combustible de almacenamiento" que se almacena principalmente en el hígado y algo en los músculos.*

¿POR QUÉ REDUCIR LOS CARBOHIDRATOS CON LA DIETA 3x1?

El concepto básico de la Dieta 3x1 es el de controlar y reducir las porciones de los carbohidratos refinados (arroz, pan, harina, pasta, azúcar, dulces), de los almidones (papa, tubérculos), y de otras fuentes de azúcares (frutas y jugos de frutas altos en fructosa, miel, etc.). El exceso de este tipo de alimentos, que llamamos Alimentos Tipo E (ENEMIGOS del control de la diabetes), es lo que luego se convierte en el exceso de glucosa que le destruye la salud a un diabético. Los Alimentos Tipo E son también los que producen obesidad cuando se abusa de su consumo, por lo cual en mi libro *El Poder del Metabolismo* también le llamábamos "Alimentos Tipo E" queriendo significar "alimentos que ENGORDAN". Es decir, el exceso de este tipo de Alimentos Tipo E es lo que descontrola la diabetes y también es lo que engorda. Se sabe que más del 85% de los diabéticos padecen de algún grado de sobrepeso u obesidad y esto es causado por la misma razón: el exceso de carbohidratos refinados, almidones y azúcares.

Bajo el concepto de la Dieta 3x1, el diabético es libre para combinar cualquier tipo de alimentos de su agrado, siempre y cuando su selección de proporción de Alimentos Tipo E no sea mayor a una cuarta parte (¼) de la superficie de un plato de tamaño regular. Si el diabético observa que al proporcionar los alimentos al estilo de la Dieta 3x1 sus medidas de glucosa se logran regular para no sobrepasar los 130 mg/dl a las 2 horas después de haber comido, ningún alimento está prohibido, ni siquiera los postres. La idea de que "nada está prohibido" es una idea casi irreal o inaceptable para algunos diabéticos que han sido educados a la fuerza con la realidad impuesta de que existe una larga lista de "alimentos prohibidos".

En la Dieta 3x1 buscamos un balance entre los carbohidratos, las proteínas y las grasas, con énfasis en controlar los alimentos que aumentan los niveles de glucosa y descontrolan la diabetes. O sea, con énfasis en reducir y controlar el consumo de los Alimentos Tipo E (ENEMIGOS del control de la diabetes) que son los carbohidratos refinados, los almidones y las otras fuentes de azúcares. Vale la pena que repita para usted la definición que utilizo en este libro, sobre lo que es la diabetes:

La diabetes es un desorden del metabolismo, en el cual el cuerpo ha perdido su habilidad para procesar y utilizar los carbohidratos refinados[75], los almidones[76] y las azúcares de forma adecuada.

El cuerpo de un diabético ha perdido la habilidad de procesar principalmente los carbohidratos refinados, los almidones y las azúcares. Por lo tanto, la Dieta 3x1 va dirigida a quitarle ese problema al cuerpo, reduciendo aquellos Alimentos Tipo E que son los que el cuerpo no logra procesar adecuadamente, y que por tal razón le convierten a usted o a su ser querido en "una persona con diabetes". Al reducir los Alimentos Tipo E estamos yendo directo a la raíz del problema, por lo cual siempre verá que el control de la diabetes se mejora al utilizar el plan de alimentación de la Dieta 3x1.

Una de las metas principales de la Dieta 3x1 es reducir la glucosa y a su vez lograr reducir la insulina que produce el páncreas del diabético. Reducir la producción de insulina ha demostrado que aumenta la producción del glucógeno (glucosa almacenada) del hígado de 3 a 4 veces más, lo cual permite que los niveles de glucosa se mantengan estables (Felig P et al., 1977 Apr). El hígado es un "tanque de reserva de glucosa" que tiene la capacidad de mantener los niveles de glucosa estables por varias horas, pero cuando los niveles de insulina se mantienen altos, por el exceso de Alimentos Tipo E, el hígado no hace su función estabilizadora

---

[75] *Carbohidratos refinados: El término "carbohidratos" abarca una gran variedad de alimentos como pan, harinas, pizza, arroz, papa, granos, dulces, azúcar e incluye los vegetales y ensaladas. Cuando decimos "carbohidratos refinados" nos referimos a aquellos carbohidratos que de alguna forma han sido procesados, cocinados, molidos, pulidos o refinados, lo cual los hace mucho más absorbibles, y aumentan con facilidad los niveles de glucosa del cuerpo. A casi todos los vegetales y ensaladas (con excepción del maíz) los consideramos "carbohidratos naturales" (no refinados).*

[76] *Almidones: son alimentos que están compuestos de azúcares naturales. Por ejemplo, el arroz es un almidón que está formado por largas moléculas que son cadenas de glucosa. Un almidón está compuesto por una larga línea de "glucosa + glucosa + glucosa..." que pudiera extenderse desde 200 hasta 2500 unidades de glucosa, como la llamada amilopectina, que es el componente principal del arroz.*

y la glucosa del diabético sube y baja de forma errática (Wahren J, Felig P, 1976 Apr).

Para colmo, cuando existe un alto nivel de insulina, el hígado no acumula el glucógeno, que es su "glucosa de reserva", por lo cual su "tanque de reserva" (el hígado) queda vacío y en riesgo de tener un episodio de hipoglucemia (bajón de azúcar). La producción natural de glucógeno (glucosa de reserva) del hígado se reduce en un 85% cuando aumenta la insulina (Felig P et al., 1971).

Es interesante observar cómo la continua investigación científica y los descubrimientos que se han hecho en los estudios clínicos han estado reflejando la necesidad de controlar el consumo de los carbohidratos para controlar la diabetes. Sin embargo, las autoridades médicas, las escuelas de nutrición y los que elaboran la política pública sobre nutrición y sobre el cuidado de los diabéticos continúan ignorando estas realidades científicas. Se hace obvio que, si no se controlan los carbohidratos, jamás se podrá controlar la diabetes ni evitar sus daños.

No hace mucho tiempo que la nutricionista/dietista, Marion J. Franz, quien también es una "Educadora en Diabetes Certificada" escribía en la prestigiosa revista científica Diabetes Spectrum[77] lo siguiente (traducido del inglés):

Por lo tanto, el énfasis debe ser en controlar los niveles de glucosa en la sangre (y los lípidos), no en la pérdida de peso. Enseñar a las personas a 'contar los carbohidratos', promoverles la actividad física, llevar récords de alimentos ingeridos, y monitorear los niveles de glucosa es esencial. La dieta no falla; los que fallan son el páncreas y los protocolos de tratamiento. Además, todos los medicamentos reductores de glucosa funcionan de forma más efectiva cuando se

---

[77] *Diabetes Spectrum: es una publicación para los profesionales de la salud que trabajan con la diabetes que incluye a enfermeras, dietistas y médicos que se especializan en ese campo. Es una revista de investigación científica sobre la diabetes cuyo propósito es traducir los descubrimientos de las investigaciones sobre la diabetes a la práctica clínica (con pacientes). Cubre temas de investigación, administración médica, educación de pacientes diabéticos y ejercicio físico para diabéticos.*

usan en combinación con la terapia médica nutricional (Franz MJ, 2000).

La idea de "contar los carbohidratos" que recomienda esta nutricionista, Educadora en Diabetes, es lo mismo que nosotros hemos visto funcionar en miles de diabéticos obesos que recibieron la ayuda de los centros NaturalSlim. En esencia "contar los carbohidratos" para reducir su proporción es lo mismo que pretende la Dieta 3x1. Controlar el consumo de carbohidratos es una idea ya muy antigua que se ha comprobado que funciona desde el año 1880, cuando el farmacéutico francés Bouchardat, a quien se le considera "el padre de la diabetología" (el estudio de la diabetes), recomendaba una dieta baja en carbohidratos para controlar la diabetes. Muchos otros estudios en años recientes sugieren el "conteo de carbohidratos" como la forma de controlar la diabetes (Gillespie SJ, Kulkarni KD, Daly AE., 1998 Aug). El "conteo de carbohidratos", que ya no se hace trabajoso por la simplicidad que provee la gráfica de la Dieta 3x1, es la esencia del control de la diabetes.

En fin, para controlar la diabetes se hace esencial reducir los Alimentos Tipo E de forma que se reduzca la insulina y se aumente la utilización del glucógeno, que es la "glucosa de reserva" que el cuerpo mantiene en el hígado. Sin control de los carbohidratos no puede existir el control de la diabetes.

ATAQUES INFUNDADOS A LAS DIETAS BAJAS EN CARBOHIDRATOS

Recientemente se publicó un extenso editorial en uno de los periódicos de alta circulación que se titulaba "Peligrosas las dietas bajas en carbohidratos". En este editorial se informó al público que en la publicación titulada *Proceedings of the National Academy of Sciences (PNAS)* se habían publicado los resultados de un estudio que los científicos del Centro Médico Beth Israel de Boston habían hecho en ratones donde se utilizaba una dieta baja en carbohidratos. Según el artículo, que ocupaba una página entera en ese periódico de mayor circulación, el estudio reflejó que la dieta baja en carbohidratos no afectó los niveles de colesterol de los ratones, pero que causó un aumento en los depósitos de grasa en las paredes de las arterias (aterosclerosis), lo cual podía conducir a crear una mayor incidencia de infartos cardiacos (ataques al corazón) y derrames cerebrales. La implicación es clara: "las dietas bajas en carbohidratos te pueden matar."

Es interesante cómo nos comparan a nosotros con las ratas. No se toma en consideración que los pobres ratones no pueden hacer más que comer lo que se les ponga en la jaula y no tienen la capacidad de entender que todas las dietas, ya sean bajas o altas en carbohidratos, pueden producir daños si no se acompañan con un "estilo de vida" que le permita al organismo convertir los alimentos en una energía saludable, en vez de en un daño progresivo. Es la ignorante insistencia de que debe existir UN SOLO FACTOR que sea el causante de TODOS los problemas de salud. Esta mentalidad promueve la idea de que si la causa de TODOS los problemas de salud de una persona se reduce a UN SOLO FACTOR, entonces la solución puede estar en UNA SOLA "PASTILLA MILAGROSA" (medicamento recetado) que resuelva el problema. Nuevamente, sale ganando la farmacéutica porque se le vende la idea a las personas de que si tienen un problema de diabetes el problema se resuelve tomándose la pastilla "X" que le reduce la glucosa. En otras palabras, que las múltiples otras malas decisiones que el diabético toma como: no hidratarse (tomar agua), no proveerle a su cuerpo las vitaminas y los antioxidantes que protegen su sistema cardiovascular, fumar, tomar alcohol en exceso, tener el cuerpo lleno de hongos, bacterias y virus, vivir rodeado de un exceso de estrés, no tener un sueño reparador, no ejercitarse, echarle ácido corrosivo a su cuerpo (refrescos de dieta como Coca-Cola y otros), no tienen ninguna importancia; como si el cuerpo fuera una máquina insensible e inmune al abuso.

Este tipo de lógica deficiente de los supuestos "expertos", que se supone nos orienten, nos oculta el hecho de que el cuerpo humano es un organismo INTEGRAL donde TODOS los factores de vida tienen relevancia en la salud, incluyendo el de la dieta, que es sólo uno más de los elementos que permiten tener una buena salud. Mientras tanto la incidencia de diabetes continua aumentando y cegando vidas.

Curiosamente los estudios hechos con humanos, que reflejan lo contrario a este estudio con ratones que promueve el supuesto "peligro de la dieta baja en carbohidratos", no se publican. Por ejemplo, cuatro estudios científicos recientes demuestran que la dieta baja en carbohidratos reduce el colesterol, reduce los triglicéridos (grasas en la sangre), reduce la glucosa, reduce la insulina y aumenta el colesterol bueno HDL que protege al cuerpo de la llamada aterosclerosis (endurecimiento de las arterias), que eventualmente nos produce un infarto cardiaco o un derrame cerebral. Estos estudios con humanos no solamente demuestran que se contrarrestan todos los efectos dañinos de la diabetes, sino que también reflejaron que se reduce de forma marcada la inflamación, que es la causante principal del daño al sistema cardiovascular humano. Estos otros estudios en humanos que demuestran los beneficios de las dietas bajas en carbohidratos no se reportan en los medios noticiosos del país, quizá porque no favorecen a los grandes intereses de las farmacéuticas y de los grandes consorcios que fabrican los alimentos altos en carbohidratos refinados (granos, trigo, maíz, harina, azúcar), que constantemente nos promueven y que predominan en los pasillos de nuestros supermercados (Volek JS P. S., 2008: Dec 12) (Forsythe CE, 2007) (Ruano G, 2006) (Volek JS S. M., 2005).

El público en general, y muy en especial los diabéticos y las personas con obesidad, no parecen darse cuenta de que en este país y en todos los países del mundo, quien manda es el señor dinero. Las grandes compañías que controlan la mayoría de la producción de alimentos del planeta son los clientes principales y las mayores fuentes de ingreso, por anuncios publicitarios, de los mismos medios de comunicación (prensa, radio, TV) quienes, se supone, nos provean unas noticias imparciales. No promuevo la idea de que exista una conspiración en contra del ciudadano común. Si usted padece de diabetes o si está interesado en ayudar a un ser querido suyo que padece de diabetes lo que le invito a hacer es abrir los ojos e investigar por usted mismo, no por la opinión de los expertos y de sus reporteros a sueldo, lo que es la verdad sobre este asunto. Observe usted qué tipo de alimentos, altos en carbohidratos refinados, Alimentos Tipo E (ENEMIGOS del control de la diabetes) son los alimentos que principalmente se promueven en televisión y se venden por las más grandes compañías fabricantes y distribuidoras de alimentos. Lo que se promueve en los medios publicitarios siempre son los carbohidratos refinados que también son los alimentos E, que también son los alimentos que le ENGORDAN. Verá que son principalmente cereales, harinas, galletitas, dulces, chocolates, kétchup (salsa de tomate con azúcar), jugos endulzados con jarabe de maíz, refrescos azucarados, papitas fritas, productos de maíz, postres azucarados, helados congelados o pan blanco. Luego mire a las grandes cadenas de comidas rápidas que están en cada esquina como McDonald's y Burger King entre muchas otras, con sus papitas con grasa, pan blanco y refrescos azucarados. Se dará cuenta de por qué la obesidad es una epidemia en nuestra sociedad y de que es casi un milagro que todos nosotros todavía no seamos diabéticos. ¡Vivimos en un mar de carbohidratos refinados!

No soy un médico, ni dietista, ni nutricionista. Soy un ex gordo que tenía muy mala salud y pre-diabetes[78] diagnosticada antes de que lograra controlar mi propia obesidad. Me dedico hace más de 15 años a ayudar a las personas a bajar de peso y a recobrar su salud. Entre los más de 50,000 miembros que han recibido ayuda del sistema NaturalSlim para adelgazar, mejorando su metabolismo y "estilo de vida", hemos tenido la oportunidad de trabajar con más de 10,000 diabéticos y hemos podido experimentar de cerca los beneficios de salud que reflejan los análisis de laboratorio de aquellos diabéticos que adoptan un "estilo de vida" en el que se reducen los carbohidratos refinados, como en la Dieta 3x1. He visto que cientos de diabéticos que antes se inyectaban insulina lograron eliminar, con la ayuda y supervisión de su médico, el uso de insulina. En

---

[78] *Pre-diabetes: condición que diagnostica un médico a su paciente cuando observa que los niveles de glucosa (azúcar de la sangre) son excesivamente altos y se acercan al punto donde se le declararía una condición de diabetes.*

aquellos que no lograron eliminar totalmente las inyecciones con insulina, la mayoría logró reducir su necesidad de dosis de insulina diarias a la mitad o a una tercera parte de lo que antes necesitaban. Solamente creo en los RESULTADOS, nunca en las teorías.

Si usted puede y le gusta leer, y puede leer en inglés, le recomiendo que lea al libro del Dr. Richard Bernstein titulado *Dr. Bernstein's Diabetes Solution*. En ese excelente libro, que es lo mejor que jamás he leído sobre la diabetes, el Dr. Bernstein explica que es imposible evitar los daños que produce la diabetes si no se logran reducir los altos niveles de glucosa (a menos de 130 mg/dl). También explica, y es lo que he podido comprobar con miles de diabéticos del sistema NaturalSlim, que la clave es <u>reducir los carbohidratos refinados</u>. El Dr. Richard Bernstein conoce el tema de la diabetes mejor que la mayoría de los médicos por una buena razón: él es un diabético Tipo 1 que estuvo a punto de morirse por seguir las recomendaciones "tradicionales" de los "expertos en diabetes". Como no podía controlar su propia diabetes y ya estaba padeciendo de neuropatía diabética (daño a los nervios) decidió estudiar medicina para ver si lograba resolver su propio problema con la diabetes. Después de ser médico descubrió que la única solución a la diabetes era reducir los carbohidratos para controlar la diabetes y los daños que le estaba causando a su cuerpo. Siempre que conozco a un diabético que puede leer en inglés o a un médico que realmente quiere ayudar a sus pacientes diabéticos a controlar su diabetes, le recomiendo que lea el libro del Dr. Bernstein.

Mi invitación es que usted mismo observe en sus niveles de glucosa y el efecto beneficioso de utilizar una dieta como la Dieta 3x1 en su estado general de salud y energía, pero asegurándose de que la utiliza acompañada de las otras mejorías en "el estilo de vida": buena hidratación; buenas vitaminas y minerales; descanso apropiado; control de estrés; desintoxicación y limpieza de hongos; consumo de vegetales y ensaladas; preferir las proteínas bajas en grasas y de mejor calidad como pollo, pavo, pescado; y todos los otros factores que he reunido en este libro para usted o para su ser querido que padece de diabetes. Usted tiene la capacidad de experimentar por usted mismo estos beneficios, pero siempre hágalo mientras se supervisa por su médico o endocrinólogo. No se le ocurra empezar a reducir sus medicamentos por su propia cuenta cuando vea que la glucosa que antes andaba por los 200 y 300 ahora se mantiene por los 90 y los 100 mg/dl. Pida ayuda a su médico.

Si su médico expresa dudas sobre lo que usted le comunica sobre este libro, hágale llegar una copia del mismo. Este libro contiene las referencias de los estudios científicos que comprueban que lo que aquí decimos es verdad. Si después de su médico ojear este libro, todavía expresa dudas, pídale que llame a los médicos que están en una lista en la parte de atrás de este libro, quienes ya han tenido la experiencia con los resultados de estas recomendaciones en sus propios pacientes diabéticos. Los médicos se entienden muy bien con otros médicos. También puede pedirle a su médico que se comunique con el Director Médico del sistema NaturalSlim, el Doctor Carlos Cidre Miranda, médico internista (Board Certified) con 30 años de experiencia. Encontrará su información de contacto en el área de recursos en la parte de atrás de este libro. El doctor Carlos Cidre estará ofreciendo cursos de capacitación para médicos y personal de oficinas médicas que deseen certificarse en los métodos basados en mejorías al metabolismo que se expresan en este libro *Diabetes Sin Problemas*: *El Control de la Diabetes con la Ayuda del Poder del Metabolismo*.

Por último, si su diabetes le sigue causando problemas de salud y su médico se niega rotundamente a mirar otras alternativas de mejoría, considere cambiar de médico. Hay gente terca en todas las profesiones. Usted o su ser querido con diabetes merece obtener resultados positivos para evitar las terribles complicaciones que le puede causar una diabetes mal controlada.

Si usted empieza a aplicar los conceptos sobre el metabolismo y la salud, y los combina con el "estilo de vida" que promueve este libro, y empieza a notar mejoría en unos niveles de glucosa reducidos y en más energía, por favor asegúrese de ir anotando las medidas de glucosa en ayuna y dos horas después de cada comida, para que cuando visite a su médico no le lleve solamente su "opinión personal". <u>Su médico necesita ver los datos</u>, o sea, las medidas de glucosa, para poder evaluar si lo que usted está haciendo hace sentido o no. Los médicos <u>son científicos</u> y necesitan datos (análisis de laboratorios, medidas de presión arterial, pesajes del cuerpo, etc.) que les permitan evaluar. Ayude a su médico a ayudarle a usted, llevándole sus medidas de glucosa anotadas y una lista detallando lo que estuvo comiendo dos horas antes de cada medida.

Asegúrese de llevarle suficientes medidas a su médico de glucosa para que él o ella puedan notar los cambios. Es la única forma en que su médico puede darse cuenta de que usted está controlando mejor su diabetes.

Después de más de 15 años en los que, en los centros NaturalSlim, hemos sido testigos de éxitos impresionantes en lograr reducir la obesidad y en controlar la diabetes, todavía es un misterio para mí la renuencia y terquedad que demuestran algunos que insisten, a pesar de los fracasos continuos y de los daños que sufren los pacientes diabéticos, en tratar de controlar la diabetes con dietas cuyo contenido de carbohidratos llega a un 50%, 60% o más.

Me ha sorprendido en particular el hecho de que existen docenas de estudios clínicos publicados por las mejores instituciones de investigación del mundo que demuestran que la dieta baja en carbohidratos es, sin lugar a dudas, superior a cualquier otra estrategia que se haya estado intentando (bajas calorías, baja grasa, etc.) para controlar la diabetes y evitar los daños que esta condición puede causar.

Para aquellos de ustedes que son profesionales de la salud les hago disponible a continuación una lista de estudios que aseveran lo mismo que les estoy tratando de comunicar en este libro:

REFERENCIAS SOBRE DIETAS BAJAS EN CARBOHIDRATOS PARA CONTROL DE LA DIABETES

---

1. Westman EC, Yancy WS Jr, Humphreys M: Dietary treatment of diabetes mellitus in the pre-insulin era (1914–1922).
    Perspect Biol Med 2006, 49(1):77-83. (Westman EC, 2006)
2. American Diabetes Association: Nutrition recommendations and Interventions for diabetes. *A position statement of the American Diabetes Association. Diabetes Care* 2008, 31(suppl 1):S61-S78. (American Diabetes Association, 2008)
3. Boden G, Sargrad K, Homko C, Mozzoli M, Stein TP: Effects of a low-carbohydrate diet on appetite, blood glucose levels, and insulin resistance in

obese patients with type 2 diabetes. *Ann Intern Med* 2005, 142:403-411 (Boden G, 2005)

4. Gannon MC, Nuttall FQ: Effect of a high-protein, low-carbohydrate diet on blood glucose control in people with type 2 diabetes. *Diabetes* 2004, 53:2375-2382. (Gannon MC N. F., 2004)

5. Nielsen JV, Jonsson E, Nilsson AK: Lasting improvements of hyperglycemia and bodyweight: low-carbohydrate diet in type 2 diabetes. *Ups J Med Sci* 2005, 110(2):179-83. (Nielsen JV, Lasting improvements of hyperglycemia and bodyweight: low-carbohydrate diet in type 2 diabetes. , 2005)

6. Nielsen JV, Joensson E: Low-carbohydrate diet in type 2 diabetes. Stable improvement of bodyweight and glycemic control during 22 months follow-up. *Nutr Metab (Lond)* 2006, 3:22. (Nielsen JV J. E., 2006)

7. Yancy WS Jr, Foy M, Chalecki AM, Vernon MC, Westman EC: A low-carbohydrate, ketogenic diet to treat type 2 diabetes. *Nutr Metab (Lond)* 2005, 2:34. (Yancy WS Jr, 2005)

8. Friedman MI, Stricker EM: The physiological psychology of hunger: a physiological perspective. *Psychological review* 1976, 83(6):409-431. (Friedman MI, 1976)

9. Johnstone AM, Horgan GW, Murison SD, Bremner DM, Lobley GE: Effects of a high-protein ketogenic diet on hunger, appetite, and weight loss in obese men feeding ad libitum. *Am J Clin Nutr* 2008, 87:44-55. (Johnstone AM, 2008)

10. Pirozzo S, Summerbell C, Cameron C, Glasziou P: Advice on low-fat diets for obesity (review). *Cochrane Library* 2007., 2 (Pirozzo S, 2007)

11. Samaha FF, Iqbal N, Seshadri P, Chicano KL, Daily DA, McGrory J, Williams T, Gracely EJ, Stern L: A low-carbohydrate as compared with a low-fat diet in severe obesity. *N Eng J Med* 2003, 348:2074-81. (Samaha FF, 2003)

12. Foster GD, Wyatt HR, Hill JO, McGuckin BG, Brill C, Mohammed BS, Szapary PG, Rader DJ, Edman JS: A randomized trial of low-carbohydrate diet for obesity. *N Eng J Med* 2003, 348:2082-90. (Foster GD, 2003)

13. Brehm JB, Seeley RJ, Daniels SR, D'Alessio DA: A randomised trial comparing a very low carbohydrate diet and calorie-restricted low fat diet on body weight and cardiovascular risk factors in healthy women. *J Clin Endocrinol* 2003, 88:1617-1623. (Brehm JB, 2003)

14. Sondike SB, Copperman N, Jacobson MS: Effects of a low-carbohydrate diet on weight loss and cardiovascular risk factors in overweight adolescents. *J Pediatr* 2003, 142:253-8. (Sondike SB, 2003)

15. Yancy WS, Olsen MK, Guyton JR, Bakst RP, Westman EC: A low-carbohydrate ketogenic diet versus a low-fat diet to treat obesity and hyperlipidemia. *Ann Int Med* 2004, 140:769-777. (Yancy WS, 2004)

16. Gardner CD, Kiazand A, Alhassan S, Kim S, Stafford R, Balise RR, Kraemer H, King AC:Comparison of the Atkins, Zone, Ornish, and Learn diets for change in weight and related risk factors among overweight premenopausal women. *JAMA* 2007, 297:969-977. (Gardner CD, 2007)

17. The Diabetes Control and Complications Trial Research Group: The effect of intensive treatment of diabetes on the development and progression of long-term complications in insulin-dependent diabetes mellitus. *N Eng J Med* 1993, 329:977-986. (The Diabetes Control and Complications Trial Research Group , 1993)

18. The diabetes control and complications trial/epidemiology of diabetes interventions and complications (DCCT/EDIC) study research group: Intensive diabetes treatment and cardiovascular disease in patients with type 1 diabetes. *N Eng J Med* 2005, 353:2643-2653. (The diabetes control and complications trial/epidemiology of diabetes interventions and complications (DCCT/EDIC) study research group, 2005)

19. Stratton IM, Adler AL, Andrew H, Neil W, matthews D, Manley SE, Cull CA, Hadden D, Turner RC, Holman RR: Association of glycemia with macrovascular and microvascular complications of type 2 diabetes (UKPDS 35): prospective observational study. *BMJ* 2000, 321:405-412. (Stratton IM, 2000)

20. Volek JS, Feinman RD: Carbohydrate restriction improves the features of Metabolic Syndrome. Metabolic Syndrome may be defined by the response to carbohydrate restriction. *Nutr Metab (Lond)* 2005, 2:31. (Volek JS F. R., Carbohydrate restriction improves the features of Metabolic Syndrome. Metabolic Syndrome may be defined by the response to carbohydrate restriction., 2005)

21. Accurso A, Bernstein RK, Dahlqvist A, Draznin B, Feinman RD, Fine EJ, Gleed A, Jacobs DB, Larson G, Lustig RH, Manninen AH, McFarlane SI, Morrison K, Nielsen JV, Ravnskov U, Roth KS, Silvestre R, Sowers JR, Sundberg R, Volek JS, Westman EC, Wood RJ, Wortman J, Vernon MC: Dietary carbohydrate

restriction restriction in type 2 diabetes mellitus and metabolic syndrome: time for a critical appraisal. *Nutr Metab (Lond)* 2008, 5:9. (Accurso A., 2008)

22. Gannon MC, Nuttall FQ, Saeed A, Jordan K, Hoover H. An increase in dietary protein improves the blood glucose response in persons with type 2 diabetes. Am J Clin Nutr. 2003 Oct;78(4):734-41.

23. Nuttall FQ, Gannon MC, Saeed A, Jordan K, Hoover H. The metabolic response of subjects with type 2 diabetes to a high-protein, weight-maintenance diet. J Clin Endocrinol Metab. 2003 Aug;88(8):3577-83.

24. Brinkworth GD, Noakes M, Parker B, Foster P, Clifton PM. Long-term effects of advice to consume a high-protein, low-fat diet, rather than a conventional weight-loss diet, in obese adults with type 2 diabetes: one-year follow-up of a randomised trial. Diabetologia. 2004 Oct;47(10):1677-86.

25. Nuttall FQ, Gannon MC. Metabolic response of people with type 2 diabetes to a high protein diet. Nutr Metab (Lond). 2004 Sep 13;1(1):6.

26. Robertson MD, Henderson RA, Vist GE, Rumsey RDE. Extended effects of evening meal carbohydrate-to-fat ratio on fasting and postprandial substrate metabolism. *Am J Clin Nutr* 2002; 75: 505-10

Referencias mencionadas en este capítulo

- Felig P et al. (1971). Influence of endogenous insulin secretion on splanchnic glucose and amino acid metabolism in man. J Clin Invest 50:1702-11, 1971. *J Clin Invest, VOL. 3 NO. 2*, 1702-11. doi:10.2337/diab.32.1.35
- Felig P et al. (1977 Apr). Amino acid and protein metabolism in diabetes mellitus. *Arch Intern Med., 137(4)*, 507-13. Retrieved from http://www.ncbi.nlm.nih.gov/pubmed/403871
- Forsythe CE, P. S. (2007, Nov 29). Comparison of Low Fat and Low Carbohydrate Diets on Circulating Fatty Acid Composition and Markers of Inflammation. *Lipids, 43*(1), 65-67. Retrieved from http://www.ncbi.nlm.nih.gov/pubmed/18046594
- Foster-Powell K, H. S.-M. (2002, Jul). International table of glycemic index and glycemic load values. *Am J Clin Nutr., 76*(1), 5-56. Retrieved from http://www.ncbi.nlm.nih.gov/pmc/articles/PMC2584181/
- Franz MJ. (2000). Protein Controversies in Diabetes. *Diabetes, 13 Number 3*, 132. Retrieved Nov 5, 2013, from http://journal.diabetes.org/diabetesspectrum/00v13n3/pg132.htm
- Gillespie SJ, Kulkarni KD, Daly AE. (1998 Aug). Using carbohydrate counting in diabetes clinical practice. *J Am Diet Assoc. , 98(8)*, 897-905. Retrieved from http://www.ncbi.nlm.nih.gov/pubmed/9710660
- Ruano G, W. A. (2006, May 15). Physiogenomic Analysis of Weight Loss Induced by Dietary Carbohydrate Restriction. *Nutr Metab.*(3), 20. Retrieved from http://www.ncbi.nlm.nih.gov/pmc/articles/PMC1479825/

- Volek JS, P. S. (2008: Dec 12). Carbohydrate Restriction Has a More Favorable Impact on the Metabolic Syndrome Than a Low Fat Diet. *Lipids*.
- Volek JS, S. M. (2005, Jun). Modification of Lipoproteins by Very Low-Carbohydrate Diets. Review. *J Nutr.*, *135*(6), 1339-42. Retrieved from http://www.ncbi.nlm.nih.gov/pubmed/15930434
- Wahren J, Felig P. (1976 Apr). Effect of protein ingestion on splanchnic and leg metabolism in normal man and in patients with diabetes. J Clin Invest 57:987-99, 1976. *J Clin Invest.*, *57(4)*, 987-99. Retrieved from http://www.ncbi.nlm.nih.gov/pubmed/947963/

Carbohidratos refinados: muchos y adictivos

Existen tres grupos importantes de alimentos: los carbohidratos, las proteínas y las grasas. Cualquier dieta, para que sea realmente saludable y nos ayude a alcanzar una salud óptima, debe estar compuesta de alimentos de cada uno de estos tres grupos. Las dietas extremas, que enfatizan uno de estos grupos de alimentos muy por encima de los otros dos grupos, tienen el potencial de ser dañinas a la salud. Por ejemplo, la dieta Atkins[79], que es una dieta que puede ser extremadamente baja en carbohidratos y en la que se enfatiza el consumo de carnes (proteínas) y grasas, puede llegar a ser dañina a la salud de una persona, dependiendo de si esa persona tiene un sistema nervioso de tipo PASIVO o EXCITADO. Lo mismo pasa cuando una persona

---

[79] *Dieta Atkins: La dieta Atkins es una dieta baja en carbohidratos que popularizó el Dr. Robert Atkins, con su libro "Dr. Atkins' Diet Revolution", que se publicó en el año 1972. Fue una dieta muy controversial que funcionó para algunas personas, pero no para otras, debido a que promovía un consumo demasiado bajo en carbohidratos (en ocasiones cero carbohidratos), junto a un consumo que podía llegar a ser exagerado en carnes y grasas. No podía realmente sostenerse como "estilo de vida" por las limitaciones que exigía y la poca variedad de alimentos que calificaban como aptos para comer. La dieta Atkins fue una moda que no duró, simplemente porque no es un estilo de vida sostenible a largo plazo, y no resulta saludable para todos los que la practiquen. Como verá luego en este libro (capítulo PERSONALIZANDO LA DIETA 3x1) hay personas que debido a su tipo de sistema nervioso se verían grandemente perjudicados si hacen una dieta Atkins, a base de pura carne y grasas.*

cuyo cuerpo requiere un mayor consumo de proteínas (carnes, quesos, huevos) decide, por razones ideológicas o espirituales, convertirse en un "vegetariano estricto" y experimenta que su cuerpo se debilita. Todo el mundo no puede ser ni carnívoro, ni vegetariano estricto, simplemente por el hecho de que "todos no somos iguales" y existen alimentos que para una persona resultan ser saludables mientras que para otra pueden ser dañinos.

Existen diferencias hereditarias entre todos nosotros. Hay personas cuyos metabolismos necesitan un mayor consumo de proteínas y de grasas para estar saludables. Por ejemplo, yo <u>necesito comer suficiente carne roja y grasas para sentirme bien</u> y mantener mi peso (mi cuerpo tiene lo que en la tecnología del metabolismo llamamos un sistema nervioso PASIVO). Mi esposa, por el contrario, tiene un metabolismo que <u>no tolera la carne roja ni las grasas</u> (tiene un sistema nervioso EXCITADO) *(Vea el capítulo PERSONALIZANDO LA DIETA 3x1).*

En mi opinión, la insistencia de algunos expertos en nutrición de promover, lo que ellos llaman una "dieta ideal balanceada", que lo que da son unas recomendaciones de dieta básicamente para todos por igual, demuestra una pobre habilidad para observar el hecho de que TODOS NO SOMOS IGUALES. Debido a factores hereditarios todos no tenemos, ni cuerpos, ni metabolismos iguales, ni todos podemos tener la misma dieta. Hay culturas completas que sobreviven consumiendo solamente proteínas y grasas, como pasa con los esquimales del Polo Norte, que son de la raza Inuit (Lutz,W.J., 1995) (Livestrong.com, 2013). Las culturas de esquimales tradicionales del Polo Norte no consumen carbohidratos en su dieta, debido a que en la nieve y en el hielo del Polo Norte no es posible sembrar una planta o árbol que produzca algún carbohidrato (fruta, grano, almidón, etc.). Debe observarse que entre los esquimales tradicionales que no consumen carbohidratos en su dieta prácticamente no existe la diabetes (Sagild U, et al, 1966).

Por otro lado, parece ser que cada cultura o país posee su propio "carbohidrato refinado preferido nacional". Por ejemplo, en Puerto Rico el carbohidrato refinado preferido nacional es el arroz, que mezclamos con unas ricas habichuelas; en Costa Rica, es el "casado" y el "gallo pinto" (ambos combinaciones de arroz con habichuelas); en México es el maíz en forma de tortillas que se combina con todo lo que comen; en Venezuela y

Colombia son las arepas de maíz. Hablarle a un puertorriqueño de reducir el consumo de arroz, a un mexicano de reducir o eliminar el maíz o a un venezolano de reducir su consumo de arepas de maíz puede ser considerado un "sacrilegio[80] nacional".

La comida preferida que acostumbra a consumir cada país puede ser un tema sumamente emotivo. Si le suma el hecho de que los carbohidratos refinados son adictivos, se puede dar cuenta de la magnitud del problema que confrontamos. Los diabéticos y las personas con obesidad están adictos a los mismos tipos de alimentos que les descontrolan la diabetes: **los carbohidratos refinados.**

El problema es que difícilmente un diabético admitirá que está adicto a alguno o a varios carbohidratos refinados (arroz, pan, harina, dulces, jugos de frutas, chocolates, harina de maíz, etc.). Sin embargo, si usted le pide a un diabético que deje de usar esos alimentos que más le gustan, por sólo dos días, podría experimentar tener a su lado a alguien que se pone de muy mal humor, como le pasa a cualquier adicto (cigarrillo, alcohol, drogas), que esté "rompiendo vicio" al decidir no utilizar su sustancia adictiva. En los centros NaturalSlim tuvimos que desarrollar suplementos naturales especiales para ayudar a las personas con obesidad, muchos de ellos que eran también diabéticos, a desintoxicar su cuerpo de los carbohidratos refinados.

En los últimos quince años hemos ayudado a más de 50,000 personas a romper fuertes adicciones a chocolates, postres, refrescos, helado, dulces, pan, arroz, harinas y otros tipos de carbohidratos refinados, con nuestro programa de "DETOX NATURAL" y una dieta especial de desintoxicación que hacemos sólo por unos pocos días. Curiosamente tuvimos que manejar adicciones a los refrescos de dieta que no tienen azúcar al darnos cuenta que la persona estaba adicta al edulcorante artificial *aspartame,* que por alguna razón, causa una adicción al punto que si la persona trata de no tomarse sus dosis diarias de refrescos de dieta, se le pega un dolor de cabeza aplastante, que le hará sucumbir a la tentación.

---

[80] *Sacrilegio: una falta de respeto a lo que otros consideran sagrado.*

Incluso, hemos tenido personas con obesidad grave que estaban adictos a la leche de vaca. Descubrimos que es una de las adicciones más difíciles de romper, debido a que no existe ninguna azúcar más adictiva que la *lactosa*. La *lactosa*, que es el azúcar natural de la leche, es tan potente y puede ser tan adictiva, que los vendedores de heroína siempre acostumbran a "cortar la heroína con *lactosa*", que no es otra cosa que mezclar mitad y mitad entre heroína pura y el azúcar *lactosa* en polvo. Los vendedores de drogas ilegales inyectables, como la heroína, descubrieron que la *lactosa* es tan potente y adictiva que le refuerza la adicción que produce la heroína a los adictos, con la ventaja que le abarata muchísimo el costo de la dosis de droga que le venden a sus clientes, los adictos a la heroína. Por esta razón, la heroína que se vende a los adictos, en realidad es 50% de heroína más 50% de *lactosa*. Convenientemente, tanto la heroína como la *lactosa,* son polvos de color blanco, y se mezclan perfectamente. Hemos tenido que ayudar a cientos de personas obesas que simplemente no podían tolerar ni un sólo día sin su vaso de leche con chocolate "Quick[81]" (Wikipedia, Nesquik, 2013). De hecho, tuvimos un caso de un joven diabético de 380 libras de peso, que se escapaba por las noches de su casa para ir a comprar un galón (3.78 Litros) de leche y bebérselo todos los días.

¡Los carbohidratos refinados **SON ADICTIVOS**! Fíjese que cuando su cuerpo tiene un antojo y le pide a gritos algún alimento en específico SIEMPRE ES ALGÚN CARBOHIDRATO REFINADO (donas, postre, chocolates, dulces, Coca-Cola, jugos dulces, etc.). Su cuerpo, generalmente, no le pide carne, queso, huevos, vegetales, ensalada ni nada de lo saludable, sólo lo que llamamos Alimentos Tipo E (ENEMIGOS del control de la diabetes). Estos son los mismos carbohidratos refinados que en mi libro anterior, *El Poder del Metabolismo,* también llamaba "Alimentos Tipo E" que significa "alimentos que ENGORDAN". La realidad ineludible es que si los diabéticos y obesos consumieran más vegetales y ensaladas (lo que en México llaman "verduras") y redujeran su consumo desmedido de carbohidratos refinados, no existirían las epidemias ni de obesidad ni de diabetes.

---

[81] *Chocolate Quick: polvo azucarado de chocolate para mezclar con leche que se vende bajo la marca Nesquik® de la compañia Nestlé.*

Las fuentes principales de glucosa de la sangre lo son los carbohidratos y las proteínas. Sin embargo, los carbohidratos refinados (pan, harina, pasta, arroz, azúcar) son los que más rápido y de mayor forma aumentan los niveles de glucosa que causan la obesidad y descontrolan la diabetes. Por esta razón, se catalogan como Alimentos Tipo E (ENEMIGOS del control de la diabetes).

El problema es que los carbohidratos refinados <u>realmente son adictivos</u>. Una adicción, por definición, es una condición bajo la cual existe una sustancia que domina al cuerpo y a su dueño, la persona misma. El adicto no se puede controlar porque el cuerpo le somete a un tipo de "tortura" cuando le niega a su cuerpo la sustancia adictiva. Por ejemplo, los adictos a drogas callejeras (heroína, cocaína, etc.) pasan por un periodo de mucho estrés físico y emocional cuando tratan de retirarse de las drogas. Se llama el "síndrome de la abstinencia" (en inglés "withdrawal syndrome") y su proceso de retirada (abstinencia) puede producir vómitos, depresión, ansiedad, temblores, diarrea, palpitaciones del corazón y otros síntomas bastante desagradables (Free Dictionary, Withdrawal Syndrome, 2013).

<u>Los carbohidratos refinados son adictivos</u> para la gran mayoría de las personas. La única diferencia con la adicción a los carbohidratos y las adicciones a las drogas callejeras es que la persona no se da cuenta de que se ha vuelto adicto a los carbohidratos, como el azúcar, hasta que ya es muy tarde. ¿Quién pensaría que ese fuerte deseo y necesidad que siente todas las noches de comer algo bien dulce o con azúcar es una adicción?

Los carbohidratos refinados se convierten rápidamente en glucosa y esa rápida subida de glucosa crea a su vez una producción excesiva de una hormona y neurotransmisor[82] del cerebro llamado *beta-endorfina* el cual causa tres efectos en el cuerpo:

_____

[82] *Neurotransmisor: sustancia que asiste en la transmisión de los mensajes internos del sistema nervioso del cerebro. Los neurotransmisores son sustancias que transmiten información de una neurona (un tipo de célula del sistema nervioso) a otra neurona. La diferencia entre un neurotransmisor y una hormona (insulina, cortisol, etc.) es que los neurotransmisores comunican información a las células cercanas del sistema nervioso y las hormonas viajan grandes distancias en el cuerpo para llevar sus mensajes a todo tipo de células.*

1. produce un estado de relajación;

2. se reduce el dolor físico; y

3. tiene un efecto adictivo sobre el cuerpo
   (Wikipedia - Betaendorfinas, 2013).

Resulta que las *beta-endorfinas* son moléculas casi idénticas a la morfina y que, por tal razón, tienen un efecto adictivo en el cuerpo. La morfina es la sustancia de la cual se desarrolla la heroína que utilizan los adictos callejeros como droga ilegal. Tanto la morfina, la heroína, como las beta-endorfinas, <u>son adictivas</u>. La persona que está adicta a los carbohidratos refinados, que solamente sueña a todas horas con comerse un mantecado (helado) de Baskin-Robbins[83], unas galletitas dulces o un trozo de chocolate dulce, en realidad está adicta a su producción de *beta-endorfinas* por haber abusado de los carbohidratos refinados.

Las beta-endorfinas que producen los carbohidratos refinados, como el azúcar y los chocolates, tienen un efecto analgésico (quitan dolor físico), por lo cual usted puede observar que una mujer que padece de una menstruación dolorosa, de forma instintiva, se verá atraída hacia los alimentos dulces y los chocolates, mientras pasa a través de su periodo menstrual. Los bajos niveles de beta-endorfinas han sido asociados al alcoholismo, por lo que sabemos que tienen una relación estrecha con las adicciones (Genazzani AR, et al., 1982).

Las endorfinas son sustancias químicas que crean en nuestro organismo una sensación de felicidad y bienestar momentáneo. El consumo de azúcar y de los carbohidratos refinados provoca que el cerebro produzca una mayor cantidad de beta-endorfinas lo cual termina por crear una adicción que agrava la obesidad (Fullerton DT, et al, 1985).

La adicción a los carbohidratos refinados puede ser tan fuerte que causa que algunos diabéticos hagan cosas ilógicas, como lo haría un adicto de la calle para obtener su dosis de droga diaria. La gente adicta a los carbohidratos se esconde como criminales comunes para cometer sus

---

[83] *Baskin-Robbins: marca muy conocida en E.U. y en otros países para la cadena de tiendas de mantecados/helados.*

"fechorías" y comerse unos chocolates, un dulce, unos bombones o tomarse una Coca-Cola. No lo pueden evitar, porque en realidad ni siquiera se han dado cuenta de que están atrapados en una adicción. Es muy difícil para un adicto ser responsable de sus acciones.

Cuando empecé el sistema NaturalSlim en el año 1998 por poco fracaso, porque todavía no me había dado cuenta de que la gran mayoría de la gente que estaba sobrepeso o que padecía de obesidad estaba adicta a los carbohidratos refinados. Notaba que algunas personas empezaban a bajar de peso en NaturalSlim con mucho entusiasmo y, sin embargo, se nos desaparecían en un par de semanas para nunca más volver. Se me ocurrió empezar a llamar a esas personas que habían pagado por recibir nuestra ayuda y que misteriosamente había dejado de visitarnos sin ninguna razón aparente. Al hablar con muchos de ellos descubrí que consideraban que nuestra dieta baja en carbohidratos para ellos era "demasiado difícil", porque sus cuerpos les pedían AZÚCAR y carbohidratos refinados, como el pan, a gritos. ¡No fue sino hasta ese momento que me di cuenta de que estaban adictos y no se podían controlar!

Busqué en la literatura científica europea y encontré referencias de ciertas vitaminas, minerales y sustancias naturales que se habían utilizado con éxito, en Inglaterra, para vencer las adicciones a las drogas callejeras, como la heroína y la cocaína. Usando esos datos creé para NaturalSlim unos suplementos, que luego llamamos el "DETOX NATURAL", para ayudar a estas personas obesas a romper su vicio (adicción). ¡Fue todo un éxito! Con la ayuda del DETOX NATURAL logramos que estas personas que estaban adictas a los carbohidratos pudieran liberarse de la adicción. Al estar libres de la adicción a los carbohidratos estas personas podían adelgazar sin estrés, ya que sus cuerpos no los estaban presionando para consumir algún dulce, pan, u otro carbohidrato refinado. Nuestro nivel de éxito se multiplicó en más de un 300% con la ayuda de ese programa para desintoxicar al cuerpo. Hoy en día, lo primero que reciben todas las personas que entran al sistema NaturalSlim, es su DETOX NATURAL, lo cual les elimina las adicciones a cualquier tipo de alimento, y les logra un balance hormonal (reduce la insulina, reduce el cortisol y aumenta el glucagón[84]), que les hace fácil el bajar de peso.

Un estudio que se publicó en la prestigiosa revista científica *American Journal of Clinical Nutrition* (Diario Americano de Nutrición Clínica) examinaba los efectos de los carbohidratos refinados en la actividad de distintas partes del cerebro con técnicas de "resonancia magnética" (MRI). Se descubrió que consumir carbohidratos refinados (pan, arroz, dulces, chocolates, etc.) aumentaba el hambre y selectivamente se estimulaban las partes del cerebro que tienen que ver con las "recompensas de placer y con los antojos (ansias)". Las personas estudiadas comían carbohidratos refinados y se vio que varias horas después sufrían de una caída estrepitosa del azúcar en la sangre (hipoglucemia) y se estimulaban los centros de adicción del cerebro (Clinical Trials Week, 2013).

El doctor Robert Lustig, profesor de pediatría en la división de endocrinología[85] de la Universidad de California, lo describe así:

El centro de placer del cerebro, un área llamada "nucleus accumbens", es esencial para la sobrevivencia de la especie. Apague usted el placer y también habrá apagado el deseo de vivir. Pero la estimulación habitual del centro de placer del cerebro causará una adicción. Cuando usted abusa de alguna sustancia, incluyendo los carbohidratos y el azúcar, el "nucleus accumbens" recibe una señal de la hormona llamada dopamina, de la cual usted experimenta placer. Por lo tanto, usted deseará consumir más cantidad de esa sustancia que le estimula el placer.

---

[84] *Glucagón: hormona que produce el páncreas que tiene el efecto de <u>reducir el hambre</u> y que ayuda a quemar la grasa almacenada del cuerpo (obesidad) por lo cual tiene el efecto contrario de la insulina que es una hormona que causa hambre y acumula grasa.*

[85] *Endocrinología: la endocrinología es la rama de la medicina que estudia el funcionamiento y las distintas enfermedades del sistema hormonal. La diabetes es un "desorden hormonal" por lo cual los médicos endocrinólogos son especialistas en el tema.*

El problema es que al prolongarse la estimulación, la señal se debilita y se reduce. Por lo tanto, usted tendrá que consumir más cantidad de la sustancia estimulante para lograr producir el mismo nivel de placer anterior. Esto logra que el cuerpo desarrolle una tolerancia. Y si usted deja de consumir la sustancia experimentará los efectos del "síndrome de retirada". La combinación de tolerancia más el síndrome de retirada es lo que llamamos "una adicción". No se equivoque, el azúcar y los carbohidratos refinados son adictivos.

El azúcar es una sustancia más adictiva que la cocaína, según un estudio reciente que se practicó con unas ratas. Increíblemente, el 94% de las ratas a quienes se les permitió escoger entre tomar agua con azúcar o cocaína, escogieron el azúcar. Hasta las ratas que anteriormente estaban adictas a la cocaína, rápidamente cambiaron su preferencia al azúcar, tan pronto como se les ofreció como alternativa (Lenoir M, et al, 2007).

Los Alimentos Tipo E (ENEMIGOS del control de la diabetes), son carbohidratos refinados y **SON ADICTIVOS**, por lo cual se hace esencial que el paciente diabético se haya liberado de su adicción, para realmente controlar su diabetes. La recomendación de "contar las calorías" o de "comer menos" jamás logrará resolver el problema de la adicción a los carbohidratos. Una adicción es una adicción. Por definición, es una condición que puede más que la "fuerza de voluntad" de una persona y requiere de un **PROGRAMA DE DESINTOXICACIÓN**. Han continuado publicándose estudios que demuestran el poder adictivo de los carbohidratos refinados (Lennerz B, et al, 2013) (Avena NM, et al, 2008) (Yamamoto T., et al, 2003) (Avena NM, et al, 2005) (MacPherson K, 2008).

En los centros NaturalSlim contamos con la ayuda de suplementos naturales, como los que se usan en el DETOX NATURAL, que nos permiten ayudar a una persona a romper la adicción de su cuerpo. Esto se logra en sólo un par de días con la ayuda de nuestro DETOX NATURAL más el apoyo de un *Consultor Certificado en Metabolismo*. No obstante, si usted no tiene acceso al programa NaturalSlim, puede vencer la adicción a los carbohidratos refinados para quitarse de encima esos fuertes antojos o la ansiedad por comer carbohidratos refinados, siguiendo las recomendaciones de como "romper el vicio" que le explicaré a continuación.

CÓMO ROMPER EL CICLO VICIOSO DE LA ADICCIÓN

Si a diario siente ansiedad o un fuerte "antojo" por algún alimento en especial, dé por sentado que su cuerpo está experimentando una relación adictiva con ese alimento. En mi caso personal, mientras padecía de obesidad y pre-diabetes, mi adicción era con el arroz. Consideraba que comer sin arroz era como no comer; como todo buen puertorriqueño. Créame, lo que a mí me tenía sufriendo de obesidad y con el metabolismo por el piso era el arroz. Hay otras personas cuya adicción es el pan, para otros los alimentos a base de harinas de trigo o maíz, para algunos otros los dulces y para otros muchos, las bebidas carbonatadas azucaradas como la Coca-Cola u otras. Incluso, hay algunos que no discriminan y su adicción es en general a todos los carbohidratos refinados sin importar que cosa sea.

Para liberarse de una de esas adicciones hace falta saber cuatro cosas:

1. Para lograrlo hay que HIDRATAR el cuerpo adecuadamente.

2. Debe retirarse de la adicción de forma GRADUAL.

3. Se pueden experimentar reacciones físicas desagradables. Es lo que los adictos a las drogas llaman "síndrome de abstinencia" ("withdrawal symptoms").

4. Para lograrlo, vale la pena suplementar al cuerpo con un suplemento calmante al sistema nervioso, como lo es el mineral MAGNESIO.

Si se siente que está experimentando una adicción con algún alimento, lo primero es darse cuenta de ello. Lo segundo es establecer un plan para retirarse de la adicción. Este plan debe incluir el tener un día preparativo en el que todavía se puede consumir el alimento Tipo E (arroz, pan, avena, chocolates, etc.) pero en menor cantidad de lo usual. Este día "preparatorio", que es el día antes de empezar a retirarse del alimento o los alimentos que le causan la adicción, es vital. La idea es hacerlo de forma GRADUAL, sin causar una crisis al cuerpo.

Desde el día "preparativo", o el día antes de retirarse por completo de la adicción, se debe empezar a consumir grandes cantidades de agua. El agua hidrata al cuerpo y crea el ambiente para poder eliminar lo que el cuerpo quiera eliminar durante el proceso. Es vital aumentar el consumo diario de agua, a base del peso de su cuerpo *(vea el capítulo MUCHA AZÚCAR Y POCA AGUA)*, para liberarse de cualquier posibilidad de adicción.

Le sugiero que, para romper con la adicción a cualquier alimento, usted haga lo que llamo **LA DIETA DE ALIMENTOS AMIGOS (Dieta AA)**, <u>por un mínimo de tres días consecutivos</u>. La Dieta AA solamente contiene Alimentos Tipo A (AMIGOS del control de la diabetes). También recomiendo utilizar la Dieta AA cuando usted esté experimentando los "bajones de azúcar" que llaman "hipoglucemia", ya que los elimina en su totalidad. De hecho, no le recomendaría a nadie que tratara de empezar a realmente controlar su diabetes si antes no hace por lo menos tres días corridos de la Dieta AA. Algunos ejemplos de cómo utilizar una DIETA DE ALIMENTOS AMIGOS, utilizando solamente los Alimentos Tipo A (AMIGOS del control de la diabetes) serían estos:

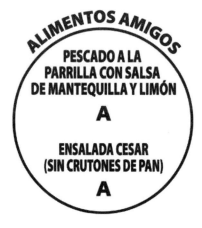
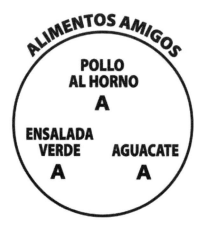

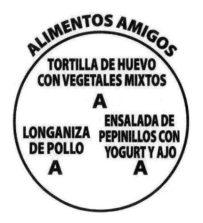

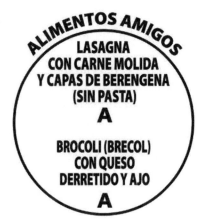

Si se fija, en los ejemplos anteriores de la Dieta AA, no se consume ningún carbohidrato refinado como los Alimentos Tipo E (ENEMIGOS del control de la diabetes), haciendo combinaciones de distintos alimentos, todos del Tipo A (AMIGOS del control de la diabetes). Eso le ayudará a "romper el vicio", porque reduce de forma marcada los niveles de glucosa en la sangre y elimina totalmente de su dieta aquellos alimentos que le causan antojos o adicción. Al hacer la Dieta AA usted estará cortando con el ciclo adictivo que producen las *beta-endorfinas,* que le mantienen deseando cierto alimento azucarado, galletitas o dulces. En efecto, usted estaría "rompiendo el vicio" con cualquier alimento que le esté causando una adicción.

Si resulta que al hacer esto experimenta unas reacciones como migraña, dolor de cabeza, picores en la piel, flujo vaginal (mujeres), diarrea o dolores musculares, lo que sucede es que su cuerpo está gravemente infectado del hongo *candida albicans (vea el capítulo LOS DIABÉTICOS, EL PARAÍSO DE LOS HONGOS).* Los diabéticos, todos sin excepción, tienen cuerpos que están muy invadidos del hongo *candida albicans*, precisamente porque mantienen sus niveles de glucosa demasiado altos (más de 130 mg/dl); por lo cual, crean en su cuerpo un ambiente interno demasiado favorable para que este hongo, que es un parásito oportunista, se reproduzca e invada todos sus órganos y tejidos.

Si hay mucha glucosa disponible, habrá también muchos hongos aprovechando la oportunidad para reproducirse e invadir el cuerpo. Muchos diabéticos padecen de los picores en la piel nocturnos que son característicos de la infección con este hongo. Las personas con obesidad tienen la misma situación, aunque no sean diabéticos.

Una ayuda grandísima adicional que se puede utilizar es consumir una dosis diaria de una a dos cucharaditas del producto a base de magnesio, que los centros NaturalSlim distribuyen bajo la marca MAGICMAG. El mineral magnesio tiene un efecto RELAJANTE y ANTI-ESTRÉS, tanto sobre el sistema nervioso, como sobre el sistema hormonal del cuerpo. Así que le ayudará a desintoxicar su cuerpo, sin demasiado sufrimiento, por causa del síndrome de abstinencia. Si en su país no consigue este tipo de magnesio MAGICMAG que ofrecen los centros NaturalSlim, que es un magnesio mucho más absorbible que los otros siete tipos, puede utilizar cualquier otro tipo de magnesio, ya que de todas maneras algo de magnesio le ayudará a relajar el cuerpo mientras rompe la adicción. Si puede encontrar el MAGICMAG, mejor, ya que hemos visto que cuando es este magnesio el que se utiliza, la relajación es más completa, se mejora hasta la calidad de sueño y a los diabéticos se les reduce la resistencia a la insulina. Esto se ve al tener que reducir los medicamentos orales o las inyecciones de insulina al consumir el magnesio MAGICMAG.

La secuencia para desintoxicar su cuerpo de los carbohidratos refinados, Alimentos Tipo E (ENEMIGOS del control de la diabetes) por tres días es la siguiente:

PASO	EJEMPLO DE DÍAS	PASOS PARA DESINTOXICACIÓN DE CARBOHIDRATOS REFINADOS (ALIMENTOS TIPO E)
1	LUNES, MARTES	Empezar a hidratar el cuerpo desde 2 días antes. Vea fórmula a base del peso de su cuerpo.
2	MARTES	Día antes de empezar Dieta AA ir reduciendo su consumo habitual de los Alimentos Tipo E (ENEMIGOS del control de la diabetes) sin todavía eliminarlos totalmente
2	MIÉRCOLES, JUEVES, VIERNES (3 DÍAS DE DETOX)	Empezar la DIETA AA y seguirla por 3 días sin fallar. No se pasa hambre, sólo se eliminan todos los Alimentos Tipo E. Puede comer cuantas veces quiera al día. Suplementar con magnesio (magnesio a tolerancia intestinal o una cucharadita de MAGICMAG).
4	SÁBADO en adelante	Terminados los 3 días, empezar la DIETA 3x1, evitando los alimentos que más adicción le causaban (los que más a usted le gustaban: arroz, pan, dulces, etc.) Mantener la hidratación.

Al "romper el vicio" usted no sentirá los antojos o la ansiedad por ningún alimento y habrá ganado de nuevo el CONTROL DE SU CUERPO, que es el primer paso necesario para controlar la diabetes.

Mientras existan alimentos que tengan un poder de controlarle a usted no se podrá controlar la diabetes. Se supone que usted es el dueño o la dueña de su cuerpo. Por lo tanto, debe ser usted quien le da órdenes a su cuerpo, no su cuerpo a usted (adicción). La idea es restaurar, no sólo su metabolismo sino su CONTROL DEL CUERPO, rompiendo con cualquier tipo de relación adictiva que haya desarrollado su cuerpo con algún carbohidrato refinado. Una vez usted haya pasado por los tres días corridos de hacer la DIETA DE ALIMENTOS AMIGOS, verá que se sentirá en calma y que no habrá ningún alimento que le domine. Desde ese momento, USTED SERÁ QUIEN CONTROLE SU DIABETES, y no existirá la posibilidad de que la diabetes le controle a usted.

Para garantizar que verdaderamente tendrá el control de su diabetes, sin sufrir por la influencia indebida de la adicción o ansiedad por consumir algún alimento azucarado o carbohidrato refinado, le recomiendo que haga sus tres días corridos de la DIETA DE ALIMENTOS AMIGOS. Después de haberla hecho por tres días, y mientras estuvo hidratando su cuerpo con suficiente agua, experimentará una sensación de CONTROL DE SU CUERPO, porque podrá notar que su cuerpo no deseará ningún alimento de los que antes le provocaban deseos. ¡Eso es control verdadero!

¡No se engañe a usted mismo(a)! Si su cuerpo le pide algún alimento en específico tiene que romperle el vicio con la Dieta AA. Usted o controla su diabetes, o su diabetes le controlará a usted.

Si utiliza insulina es importantísimo que haya dialogado de antemano con su médico antes de reducir los Alimentos Tipo E. Si mantiene su dosis usual de insulina mientras reduce los carbohidratos, su glucosa puede reducirse demasiado, causándole una hipoglucemia (bajón de azúcar en sangre). Esté muy pendiente de medir sus niveles de glucosa en la sangre frecuentemente y mientras esté haciendo la Dieta AA, para evitar que se le reduzcan demasiado, al no consumir carbohidratos refinados (Alimentos Tipo E).

¡Para asegurar el triunfo haga la DIETA DE ALIMENTOS AMIGOS por tres días corridos, la desintoxicación no falla!

Referencias mencionadas en este capítulo

- Avena NM, et al. (2005, March). Sugar-dependent rats show enhanced responding for sugar after abstinence: evidence of a sugar deprivation effect. *Physiol Behav., 16*(84(3)), 359-62. Retrieved Feb 17, 2014, from http://www.ncbi.nlm.nih.gov/pubmed/15763572?dopt=Abstract
- Avena NM, et al. (2008). Evidence for sugar addiction: behavioral and neurochemical effects of intermittent, excessive sugar intake. *Neurosci Biobehav Rev, 32*(1). Retrieved Feb 17, 2014, from http://www.ncbi.nlm.nih.gov/pubmed/17617461
- Clinical Trials Week. (2013, July 8). New brain imaging study provides support for the notion of food addiction. *Academic OneFile*, 346. Retrieved April 11, 2014, from http://www.eurekalert.org/pub_releases/2013-06/bch-nbi062413.php
- Free Dictionary, Withdrawal Syndrome. (2013). Withdrawal Syndromes. Retrieved April 11, 2014, from http://medical-dictionary.thefreedictionary.com/Withdrawal+Syndromes
- Fullerton DT, et al. (1985, Jun). Sugar, opioids and binge eating. *Brain Res Bull., 14*(6), 673-8. Retrieved April 12, 2014, from http://www.ncbi.nlm.nih.gov/pubmed/3161588
- Genazzani AR, et al. (1982, Sep). Central deficiency of beta-endorphin in alcohol addicts. *J Clin Endocrinol Metab. , 55*(3), 583-6. Retrieved April 12, 2014, from http://www.ncbi.nlm.nih.gov/pubmed/6284787
- Lennerz B, et al. (2013, June 26). Effects of dietary glycemic index on brain regions related to reward and craving in men. *Am J Clin Nutrition, 98*(3), 641-647. doi:10.3945/ajcn.113.064113
- Lenoir M, et al. (2007, Aug 1). Intense Sweetness Surpasses Cocaine Reward. doi:10.1371/journal.pone.0000698
- Livestrong.com. (2013). La dieta inuit. Retrieved April 10, 2014, from http://www.livestrong.com/es/dieta-inuit-info_18484/
- Lutz,W.J. (1995). In *The colonisation of Europe and our western diseases. Medical Hypotheses* (Vol. 45, pp. 115-120). Retrieved from http://www.ncbi.nlm.nih.gov/pubmed/8531831
- MacPherson K. (2008, Dec 10). *Sugar can be addictive, Princeton scientist says.* (P. University, Ed.) Retrieved Feb 17, 2014, from Princeton University News: http://www.princeton.edu/main/news/archive/S22/88/56G31/index.xml?section=topstories
- Sagild U. et al. (1966). Epidemiological studies in Greenland: Diabetes mellitus in Eskimos. *Acta Med Scand*, 29-39. Retrieved Dec 6, 2013, from http://www.ncbi.nlm.nih.gov/pmc/articles/PMC1924359/pdf/canmedaj01277-0007.pdf
- Wikipedia - Betaendorfinas. (2013). Betaendorfinas. Retrieved April 11, 2014, from http://es.wikipedia.org/wiki/Betaendorfina
- Wikipedia, Nesquik. (2013, April). Nesquik - "chocolate Quik" de Nestlé. Retrieved April 11, 2014, from http://en.wikipedia.org/wiki/Nesquik
- Yamamoto T., et al. (2003, May). Brain mechanisms of sweetness and palatability of sugars. *Nutr Rev., 61*(5 Pt 2), S5-9. Retrieved Feb 17, 2014, from http://www.ncbi.nlm.nih.gov/pubmed/12828186

La dieta de alimentos amigos (Dieta AA)

En los centros NaturalSlim siempre les recomendamos a las personas obesas y a los diabéticos, que desintoxiquen su cuerpo de la adicción a los carbohidratos antes de tratar de adelgazar, con las técnicas de restaurar el metabolismo. Esto lo hacemos ya que la experiencia con miles de clientes obesos (diabéticos y no diabéticos) nos ha enseñado que no existen buenas posibilidades de éxito para adelgazar mientras una persona continúe estando adicta a uno o varios de los Alimentos Tipo E (ENEMIGOS del control de la diabetes), que son por supuesto carbohidratos refinados; por lo cual SON ADICTIVOS. Si usted no está totalmente libre de la adicción a los carbohidratos corre demasiado riesgo de caer en una de las múltiples tentaciones en forma de azúcar, dulce, pan o postres, que la vida en algún momento le pondrá en su camino. También pueden existir casos de cuerpos de diabéticos que estén tan "intolerantes a los carbohidratos" que haya que ponerlos en la DIETA DE ALIMENTOS AMIGOS (Dieta AA).

La DIETA DE ALIMENTOS AMIGOS utiliza solamente Alimentos Tipo A (AMIGOS del control de la diabetes), y es un plan de alimentación que se utiliza para desintoxicar a un cuerpo de la adicción a los carbohidratos (dulces, chocolates, refrescos, leche, etc.) o para los casos en los que la glucosa de un diabético se resiste a mantenerse en nivel NORMAL (70 mg/dl a 130 mg/dl - *vea el capítulo CUANDO LA GLUCOSA SE RESISTE A BAJAR*). La DIETA DE ALIMENTOS AMIGOS le elimina al cuerpo cualquier posibilidad de tener un exceso de glucosa, porque al eliminarle totalmente los Alimentos Tipo E (ENEMIGOS del control de la diabetes), ya no se puede crear, ni un exceso de glucosa, ni tampoco una hipoglucemia (bajón de azúcar).

El cuerpo humano tiene mucha capacidad de recuperación, aun después de muchísimos años de haber sido abusado por los excesos de glucosa de una diabetes mal controlada. En NaturalSlim hemos observado que mientras más tiempo pase un diabético aplicando la Dieta 3x1, que es una dieta que controla el consumo de los carbohidratos refinados, mejor será su control de la diabetes y más bajos serán sus promedios de glucosa en sangre. Tal parece que al darle un descanso al páncreas con la Dieta 3x1, en algunos casos, se recupera la habilidad natural del páncreas de producir una cantidad de insulina adecuada. Observando la mejoría que obtienen los diabéticos, al pasar del tiempo y mientras mantienen su Dieta 3x1, presumo que el páncreas de un diabético que consume exceso de Alimentos Tipo E (ENEMIGOS del control de la diabetes) debe estar en alguna etapa de agotamiento celular por los abusos de la dieta alta en carbohidratos refinados. Al reducirse los niveles excesivos de glucosa, el páncreas parece entrar en un tipo de recuperación, y el sistema hormonal del diabético empieza a funcionar mejor. Esto facilita el control de la diabetes y la reducción en la dependencia de los medicamentos orales y de la insulina inyectada.

El páncreas de un diabético sin control, que mantiene sus niveles de glucosa en rangos de PELIGRO (más de 130 mg/dl), sufrirá daños, tal como le pasaría al motor de un carro que se calienta y que se desgasta o se rompe debido a que se mantiene acelerado por demasiado tiempo. Por otro lado, los diabéticos obesos que utilizan la Dieta 3x1, irremediablemente adelgazan al reducir sus niveles de glucosa y de insulina, lo cual reduce su hígado graso y la resistencia a la insulina de sus cuerpos, como le pasa a toda persona que adelgaza.

El cuerpo humano es una maravilla de la creación. Después de haber ayudado en NaturalSlim a más de 50,000 personas obesas, entre los que había más de 10,000 diabéticos, estoy convencido de que el creador no comete errores; aun cuando no haya sido certificado por las autoridades como nutricionista, dietista o médico. El diseño del cuerpo ES PERFECTO, y se me hace obvio que el cuerpo humano tiene una gran capacidad de RECUPERACIÓN, si tenemos el cuidado de tratarlo bien. La tecnología de restauración del metabolismo y el sistema educacional gráfico y simple de entender que hemos desarrollado para enseñarla no le defraudará. La solución está en sus manos.

El concepto básico de la DIETA DE ALIMENTOS AMIGOS (Dieta AA) es el de eliminarle al cuerpo todos esos alimentos que resultan ser grandes productores de glucosa y que a su vez demandan una producción exagerada de insulina del páncreas. Esta dieta, que se utiliza para desintoxicar al cuerpo de la adicción a los carbohidratos *(vea el capítulo CARBOHIDRATOS REFINADOS: MUCHOS Y ADICTIVOS)* y que también se utiliza para evitar la hipoglucemia (bajones de azúcar), en los casos de diabéticos cuyos cuerpos son en exceso intolerantes a los carbohidratos, funciona dándole un descanso al páncreas, porque reduce las necesidades de insulina. En la Dieta AA usted es libre de comer la cantidad que desee de los Alimentos Tipo A (AMIGOS del control de la diabetes) mientras evita todos los Alimentos Tipo E (ENEMIGOS del control de la diabetes). Vea esta tabla:

CLASES DE ALIMENTOS	EJEMPLOS:	EFECTO EN EL CUERPO	TIPO
Alimentos que producen POCA GLUCOSA y requieren de POCA INSULINA	Carnes, pollo, pavo, pescado, mariscos, quesos, huevos, vegetales, jugos de vegetales, ensalada, almendras, nueces	**AMIGOS** del control de la Diabetes **ADELGAZAN**	A
Alimentos que producen MUCHA GLUCOSA y requieren de MUCHA INSULINA	Pan, pasta, harina, arroz, plátano, papa, tubérculos, cereales, azúcar, dulces, chocolates, leche, jugos de frutas, refrescos azucarados	**ENEMIGOS** del control de la Diabetes **ENGORDAN**	E

Algunos ejemplos de cómo aplicarla serían estos:

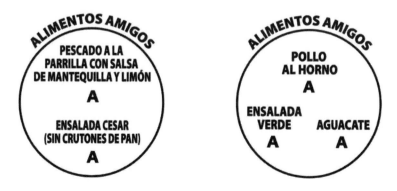

249

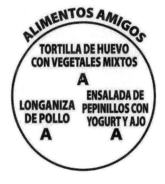

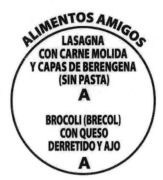

La DIETA DE ALIMENTOS AMIGOS no es una dieta permanente que se recomiende usar como "estilo de vida", como pasa con la Dieta 3x1. Es una herramienta para tomar el control del sistema hormonal del cuerpo de un diabético.

Encontrará próximamente una LISTA EXTENDIDA DE ALIMENTOS TIPO A (AMIGOS) Y TIPO E (ENEMIGOS) que le servirá para preparar sus propias combinaciones para la DIETA DE ALIMENTOS AMIGOS, de acuerdo a su gusto particular.

LISTA EXPANDIDA DE ALIMENTOS AMIGOS Y ENEMIGOS

La lista expandida de alimentos amigos y enemigos se originó de la lista de alimentos A y E, que por primera vez publiqué en mi libro *El Poder del Metabolismo*. En ese primer libro se utilizaba una tabla que catalogaba los tipos de alimentos como: Tipo A (ADELGAZAN), o Tipo E (ENGORDAN), a base del **IMPACTO HORMONAL** que cada tipo de alimento posee para provocar que el cuerpo tenga que producir más o menos cantidad de insulina.

Desde el punto de vista científico de la tecnología del metabolismo, sabíamos que las dietas de contar calorías habían fracasado en reducir o aminorar el crecimiento de la epidemia de obesidad mundial (Feinman RD, et al, 2004). También sabíamos que la diabetes estaba íntimamente ligada a la obesidad (American Diabetes Association, 2013) (Accurso A.,

2008). Con la clasificación que por primera vez se estableció en el libro *El Poder del Metabolismo* entre los **Alimentos Tipo A** (alimentos que **ADELGAZAN**) y los **Alimentos Tipo E** (alimentos que **ENGORDAN**), pude por primera vez proveerle a los lectores una forma simple y efectiva de controlar su sistema HORMONAL para vencer la obesidad y también para controlar la diabetes.

La efectividad de la Dieta 3x1 para adelgazar y para controlar la diabetes se comprobó con el éxito internacional del libro *El Poder del Metabolismo,* que se ha convertido, para mi sorpresa, en una sensación mundial. Hoy en día ese libro es un best-seller en un creciente número de países de Centro y Sudamérica, además de Europa en sus versiones para España y Francia. Actualmente, trabajamos en la adaptación de versiones especiales para Sur África, Australia, Inglaterra e Irlanda, además de que se nos está solicitando para traducción de sitios tan lejanos como Rusia y Hungría. Lo que pasó fue que, con el libro *El Poder del Metabolismo,* la gente encontró una forma simple de entender qué cosas restauran el metabolismo, para adelgazar y mejorar condiciones de salud tales como la diabetes, la hipertensión y otras.

Al poder diferenciar entre los alimentos que provocan una producción excesiva de insulina (los Tipo E) y los que provocan una producción pequeña de insulina (los Tipo A), hasta el lector menos educado se sintió liberado del conteo de calorías y de grasas que le complicaba la vida, y que simplemente no le funcionaba como estilo de vida para adelgazar. Con la utilización de esta clasificación entre alimentos A (ADELGAZAN) y alimentos E (ENGORDAN), basado todo en el efecto HORMONAL de cada tipo de alimento, la gente finalmente encontró un sistema funcional que les evitara el famoso "rebote de peso". Fue también la primera vez que NO SE LES PROHIBIÓ NINGÚN TIPO DE ALIMENTO, sólo se les enseñó a seleccionar adecuadamente. Lo que más odian las personas sobre las dietas tradicionales de contar calorías son las prohibiciones de "no comas esto o no comas lo otro". La Dieta 3x1 no prohíbe nada; solamente enseña a una persona a consumir más cantidad de los alimentos que menos le engordan (Alimentos Tipo A), que son los que provocan una producción menor de insulina. Le enseña también a consumir menos cantidad de los Alimentos Tipo E (carbohidratos refinados) que son los que realmente le engordan por la producción excesiva de insulina que provocan. Por estas razones, el libro *El Poder del*

Metabolismo, logró que cientos de miles de personas adelgazaran y mejoraran su salud, sin pasar hambre ni contar calorías.

La Dieta 3x1, que más que una dieta es un estilo de vida, ya lleva más de ocho años logrando mejorías en la salud de miles de personas. Es un plan de alimentación que, a la luz de la tecnología de restauración del metabolismo, logra equilibrar el SISTEMA HORMONAL y el SISTEMA NERVIOSO del cuerpo de una persona, para así controlar, tanto la obesidad, como la diabetes. La diabetes se define en los mejores diccionarios médicos como un desorden metabólico y también se sabe que la diabetes es un problema de tipo hormonal. Así que, para controlar la diabetes, necesitamos restaurar el METABOLISMO y también CONTROLAR EL SISTEMA HORMONAL. Estas dos cosas son las que un diabético o persona obesa fácilmente puede lograr con la ayuda de la Dieta 3x1, buena hidratación y las otras recomendaciones de este libro.

Para efectos de este libro, *Diabetes Sin Problemas*, y en ánimo de ayudar a los diabéticos y a sus familiares cercanos que les cuidan a comprender mejor la Dieta 3x1 como herramienta de "control de la diabetes", decidí renombrar a los Alimentos Tipo A como alimentos "AMIGOS del control de la diabetes" y a los Alimentos Tipo E como alimentos "ENEMIGOS del control de la diabetes". El propósito es que el diabético, fácilmente y sin mucho tecnicismo, comprenda cómo su selección de alimentos le ayuda o le perjudica en su meta de lograr mantener los niveles de glucosa en su rango NORMAL (70 mg/dl a 130 mg/dl).

Según se popularizó la Dieta 3x1, y debido a los resultados rápidos que producía su aplicación en los obesos y diabéticos, me empezaron a solicitar de muchos países que les supliera una lista más amplia (extendida) de Alimentos Tipo A (AMIGOS del control de la diabetes o ADELGAZAN). Me pedían también una lista más amplia de Alimentos Tipo E (ENEMIGOS del control de la diabetes o ENGORDAN).

Para complacer a las personas que solicitaban una lista más amplia de Alimentos Tipo A y Tipo E, le solicité ayuda a la consultora sobre nutrición de los centros NaturalSlim, la licenciada Sylvia Colón, para ayudarnos a crear una lista expandida de Alimentos Tipo A (AMIGOS del control de la diabetes) y Alimentos Tipo E (ENEMIGOS del control de la diabetes). Aunque la tecnología de restauración del metabolismo que hemos desarrollado no se enfoca en la nutrición tradicional, ni en las calorías, ni en reducir las grasas, sino en los <u>efectos hormonales y de impacto al sistema nervioso de los distintos alimentos</u>, nosotros hemos contado con la asesoría de la licenciada Sylvia Colón, quién es nutricionista/dietista y educadora en diabetes de Puerto Rico.

La licenciada Sylvia Colón nos ayudó a evaluar los resultados del estudio clínico que hicimos en los centros NaturalSlim en el año 2008 con 25 diabéticos Tipo 2, donde pudimos comprobar los efectos de la Dieta 3x1 en los análisis de laboratorio de los participantes. Fue un estudio clínico de trece semanas que supervisó el doctor Fernando Álvarez (médico de familia). Como resultado de este estudio, 7 de los 11 diabéticos que utilizaban insulina pudieron eliminar el uso de insulina inyectada, con la autorización de sus propios médicos. En aquel entonces, y por primera vez, contratamos a la licenciada Sylvia Colón para que nos ayudara a evaluar los resultados obtenidos en los 25 diabéticos del estudio, desde el punto de vista nutricional. La licenciada Colón entrevistó a cada uno de los 25 diabéticos que habían participado del estudio clínico, y vio que los resultados que se habían obtenido en ellos eran realmente uniformes, en cuanto a reducción en tejido graso (adelgazar) y en reducciones en las dosis de los medicamentos para la diabetes, tales como la insulina inyectada. Poco después, la licenciada Sylvia Colón se convirtió en la primera nutricionista/dietista en ser certificada como *Consultora Certificada en Metabolismo,* en nuestro departamento de adiestramiento interno.

Esta **LISTA EXPANDIDA DE ALIMENTOS AMIGOS Y ENEMIGOS** fue preparada para nosotros por la licenciada Sylvia Colón. Confeccionarla fue un trabajo monumental que agradecemos grandemente a la licenciada Colón. Aquí la tiene para ayudarle a seleccionar los alimentos, tanto de su Dieta 3x1, como de la Dieta AA. La Dieta de Alimentos Amigos es la que utilizamos para desintoxicar al cuerpo de las adicciones a los carbohidratos refinados o para reducir la glucosa, en esos pocos casos donde la glucosa de un diabético simplemente se resiste a regresar al rango NORMAL (70mg/dl a 130 mg/dl).

LISTA EXPANDIDA DE ALIMENTOS AMIGOS (TIPO A)

Aves: pollo, pavo y codorniz

Pescados:

dorado, mero, chillo, salmón, tilapia, bacalao, rodaballo, capitán, sierra, merluza, atún

Mariscos:

carne de cangrejo, camarones, juey, pulpo, calamar, ostras, carrucho, langosta, vieiras, mejillones, almejas

Quesos:

blanco del país, cheddar, americano, suizo, gouda, edam, parmesano, ricotta, mozzarella, monterrey, provolone, muenster, camembert, stilton, queso crema, brie, manchego

Leche:

de almendras (sin azúcar añadida), crema de leche, half and half, leche de coco

Carne de res:

molida, biftec, churrasco, garrón, filete, lechón de mechar, hígado, steaks, lomillo

Carne de cerdo:

chuleta, costillas, pernil, masitas, lomo, tocineta, chorizo

Vegetales:

aceitunas, aguacate, celery (apio), brócoli, chayote, coles de Bruselas, repollos, habichuelas tiernas, espinaca, espárragos, lechugas (todas), pimientos (todos), setas, zanahoria, pepinillos, coliflor, cebolla, tomates

Frutas: fresas, manzanas

Condimentos:

albahaca, ajo, mostaza, paprika, orégano, recao, cilantrillo, salvia, menta, romero, pimienta, hojas de laurel, salsa worcestershire, salsa soya, vinagre

Grasas:

aceite de oliva, aceite de coco, aceite de lino, aguacate, almendras, ajonjolí, grapeseed, mantequilla

Nueces:

almendras, avellanas, maní, pecans, walnuts, macadamias, pistachios y semillas de girasol y calabaza

Endulzadores:

stevia, maltitol

LISTA EXPANDIDA DE ALIMENTOS ENEMIGOS (TIPO E)

Cereales:

arroz, avena, harina de maíz, farina, maizena, "corn flakes", "bran flakes", "corn pops", muesli, pan cakes, "mini wheats", "frosted flakes", etc

Panes:

pan blanco, pan Dulce, sobao, pan de agua, de manteca, de hot dog, de hamburguer, ciabatta, bagels, croissants, biscuits, galletas dulces, "export sodas", waffers, croissants, harinas de soya, pita, pan de papa, galletas saladas, pizza, buschetta, pan de maíz, pan integral

Pastas:

TODAS (fideos, spaguetti, etc.)

Otros farináceos:

arroz blanco e integral, papas, habichuelas (frijoles), garbanzos, gandules, maíz, sweet peas, batata, yuca, ñame, yautía, calabaza, guineos verdes, malanga, plátanos, arroz jasmine, plantillas de tacos y burritos

Leche:

fresca, UHT, evaporada, condensada, deslactosada

Endulzadores:

azúcar, miel, corn syrup, glucosa, sacarosa, fructosa, lactosa, sirope de agave, azúcar negra, azúcar turbinado, maltosa, melaza, "maple syrup"

Frutas:

ciruelas secas, pasas, sandía, higo, piña, todas las empacadas en almíbar, papaya, guayaba, guineo (banana), melones, honey dew, cantaloupe, mangó, kiwi, dátiles, uvas, chinas, toronja, melocotón, albaricoque, ciruela

Bebidas:

refrescos carbonatados (TODOS), néctares de frutas, jugos de: piña, uva, cranberry, ciruela, china (naranja); batidas con mantecado, bebidas alcohólicas, bebidas de fruta (juice drinks), bebidas de chocolate, jugo de zanahoria

Condimentos:

aderezos con azúcar, kétchup, salsa BBQ, jaleas, mermeladas, mantequilla de maní, almíbar, sirope de pancake

---

Referencias mencionadas en este capítulo

- Accurso A., e. a. (2008). Dietary carbohydrate restriction restriction in type 2 diabetes mellitus and metabolic syndrome: time for a critical appraisal. *Nutr Metab (Lond)*, *5*, 9. Retrieved from http://www.ncbi.nlm.nih.gov/pmc/articles/PMC2359752/
- American Diabetes Association. (2013). (A. V. American Diabetes Association - 1701 North Beauregard Street, Producer) Retrieved Oct 26, 2013, from American Diabetes Association: http://www.diabetes.org/espanol/?loc=rednav
- Feinman RD, et al. (2004). "A calorie is a calorie" violates the second law of thermodynamics. *Nutrition Journal*, *3*(9). doi:10.1186/1475-2891-3-9

Personalizando la Dieta 3x1

ESTE ES UN DATO VITAL

En este momento debo explicarle uno de los descubrimientos más importantes, que ha hecho que la tecnología del metabolismo sea tan exitosa, tanto para reducir la grasa del cuerpo (adelgazar), como para controlar la diabetes. Fíjese que el problema de las dietas, todas ellas (reducción de calorías, reducción de grasas, comer menos, etc.), es que generalmente las personas logran "perder peso", pero al poco tiempo sufren del famoso "rebote de peso", que les hace volver a engordar, muchas veces más del peso inicial con el que habían empezado a hacer dieta.

Las dietas en realidad NO FUNCIONAN a menos que se mejore el METABOLISMO. Más de quince años y 50,000 personas atendidas en los centros NaturalSlim nos permitió darnos cuenta de que el fracaso en las dietas para adelgazar o para controlar la diabetes tenía un componente de DESCONOCIMIENTO de la persona sobre el funcionamiento de su METABOLISMO. Los que van sufriendo y fracasando de una dieta a la próxima dieta, todos, tienen un "metabolismo lento". De la misma forma que hay algunas pocas personas que pueden comer lo que deseen y nunca engordan, también es cierto que la gran mayoría de nosotros engordamos con demasiada facilidad, por el fenómeno del metabolismo lento. Para los que padecemos de un metabolismo lento tal parece que engordamos "hasta de mirar la comida". Sin embargo, cada uno de nosotros conoce por lo menos a una de esas personas muy delgadas (cariñosamente les llamo "esos flacos condenados") que pueden comer pizza, alimentos grasosos, chocolates, dulces y refrescos azucarados todo el día y, simplemente, no engordan, coman lo que coman.

En realidad, un metabolismo lento, no es otra cosa que un METABOLISMO INEFICIENTE. Como el metabolismo del cuerpo es el que crea la ENERGÍA del cuerpo, cualquier problema de ineficiencia en el metabolismo se va a reflejar en una deficiencia de producción de ENERGÍA. Prácticamente todos los textos y diccionarios de medicina definen la diabetes como un *desorden metabólico* o como una *enfermedad metabólica*. Mi observación es que se habla de la diabetes como un problema del METABOLISMO y, sin embargo, la gran mayoría de los diabéticos no tienen una idea clara de cómo restaurar o mejorar el METABOLISMO de su cuerpo, para así lograr resolver el "desorden metabólico" o la "enfermedad metabólica" que les aqueja.

Lo primero que hay que entender es que el metabolismo crea la ENERGÍA del cuerpo. La ENERGÍA del cuerpo es la que permite el MOVIMIENTO. Nada se puede mover si no existe primero una ENERGÍA para moverlo. La característica principal de la vida es el MOVIMIENTO, las cosas vivas se mueven y las cosas muertas no se mueven. Todos los procesos del cuerpo dependen de que exista un nivel de creación de ENERGÍA del metabolismo, que sea en la cantidad de energía y en la velocidad de movimiento, al ritmo adecuado, ni muy rápido ni muy lento. Mi observación es que el cuerpo humano es un organismo de un exquisito diseño y de gran precisión, que no tolera los excesos de nada, ni muy caliente, ni muy frio, ni muy ácido, ni muy alcalino (contrario de ácido), ni demasiada comida, ni demasiada hambre, etcétera. El cuerpo humano trata a toda costa de mantener el EQUILIBRIO METABÓLICO interno, a lo cual se le llama "homeostasis"[86]. El tema del equilibrio metabólico es tan importante para el cuerpo, que usted no tiene ni que pensar en mantenerlo; su cuerpo lo hace de forma automática utilizando el SISTEMA NERVIOSO AUTÓNOMO[87].

---

[86] *Homeostasis: es una palabra compuesta del griego homo que significa "similar" y estasis "estado", "estabilidad". La homeostasis es una propiedad de los organismos vivos que consiste en su capacidad de mantener una condición interna estable, utilizando el metabolismo para compensar los cambios que se producen en su entorno (comida, temperatura, hidratación, etc.). Es una forma de equilibrio dinámico, posible gracias a una red de sistemas de control del cuerpo humano.*

[87] *Sistema Nervioso Autónomo: es la parte del sistema nervioso que controla las acciones involuntarias (que usted no tiene que pensar en ellas). El sistema nervioso autónomo controla el corazón, los pulmones, el páncreas, el hígado, el intestino y todos los procesos hormonales vitales del cuerpo. Es lo que hace que alguien pase un susto y que se le acelere automáticamente el ritmo del corazón, que le suba la presión arterial o que le suba la glucosa en la sangre a un diabético,*

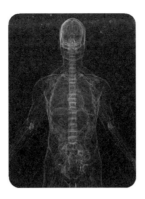

El sistema nervioso autónomo del cuerpo funciona en automático, las veinticuatro horas del día, todos los días de su vida, tratando de mantener un EQUILIBRIO METABÓLICO. Lograr ese estado de equilibrio metabólico es tan importante para el cuerpo que, de forma natural, hará lo posible para reducirle la velocidad a cualquier proceso interno que esté sucediendo con demasiada rapidez. También tratará de acelerar cualquier proceso que esté sucediendo de forma demasiado lenta. En fin, su cuerpo lucha de forma continua y permanente para mantener el equilibrio o balance metabólico porque depende de lograr unos movimientos y cambios internos a un ritmo óptimo (ni muy rápido, ni muy lento) para poder sobrevivir. Cualquier situación que sea extrema pone en peligro al cuerpo. Por esta razón, tener estreñimiento (un movimiento intestinal demasiado lento) puede ser igual de problemático a tener lo contrario que sería diarrea (un movimiento intestinal demasiado rápido). Tener un ritmo del corazón acelerado (palpitaciones cardiacas[88]) es tan peligroso como tenerlo demasiado lento. Tener una temperatura demasiado alta, lo cual llamamos "fiebre", y que es producida por un <u>exceso de actividad y movimientos</u> del sistema inmune en su lucha contra las bacterias, puede ser igual de peligroso que tener una temperatura demasiado baja

---

aunque no haya comido. Se le llama "autónomo" porque no se le puede controlar con la mente, opera de forma independiente a los pensamientos de una persona.
[88] Palpitaciones cardiacas: si el ritmo de su corazón es demasiado rápido (más de 100 latidos por minuto), se le llama "taquicardia", si es demasiado lento "bradicardia" y si es irregular se le llama "arritmia". Cualquier condición de ritmo anormal es causa para preocupación.

(hipotermia[89]). El cuerpo humano depende de su equilibrio o balance metabólico para tener salud. La diabetes no es una excepción a esta regla; para controlarla, hay que restablecer el equilibro metabólico.

En el tema del metabolismo, se hace crucial que los procesos internos de las células del cuerpo ocurran a una VELOCIDAD adecuada, que no sea ni muy rápida ni muy lenta. El sistema nervioso controla los impulsos nerviosos que, a su vez, controlan la velocidad de los procesos del metabolismo. De la misma forma en que su corazón necesita mantener una velocidad de palpitaciones dentro de un rango normal para estar saludable, las células del cuerpo, que es donde ocurre la creación de la ENERGÍA que produce el metabolismo, deben también mantener una velocidad adecuada en sus procesos químicos internos. Para esto, el cuerpo debe en todo momento lograr mantener una regulación de la acidez o alcalinidad[90] (contrario de acidez) de las células. El metabolismo del cuerpo funciona como un motor que pierde fuerza, tanto cuando gira en su eje a demasiadas revoluciones, como cuando gira a una velocidad demasiado lenta. Los mecánicos de automóviles calibran los motores de los carros por esa misma razón. Para controlar la diabetes, que es un problema en el sistema de creación de energía de su cuerpo, le toca a usted entender su metabolismo, y así "poder calibrarlo" y lograr la energía abundante y estable que produce el equilibrio metabólico.

El sistema nervioso autónomo del cuerpo está compuesto de una extensa red de nervios que originan en el cerebro y que llevan impulsos eléctricos a todas las glándulas y los órganos de su cuerpo. Todos los procesos vitales del cuerpo (respiración, digestión, eliminación, defensa, etc.) son controlados desde el cerebro por impulsos eléctricos que viajan a través de los nervios del sistema nervioso autónomo, que serían equivalentes a la cablería eléctrica de su casa.

---

[89] *Hipotermia: quiere decir "temperatura demasiado baja" como lo que experimentaría alguien que sufre el frío aplastante del Polo Norte por lo cual puede morir. Le pasa también a los náufragos de navíos que se han hundido que se ven obligados a flotar por largo tiempo en mares donde la temperatura del agua es demasiado fría.*

[90] *Acidez o alcalinidad: se mide con la escala de "pH" que quiere decir "potencial de hidrógeno". Mientras más hidrogeno contenga una sustancia más ácida será, mientras menos contenga más alcalina será.*

Este sistema, con su cablería de nervios, está dividido en dos partes que, para efectos de lograr un lenguaje sencillo, decidí renombrar como el sistema nervioso **EXCITADO**[91] y sistema nervioso **PASIVO.** Los nombro así, desde el libro *El Poder del Metabolismo,* para evitar las palabras técnicas que en realidad no ayudan a la comprensión de las personas que no tienen una educación en medicina:

LAS DOS DIVISIONES DEL SISTEMA NERVIOSO			
Los médicos le llaman	Su función es	Es equivalente a	Lo renombramos
Sistema nervioso simpático[92]	**CREAR O ACELERAR MOVIMIENTOS**	Pedal **ACELERADOR** de su carro	Sistema Nervioso **EXCITADO**
Sistema nervioso parasimpático[93]	**PARAR O DESACELERAR MOVIMIENTOS**	Pedal del **FRENO** de su carro	Sistema Nervioso **PASIVO**

Como me dedico a ayudar a personas comunes, que a veces no tienen un dominio del lenguaje médico o científico, siempre trato de escoger el lenguaje más sencillo que pueda para explicar nuestra tecnología del metabolismo, buscando siempre la comprensión de la persona a la que quiero ayudar. Hago un esfuerzo supremo por mantener la simplicidad de las palabras y de los ejemplos que utilizo, porque reconozco que los resultados que obtenga la persona van a depender

---

[91] *EXCITADO: Este nombre resultó muy efectivo para que las personas que ayudábamos con el metabolismo lograran aprenderlo, asociarlo y recordarlo, aunque a mis amigos de México tuve que aclararles que "excitado" <u>no tiene nada que ver con la sexualidad</u>, ya que en su país "excitado" tiene una connotación de índole sexual.*

[92] *Sistema Nervioso Simpático: esa parte del sistema nervioso que reacciona al estrés y a las amenazas subiendo la presión arterial, aumentando el ritmo del corazón y preparando al cuerpo para "pelear o correr".*

[93] *Sistema Nervioso Parasimpático: esa parte del sistema nervioso que reduce el ritmo del corazón y relaja la musculatura para permitir el descanso y la relajación, o el sueño profundo y reparador.*

únicamente de su COMPRENSIÓN de estos temas. Por esta razón, de aquí en adelante, me referiré a estas dos partes del sistema nervioso autónomo, simplemente como **EXCITADO** y **PASIVO**.

Desde el año 2006, en que por primera vez se lanzó mi libro *El Poder del Metabolismo,* con los descubrimientos que hasta ese momento había hecho, ya las personas que lo leían empezaron a conocer más sobre su metabolismo y, al restaurarlo, algunos adelgazaban tanto como 100 libras (45 Kg). Les bajaba la presión arterial, los triglicéridos, el colesterol y a los que eran diabéticos se les controlaba la diabetes y sus médicos tenían que reducirles los medicamentos. Cientos de médicos comenzaron a recomendar *El Poder del Metabolismo* a sus pacientes, en Puerto Rico, y en más de una docena de países de Latinoamérica, muy en especial en México, donde mi libro se convirtió en una sensación. Eran resultados sorprendentes con un sistema fácil de llevar como la Dieta 2x1 y la Dieta 3x1 que debutaron en ese primer libro y que, juntas a las otras técnicas de restaurar el metabolismo (hidratación, limpieza de hongo *candida,* evitar las intolerancias a ciertos alimentos, evitar los alimentos que interfieren con la tiroides, etc.), lograban excelentes resultados en todos los casos.

Estuve muy contento disfrutando de los logros de miles de personas que me escribían dándome su agradecimiento. Pero, continué investigando para profundizar aún más en el tema del metabolismo, porque siempre tenía uno que otro caso de alguien que, aunque había adelgazado o controlado su diabetes, no lograba dormir bien, padecía de estreñimiento crónico, se sentía deprimido o todavía algo falto de energía. Sabía que había logrado algo importante, pero entendía que me faltaba alguna pieza importante de conocimiento sobre el metabolismo, que podría tener el potencial de permitirme ayudar aún más. Continué la investigación y cuatro años después descubrí la **INFLUENCIA DETERMINANTE DEL SISTEMA NERVIOSO AUTÓNOMO SOBRE EL METABOLISMO**. Es decir, descubrí que la secuencia de control del metabolismo es así:

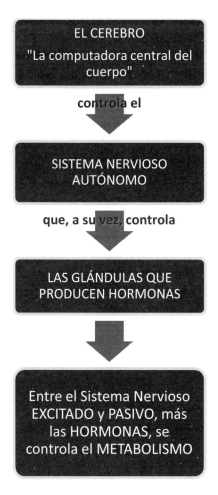

Más importante aún, descubrí, gracias a la labor investigativa de otros investigadores que fueron pioneros en los campos de la nutrición y de la fisiología[94], que los distintos alimentos de la dieta <u>tenían sus propios efectos de EXCITAR o de CALMAR el sistema nervioso</u>. Por ejemplo, la carne roja y la grasa EXCITAN el sistema nervioso, mientras que los VEGETALES y la ENSALADA tienen un efecto CALMANTE. Lo mismo pasa con las vitaminas y minerales; por ejemplo, el calcio y el sodio (la sal) EXCITAN, y el magnesio y el potasio CALMAN y relajan al sistema nervioso. En efecto, había descubierto que podía mejorar cualquier metabolismo si

---

[94] *Fisiología: la fisiología, del griego physis "naturaleza" y logos "conocimiento o estudio", es la ciencia biológica que estudia el funcionamiento de los seres vivos.*

escogía correctamente los alimentos que le recomendaba a una persona que utilizara en su dieta. Eso me abrió los ojos a nuevas posibilidades de controlar la obesidad y las condiciones de desequilibrio hormonal como la diabetes.

No obstante, lo más importante de todo, fue el descubrimiento de que **TODOS NO SOMOS IGUALES**, por lo cual, la dieta no puede ser igual para todos. Descubrí que algunos de nosotros tenemos más activo o más dominante el sistema nervioso EXCITADO y otros, tenemos más activo o dominante, el sistema nervioso PASIVO. Este descubrimiento, al aplicarlo a nuestra práctica de consultoría sobre el metabolismo en los centros NaturalSlim, mejoró increíblemente más los resultados que obteníamos. Invariablemente, al aplicarlo, hacemos que las personas adelgacen más rápido, con menos esfuerzo, con mayor nivel de energía y hasta con una mejor calidad de sueño.

Al descubrir esto, me vi obligado a publicar una nueva edición de *El Poder del Metabolismo,* con el nuevo capítulo TODOS NO SOMOS IGUALES ya incluido. Sentía que no podía dejar al público sin esta información sobre el efecto de los alimentos de su dieta sobre el metabolismo de su cuerpo. Al hacerse disponible esa nueva versión, empezaron a llover testimonios de personas de todos los países que, al poder diferenciar entre si sus cuerpos tenían un sistema nervioso principalmente EXCITADO o PASIVO, estaban adelgazando mucho más rápido, se les reducían los niveles de glucosa a los diabéticos y otros reportaban disfrutar de un nivel de energía nunca antes experimentado. Nos reportaban casos de personas que por años habían estado sufriendo de insomnio (un problema principalmente de los EXCITADOS) que, al cambiar su dieta, habían empezado por primera vez en mucho tiempo, a dormir bien y algunos pudieron dejar de usar los medicamentos antidepresivos.

Notamos que, cuando a las personas con sobrepeso u obesidad que también eran diabéticas se les modificaba la dieta a base del tipo de sistema nervioso que era dominante en sus cuerpos, lograban adelgazar y tenían buenos resultados más rápidamente. Al ajustar la Dieta 3x1 de los diabéticos con sobrepeso u obesidad para tomar en cuenta si el diabético tenía un sistema nervioso predominantemente EXCITADO o predominantemente PASIVO, los niveles de glucosa se regulaban muchísimo mejor, mientras que la persona perdía el exceso de grasa con mayor velocidad. Ajustar el tipo de alimento que debía consumir <u>a base</u> <u>de si su sistema nervioso predominante era EXCITADO o PASIVO</u>, lograba resultados excepcionales para hacer más eficiente al metabolismo.

La misma literatura científica muestra que la sobre excitación del sistema nervioso "simpático", la parte del sistema nervioso que nosotros llamamos EXCITADO, aumenta el riesgo de ataques al corazón, y crea un estado de resistencia a la insulina, que se caracteriza por la obesidad abdominal de muchos diabéticos. Así que, lo que hagamos para trabajar de forma adecuada con el sistema nervioso del cuerpo de una persona, tiene importancia (Egan BM., 2003).

La DIETA trata sobre los ALIMENTOS y los alimentos son el COMBUSTIBLE del METABOLISMO, de la misma forma que la gasolina de su carro es el COMBUSTIBLE del MOTOR de su carro. La DIETA, en efecto, trata sólo sobre el tipo de COMBUSTIBLE del cuerpo, y la tecnología del METABOLISMO trata sobre lo que pasa dentro del cuerpo cuando las células tienen que convertir ese COMBUSTIBLE (los alimentos) en ENERGÍA para sobrevivir. La lógica dicta que si usted tuviera problemas con el MOTOR de su carro usted no trataría de resolverlo mejorando la calidad o el tipo de GASOLINA que utiliza de combustible. La DIETA es para el METABOLISMO, como la GASOLINA es para el MOTOR de su carro. Hay carros cuyo motor utiliza un combustible liviano como la gasolina, mientras que hay otros carros que tienen motores más pesados que utilizan un combustible más denso, como el diésel. No se le puede echar gasolina a un motor diésel, ni tampoco echarle combustible diésel a un motor que utiliza gasolina, porque se dañan. Cada tipo de motor utiliza un combustible que debe ser apropiado para el tipo de motor. Con el metabolismo de un diabético pasa lo mismo, porque la dieta (COMBUSTIBLE) no puede ser igual para todos, porque TODOS NO SOMOS IGUALES.

No puede existir una "dieta balanceada" por más que nos hablen de ella, porque uno tendría que preguntarse ¿balanceada para quién, si todos no somos iguales? Lo que puede ser un alimento apropiado para uno, puede también ser un veneno para otro, debido a esa individualidad biológica[95] de cada uno de nosotros. Utilizando el metabolismo, buscamos restaurar y regular el ritmo metabólico, para que no esté sobre-excitado, ni sobre-apagada la actividad nerviosa. Buscamos lograr lo más posible un EQUILIBRIO METABÓLICO, donde no haya ni exceso, ni falta de excitación nerviosa. Mientras más cercano podamos estar al equilibrio metabólico, mejor control de la diabetes se logrará tener. Mientras el sistema nervioso sufra de cambios drásticos con exceso de excitación, o falta de excitación por desconocimiento del dueño del cuerpo (usted), los niveles de las hormonas del estrés (el cortisol, la adrenalina), y de las hormonas que manejan el área de la diabetes (la insulina y el glucagón), mantendrán al diabético teniendo unos picos de subidas de glucosa, seguidos de episodios de bajones de azúcar (hipoglucemia), en un tipo de "montaña rusa".

Hay que controlar el sistema nervioso del cuerpo para poder controlar la diabetes. Eso empieza por saber qué tipo de sistema nervioso es dominante en su cuerpo y, luego, saber qué tipos de alimentos le ayudarán a usted a equilibrar el sistema nervioso de su cuerpo. Con la tecnología del metabolismo, lo que estamos principalmente tratando de restaurar es la EFICIENCIA DEL METABOLISMO, y eso lo hacemos entendiendo lo que pasa dentro del cuerpo, una vez usted ha ingerido cierto alimento. Cada alimento que se ingiere tiene dos posibles efectos para el cuerpo:

CADA TIPO DE ALIMENTO PROVEE AL CUERPO	
# 1	VALOR NUTRICIONAL, A BASE DE SU APORTE DE NUTRIENTES
# 2	UN EFECTO SOBRE EL SISTEMA NERVIOSO Y HORMONAL, QUE INFLUYE SOBRE EL METABOLISMO DEL CUERPO

---

[95] *Individualidad biológica: diferencias entre los cuerpos de distintas personas por sus factores hereditarios que afectan todo en el cuerpo incluyendo el tipo de sangre.*

La práctica de la nutrición tradicional se enfoca exclusivamente en el contenido calórico[96] y de los nutrientes de los alimentos de la dieta. Eso está bien y hace falta que se haga. La calidad de los nutrientes tiene mucha importancia y, por otro lado, hace mucho sentido que la gente conozca y evite las "calorías vacías" de los alimentos, como el azúcar y como las harinas refinadas, que dominan nuestras dietas modernas. Con la tecnología del metabolismo miramos también el valor nutricional del alimento que se está utilizando como combustible para el metabolismo del cuerpo. Además, tomamos en consideración el hecho importantísimo de que cada alimento tiene una capacidad distinta de EXCITAR o de CALMAR al sistema nervioso autónomo del cuerpo; y que ese efecto debe conocerse y observarse para poder regular y hacer más eficiente al metabolismo. Si la diabetes es, tal como se define en la mayoría de los diccionarios médicos, un desorden del metabolismo, y el metabolismo se controla con los impulsos del SISTEMA NERVIOSO que se combinan con los efectos del sistema HORMONAL, entonces hay que tomar en consideración el hecho de que cada alimento tiene un efecto distinto sobre el metabolismo.

No hay duda de que los alimentos tienen un impacto sobre el sistema nervioso (EXCITADO o PASIVO) y sobre el sistema hormonal de una persona, lo cual irremediablemente influencia en el METABOLISMO y en el control de la diabetes (Arone LJ, et al., 1195). Varios estudios clínicos han demostrado que los alimentos tienen un efecto directo sobre el sistema nervioso (Fagius J, Berne C., 1994) (Fagius J., 2003) (Prior LJ et al., 2013). Otro estudio muestra evidencia de que el exceso de excitación del sistema nervioso es causa de la resistencia a la insulina que caracteriza a los que padecen de diabetes Tipo 2. Es decir, mientras más sea la estimulación del sistema nervioso, tal como le pasa a las personas que tienen un sistema nervioso que se cataloga como predominantemente EXCITADO, mayor será la resistencia de su cuerpo a la insulina y, por supuesto, menor será su oportunidad de controlar la diabetes (Kaaja RJ, Pöyhönen-Alho MK., 2006). Se sabe que aproximadamente el 85% de los diabéticos padece de sobrepeso u obesidad (National Institutes of Health NIH, 2011). La Organización Mundial de la Salud, en el informe del periodo entre el año 2005 y el 2008, reportó que el 67% de los adultos de 20 años

---

[96] *Calórico: se refiere al "conteo o medición de las calorías" para medir la energía potencial que provee un cierto alimento al cuerpo.*

o más, que reportaron tener diabetes, tenía la presión arterial mayor o igual a 140/90 (presión alta) o tomaban medicamentos para la hipertensión. Por lo tanto, la hipertensión afecta a la gran mayoría de los diabéticos. Por otro lado, hay varios estudios que establecen la relación directa que existe entre el exceso de excitación nerviosa y el riesgo cardiovascular que, cuando se le suman al grado de obesidad que padecen los diabéticos, muestra el alto riesgo que padecen los diabéticos hipertensos. Si estos diabéticos hipertensos desconocen el hecho de que hay tipos de alimentos que les excitan el sistema nervioso, y les descontrolan aún más el metabolismo, sólo les espera una larga lista de problemas de salud (Lohmeier TE, Iliescu R., 2013) (Larsen R et al., 2013).

El control de la diabetes dependerá de que el diabético pueda tener conocimientos que le permitan tener el mayor control posible sobre el sistema nervioso y el sistema hormonal de su cuerpo. La ignorancia sobre estos temas le costará, no sólo en términos económicos, sino en sufrimiento para él o ella, y también para sus seres queridos.

LOS DOS LADOS CONTRARIOS DEL SISTEMA NERVIOSO: EXCITADO y PASIVO

La parte del sistema nervioso que llamamos el lado EXCITADO, activa las glándulas[97] y órganos que defienden al cuerpo de un ataque. El ataque puede ser real (alguien que le amenaza con un revolver, unas bacterias que atacan al cuerpo), o imaginario, como decir temor a que le despidan de su trabajo. Sea como sea que se perciba una AMENAZA, su sistema nervioso reaccionará activando el lado EXCITADO del sistema nervioso para defenderse. El sistema EXCITADO es el que maneja las AMENAZAS, por lo cual prepara al cuerpo para "pelear o correr". Los nervios del sistema nervioso EXCITADO logran que una mayor cantidad de sangre y nutrientes vayan hacia el cerebro y hacia los músculos para ayudar a combatir la amenaza. El sistema EXCITADO también estimula y activa la

---

[97] *Glándula: órgano compuesto de células especializadas que producen alguna sustancia como sudor, enzimas digestivas u hormona como lo hacen la glándula tiroides, los ovarios o el páncreas.*

glándula tiroides y las adrenales[98], para proveer una mayor cantidad de energía para poder pelear, o correr del peligro. Cuando se activa el sistema nervioso EXCITADO el ritmo del corazón y la presión arterial aumentan, mientras que, a la vez, se reduce el flujo de la sangre al sistema digestivo y de eliminación. Observe que cuando alguien pasa un susto o un "mal rato" le aumenta el ritmo de los latidos del corazón y se le sube la presión a la persona. En los diabéticos en especial, cuando el sistema nervioso EXCITADO reacciona como si hubiera una AMENAZA, se le sube la glucosa, aunque no haya comido en cinco a seis horas, porque el cuerpo para combatir la amenaza percibida, liberará glucosa de la que se almacena en el hígado, en forma de glucógeno. Cualquier situación en la que el diabético esté sintiéndose nervioso, estresado, o con sentimientos de pánico, es el resultado de un sistema nervioso EXCITADO que se ha activado.

El sistema nervioso EXCITADO, cuando se mantiene con un exceso de actividad, es destructivo para el cuerpo. Por eso es que puede observar cómo una persona "se envejece" y se ve demacrada, cuando ha perdido un ser querido o ha estado pasando por una situación en exceso estresante. El deterioro físico acelerado es resultado de un sistema EXCITADO que se mantiene en un constante estado de ALERTA. Cuando hay una situación de ALERTA y el sistema EXCITADO se activa, toda la energía del cuerpo se reserva para la DEFENSA, por lo cual no queda energía para nutrir a las células o para eliminar los tóxicos. La gente se estresa y le da estreñimiento porque el sistema EXCITADO detiene el movimiento intestinal y reserva todos sus recursos para pelear o correr. Cuando el sistema EXCITADO está en estado de ALERTA por demasiado tiempo corrido, pasa como si en un país se pusiera en estado de ALERTA a todo el ejército, como para prepararlo para la guerra. Mientras todo el país está en ALERTA, con su ejército listo para defender al país, la actividad económica de ese país sufrirá serios daños, y el país se hará cada día más pobre. Algo parecido le pasa al cuerpo. Si el sistema EXCITADO permanece en estado de ALERTA por tiempo extendido, la salud de la persona

---

[98] *Adrenales: arriba de cada uno de nuestros 2 riñones tenemos una glándula que produce la hormona adrenalina que es una hormona de estrés. Por esta razón se les llama las glándulas "adrenales". Las adrenales también producen otras hormonas principalmente la hormona cortisol que entre otras cosas acumula grasa en el cuerpo que es la razón por la cual "el estrés engorda".*

empezará a decaer, empezando por su calidad de sueño, que se tornará muy mala.

Por otra parte, el lado PASIVO del sistema nervioso, tiene sus nervios conectados con todo lo que tiene que ver con alimentar, curar o regenerar al cuerpo. El lado PASIVO es un sistema que construye o repara partes del cuerpo, mientras que el sistema EXCITADO destruye partes del cuerpo. Los nervios del sistema PASIVO estimulan la digestión, el sistema inmune (que defiende al cuerpo de las bacterias y virus) y a los órganos de eliminación. Estos órganos que están bajo el control del sistema PASIVO incluyen al hígado, el páncreas, el estómago y los intestinos. Por esta razón es que, cuando existe una AMENAZA y se activa el sistema EXCITADO, se inactiva el sistema PASIVO, lo cual puede dañarle la digestión, hacer que usted se enferme porque se redujo el sistema inmune, o que usted padezca de problemas de eliminación, como el estreñimiento, mientras es efecto de situaciones estresantes. Para recuperar la salud y restaurar el metabolismo hace falta que el cuerpo pase una mayor cantidad de tiempo sin estar sufriendo el desgaste que produce un sistema nervioso EXCITADO.

El sistema nervioso EXCITADO y el PASIVO son contrarios el uno al otro. Siempre está activado o uno o el otro, pero nunca los dos a la vez. O sea, usted, o acelera el carro, o lo frena; pero no ambas cosas a la vez. El sistema EXCITADO toma prominencia sobre el PASIVO.

La diabetes (Tipo 1 o Tipo 2) es una condición muy estresante al cuerpo que afecta al metabolismo e impacta la salud si no se logra controlar. La gran mayoría de los diabéticos ya tienen un exceso de inflamación, de dolores musculares, de variaciones drásticas en los niveles de glucosa e insulina, de medicamentos para el control de la diabetes que interfieren con su metabolismo, de una malísima calidad de sueño que les hace vivir cansados, sin energía y "arrastrando su cuerpo". Todo esto viene, demasiadas veces, acompañado de un sistema nervioso en exceso EXCITADO, que les va deteriorando la salud mientras les envejece prematuramente.

Para sanar el cuerpo de un diabético hay que lograr un EQUILIBRIO METABÓLICO, y eso se logra, entre otras recomendaciones de este libro, escogiendo los alimentos correctamente para su tipo de sistema nervioso dominante, que puede ser o EXCITADO o PASIVO. Todos los extremos son malos, por lo cual, tan malo sería un sistema nervioso demasiado EXCITADO, como demasiado PASIVO. La vida y la salud necesitan de un EQUILIBRIO para poderse mantener.

¿QUÉ TIPO DE SISTEMA NERVIOSO ES DOMINANTE EN MI CUERPO?

Antes de explicarle cómo saber si el sistema nervioso de su cuerpo es predominantemente EXCITADO o PASIVO, permítame decirle que nada de lo que usted aprenderá sobre este tema, tiene nada que ver con USTED, porque USTED ES UN SER ESPIRITUAL y no es su cuerpo. Los seres tenemos ideas, opiniones, actitudes, preferencias y aspiraciones, porque somos SERES ESPIRITUALES. Usted no es su cuerpo, de la misma manera que usted no es su carro. Usted, como ser, es dueño de su cuerpo y toma las decisiones necesarias para cuidar o descuidar su cuerpo. Su cuerpo no toma decisiones, no tiene opiniones, ni preferencias políticas, ni aspiración ninguna. Su cuerpo es su cuerpo, punto. Es un organismo que posee vida y unos sentidos que le permiten a usted disfrutar del "juego de la vida". Le explico esto porque a la hora de determinar si su CUERPO tiene un sistema nervioso EXCITADO o PASIVO, lo que estamos evaluando es EL CUERPO, no a USTED que es el SER ESPIRITUAL.

Entre los miembros del sistema NaturalSlim, a cada rato me encuentro con alguna persona que está confundida con este tema de EXCITADO o PASIVO, y me dice: "uno de sus consultores me dijo que yo soy PASIVO, pero siento que soy EXCITADO, porque siempre tengo prisa, soy impaciente y me molesta esperar". En un caso como este, la persona está confundiendo a su CUERPO con él o ella misma, que es la persona. Lo que tiene un sistema nervioso EXCITADO o PASIVO es el CUERPO, no usted. Lo que tiene diabetes o metabolismo lento es su cuerpo, no usted. El tema confunde porque hay personas que tienen una gran cantidad de serenidad y son muy tranquilas como personas, mientras que tienen un cuerpo de sistema nervioso EXCITADO que padece de insomnio, mal dormir, mala digestión y estreñimiento, como le pasa a los de sistema nervioso EXCITADO. Si usted observa a alguien que tiene mucha serenidad pudiera pensar erróneamente "debe ser PASIVO", cosa que no necesariamente es cierta. Hay también personas cuyo cuerpo tienen un sistema nervioso PASIVO, mientras que ellos, como seres, son extremadamente activos, no se pueden estar quietos ni un minuto, son intolerantes y se comportan en un cierto estado de excitación. No se confunda entre su cuerpo y usted. El sistema nervioso EXCITADO o PASIVO tienen que ver sólo con su cuerpo.

La alimentación para ambos sistemas es distinta. Los de sistema nervioso PASIVO como yo, Frank Suárez, tenemos cuerpos carnívoros, necesitamos comer carne roja a menudo y nos beneficiamos de un consumo mayor de grasas. Los que tienen cuerpos con un sistema nervioso EXCITADO, como mi esposa Elizabeth, engordan cuando comen grasa, carne roja o sal. Entonces, no se confunda con la siguiente prueba que le ayudará a determinar si su cuerpo tiene un sistema nervioso EXCITADO o PASIVO.

La prueba consta de cinco indicadores. Son las cinco manifestaciones más comunes que tienen los cuerpos que tienen un sistema nervioso EXCITADO. Estos cinco indicadores los usamos con todos los miembros de los centros NaturalSlim, para así poder saber si sus cuerpos tienen un sistema nervioso EXCITADO o PASIVO, y de esa forma podemos hacerle las recomendaciones de los alimentos que mejor le sirvan para equilibrar su metabolismo. Estos cinco indicadores reflejan cinco características de los EXCITADOS, que hemos descubierto en la investigación sobre el metabolismo, que mejor reflejan el tipo de sistema nervioso que es dominante en su cuerpo.

LA REGLA ES ÉSTA:
Si usted contesta SÍ a cualquiera de estas cinco preguntas, aunque sea una sola de ellas, o aunque sea con "sólo de vez en cuando", usted tiene un cuerpo cuyo sistema nervioso es EXCITADO. Los que tenemos un sistema nervioso PASIVO, siempre contestamos **NO** a cada uno de los cinco indicadores siguientes:

INDICADORES DEL SISTEMA NERVIOSO EXCITADO	
# 1	**Puedo tener dificultad para digerir la carne roja** (Si no consume carne roja, considere qué pasaría si lo hiciera)
# 2	**Consumir grasa saturada o alimentos grasos, como cerdo, chuletas o alimentos fritos, me puede causar problemas digestivos**
# 3	**Si consumo alimentos tarde en la noche, se me dificulta la digestión**
# 4	**Consumir alimentos después de cierta hora de la noche, me puede dificultar el sueño** (tardo en conciliar el sueño)
# 5	**Tengo un sueño "liviano" y los ruidos o movimientos extremos me pueden despertar con facilidad** (sueño poco profundo)

¿Cuántos indicadores marcó con un "SÍ"? Si marcó uno o más de estos cinco indicadores, debe considerar que su cuerpo tiene un sistema nervioso EXCITADO. Si no marcó ninguno de los cinco indicadores, su cuerpo tiene un sistema nervioso PASIVO. Veremos más adelante cuáles serían las recomendaciones de los tipos de alimentos que le convendría consumir como parte de su Dieta 3x1, para obtener los mejores resultados en el control de su diabetes y en lograr adelgazar, si es algo que le hace falta.

¿SI TENGO DUDAS SOBRE SI MI CUERPO ES EXCITADO O PASIVO?

Ya en este punto usted debe saber si su cuerpo tiene un sistema nervioso que es predominantemente EXCITADO o PASIVO. Si está en duda, o piensa "tengo un poco de los dos, de EXCITADO y de PASIVO", simplemente hubo algo que no entendió en la explicación anterior. El punto es que, todos nuestros cuerpos tienen tanto el sistema nervioso

EXCITADO, como también el PASIVO, porque ambas partes del sistema nervioso son necesarias para sostener la vida. Lo que se trata de evaluar para ayudarle a mejorar la eficiencia de su METABOLISMO es **¿CUÁL DE LAS DOS PARTES DEL SISTEMA NERVIOSO AUTÓNOMO (EXCITADO o PASIVO) ES MÁS DOMINANTE EN SU CUERPO?** En otras palabras, usted tiene las dos, porque de otra manera no podría estar con vida.

El cuerpo humano tiene que tener ambas de estas dos partes funcionando para poder operar, tal como pasa con un carro; donde tanta falta hace el pedal acelerador (para acelerar y mover el carro), como el pedal del freno para lograr reducir y detener el movimiento del carro. El pedal acelerador de su carro es equivalente al sistema nervioso EXCITADO de su cuerpo y es muy necesario. De la misma forma, el pedal del freno de su carro, que es equivalente al sistema nervioso PASIVO de su carro, es de vital importancia para poder controlar los movimientos de su carro y evitar que usted tenga un accidente. Tan importante es la habilidad de ACELERAR (sistema nervioso EXCITADO) como la habilidad de DESACELERAR (sistema nervioso PASIVO). Sin ambas de estas habilidades no se puede sostener la vida, por lo cual todos nuestros cuerpos tienen ambas.

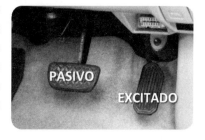

Estas dos partes del sistema nervioso autónomo (EXCITADO y PASIVO) son igual de importantes, tal como lo son el pedal acelerador y el pedal del freno de su carro. Su cuerpo tiene ambas de ellas. Lo que pasa es que, desde la perspectiva del METABOLISMO, hemos descubierto que todos tenemos, principalmente por los factores hereditarios, una cierta inclinación más pronunciada hacia uno de los dos lados: o más EXCITADO, o más PASIVO. Hay algunos cuerpos que tienen más tiempo el "pedal acelerador" (EXCITADO) activado, mientras que hay otros cuerpos que permanecen más tiempo con el "pedal del freno" (PASIVO) activado. Cuando tratamos de detectar si el sistema nervioso de su cuerpo es predominantemente EXCITADO o si es PASIVO, lo que estamos tratando de hacer es entender mejor lo que está pasando con su METABOLISMO, y con la capacidad de creación de ENERGÍA que tiene su cuerpo. Tanto el sistema nervioso EXCITADO que está demasiado EXCITADO, como el sistema nervioso PASIVO que está demasiado PASIVO, están desequilibrados. Ello se refleja en una persona falta de energía, agotada, con mala calidad de sueño, con estreñimiento, con una tiroides vaga (hipotiroidismo) o demasiado acelerada (hipertiroidismo) y, en los diabéticos, con un descontrol de la glucosa, que sube y baja de forma errática e inestable, simplemente porque el METABOLISMO está siendo descontrolado por una alimentación incorrecta para su tipo.

En principio, buscamos un EQUILIBRIO utilizando las propiedades de los alimentos de la Dieta 3x1 que vamos a utilizar para calmar al cuerpo, reduciendo lo que sería un exceso de estimulación con carne roja, grasa y sal (sodio), a los que tienen un sistema nervioso EXCITADO. También buscamos EQUILIBRAR, con un consumo mayor de alimentos que son "excitantes al sistema nervioso" (carne roja, crustáceos como camarones o langosta, pescados grasos como el salmón o atún, quesos grasos), para estimular un sistema nervioso que es en exceso PASIVO. Teóricamente, debe existir alguien que tenga un "equilibrio perfecto" entre su sistema EXCITADO y PASIVO, pero de seguro, no padece ni de diabetes ni de obesidad; tanto la diabetes como la obesidad son causadas por un desequilibrio o desbalance en el METABOLISMO, que luego afecta al sistema hormonal y se convierte en el descontrol de glucosa de un diabético, o en el exceso de glucosa que produce la grasa excesiva que llamamos "obesidad".

Si usted todavía está en duda sobre si su cuerpo tiene un sistema nervioso predominantemente EXCITADO o PASIVO, lea nuevamente la sección anterior y asegúrese de aclarar con un diccionario cualquier palabra que encuentre que haga que algo de lo que le estoy explicando no le haga sentido. La falta de comprensión de cualquier tema sólo procede de no entender el significado de las palabras que se utilizan. Recuerde que hay palabras que tienen distintos significados, dependiendo del uso que se les dé. Algo adicional que puede hacer para esclarecer el tema es visitar mi sitio de vídeos educacionales www.MetabolismoTV.com, y haga una búsqueda bajo "excitado" o "pasivo". Encontrará unos veinte vídeos cortos que le explican el tema de EXCITADO o PASIVO con mayor detalle. En especial, hay un vídeo titulado "Características dominantes de los Excitados" (episodio #199). Al ver ese vídeo usted debe salir de la duda. Mientras mejor domine este tema y sepa si su cuerpo tiene un sistema nervioso predominantemente EXCITADO o PASIVO, mejor control logrará de su diabetes, y más fácil se le hará adelgazar si es algo que necesita.

RECOMENDACIONES SOBRE LA SELECCIÓN DE LOS ALIMENTOS PARA PERSONALIZAR SU DIETA 3x1

ALIMENTOS RECOMENDADOS	
EXCITADO	PASIVO
Dieta con más abundancia de vegetales y ensalada	Dieta más carnívora
Consumo moderado de proteínas blancas y bajas en grasas: pollo, pavo y pescado	Carnes rojas, cerdo y pescados más grasos como el salmón, el atún y las sardinas
Pequeñas porciones de quesos bajos en grasa	Porciones de quesos más abundantes
Huevos cocidos en agua, en omelette o revueltos (no fritos en aceite)	Huevos preparados en cualquier forma (incluso fritos)
Dieta con una abundancia predominante de ensalada y vegetales	Los vegetales y ensalada se recomiendan para ser combinados con carnes y mariscos
Restringir el uso de sal y los alimentos salados	Restringir el azúcar, las frutas, los dulces, el pan y las harinas, como el trigo o el maíz
Dieta 3x1, baja en Alimentos Tipo E = ENEMIGOS del Control de la Diabetes	Dieta 3x1, baja en Alimentos Tipo E = ENEMIGOS del Control de la Diabetes

ALIMENTANDO UN CUERPO CON SISTEMA NERVIOSO EXCITADO

Si usted resultó tener un cuerpo de sistema nervioso EXCITADO, un ejemplo de un plato con la Dieta 3x1, que sería recomendable para su tipo de sistema nervioso, sería una combinación de alimentos que sean <u>bajos en grasa, bajos en sal y sin carne roja, ni cerdo</u>, como este:

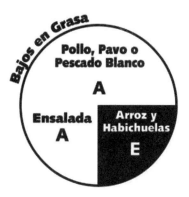

El cuerpo con un sistema nervioso EXCITADO es un <u>cuerpo tenso</u>, que tiende a padecer de presión alta, de tensión muscular (especialmente en los hombros, cuello y espalda baja y piernas), de cierta dificultad con la digestión (sobre todo cuando come muy tarde de noche) y que además, muchas veces, tiene una mala calidad de sueño o padece de insomnio. Es un cuerpo donde el sistema nervioso EXCITADO, que es el sistema que el cuerpo activa cuando tiene que defenderse, está en un constante estado de ALERTA y tenso, tal como si fuera a prepararse para "pelear o correr". Cuando el sistema nervioso EXCITADO es el que es predominante en el cuerpo de una persona, los sentidos (vista, olfato, audición) se encuentran más sensibles o desarrollados y la persona a veces ve, huele u oye cosas que a otros se les hace difícil percibir. El sistema nervioso EXCITADO pone al cuerpo en un estado de ¡ALERTA! Este sistema es el que se activa cuando hace falta defenderse, pelear, correr, actuar rápidamente, como cuando hay una emergencia, percibir un peligro o de alguna otra forma entrar en movimiento y acción. No estamos aquí hablando en ningún momento sobre la personalidad, las actitudes, las costumbres o sobre el comportamiento de la persona en sí, sino de su CUERPO, que es un organismo vivo distinto a la persona.

JUGOS FRESCOS DE VEGETALES PARA CALMAR EL SISTEMA NERVIOSO EXCITADO

Lo más beneficioso y tranquilizante que existe, para alguien cuyo cuerpo tiene un sistema nervioso EXCITADO, es tener un consumo abundante de VEGETALES y ENSALADAS (no de frutas, porque las frutas tienen, casi todas, demasiada azúcar fructosa y son muy poco recomendables para los diabéticos o las personas con sobrepeso). Si usted resulta ser de esas personas que tienen un cuerpo con un sistema nervioso EXCITADO, al punto que no logra dormir bien y se levanta cansada(o) por las mañanas, le recomendaría algo que siempre funciona para calmarle el sistema nervioso rápidamente: prepare y tómese dos jugos frescos de vegetales de 8 onzas (237 ml). Al empezar a consumir los jugos de vegetales, verá cada día cómo su cuerpo se tranquiliza, se relaja la musculatura, se mejora la calidad del sueño, va mejor al baño e incluso, sentirá una mejoría notable en su estado emocional y un aumento en la tolerancia del estrés diario de la vida.

Los JUGOS DE VEGETALES tienen ese efecto porque, además de que contienen grandes cantidades de nutrientes naturales, son una fuente principal de MAGNESIO (el mineral anti-estrés que relaja al cuerpo) y de POTASIO (el mineral anti sodio que le saca la sal del cuerpo, y le ayuda incluso a bajar la presión de forma natural si la tuviera alta). No creo en nada "milagroso", pero puedo decirle, con total certeza, que nunca he visto mejorías de salud más impresionantes que las de un EXCITADO que empieza a tomarse sus dos jugos frescos de vegetales al día. No importa a qué hora usted los tome o si los acompaña con otros alimentos, lo que importa es que se los tome. Para hacer los jugos frescos de vegetales hace falta lo que llaman un "extractor de jugos", de esos que extrae la pulpa y la fibra de los vegetales, y le deja solamente el jugo del vegetal, que es el que contiene los nutrientes, el MAGNESIO y el POTASIO.

Para el jugo de vegetales puede usted utilizar cualquier vegetal de su agrado, tales como el pepino, la zanahoria, el brócoli (brécol), el apio ("celery"), las habichuelas tiernas y las hojas verdes como la lechuga, la espinaca, el berro, el culantro o cualquier otro vegetal. Los únicos vegetales que no le recomendamos son el maíz (en realidad es un grano), el tomate y la cebolla, porque son bastante más altos en su contenido de fructosa, lo cual no le conviene a los diabéticos. Si el sabor del jugo no le sabe lo suficientemente dulce, puede aumentar la proporción de zanahoria (es más dulce) o puede incluso, añadirle un edulcorante natural como stevia. No pierda el tiempo con los jugos de vegetales comerciales (V8), ya que le añaden demasiada sal como preservante, y eso los hace inservibles. Los jugos frescos de vegetales que usted prepara en su casa prácticamente no tienen sal, lo que tienen es mucho MAGNESIO y POTASIO, y por eso es que pueden reducirle la presión arterial a alguien con hipertensión.

Le comento que mi papá, que en paz descanse, no era diabético. Pero cuando ya tenía 98 años de edad lo manteníamos suplementado con por lo menos un jugo fresco de vegetales cada día y los doctores se maravillaban de su estado de salud excepcional, a los casi 100 años de edad. Mi esposa Elizabeth y mi mamá ambas tienen un sistema nervioso EXCITADO. A ambas les cuido con su par de jugos de vegetales frescos cada día. La ventaja es que cuando logro que mi esposa Elizabeth duerma bien, ¡YO TAMBIÉN puedo dormir! porque su insomnio de sistema nervioso EXCITADO no me despierta.

Si usted tiene un sistema nervioso EXCITADO y no tiene acceso a un extractor de jugos, o no puede económicamente cubrir el costo de los vegetales frescos para prepararse los jugos a diario, la recomendación es que aumente lo más que usted pueda el consumo de ensaladas verdes y vegetales en sus comidas. El sistema nervioso EXCITADO siempre está deficiente del mineral MAGNESIO, que es un mineral relajante y anti-estrés. La fuente principal de MAGNESIO son los vegetales, muy en especial los vegetales u hojas de color verde. El color predominantemente verde de las plantas y de los bosques es debido a la clorofila[99] que

---

[99] *Clorofila: es el pigmento de color verde presente en plantas y en algas que es un elemento básico y esencial para que las plantas puedan utilizar la energía del sol para así poder construir los carbohidratos, proteínas y grasas. La clorofila es*

contienen, y la clorofila es de color verde porque contiene MAGNESIO. Por lo cual, cuando usted está disfrutando de la belleza natural color verdosa de un árbol, bosque o césped, el color verde que está viendo en la naturaleza es el reflejo de la luz color verde que la presencia del MAGNESIO produce. Habría muchísimo menos problemas con el estrés, el insomnio, el estreñimiento, los dolores de espalda y con el control de la diabetes si los diabéticos, todos, se aseguraran de proveerle suficiente MAGNESIO a su cuerpo, ya sea como parte de unos jugos de vegetales frescos o en su consumo de ensaladas.

TODOS NO SOMOS IGUALES.
LOS JUGOS DE VEGETALES NO SON LO IDEAL PARA TODOS

Debo hacerle sólo una advertencia sobre el tema de los jugos de vegetales, en honor a la verdad. Le recuerdo que TODOS NO SOMOS IGUALES y que es por eso que la alimentación para alguien que tiene un sistema nervioso EXCITADO no puede ser igual para alguien que tiene un sistema nervioso PASIVO. Soy muy curioso, y adoro la ciencia y la investigación. Le cuento que antes de descubrir la FUERTE INFLUENCIA que tiene la alimentación sobre el sistema nervioso autónomo y la que a su vez tiene el sistema nervioso sobre el METABOLISMO y la energía del cuerpo, cometí un error que por poco me cuesta la vida. Resulta que mi esposa Elizabeth y yo nos fuimos en un crucero a pasar una semana de vacaciones. Durante el crucero, como siempre, me mantenía leyendo algún libro relacionado al tema del metabolismo y en esa ocasión estaba leyendo un libro de un doctor estadounidense que hablaba de los maravillosos beneficios de tomar JUGOS DE VEGETALES frescos para mejorar el metabolismo y adelgazar. Lo que el doctor explicaba me parecía totalmente real y al llegar del viaje en crucero le pregunté a mi esposa Elizabeth "¿Me acompañas a hacer una dieta de puros jugos de vegetales por una semana para desintoxicar al cuerpo y ver cómo se mejora el metabolismo?". Elizabeth, al igual que yo, es muy curiosa y siempre me acompaña en mis "experimentos personales". Bueno,

---

de color verde debido a su contenido del mineral magnesio de la misma forma que la sangre es de color rojo por su contenido del mineral hierro.

compramos una cantidad de vegetales frescos de todos tipos y nos dispusimos a desayunar, almorzar y cenar solamente jugos de vegetales frescos por toda una semana para "desintoxicar al cuerpo" como sugería el doctor del libro. El acuerdo era que si nos daba algo de hambre... pues... tomábamos más jugo fresco de vegetales. Empezamos el experimento un lunes temprano en la mañana y acordamos que terminaríamos la desintoxicación a los siete días, que sería el próximo domingo. ¡Nunca se me olvidará lo que pasó!

Ya para el miércoles de esa semana empecé a notar que me estaba poniendo más débil y le dije a Elizabeth "debe ser que están saliendo los tóxicos", porque era algo que ese doctor mencionaba en su libro que pasaba en el proceso. Curiosamente, Elizabeth no se quejaba de falta de energía, aunque yo sí. Pensé, "debe ser que tengo más tóxicos, porque soy más viejo que Elizabeth".

Ambos seguimos alimentándonos solamente de los jugos de vegetales, pero ya para el sábado (llevábamos seis días), tenía una fiebre y una debilidad aplastante, mientras que a Elizabeth se le notaba con tanta energía, que le habían dado deseos de hacer ejercicio. Mi mente estaba en confusión y no podía pensar claro. Sin embargo, Elizabeth estaba más activa y más conversadora que nunca, mientras yo parecía bordear en la inconsciencia. Ya para el domingo, nuestro séptimo y último día, Elizabeth me vio tan mal que llamó a un médico amigo nuestro, quien vino a verme a la casa porque ya no podía casi moverme por la falta de energía; algo estaba quitándole toda la capacidad de producción de energía a mi cuerpo. Todavía pensaba "¡deben ser los tóxicos, qué muchos tengo!". Pero el doctor, después de hacerme un examen físico me dijo: "Frank tienes una apendicitis y se ve tan seria que necesito que vayas al hospital ahora mismo".

Me quedé en shock porque no podía entender y me preguntaba a mí mismo "¿de dónde salió esta apendicitis si estaba saludable antes de empezar a tomar los jugos?" Para hacerle el cuento largo, corto, en el hospital descubrieron que tenía una inflamación e infección tan grave de apendicitis, que si no me intervenían quirúrgicamente inmediatamente podía morir. Pues, me operaron y tuve que estar en el hospital por más de una semana en recuperación. El mismo cirujano me dijo: "de verdad que no sé cómo te salvaste, la infección de la apendicitis estaba ya amenazando el resto de tus órganos vitales." Bueno, me salvé.

Unos tres meses después de ese incidente con los jugos de vegetales, descubrí el tema de las diferencias que existen entre el sistema nervioso EXCITADO y el sistema nervioso PASIVO y finalmente me di cuenta de qué fue lo que me pasó, que me ocasionó una apendicitis y que por poco me cuesta la vida. Desconocía que mi sistema nervioso es predominantemente PASIVO por lo cual, mi cuerpo, mi tipo de sistema nervioso y de metabolismo, requieren de proteínas fuertes, como la carne roja, y de grasa saturada para poder mantener su producción de energía. ¡TODOS NO SOMOS IGUALES! Al ponerme en una dieta de puros jugos de vegetales le había quitado a mi cuerpo sus combustibles favoritos (carne, queso, huevo, grasa) y le estaba alimentando como si fuera el cuerpo de un EXCITADO, que necesita muchos vegetales y ensalada acompañados de proteínas livianas, como decir carnes blancas de pollo, pavo o pescado. Eso me hizo entender la razón por la cual mi esposa Elizabeth, mientras se tomaba sus jugos de vegetales frescos, cada día se sentía mejor y con más energía, mientras a mí se me apagaba el metabolismo y con ello la energía. Al suplirle a mi cuerpo PASIVO una dieta de EXCITADO había destruido la capacidad de crear energía de mi METABOLISMO. Esa reducción en energía redujo el sistema inmune de mi cuerpo y las bacterias del intestino formaron una "apendicitis".

Bueno, como decimos en Puerto Rico "me salvé por un pelo" y aquí estoy escribiendo un libro para ayudar a los diabéticos y a sus familiares. La moraleja de esta historia es que los jugos de vegetales pueden ser muy buenos como alimento, tanto para los EXCITADOS como para los PASIVOS, pero en realidad no deben usarse en grandes cantidades en alguien con un sistema nervioso PASIVO, ya que terminarán por debilitar su cuerpo. Un cuerpo PASIVO se pone más PASIVO con los jugos de vegetales, porque crean un efecto de falta de estimulación nerviosa, que es el contrario al que queremos crear en alguien con un sistema nervioso PASIVO, como yo. Si usted ya sabe que su cuerpo tiene un sistema nervioso EXCITADO los jugos de vegetales le vendrán súper bien porque le ayudarán a EQUILIBRAR EL METABOLISMO. Pero si usted tiene un sistema nervioso PASIVO, tómese un jugo de vegetales de vez en cuando, por aquello de los buenos nutrientes que contiene, pero no se le ocurra dejar de darle carne y otros tipos de proteínas que mantengan su metabolismo creando energía.

ALIMENTANDO UN CUERPO CON SISTEMA NERVIOSO PASIVO

Si resultó que usted tiene un sistema nervioso PASIVO, quiere decir que usted tiene uno de esos tipos de cuerpos privilegiados que "come de todo" y que todo le cae bien. Los que tenemos un sistema nervioso PASIVO "comemos hasta piedras" y todo lo digerimos bien. Podemos comer tardísimo de noche y como quiera lo digerimos bien. Tenemos un sueño profundo y lo que realmente nos engorda es el pan, las harinas y el azúcar. Lo que nos engorda son los Alimentos Tipo E = ENEMIGOS del control de la diabetes, como el arroz o incluso, la gran mayoría de las frutas, que son en exceso dulces por su alto contenido de fructosa (excepto las fresas o las manzanas, que son las menos dulces).

Entre los de sistema nervioso PASIVO, reina el hipotiroidismo (tiroides vaga que crea un metabolismo lento) y se hace importante evitar los alimentos que interfieren con la tiroides, como la soya, que se explican en el capítulo de LA GLÁNDULA TIROIDES Y LA DIABETES.

El sistema nervioso PASIVO es un cuerpo CARNÍVORO que necesita comer carne roja (res, cerdo) debido a que la carne roja EXCITA el sistema nervioso y eso es precisamente lo que necesita el cuerpo de un PASIVO, necesita EXCITACIÓN para equilibrarse. Los PASIVOS podemos comer cualquier carne, aunque sea carne blanca, pero siempre debemos asegurarnos de comer suficiente carne roja. La razón es que la carne roja tiene un alto contenido de unas sustancias naturales llamadas *purinas*[100] que son sustancias muy energizantes, que al PASIVO le hacen mucho bien, en términos de ayudar a su metabolismo a producir una mayor cantidad de energía. Por el contrario, a los que tienen un sistema nervioso

---

[100] *Purinas: sustancias naturales que contiene el ADN, que es el almacenador principal de la información genética hereditaria en todos los seres vivos. Cuando las purinas se utilizan en el interior de las células se produce ácido úrico. El exceso de ácido úrico, especialmente en las personas con un sistema nervioso EXCITADO, puede producir la condición tipo artrítica inflamatoria llamada "gota".*

predominantemente EXCITADO, las *purinas* de la carne roja le provocan una estimulación adicional excesiva que desequilibra su metabolismo y hasta les hace engordar. El exceso de estimulación que puede causar la carne roja, la sal (sodio) y la grasa al cuerpo de un EXCITADO, le reducen la energía al metabolismo, tal como el efecto negativo que tendría el acelerar al máximo el motor de su carro en momento en el que el motor ya está en exceso caliente y sufriendo desgaste, porque usted ya va a una alta velocidad.

Si usted resultó tener un cuerpo con un sistema nervioso PASIVO, un ejemplo de un plato de la Dieta 3x1, que sería recomendable para su tipo de sistema nervioso, sería una combinación de alimentos que sean con mayor cantidad de carne roja, cerdo o pescado graso (salmón, atún) como éste:

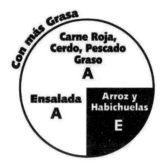

El cuerpo que tiene un sistema nervioso PASIVO necesita alimentos con más grasa que el cuerpo de sistema nervioso EXCITADO. De hecho, a los que tenemos un sistema PASIVO la grasa no es lo que nos engorda como le pasa a los EXCITADOS. A los PASIVOS, lo que nos engorda rápidamente es el pan, la harina, los dulces y los carbohidratos refinados, Alimentos Tipo E (ENEMIGOS del control de la diabetes).

UN IMPACTO FAVORABLE SOBRE LA ENERGÍA, EMOCIONES Y ACTITUD

He visto gran cantidad de personas que estaban deprimidas e, incluso, tomando medicamentos antidepresivos, que al ajustar su nutrición de acuerdo al tipo de sistema nervioso que tenía su cuerpo, se les desapareció la depresión. Hay un estudio que encontró que los diabéticos que hacían una dieta tipo mediterránea (más parecida a nuestra Dieta 3x1) padecían mucho menos de episodios de depresión que los que hacían una dieta tradicional "baja en grasa" (Sánchez-Villegas A et al., 2013). Lo que usted escoge comer afecta su sistema nervioso, su sistema hormonal y su metabolismo. Lo cual, además, afecta su estado emocional, porque nada funciona bien en el cuerpo humano ni en su mente cuando falla la energía que produce su metabolismo.

En los centros NaturalSlim a menudo recibimos diabéticos con obesidad y muchas veces están en un estado, no sólo de poca energía por su "metabolismo lento", también se muestran reservados, pesimistas, desconfiados y a veces algo apáticos[101]. Es interesantísimo ver cómo, al mejorar su metabolismo en menos de dos semanas, estos diabéticos y sus familiares reportan que están teniendo mucha energía, que están participando mucho más en las actividades de la vida y lo más notable es que se nota que están positivos, entusiastas y muy conversadores. La gente mejora su metabolismo y, la energía que produce un cuerpo más saludable, también mejora su actitud ante la vida.

Somos seres integrales y todo lo que afecte nuestro cuerpo también nos afectará a nosotros, mental y espiritualmente. Hace poco, en NaturalSlim, ayudamos a un pastor evangelista que padecía diabetes Tipo 2 y el señor se graduó del sistema al llegar a su meta. Recuerdo vívidamente que el día de su graduación nos anunció que él era un pastor, nunca nos lo había dicho anteriormente. De todas maneras, su historia fue que bajó de peso y le bajó tanto la presión arterial y los niveles de

---

[101] *Apáticos: la apatía es un pensamiento o sentimiento que puede resumirse en esta frase: "no vale la pena hacer nada al respecto porque de todas maneras todo está perdido". Es una actitud de derrota sin esperanza.*

glucosa, que su médico le había quitado tanto los medicamentos para la hipertensión, al igual que los medicamentos para la diabetes. Este pastor, un hombre con una personalidad cautivadora, dio su testimonio y prometió dedicarse a predicar, no sólo su evangelio, sino los conceptos de buena salud y de "estilo de vida" que había aprendido con nosotros. Supimos que el pastor ha seguido ayudando a sus feligreses, porque nos ha referido a varios de ellos que padecían de obesidad, y algunos también con diabetes.

EL CONTROL DE LA DIABETES CON LA DIETA 3x1 Y UN MEJOR EQUILIBRIO EN EL SISTEMA NERVIOSO

La Dieta 3x1 le pone lógica y sentido común a la alimentación de un diabético porque toma en cuenta el impacto NERVIOSO y HORMONAL que producen, tanto los Alimentos Tipo E (ENEMIGOS del control de la diabetes) como los Alimentos Tipo A (AMIGOS del control de la diabetes), lo cual logra que la diabetes sea controlable. De hecho, aplicando la Dieta 3x1, tomando suficiente agua (a base de su peso) y con la ayuda de un poco de suplementación de magnesio (es vital para los diabéticos), una persona puede lograr controlar su diabetes como nunca antes. Pero, cuando el diabético personaliza su Dieta 3x1 tomando en cuenta si el sistema nervioso de su cuerpo es EXCITADO o PASIVO, puede entonces lograr una restauración de su metabolismo y de su salud, lo cual resultará en un control de la diabetes mucho más completo y sin esfuerzos.

Este descubrimiento se lo regalo a la humanidad. De seguro que mi cuerpo de 63 años no durará para siempre, pero esta información de ayuda a los diabéticos de seguro durará mucho más, y eso me entusiasma. Lo único que puedo decirle es que FUNCIONA, trátelo y verá que sus medidas de glucosa y sus análisis de laboratorio (triglicéridos, colesterol, hemoglobina glucosilada A1c) sin duda mejorarán. Si lo aplica, puede también reducir la presión arterial, que es un problema principalmente de los EXCITADOS, que tienen cuerpos que retienen sal, ya que los cuerpos de los PASIVOS (como mi cuerpo) retienen potasio, por lo cual padecen más de "presión arterial baja" que de hipertensión. La hipertensión, a la que llaman "el asesino silencioso", está muy relacionada a la obesidad,

por lo cual los PASIVOS tienden a padecer de hipertens.
cuando están sobrepeso; aunque, entre los EXCITADOS, pue
de presión alta, hasta los diabéticos que son delgados. No u
reducirse la obesidad y lograr un mejor equilibrio m.
diferenciando entre EXCITADO o PASIVO, se controla la diabete.
mayoría de los casos, se reduce la hipertensión. Un estudio i
demostró que la influencia del sistema nervioso sobre la obesic
determinante del éxito o fracaso en vencerla, tal como h.
experimentado con los miles de personas que hemos ayudado a adelg.
en los centros NaturalSlim (Straznicky N. et al., 2012).

Además de este libro, le ofrezco un recurso de información
educacional sobre el metabolismo, la obesidad, la diabetes y otros temas
de salud en www.MetabolismoTV.com. Todo lo nuevo que vaya
descubriendo sobre el metabolismo y sobre el control de la diabetes, lo
iré publicando en los vídeos de www.MetabolismoTV.com, que usted
puede acceder de forma gratuita. La SALUD es derecho de TODOS. Le
invito a que aprenda sobre ella y que la disfrute en su vida y en la de sus
seres queridos.

Con la Dieta 3x1 como ayuda para controlar la diabetes, más un buen
entendimiento sobre cómo escoger correctamente los alimentos que
mejor le favorecen, dependiendo de si tiene usted un sistema nervioso
EXCITADO o PASIVO, tenemos la oportunidad de hacer realidad la frase de
Hipócrates[102] que dice *"Que tu medicina sea tu alimento, y el alimento tu
medicina"*.

---

[102] *Hipócrates: Un brillante practicante médico de Grecia a quien se le llama "el
padre de la medicina". Fue una de las figuras más importantes en la historia de la
medicina.*

Referencias mencionadas en este capítulo

- Arone LJ, et al. (1 de July de 1195). Autonomic nervous system activity in weight gain and weight loss. *American Journal of Physiology - Regulatory, Integrative and Comparative Physiology* , 269, R222-R225. Recuperado el 17 de March de 2014, de http://ajpregu.physiology.org/content/269/1/R222

- Egan BM. (Jun de 2003). Insulin resistance and the sympathetic nervous system. *Curr Hypertens Rep.* , 5(3), 247-54. Recuperado el 9 de March de 2014, de http://www.ncbi.nlm.nih.gov/pubmed/12724058

- Fagius J, Berne C. (Feb de 1994). Increase in muscle nerve sympathetic activity in humans after food intake. *Clin Sci (Lond).*, 86(2), 159-67. Recuperado el 13 de Dec de 2013, de http://www.ncbi.nlm.nih.gov/pubmed/8143426

- Fagius J. (Mar de 2003). Sympathetic nerve activity in metabolic control--some basic concepts. *Acta Physiol Scand.*, 177(3), 337-43. Obtenido de http://www.ncbi.nlm.nih.gov/pubmed/12609004

- Kaaja RJ, Pöyhönen-Alho MK. (Jan de 2006). Insulin resistance and sympathetic overactivity in women. *J Hypertens.*, 24(1), 131-41. Recuperado el 13 de Dec de 2013, de http://www.ncbi.nlm.nih.gov/pubmed/16331111

- Larsen R et al. (Jan de 2013). Regulation of the sympathetic nervous system by the kidney. *Curr Opin Nephrol Hypertens.*, 23(1), 61-8. doi:10.1097/01.mnh.0000437610.65287.db

- Lohmeier TE, Iliescu R. (Aug de 2013). The sympathetic nervous system in obesity hypertension. *Curr Hypertens Rep.*, 15(4), 409-16. doi:10.1007/s11906-013-0356-1

- National Institutes of Health NIH. (2011). *National Diabetes Statistics, 2011.* National Institute of Diabetes and Digestive and Kidney Diseases. Obtenido de http://diabetes.niddk.nih.gov/dm/pubs/statistics/

- Prior LJ et al. (4 de Nov de 2013). Exposure to a High-Fat Diet During Development Alters Leptin and Ghrelin Sensitivity and Elevates Renal Sympathetic Nerve Activity and Arterial Pressure in Rabbits. *Hypertension.* Obtenido de http://www.ncbi.nlm.nih.gov/pubmed/24191287

- Sánchez-Villegas A et al. (20 de Sept. de 2013). Mediterranean dietary pattern and depression: the PREDIMED randomized trial. *BMC Med.*, 11, 208. doi:10.1186/1741-7015-11-208

- Straznicky N. et al. (1 de Feb de 2012). Baseline Sympathetic Nervous System Activity Predicts Dietary Weight Loss in Obese Metabolic Syndrome Subjects. *Journal of Clinical Endocrinology & Metabolism, 97* (2), 605-613. doi:10.1210/jc.2011-232

Sustancias que nos perjudican

Se supone que la ciencia esté basada en la VERDAD, y generalmente lo está pero, en algunas ocasiones, nos puede traicionar, dándonos "una cuchillada por la espalda". Hay que saber que los científicos pueden equivocarse en sus conclusiones, después de todo son humanos. Pero también hay que saber que hay poderosas industrias y grupos comerciales internacionales que tienen fuertes intereses económicos, y que no van a permitir que alguien venga a quitarles su pedazo del negocio. Quienes financian a algunos científicos (pagan sueldos, laboratorios, gastos, equipos de investigación) y a sus estudios clínicos, también quieren obtener su tajada, por lo cual, en ocasiones, sólo se publican aquellos "descubrimientos científicos" que convengan a los inversionistas. Después de todo, "negocio es negocio".

En el 1980, un científico de nombre Ancel Keys, publicó un estudio clínico que se dio a conocer en la primera plana de la revista *Time Magazine* (Wikipedia - Ancel Keys, 2013). Este estudio reclamaba que las enfermedades del corazón, la diabetes Tipo 2, la presión arterial alta (hipertensión) y la obesidad eran causadas por demasiada GRASA en nuestra dieta. La grasa tiene, gramo por gramo, más calorías que los otros tipos de alimentos por lo cual, había que REDUCIR LA GRASA y REDUCIR LAS CALORÍAS. Sonaba lógico.

Este estudio causó un cambio repentino en la nutrición de los estadounidenses y cambió para siempre a toda la industria de alimentos. La Administración de Alimentos y Drogas (FDA) de los Estados Unidos inmediatamente implementó una política nacional de nutrición condenando a las dietas ALTAS EN GRASA, por la mala salud del país. Los manufactureros de alimentos empezaron a reducir los gramos de grasa en todos los alimentos que ellos fabricaban. ¡Se había confirmado que la grasa era PEOR QUE EL DIABLO!

En este punto, empezó la carrera desenfrenada por desarrollar y promover productos "bajos en grasas", "libres de grasa", "light" y "bajos en calorías". Claro que, para triunfar económicamente, los fabricantes de alimentos tienen que producir un producto sabroso, que atraiga el paladar de los consumidores. Si ya no podemos usar la GRASA, que es un elemento que añade textura y buen sabor a los alimentos, entonces ¿con QUÉ atraemos el buen gusto por las sabrosuras y la lealtad de los consumidores? Pues claro, tenemos

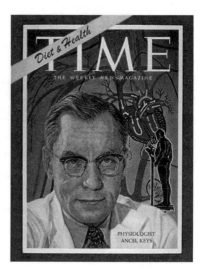

que añadir AZÚCAR, FRUCTOSA (que recién se estaba introduciendo como un "azúcar natural idéntica a las de las frutas" extraída del maíz) y por supuesto con ALMIDONES[103] (granos, maíz, arroz, papa). Después de todo, "negocio es negocio", y tenemos que VENDER para poder pagar las contribuciones y también nuestros gastos y sueldos (el pensamiento que justifica todo esto).

Se debe observar el hecho curioso de que el sobrepeso, la obesidad y la diabetes, <u>todas estas condiciones, aumentaron dramáticamente desde el 1980, año en que Ancel Keys público su estudio, hasta el presente</u> (NCHS Health E-Stat, 2012). NUNCA habíamos visto tanta OBESIDAD, ni

---

[103] *Almidones: los almidones son moléculas de glucosa u otros tipos de azúcares que se extraen principalmente del maíz, el trigo, el arroz y la papa. Se les llama también "fécula" como decir "fécula de maíz" que sería el "almidón de maíz". Las harinas que utilizamos en las distintas culturas para empanar, empanizar, espesar o para confeccionar los distintos tipos de panes son almidones extraídos de los granos (maíz, trigo, arroz, avena, otros) y de los tubérculos (papa, camote, otros). El uso en exceso de los almidones, es una de las causas principales de la obesidad y del descontrol en la diabetes.*

tanta DIABETES como ahora; y las proyecciones oficiales son que continuará empeorando. En otras palabras, ahora comemos menos grasas y, sin embargo, tenemos mucha más grasa colgando de nuestra cintura y tapando nuestras arterias.

¡SALIÓ EL TIRO POR LA CULATA!

Los resultados del más abarcador estudio sobre la salud de los estadounidenses, NHANES[104], demuestra claramente que la salud general en los Estados Unidos ha venido EMPEORANDO desde el año 1980, justo cuando se implementó esta campaña para reducir la GRASA en los alimentos. De seguro esto pasó porque, al reducir la GRASA para irse "todos en la misma carreta de la GRASA BAJA y CALORÍAS BAJAS", no encontraron otra solución más inteligente, sin perder ventas, que la de entonces montarse todos en "la carreta del AZÚCAR, FRUCTOSA y los ALMIDONES" (Gross LS, et al, 2004).

Observe que el estudio NHANES de 2009-2010 reporta que el 33.0% de los adultos estadounidenses de 20 años o más están sobrepeso, que el 35.7% están obesos y que el 6.3% están extremadamente obesos. El total entre sobrepeso, obesidad y obesidad extrema asciende a un 75% de la población o sea, tres de cada cuatro personas (NCHS Health E-Stat, 2012).

Sin embargo, la información del estudio NHANES del periodo que empezó justo después del año 1980, cuando se empezó a reducir las grasas, por lo cual se aumentó el azúcar, la fructosa y los almidones, reflejaba que en el 1980 sólo el 23.0% de la población adulta padecía de obesidad. Y ahora, después de reducir el consumo nacional de las grasas y de las calorías, casi un 36% están obesos. La incidencia de sobrepeso y

---

[104] *Estudio NHANES: este es el estudio nacional más grande que se hace cada año en los Estados Unidos para encuestar la población a gran escala usando entrevistas personales, cuestionarios de hábitos, pesajes, medidas de cintura, de presión arterial y otras para determinar el estado de la salud en general de la población. Los resultados se utilizan para formular la política pública y los programas de salud del gobierno americano. NHANES quiere decir "National Health and Nutrition Examination Survey".*

obesidad total, en efecto, se había DUPLICADO, entre el año 1980 y los años 2009-2010 (NCHS Health E-Stat, 2012).

Recientemente, el doctor Robert Lustig, un endocrinólogo pediátrico e investigador de la Universidad de California, descubrió y demostró que el científico Ancel Keys que publicó ese estudio que convirtió a la grasa en "un demonio" ESTABA EQUIVOCADO. Eso ha hecho que la política pública nacional sobre la nutrición, establecida por la FDA, haya estado equivocada 33 años. Gracias al descubrimiento del doctor Lustig, ahora tenemos evidencia de que el contenido de la GRASA en los alimentos, realmente no era la causa del problema, por lo cual pasamos de "malo a peor" al permitir que la industria empezara a reducir la GRASA, sustituyéndola con AZÚCAR, FRUCTOSA y ALMIDONES (carbohidratos refinados). Si usted lee en inglés, sepa que el doctor Lustig tiene un libro fascinante sobre el tema (Robert H. Lustig, MD, 2013). Su vídeo en YouTube, "Sugar: The Bitter Truth" (Azúcar: La Verdad Amarga), ha sido visto por más de cuatro millones de personas (Robert Lustig, MD - Video, 2009). El mensaje del doctor Robert Lustig ha sido una verdadera pesadilla para los fabricantes de cereales y de alimentos a base de almidones, azúcar o fructosa.

PODEROSAS ADDICCIONES A LOS CARBOHIDRATOS

La carrera por reducir la grasa y las calorías fue la que empezó, y luego resultó en la epidemia de obesidad y diabetes que hemos tenido desde 1980. Las estadísticas de obesidad y diabetes empeoraron progresivamente, y se hicieron cada vez más funestas, cuando los fabricantes de alimentos ajustaron todas sus formulaciones y recetas para ajustarse a la nueva norma de GRASA BAJA y CALORÍAS BAJAS. Algo que ciertamente no tomaron en consideración es que el azúcar y los carbohidratos refinados (almidones, cereales, arroz) SON ADICTIVOS. Redujimos la grasa y aumentamos la sustancia más adictiva de uso común que existe, el AZÚCAR. Un estudio reciente demostró que el azúcar tiene un efecto adictivo en los centros de placer del cerebro, más fuerte que la cocaína (Avena NM, et al, 2008). Observe que cuando su cuerpo le pide algo, NUNCA le pide vegetales, ni ensalada, ni carne, ni grasa. Sea honesto con usted mismo y dese cuenta que su cuerpo solamente pide CARBOHIDRATOS REFINADOS Y AZÚCAR. Esas filas interminables en las tiendas de donas Krispy Kream, que abren veinticuatro horas al día, no son por otra causa que la ADICCIÓN a los carbohidratos. La gente sale de ellas con cajas de donas azucaradas, hechas con harina de trigo, que fueron fritas en grasa. En realidad, si usted mira bien, tal parece que es la caja de donas la que lleva a la persona, en vez de la persona a la caja de donas. ¡HUM, QUE SABROSAS SON ESAS DONAS! ¡NO ME PUEDO COMER SÓLO UNA! (Donas Krispy Kream, 2013).

En los centros NaturalSlim hemos desarrollado un programa de DETOX NATURAL, con suplementos especiales para desintoxicar a las personas por dos días, antes de poder ayudarlas, porque en realidad, NO SE PUEDEN CONTROLAR. Nos llegan adictos de todos tipos: a los dulces, a la Coca-Cola, a los chocolates, a las donas, al pan, a las pastas, al arroz, a los jugos de frutas dulces, a la leche con chocolate, y algunos que están adictos a todos los carbohidratos refinados. Es interesante porque las personas no se dan cuenta del poder adictivo de los carbohidratos refinados, hasta que es muy tarde y ya están atrapados. Si no tuviéramos nuestro programa de desintoxicación para ayudar a una persona a ROMPER SU ADICCIÓN antes de empezar a enseñarle cómo restaurar su metabolismo, simplemente no tendríamos éxito, ni lograríamos los resultados que logramos a diario con los diabéticos obesos que nos visitan.

Es difícil o imposible trabajar con adictos porque la adicción puede más que la persona y no se resuelve con "fuerza de voluntad", porque una adicción es un problema que envuelve al sistema hormonal y nervioso del cuerpo de una persona. Haciendo investigación sobre las adicciones descubrí que tomaba un mínimo de dos días de una dieta especial, más el uso de suplementos naturales que calman el sistema nervioso y el sistema hormonal, para devolverle a una persona el verdadero CONTROL DE SU CUERPO. Mientras el cuerpo continúe con fuertes antojos de chocolates, refrescos, jugos, azúcar u otros, no hay esperanza para la persona, porque tarde o temprano cederá a las demandas de su cuerpo y perderá el control de su cuerpo. Aquí tenemos que darnos cuenta de que todos somos SERES ESPIRITUALES que tenemos un CUERPO. Ninguno de nosotros es su cuerpo, ni su cuerpo es usted. Su cuerpo no tiene ideas, ni opiniones, ni actitudes, ni aspiraciones, ni personalidad. Con su cuerpo no se puede razonar, cuando quiere dulces pues ¡quiere dulces! Es simple, usted domina su cuerpo o su cuerpo lo domina a usted.

El cuerpo humano es REACTIVO, no piensa ni decide, sólo se acostumbra a algo (dulces, harinas, arroz, jugos dulces, chocolates, café) y luego continúa EXIGIÉNDOLO para siempre. Le doy un ejemplo. Todas las mañanas, por años, me tomaba un café, uno sólo, era parte de mi rutina diaria y lo disfrutaba. Durante el día en alguna ocasión especial, si tenía alguna visita, pudiera ser que me tomara otro café para compartir con alguien, pero no era lo usual; con un sólo café me bastaba para empezar el día. Como trabajo con el METABOLISMO, se supone que no me ponga gordo, sería un mal ejemplo. Poco a poco, empecé a observar que mi cuerpo estaba desarrollando una barriga, que ya me empezaba a dificultar el cerrar el pantalón.

La investigación sobre el metabolismo me ha demostrado que, cuando existe algún alimento o sustancia al que el cuerpo esté reaccionando hormonalmente (lo que llamamos una "intolerancia del cuerpo"), se produce, tanto un exceso de glucosa como un exceso de insulina, lo cual causa la resistencia a la insulina, que desarrolla en el cuerpo una barriga y un hígado graso. Este tema lo verá más ampliamente explicado en el capítulo CUANDO LA GLUCOSA SE RESISTE A BAJAR. Pero en fin, algo me estaba causando una reacción que me estaba creando una barriga y un hígado graso. Alguna sustancia o alimento de los que estaba comiendo me lo estaba causando. Tenía que encontrar cuál era la sustancia o alimento infractor que me estaba engordando.

Bueno, la encontré cuando me di cuenta de que mi cuerpo me había empezado a pedir otro café por las tardes, y ya se me estaba haciendo costumbre y necesidad el tomarme ese segundo café. Ya se me había convertido en una NECESIDAD IMPERIOSA (se llama una ADICCIÓN). Pensé "debe ser el café" porque es lo único que mi cuerpo me está pidiendo más a menudo. Yo practico como "estilo de vida" una Dieta 3x1, muy parecida a la que recomiendo en este libro. El aumento en grasa de mi abdomen no podía ser por la dieta, porque en ella no había nada nuevo, lo único que el cuerpo me estaba pidiendo más a menudo era el café. Bueno, con dolor en el alma decidí eliminar el café, para ver si bajaba mi barriga. Pensaba que un Frank Suárez gordo era lo menos que se necesita. Dar ejemplo es importante.

Le cuento que descubrí que el café definitivamente se había vuelto una ADICCIÓN para mi cuerpo. Al dejar de tomarlo, estuve dos días pasando a través de dolores de cabeza, no fue fácil. Pero, en dos semanas de no tomar café, ¡mi barriga desapareció! Ya los pantalones me cierran cómodamente. Ahora acompaño a mi esposa con un té verde por las mañanas. El café no tiene nada malo para muchas personas. De hecho, algunos estudios recomiendan el consumo de café para los diabéticos. Otros estudios reflejan que el café puede subir los niveles de insulina en ayuno y, como la insulina es la que engorda, mientras más haya de ella, más crecerá la barriga (Van Dam RM, et al, 2004).

Algo que le enseño en este libro es a detectar qué alimentos le pueden estar descontrolando la diabetes, porque se han convertido en INTOLERANCIAS de su cuerpo. Todos no somos iguales, por lo cual, lo que le causa una reacción desfavorable a su cuerpo, no tiene que causársela a otra persona. El punto es que hay que reconocer que el cuerpo desarrolla ADICCIONES a sustancias comunes (principalmente carbohidratos), tales como el azúcar, el pan, las harinas, los chocolates, los dulces e incluso, al café. Para controlar la diabetes USTED TIENE QUE ESTAR EN CONTROL DE SU CUERPO y no puede permitir que sea su cuerpo el que le dé órdenes. Entre USTED y el CUERPO hay que establecer quién manda a quién.

Tenemos cantidad de diabéticos obesos, que fueron autorizados por sus médicos a participar del programa NaturalSlim, que nos confiesan que, antes de haber desintoxicado a sus cuerpos de la adicción a los carbohidratos y las azúcares, se escondían para poder hacer sus fechorías y comer sus golosinas, dulces, postres o chocolates, sin que su pareja o familiares lo notaran. Aunque, la ropa les traicionaba, porque cada día les lucía más apretada y peor, y continuaban ganando peso, sin control de su adicción. La diabetes no se puede controlar si usted no controla su cuerpo; su cuerpo lo controla a usted con la adicción a los carbohidratos o las azúcares.

Tan reciente como el 3 de febrero de 2014, la Revista Científica de la Asociación Médica Americana publicó los resultados del estudio **más**

grande en su clase que jamás se ha publicado en la historia de la medicina. Este estudio reveló que los adultos que consumen la mayor cantidad de AZÚCAR, tienen **casi tres veces mayor riesgo** de morir prematuramente por un **ataque al corazón.**

Este reporte que emanó del Centro para el Control y Prevención de las Enfermedades, corrobora la advertencia que se ha estado haciendo sobre el consumo de azúcar y almidones, que resultan en las subidas de glucosa por arriba del punto de peligro, que es de 130 mg/dl (Yang Q, et al, 2014). Este estudio concluyó que el consumo de azúcar había aumentado un promedio de un 10% entre los adultos de los Estados Unidos, y que eso tenía una relación directa con las enfermedades cardiovasculares y ataques al corazón.

Algo que hay que entender es que los almidones SON AZÚCARES por definición. Aunque, para efectos de este estudio a los almidones no se les denominó como "azúcar", piense por un momento ¿de qué serviría esa dona de Krispy Kream sin su azúcar? Los almidones, todos, se convierten en GLUCOSA (azúcar en la sangre) y, para colmo, saben mejor y se venden mejor cuando a la receta se le añade AZÚCAR o FRUCTOSA.

JARABE DE MAÍZ DE ALTA FRUCTOSA

Los estadounidenses consumen más de 70 libras (32 Kg) de azúcar al año y esos cálculos no incluyen el consumo de FRUCTOSA, en forma de jarabe de maíz de alta fructosa (JMAF). El JMAF es un edulcorante[105] líquido creado a partir del almidón del maíz. Del jarabe de maíz de alta fructosa (JMAF), los estadounidenses consumieron un promedio de otras 62 libras (28,4 kg) por año, según las estadísticas del 2009. El jarabe de maíz es citado por muchos nutricionistas como causa de la obesidad y está relacionado con muchos problemas

---

[105] *Edulcorante: un edulcorante es cualquier sustancia, natural o artificial, que provee un sabor dulce a un alimento o producto. El azúcar y la miel son edulcorantes de origen natural al igual que la sucralosa (Splenda) o el aspartame (Equal, NutraSweet) que son de origen artificial.*

de diabetes Tipo 2. La gran mayoría de los "jugos naturales" que venden en los supermercados y los jugos de frutas que los padres ponen en las meriendas de sus niños están endulzados con el jarabe de maíz de alta fructosa, que en inglés también se conoce como "HFCS" (High Fructose Corn Syrup), según usted verá en las etiquetas.

Hablemos ahora con más detalles específicos sobre la FRUCTOSA pero, poniendo sobre la mesa la VERDAD que la industria alimenticia no quiere que se sepa. Vea y evalúe por usted mismo(a) estos datos que están avalados por estudios de nuestras mejores universidades y centros de investigación, pero que tanto la industria de alimentos procesados como las organizaciones que se supone velen por la salud de los diabéticos, "esconden bajo la alfombra". Los médicos, que son los que están a diario teniendo que confrontar al paciente diabético que continúa empeorando y complicándose en sus condiciones de salud, NO TIENE ACCESO a estos estudios, porque las industrias alimenticias, las farmacéuticas y los otros poderes económicos no quieren llamar la atención hacia ellos; ya que les reduciría las ventas de sus MEDICAMENTOS si los médicos empezaran a educar a sus pacientes con esta información.

Hay investigaciones científicas que indican que la fructosa es mucho más dañina que el azúcar común. El aumento en el consumo nacional e internacional de la fructosa, corresponde con exactitud al aumento internacional en la obesidad y en la diabetes. El único órgano del cuerpo que puede usar la fructosa es el HÍGADO, el cual convierte la fructosa a ÁCIDO ÚRICO, que es la causa de artritis, gota, triglicéridos altos (grasa) y de una serie de otras sustancias inflamatorias que empiezan a dañar las paredes de las arterias y los riñones. Investigadores en la Universidad de Duke de Carolina del Norte descubrieron que el consumo de fructosa es la causa principal del hígado graso, que luego crea la resistencia a la insulina, que finalmente termina en un paciente que tiene que INYECTARSE INSULINA, y se convertirá en un cliente permanente de uno de los únicos tres productores de insulina del mundo (Eli Lilly, Novo Nordisk y Sanofi-Aventis).

Empecemos por decir que los laboratorios que utilizan ratas para hacer experimentos, cuando necesitan crear un grupo de ratas con diabetes para su investigación, han descubierto que sólo tienen que alimentarlas con altas dosis de FRUCTOSA por unas tres semanas y las ratas no fallarán en volverse "ratas diabéticas" (Wilson RD1, Islam MS, 2012) (Patel J, et al, 2009). Eso que les pasa a las ratas, que se vuelven diabéticas al consumir fructosa, ¿no le dice algo sobre el efecto de la fructosa en su cuerpo?

Por ejemplo, si usted tomara dos grupos de ratas para experimentación y alimentara a un grupo con fructosa y al otro grupo con algún almidón (harina, arroz, papa, etc.), asegurándose de que ambos grupos consuman la misma cantidad de calorías, verá que el grupo de ratas que alimentó con fructosa desarrollan el síndrome metabólico (resistencia a la insulina, obesidad abdominal, altos triglicéridos e hipertensión) y pre-diabetes o diabetes, mientras que las ratas que consumen los almidones solamente engordan. La resistencia a la insulina, la subida en la presión arterial, el hígado graso no se crean en el grupo que consume sólo almidones, pero no fallan en crearse en el grupo que consume FRUCTOSA. Hay estudios clínicos que reflejan que la fructosa causa hígado graso, inflamación, obesidad y resistencia a la insulina (Lim, J. S. et al, 2010) (Tappy L, Lê KA, 2010).

Otros estudios prueban que los triglicéridos altos y la resistencia a la insulina, que muchas veces fuerza a un médico a recetar insulina inyectada para sus pacientes, son producidos por el consumo de fructosa (Basciano H., et al, 2005). Mientras, otros concluyen que el llamado síndrome metabólico (la combinación de resistencia a la insulina, obesidad abdominal, triglicéridos altos y presión alta) es, nuevamente, causado por la fructosa y el jarabe de maíz de alta fructosa (Nakagawa T, et al, 2006) (Ishimoto T, et al, 2012) (Caton PW, et al, 2011). Otros estudios demuestran que el consumo de bebidas endulzadas con fructosa o con el famoso jarabe de maíz de alta fructosa (JMAF), está causando diabetes (Koning L, et al, 2011) (Gross LS, et al, 2004). Incluso, otros estudios muestran que la fructosa se convierte en ácido úrico y que es la causa de condiciones artríticas como la gota (inflamación en las articulaciones, tejidos blandos y riñones) (Liu WC, et al, 2012) (Wang DD, 2012). Hasta hay estudios que demuestran que reducir el consumo de fructosa les baja la presión arterial a los pacientes con problemas renales (Brymora A, et al, 2012). Además, la fructosa ha sido asociada a daños a los riñones en más de un estudio (Johnson RJ, et al, 2010) (Cirillo P, et al, 2009) (Choi M. E., 2009). Como si todo esto fueran pocas malas noticias sobre el uso del jarabe de maíz de alta fructosa (JMAF), también se descubrió que el uso habitual de la fructosa puede causar demencia o la enfermedad Alzheimer (Stephan BCM., et al, 2010).

Ahora, pregúntese usted, si todos estos estudios clínicos demuestran que el jarabe de maíz de alta fructosa (JMAF) es tan perjudicial a los pacientes, ¿cómo es posible que se les esté recomendando a los diabéticos que consuman productos endulzados con JMAF, tales como los jugos de frutas, las galletitas, el yogurt, el kétchup, las jaleas, los panes, las barras de cereales, las pastas enlatadas, los vegetales enlatados, los aderezos para ensaladas y las frutas enlatadas, entre otros cientos de productos más? Si usted va a una feria para diabéticos, de las que se celebran en todos los países cada año en el mes de noviembre (mes internacional de la diabetes), verá docenas de compañías que ofrecen productos "diabetic friendly" (aptos para diabéticos) que son endulzados con fructosa, en forma de JMAF. Incluso, se les ha llegado a decir a los diabéticos que la fructosa es mejor para endulzar su café, porque como es un "azúcar natural de las frutas" hace menos daño que otros edulcorantes. Pero un diabético que desconoce esta información, o los familiares que le cuidan que también la desconocen, solamente pueden cometer errores de juicio ante la propaganda, mercadeo y publicidad de estas compañías, que venden productos "aptos para diabéticos".

Los pacientes diabéticos y sus familiares que les cuidan NO SABEN que la fructosa es dañina para su salud y, sin embargo, les promueven esos productos porque son "libres de grasa", "libres de azúcar" (porque no consideran a la fructosa como "azúcar") y "bajos en calorías". ¡A LOS DIABÉTICOS LOS ESTÁN MATANDO! Al no explicarles esta información que descubrieron los mejores científicos del mundo, los mantienen en un mal estado de salud, simplemente porque LOS DIABÉTICOS SON UN BUEN NEGOCIO. Un diabético sano, que controle su glucosa con una dieta baja en carbohidratos, como la Dieta 3x1 de este libro, y que no necesite medicamentos para la presión alta, los triglicéridos altos, el colesterol alto, el insomnio, la depresión, o insulina, no produce dinero para las farmacéuticas.

La fructosa es un azúcar que de forma natural se encuentra en las frutas y también se usa como endulzador industrial. En los Estados Unidos y en los países influenciados por la cultura de "alimentos procesados" de los estadounidenses como México, el JMAF está donde quiera y se usa en todo tipo de productos alimenticios: jugos, alimentos para niños, para envejecientes y para mil otros productos. El uso de la fructosa como edulcorante se ha empezado a reconocer ampliamente como la causa de la epidemia de obesidad, de la diabetes, de la presión alta, de la resistencia a la insulina, del hígado graso y, recientemente, como la causa de daños a los riñones. Por supuesto, esta información está siendo SUPRIMIDA por los que tienen intereses económicos y es parte de la CONFUSIÓN GENERAL que existe en el tema de la diabetes. Salen unos estudios que dicen la VERDAD y a los pocos meses salen otros estudios que LOS CONTRADICEN, que están financiados por los grandes intereses. Cuando usted tiene a dos expertos reconocidos, con credenciales, que están contradiciéndose el uno al otro, lo único que se crea es una CONFUSIÓN. Ese más o menos es el estado del "negocio de la diabetes", donde el paciente anda de mal en peor y sus familiares acarrean con él o ella, mientras que su médico recibe de las farmacéuticas sólo aquellas informaciones que favorezcan la MEDICACIÓN de los pacientes.

Algunos expertos en nutrición y médicos han notado que, al consumir fructosa, los diabéticos no parecen aumentar la glucosa de su sangre en gran medida, por lo cual recomiendan a los diabéticos que, en vez de azúcar común, utilicen la fructosa en polvo que se le ha extraído al maíz para endulzar. Los naturistas también recomiendan mucho la fructosa. ¡ESTO ES UN ERROR! La fructosa no sube la glucosa de la sangre de forma notable, lo cual la hace aparentar como un "azúcar saludable para los diabéticos". Pero la verdad es que la fructosa, distinto a lo que es el azúcar común, se metaboliza principalmente en el HÍGADO y crea GRASA en el hígado, provocando en el diabético y en el obeso un hígado graso. El hígado graso es la causa principal de la resistencia a la insulina que muchas veces obliga a los médicos a recetarle insulina inyectada a su paciente diabético.

La próxima vez que usted vaya a un supermercado, haga el experimento de observar las etiquetas de los contenidos de los alimentos y le garantizo que se sorprenderá de descubrir que este jarabe de maíz de alta fructosa ha sido incorporado a un gran número de los alimentos como jugos "naturales" de frutas, yogurt, postres, bebidas de proteína para diabéticos, dulces regulares y para diabéticos, barras de proteína, galletitas para diabéticos, kétchup, condimentos, salsas para pastas, sopas, embutidos, helados, alimentos congelados y cientos más. Incluso, hasta los medicamentos para los diabéticos y jarabes para la tos y para la congestión nasal, los endulzan con fructosa. El jarabe de maíz de alta fructosa está casi donde quiera, se ha infiltrado en casi todos los tipos de alimentos, y eso se debe a que es mucho más barato de producir que el azúcar regular.

La razón para que le hayan recomendado a los diabéticos que "coman frutas" y que endulcen con fructosa es la misma: la fructosa no tiene un efecto inmediato en aumentar la glucosa en la sangre, ni en causar aumentos en la producción de insulina. Pero la palabra clave aquí es la palabra "inmediato" ya que <u>la fructosa tiene cantidad de efectos dañinos y peligrosos a largo plazo</u> (Battle J. P. et al, 2000). Son de esos efectos que ocurren silenciosamente como el que le clava un puñal a usted por la espalda. Hay cada vez más evidencia científica y de estudios clínicos que indican que la fructosa le engorda más que ningún otro tipo de azúcar (Elliott et al, 2002), le aumenta la presión arterial, le obliga a producir más triglicéridos, le afecta el corazón, le sube el ácido úrico, que es causa de la presión arterial alta, más causa de la condición llamada gota[106], le causa una inflamación general, le descontrola la diabetes creándole un hígado graso, lo cual le aumenta la resistencia a la insulina y también le daña los riñones (Johnson R.J., et al, 2007) (Gersch MS, 2007).

El libro del doctor Richard J. Johnson titulado *The Sugar Fix,* le dejaría perplejo al conocer los verdaderos efectos dañinos de la fructosa en su cuerpo. El doctor Johnson, quien se especializa en hipertensión y problemas de los riñones, las dos condiciones que más afectan a los

---

[106] *Gota: La gota es una enfermedad producida por una acumulación de cristales de ácido úrico en distintas partes del cuerpo, sobre todo en los dedos gordos de los pies, tejidos blandos y riñones. Es un tipo de ataque de artritis que causa un intenso dolor y enrojecimiento que se agrava especialmente por las noches.*

diabéticos, le abrirá los ojos aún más sobre la fructosa. En su libro, el doctor Johnson lista estudios clínicos tras estudios clínicos, que evidencian los daños e inflamación generalizada que produce la fructosa. Por supuesto, nada de eso se lo van a comunicar los fabricantes de refrescos ni los de los "jugos de frutas naturales" (endulzados con fructosa como verá en la etiqueta). Hay cientos de alimentos que se endulzan con fructosa. De hecho, a veces da trabajo encontrar alimentos en el supermercado que no estén endulzados con el omnipresente jarabe de maíz de alta fructosa. Le toca a usted crear conciencia para protegerse y proteger a los suyos.

ALGUNA FRUCTOSA NO ESTARÍA MAL

Aunque la fructosa en altas cantidades, tal como se usa en los refrescos o para endulzar los jugos de fruta, es muy dañina, no vamos a caer en el extremo ilógico de confundir a la fructosa con algún veneno o tóxico conocido, tal como lo son los metales aluminio y mercurio, que necesitan evitarse en cualquier dosis por pequeña que sea. La fructosa puede convertirse en un veneno o tóxico para su cuerpo solamente si usted abusa de su consumo.

La fructosa es parte de los vegetales y también de las frutas. En general, podría decirse que los vegetales contienen muy poca fructosa y que las frutas contienen bastante más cantidad. Un diabético que tenga su glucosa controlada (nivel de 70 mg/dl a 130 mg/dl la mayoría del tiempo) puede disfrutar de una fruta periódicamente sin que la fructosa, necesariamente, le haga daño. Todo es cuestión de CANTIDADES. La fructosa en pequeñas cantidades, como pasa con los vegetales, no puede llegar a ser dañina. Ojalá los diabéticos, todos, consumieran más vegetales, porque definitivamente les ayudaría en su control de la diabetes.

Las frutas que son más bajas en fructosa son frutas como las fresas y las manzanas. Si usted tiene su diabetes controlada usando la Dieta 3x1 y tomándose la cantidad de agua que merece tener su cuerpo cada día, es posible que note que su cuerpo pueda tolerar algún consumo de frutas periódicamente sin subirle la glucosa en exceso, ni engordarle demasiado. Siempre <u>verifique con su glucómetro</u> para ver cómo se comportan sus niveles de glucosa posprandial (dos horas después de haber comido) después de haber comido alguna fruta. Trate de evitar las frutas más dulces, tales como el mango, la piña y el guineo (en otros países se le llama plátano, banana, banano, cambur).

Tampoco vamos ahora a empezar una campaña desenfrenada e ilógica de eliminar todo lo que tenga fructosa, porque no es necesario. Son los excesos los que hacen daño y eso es lo que tenemos que evitar, los excesos.

LA FRUCTOSA ES FRUCTOSA

La fructosa es parte esencial de todas las plantas, vegetales y frutas. Entonces, existen distintos tipos de fuente de fructosa que debe conocer. Algunos de ellos se están vendiendo como "alternativa saludable para los diabéticos", reclamando todo tipo de ventajas que hace a ese tipo de fructosa más saludable que el azúcar. Los que venden estos productos a base de fructosa, dependen de su ignorancia en el tema. En cuanto al tema de la fructosa, puedo decirle que, sin considerar de qué tipo de planta proviene (maíz, frutas, etc.) LA FRUCTOSA ES FRUCTOSA. Es decir, no se coma el cuento de que la fructosa de cierta fuente es mejor que las otras fructosas, o mejor que el azúcar. El mercadeo es tan fuerte, por la motivación del dinero, que puede usted llegar a oír reclamos descabellados como que tal fructosa se extrae de la "planta sagrada del Amazonas" o de algún otro reclamo de mercadeo para hacer que usted les compre su fructosa. Vea aquí algunos ejemplos:

AGAVE
El agave es un jarabe de fructosa que se extrae de la planta del género agave (del griego *Agavos, noble o admirable*). El agave es parte de un género de plantas muy antiguas que en los distintos países se conocen como agave, pita, maguey, cabuya, fique o mezcal. El centro de origen del agave y sus más importantes productores mundiales están en México. En México se utiliza el agave para fabricar los licores preferidos de los adultos

mexicanos, el tequila y el mezcal. La VERDAD es que el néctar de agave (néctar es una palabra de mercadeo) que a usted se le ofrece como una forma de fructosa "natural", que supuestamente es mejor que otras formas de azúcar, es una MENTIRA. El jarabe de agave es solamente otra forma de jarabe de alta fructosa, que ha sido adornado con atributos que no tiene. De hecho, el proceso industrial que se usa para procesar el jarabe de agave no tiene nada de "natural" (Zuñiga, 1998). Para colmo, el agave pierde todos sus nutrientes en el proceso de extracción y termina teniendo entre un 55% a un 97% de fructosa pura. Observe que el jarabe de maíz de alta fructosa (JMAF) sólo tiene 55% de fructosa, pero el agave, que es más procesado, puede llegar hasta 97% en su concentración de fructosa. En efecto, el agave es bastante más dañino que el JMAF por su contenido aún más concentrado de fructosa (Weston A. Price Foundation, 2013).

Las ventas del sirope de agave se han extendido, desde las tiendas naturistas, hasta los supermercados y tiendas de alimentos comunes, reemplazando a la miel y a otras azúcares. La gente realmente se ha tragado la publicidad que promueve el agave como "una alternativa más saludable que el azúcar o la miel". El argumento de que el agave es saludable es toda una mentira. La doctora Ingrid Kohlstadt, del Colegio de Nutrición Americana, y quien es miembro de la facultad de la Escuela de Salud Pública de Johns Hopkins, lo resume diciendo *"el agave es casi todo fructosa, es un azúcar altamente procesada que goza de un gran mercadeo"*. No se deje engañar, el agave no es recomendable ni para los diabéticos ni para nadie.

NÉCTAR DE COCO

Algo relativamente nuevo en el campo del mercadeo es el "néctar de coco", que no es otra cosa que la fructosa que se le extrae a las flores de la palma de coco, cuando germinan. Es pura fructosa con una potencia parecida al jarabe de maíz de alta fructosa, pero tratarán de vendérsela como algo exótico. Para mercadear esta fructosa, han inventado hasta historias de que Mahatma Gandhi, el legendario líder de la India, acostumbraba a consumir el néctar de coco. Es verdad que el aceite de coco tiene propiedades muy recomendables para los diabéticos, pero la fructosa del coco es solamente otro tipo de fructosa que estarán tratando de venderle.

MIEL

La miel es un fluido dulce que se utiliza desde la época de las pirámides de Egipto. Es creada por las abejas, que extraen el néctar de las plantas y flores. La miel resulta ser una mejor alternativa que la fructosa o el agave (Shambaugh P, 1990). Incluso, se ha visto que, en los diabéticos, la miel usada en pequeñas cantidades, puede ser de beneficio (Omotayo O Erejuwa, 2014). El contenido de fructosa de la miel fluctúa entre 28% y 44%. Esto quiere decir que la miel contiene bastante menos fructosa que el jarabe de maíz de fructosa, que contiene un 55% de fructosa, o incluso que el agave que puede llegar a contener hasta un 97% de fructosa.

De hecho, se ha visto que la miel puede tener un efecto terapéutico en los diabéticos, porque la miel contiene otras sustancias antibacteriales que ayudan al intestino y al hígado de un diabético. La composición de la miel es muy distinta a la de la fructosa, en el sentido de que es una mezcla más balanceada de distintos tipos de azúcares, como verá en esta tabla:

CONTENIDO DE LA MIEL	
Agua	18%
Fructosa	38%
Glucosa	31%
Maltosa	7%
Sacarosa	1%
Minerales	1%

Hay estudios clínicos que favorecen la miel, después de compararla contra la fructosa y el azúcar común (sacarosa), para el control de la diabetes (Erejuwa OO, et al, 2012).

Un punto importante que debe saber es que, sea como sea, la miel es un carbohidrato y su uso debe mantenerse controlado. No es cuestión de que ahora comience a echarle miel a todo lo que coma. Si usted padece de obesidad abdominal (barriga), lo cual indica que su cuerpo padece de resistencia a la insulina, debe restringir el uso de la miel a muy pequeñas cantidades, porque definitivamente la miel puede ser saludable, pero no le ayudará a adelgazar. Hay que lograr reducir esa barriga, porque al hacerlo, estará permitiendo que su hígado se limpie de grasa, lo cual, a su vez, reduce la resistencia a la insulina y le ayuda a controlar la diabetes.

La última nota sobre el tema de la miel es que debe tratar de comprarla en su estado más natural posible. La miel que usted compra en el supermercado o en las tiendas de alimentos muchas veces ha sido "pasteurizada", lo cual presupone que se hirvió a altísimas temperaturas. El calor en exceso destruye parte de las buenas propiedades de la miel. Así que le conviene adquirir miel que sea más natural, tal y como la vendían en los mercados de antaño, cuando los agricultores traían la miel de sus colmenas. Mientras más natural y menos procesada sea la miel, mejor.

·LOS MÉDICOS HACEN
LO MEJOR QUE PUEDEN·

Los médicos están tratando de ayudar a sus pacientes diabéticos solamente con sus evaluaciones de los análisis de laboratorio y con la libreta de recetas en la mano, para recetarles algún medicamento nuevo, o para aumentar las dosis de los medicamentos que actualmente utiliza el paciente. Todo esto resulta en más MEDICACIÓN, y menos educación y menos control para el paciente. Sólo las farmacéuticas se benefician. Por ejemplo, las ventas de insulina inyectada a nivel internacional están experimentando su crecimiento histórico más espectacular. La compañía farmacéutica Eli Lilly, que es uno de los tres fabricantes de insulina del mundo, acaba de anunciar que aumentará su producción de insulina en un 400% a nivel mundial (Indystar, 2013). O sea, a los que venden medicamentos, les va muy bien. Mientras los diabéticos y sus familiares que les cuidan continúen ignorando cómo controlar la diabetes, los únicos ganadores son las farmacéuticas. Los médicos solamente trabajan más horas, porque cada vez tienen más pacientes diabéticos con complicaciones de salud y cada día cobran menos por sus consultas. Nuestros médicos no tienen más herramientas que sus conocimientos y su libreta de recetas y, sin embargo, se les exige que mejoren la salud de los pacientes con un presupuesto limitado, que cada vez se les reduce más y más. Para colmo, tienen la posibilidad de amenazas legales de negligencia médica ("medical malpractice") sobre sus cabezas por atreverse a practicar la medicina. Todo esto en un ambiente donde la información que se les ofrece a los pacientes es totalmente ERRÓNEA; por lo cual, sólo se perpetúan los síntomas y las complicaciones de salud que promueven la MEDICACIÓN.

La lógica nos dice que, mientras menos se entienda la diabetes, menos se podrá controlar. Que mientras menos se pueda controlar, más habrá que medicarla. Mientras más se medique a los pacientes de diabetes mayores ganancias tendrán las farmacéuticas. ¿Habrá entonces algún interés real en "educar a los pacientes" sabiendo que si se educan con la VERDAD se les acaba el negocio a las farmacéuticas y también a las grandes compañías manufactureras de alimentos que están fabricados usando carbohidratos, azúcar, almidones y fructosa? NO, parece que "negocio es negocio".

La palabra *"doctor"* viene del antiguo latín *"docere"* que quiere decir *"el que enseña"*. Pero nuestros médicos no pueden enseñar a sus pacientes porque ellos mismos, hasta ahora, desconocen cómo RESTAURAR EL METABOLISMO, para ayudar a los pacientes diabéticos a depender mucho menos de los medicamentos y a evitar las complicaciones de salud. Por otro lado, el sistema médico en general, las compañías de seguros de planes médicos y las múltiples exigencias legales y laborales a las que les obliga su práctica médica, deja a los médicos sin el tiempo para emplear los cientos de horas que he tenido que invertir para lograr entender toda esta montaña de CONFUSIÓN, CONTRADICCIONES e INTERESES ECONÓMICOS CRUZADOS, que llamamos **LA DIABETES**.

EL EDULCORANTE ARTIFICIAL ASPARTAME

La gran mayoría de los refrescos "DIET" (de dieta) se endulzan con ASPARTAME. Se vende también como un edulcorante para uso casero, o en los restaurantes bajo las marcas NutraSweet o Equal. Este edulcorante (sustituto del azúcar) causa más del 75% de todos los reportes anuales de reacciones adversas que se reciben en la agencia reguladora FDA de los Estados Unidos. Muchas de estas reacciones al aspartame son muy serias, incluyendo casos de ataques de convulsiones, que causan la muerte. Otras manifestaciones de "efectos adversos" que produce el aspartame son: migrañas, dolores de cabeza, mareos, convulsiones, adormecimiento de las extremidades, aumento de peso, sarpullido, depresión, fatiga, irritabilidad, taquicardia (latidos acelerados y desiguales del corazón), insomnio, problemas con la visión, pérdida de la audición, palpitaciones del corazón, dificultades respiratorias, ataques de ansiedad, pérdida del sabor, vértigo, pérdida de la memoria y dolores en las coyunturas. Todavía el aspartame continúa utilizándose en el mercado como si nada pasara. Se llama "poder económico".

Los diabéticos o sus familiares que son tomadores de "refrescos de dieta" deben saber que tomar refrescos de dieta les ENGORDA (Nettleton JA, 2009). Hubo otro estudio en el que participó la doctora Helen Hazuda, del Centro para la Ciencia de la Salud de la Escuela de Medicina de San Antonio, de la Universidad de Texas, en el que claramente se vio que los refrescos de dieta engordan. Esta investigadora dice, en relación a los resultados de este estudio sobre los refrescos de dieta que "puede que sean libres de calorías, pero no son libres de consecuencias". Los investigadores llevaron las medidas y el seguimiento de 474 personas que tomaban refrescos de dieta por nueve años y medio. Encontraron que los tomadores de refrescos de dieta habían aumentado la medida de su cintura en un 70% en esos años, versus los que no bebían refrescos de dieta. Aquellos que consumían por lo menos dos refrescos de dieta por día tuvieron aumentos de la circunferencia de su cintura de un 500% mayor que los que no bebían refrescos de dieta (Fowler SP, et al, 2011).

EVITANDO EL GLUTEN

Si usted sufre de síntomas de dolor abdominal o de estómago, exceso de gases, diarrea, fatiga, dolores en los huesos o coyunturas, alergias o irritación en la piel, dolores de cabeza, dificultad para concentrarse mentalmente o irritabilidad, usted puede estar padeciendo de una **intolerancia al gluten**[107].

El gluten es una proteína que contiene el trigo y que también se encuentra en varios granos, como el centeno, la cebada y la avena, entre otros. En casi todos los países se usa la harina de trigo con la que se fabrica el pan, la pasta, la pizza, los empanizados y un sinnúmero de otros alimentos, incluyendo los aderezos, las cremas, las sopas y las salsas; y es la harina de trigo la que aporta la mayoría del gluten de la dieta. Esta proteína, el gluten, resulta ser imposible de digerir para una parte de la población y se ha sabido que para la persona cuyo cuerpo es intolerante al gluten, ingerirlo puede ser muy dañino para los tejidos de su intestino, donde causa o puede causar una inflamación grave. La intolerancia parece ser hereditaria y puede llegar a ser bastante grave (Bardella MT, et al, 2005).

La intolerancia al gluten no es una alergia. Las alergias y las intolerancias son distintas. Una alergia produce reacciones claras (picor, falta de respiración, dolor de cabeza intenso, etc.), pero las intolerancias son menos notables porque producen manifestaciones que, muchas veces, no se notan de inmediato, o surgen problemas de salud que uno normalmente no asociaría al consumo de alimentos, tales como la fatiga, el exceso de gases, la diarrea, la depresión o la irritabilidad.

---

[107] *Gluten: proteína que contiene algunos cereales o granos tales como el trigo, centeno, cebada, avena y otros menos conocidos como espelta, kamut y triticale. El trigo con el que se hace el pan, la pasta e incontables otros alimentos comunes es su fuente principal en nuestra dieta. Hay cantidad de personas a quienes el gluten les produce daño en el intestino, alergias o intolerancias que se reflejan a veces hasta en problemas con la tiroides y otras condiciones extrañas de la piel como psoriasis.*

Hay personas que tiene la intolerancia al gluten y no lo saben, porque hay distintos grados de ella. Por ejemplo, en los centros NaturalSlim hemos tenido casos de diabéticos obesos que estuvieron bajando de peso con nosotros, y que no llegaron a experimentar el máximo de beneficio y de control en sus niveles de glucosa, hasta que nos dimos cuenta de que sus cuerpos padecían de una intolerancia al gluten. Recuerdo el caso de un señor diabético que ya había bajado como 30 libras (14 kg) y su médico estaba muy contento porque le había podido reducir los medicamentos. No obstante, el señor tenía que adelgazar por lo menos 20 libras (9 kg) adicionales para llegar a un peso adecuado para él y, por alguna razón, parecía haberse estancado en su progreso. El señor hacía ejercicio a diario y sus necesidades de insulina se habían reducido a un punto donde su médico le había reducido la dosis de 60 unidades al día, a sólo 20 unidades. No obstante, hiciera lo que hiciera no había podido continuar adelgazando, por lo cual sospechamos que su cuerpo tenía alguna "intolerancia" a algún alimento que él estaba consumiendo a diario.

Lo que pasa, cuando alguien consume un alimento al que su cuerpo es intolerante, es que el cuerpo no digiere ese alimento y el sistema inmune[108] del cuerpo ataca las partículas de ese alimento al cual es intolerante, tal y como si fuera un "agente enemigo" (Llorente-Alonso MJ, 2006). Al activarse el sistema inmune, se crea un exceso de las hormonas del estrés *cortisol* y *adrenalina* y el páncreas produce un exceso de *insulina,* que hace muy difícil el adelgazar. La insulina engorda y es por esto que los diabéticos que empiezan a inyectarse insulina generalmente ganan peso. Cuando el sistema inmune se activa, el metabolismo que queda disponible para adelgazar, se reduce. Pasa como a los diabéticos que tienen un catarro, a quienes se les activa el sistema inmune y les sube la glucosa en la sangre, aunque no hayan comido nada. Como el hígado siempre tiene glucosa de reserva almacenada, en forma de glucógeno, al

---

[108] *Sistema inmune:*
conjunto de procesos biológicos que ocurren dentro del cuerpo con el propósito de defender al organismo contra enfermedades identificando y matando células cancerosas, bacterias infecciosas o incluso sustancias o alimentos que se identifiquen como "enemigo". El sistema inmune detecta una amplia variedad de agentes, desde virus hasta parásitos intestinales, bacterias, hongos y necesita distinguirlos de las propias células y tejidos sanos del cuerpo para funcionar correctamente.

existir cualquier infección, el cuerpo se prepara para una batalla y libera glucosa en la sangre.

En el caso de este señor diabético, después de dialogar con él, nos dimos cuenta de que él se quejaba de tener un exceso de gases después de la mayoría de sus comidas, y lo otro que observamos es que para él, comer un pedacito de pan o galleta en cada comida, era algo esencial aunque fuera sólo una muy pequeña cantidad. Nos entró la curiosidad de saber si sería posible que él no pudiera adelgazar las 20 libras (9 kg) que le faltaban debido a que padecía de una intolerancia al gluten que contenía el poquito de pan o de la galleta que estaba ingiriendo con cada comida.

Bueno, le pedimos a este señor que eliminara totalmente el poquito de pan o galleta que estaba consumiendo con las comidas y que lo reemplazara con una pequeña cantidad de otros carbohidratos que no tuvieran gluten, a ver si dejaba de estar atascado y sin poder adelgazar. ¡Fue milagroso! Cuando el caballero regresó, la siguiente semana, había bajado 3 libras (1.36 kg) y nos dijo que se estaba sintiendo con mucha más energía. Además, nos comentó que sus gases se habían desaparecido. La conclusión fue: ERA LA INTOLERANCIA AL GLUTEN lo que no permitía que este señor diabético terminara de bajar las 20 libras (9 kg) que su médico quería que él bajara. En seis semanas, este señor logró bajar algo más que las 20 libras que le faltaban, pero lo más importante fue que su médico le quitó la insulina inyectada, porque ya no la necesitaba.

La moraleja de esta historia real es que, si su cuerpo tiene, aunque usted ahora mismo no lo sepa, una intolerancia al gluten no podrá bajar de peso, ni mejorar su diabetes. Así que para experimentar el máximo de bienestar y la mejoría más notable en el control de su diabetes, necesitará remover el gluten de su dieta si resulta que su cuerpo es intolerante a esa proteína.

Cuando se detecta una intolerancia al gluten y se remueve de la dieta, se baja rápidamente de peso. Hay estudios en los que se ha documentado una pérdida de peso excepcional, al restaurar el metabolismo removiendo los alimentos que puedan ser infractores (intolerancias), como pasa con el gluten, simplemente por virtud de un metabolismo restaurado (Cheng J, et al, 2010) (Murray JA, et al, 2004).

A la forma más crónica de intolerancia al gluten se le llama "enfermedad celiaca", que es una enfermedad autoinmune que se caracteriza por la inflamación crónica del intestino. No obstante, usted no tiene que ser diagnosticado con la "enfermedad celiaca" para tener un cuerpo intolerante al gluten.

Además del gluten hay otras intolerancias que explicaré más adelante. Pero basta con que usted esté consciente de que, si su cuerpo tiene una intolerancia a algún alimento y usted no la detecta, se le hará muy difícil controlar la diabetes para mantener sus niveles de glucosa dentro del rango NORMAL, que debe ser entre 70 mg/dl y 130 mg/dl, en todo momento. Si hay alguna intolerancia de su cuerpo a algún alimento, el primer paso es que usted sepa que existen las intolerancias y que conozca los efectos negativos de las intolerancias en el metabolismo de su cuerpo para que pueda estar alerta y detectar la intolerancia y removerla de su dieta. Hay, por ejemplo, un estudio en el que se detectaron intolerancias, tanto al trigo (gluten) como a la leche (Kharrazian VA, et al, 2014). En otro estudio reciente se compara al gluten con un "patógeno" (sustancia u organismo invasor, que causa enfermedades) (Bethune MT, et al, 2008).

Personalmente, tengo realidad con el tema de la intolerancia al gluten, porque mi cuerpo no lo tolera. Si consumo, aunque sea sólo una pequeña porción de pan o de harina de trigo, casi de inmediato sentiré que la ropa me aprieta. Mi cuerpo empieza a retener líquidos cuando como algo con gluten. Es una reacción de mi sistema inmune. La última vez que comí pan fue una ocasión en la que pensé (después de saber que mi cuerpo era intolerante al gluten) "quizás un poquito no me haga daño". Fui invitado a una cena donde el plato principal era a base de pan y no quería desairar a mi anfitrión. Justo una hora después de comer el pan, mi cuerpo tuvo una reacción tan grave que me quedé ronco, no podía hablar y hasta tuve que cancelar una filmación para una entrevista en televisión. Me sentí especialmente mal conmigo mismo por haberme comido aquel pan, y mi cuerpo tardó como cuatro días en recuperarse hasta que me regresó la voz.

No tomo las intolerancias como un chiste. De la misma forma, cuando un diabético tiene intolerancia al gluten y lo consume, su cuerpo reacciona activando el sistema inmune. Al activarse el sistema inmune, el cuerpo produce un exceso de las hormonas del estrés adrenalina y cortisol, y la GLUCOSA SUBE en exceso aunque usted no haya comido muchos carbohidratos refinados. Es lo mismo que le pasa al diabético que pasa un susto o mal rato, lo cual, irremediablemente, le subirá la GLUCOSA, aunque no haya comido nada en cuatro a cinco horas. Esto pasa debido a que el cuerpo acumula "glucosa de reserva" en forma de glucógeno en el hígado y usted no necesita comer para que la GLUCOSA suba.

Existe también una relación entre el gluten y la artritis, que he comprobado más de una vez en la práctica con personas obesas, en NaturalSlim. En muchas ocasiones nos ha pasado que le hemos recomendado a alguien que elimine totalmente las fuentes de gluten (trigo, centeno, cebada, avena) de su dieta, al observar que su metabolismo parecía estar estancado, por lo cual adelgaza demasiado lento. Hemos visto cientos de casos de estas personas que, al eliminar el gluten de su dieta, no solamente han adelgazado rápidamente, sino nos han reportado que su condición de artritis se ha mejorado de forma dramática. La relación entre el gluten y la artritis ha sido documentada en varios estudios, por lo tanto, no es una posibilidad para ignorar (Hafström I, et al, 2001).

Hay un médico alergista, el doctor Elson Haas, que escribió un libro llamado *False Fat Diet* (La Dieta de la Grasa Falsa), que descubrió que muchas de las personas no podían perder peso debido a que sus metabolismos se estaban estancando, cuando ellos comían algún alimento al que su cuerpo tenía una intolerancia (Elson Haas, MD, 2001). En los centros NaturalSlim hemos comprobado que el doctor Haas tenía razón, porque hemos visto miles de casos de personas que, al tratar de adelgazar, sus cuerpos se resisten a ceder la grasa, tal y como si su metabolismo estuviera siendo bloqueado por algo. Al removerles totalmente el gluten de su dieta, estas personas invariablemente ADELGAZAN y, si padecen de diabetes, notan inmediatamente que sus niveles de glucosa dejan de estar fluctuando en subidas y bajadas tipo "montaña rusa". Los niveles de glucosa se ESTABILIZAN al remover la sustancia o el alimento irritante (gluten). Es como si su metabolismo se hubiera activado y restaurado tan pronto se les remueve el gluten que les bloqueaba.

También debe saber que la intolerancia al gluten causa otras condiciones extrañas de salud que, de otra forma, no tienen solución con la medicina. En NaturalSlim hemos visto y documentado cientos de casos de personas cuya psoriasis[109] y otros problemas de la piel, incluso el acné, eran todas condiciones causadas por el gluten. Al remover el gluten de sus dietas, las situaciones se resolvieron. Mientras esto no se detecta, la persona sufre haciendo incontables visitas a médicos especialistas, usando antibióticos y medicamentos antiinflamatorios, además de hacerse todo tipo de tratamientos que no le funcionan, porque están todos tratando de reducir el síntoma en vez de la CAUSA, que es el gluten.

El tema de la intolerancia al gluten es un tema serio que merece atención. Si usted padece de esta intolerancia, como yo, y no la detecta a tiempo, va derechito para una serie de problemas de salud que son degenerativos de su sistema nervioso (Hernández-Lahoz et al, 2011). El gluten, además de descontrolarle la diabetes, tendrá otras consecuencias, en daños a su salud y al metabolismo de su cuerpo. Por ejemplo, la intolerancia al gluten puede operar, callada pero progresivamente en su cuerpo, causándole una degeneración del sistema nervioso, que se reflejará en pérdidas en la vista, neuropatía en sus piernas y hasta impotencia sexual. La neuropatía que puede causar el gluten, no es la tradicional neuropatía diabética causada por el exceso de glucosa. Es una neuropatía causada por un exceso de estimulación a los nervios por la irritación del gluten, que simplemente los destruye, y le quita la sensación, la vista o sabe Dios qué otra sensación de su cuerpo.

Si usted es de esos "fervientes amantes del pan" y de las harinas (especialmente de trigo), y está sintiendo en su cuerpo condiciones que la medicina no parece poder manejar, póngase curioso y QUITESE TOTALMENTE DEL GLUTEN por dos semanas y OBSERVE la diferencia. Si a las dos semanas de no haber consumido gluten usted ha notado que adelgazó, se le redujo alguna inflamación y su mente está más clara, USTED ES INTOLERANTE AL GLUTEN. Puede gastarse todo el dinero que usted quiera, pero esta prueba de eliminación no le costará nada, excepto "romper su adicción al gluten o pan". Es curioso que su cuerpo siempre le pida con mayor fuerza cualquier alimento o sustancia que le hace daño.

---

[109] *Psoriasis: una enfermedad inflamatoria crónica de la piel que produce lesiones escamosas.*

Las razones para esto tienen que ver con el PROCESO HORMONAL NERVIOSO DE LAS ADICCIONES. Es tema para otra ocasión, pero dé por seguro que, al igual que a un adicto a drogas, su cuerpo le pedirá con más fuerza (adicción) las sustancias o alimentos que mayor daño le hacen. Precisamente eso es lo que llamamos una ADICCIÓN.

Las referencias científicas que demuestran los daños degenerativos del gluten para aquellos de nosotros que tenemos cuerpos intolerantes a esta proteína, son más que claros. Que no los quieran ver porque se reducirían las ventas del segundo grano que más se vende en el mundo (el primero es el maíz para el cual también existen personas que son intolerantes) es otro problema distinto, de tipo económico (Hadjivassiliou M, et al, 2006) (Saadah OI, et al, 2004) (Hadjivassiliou M, et al, 2002).

En fin, la intolerancia al GLUTEN le causará descontrol en su metabolismo, y eso le causará un descontrol en su diabetes, si resulta que su cuerpo es intolerante al gluten. Cómase su pan, sus galletas y su poquito de pasta, en dosis moderadas, como le pide la Dieta 3x1. Pero esté listo(a) para medir su glucosa a las dos horas con su GLUCÓMETRO, que siempre le dirá la verdad. Si el GLUCÓMETRO indica que la glucosa está subiendo muy por arriba de lo esperado, usted puede tener, al igual que yo, una intolerancia al gluten. Lo peor sería que usted no se entere, porque entonces nunca logrará controlar su diabetes.

Usted puede realmente controlar su diabetes restaurando su metabolismo y salud. Para ello tiene que entender que <u>todos los cuerpos no son iguales</u> y que existen las intolerancias a ciertos alimentos, de forma de poderse sobreponer a ellas, para lograr el control de su diabetes.

LA MENTIRA DE LA SOYA SALUDABLE

La propaganda que ha creado el mercado de ventas de productos a base de soya, ha sido tan efectiva, que ha logrado que la soya (también llamada "soja"), que era considerada un producto "no comestible" hace sólo unas décadas, hasta en Asia, se convirtiera en una industria gigante. ¡La publicidad cambia mentes!

La soya no sirvió de alimento hasta que se descubrió el proceso de fermentación, durante la Dinastía Zhou[110] de China. Los primeros productos fermentados de la soya fueron la salsa soya, el tempeh (un tipo de pastel de soya fermentada), el natto (frijoles de soya fermentados) y la sopa miso (sopa a base de soya y algas).

Los chinos no comían soya sin fermentar, tal como lo hacían con otras legumbres como las lentejas, debido a que la soya contiene una alta cantidad de lo que podríamos llamar *antinutrientes naturales*. En el proceso de su evolución, algunas plantas como la soya, desarrollan formas de defenderse de los depredadores[111] y de los insectos, creando sustancias naturales que las hacen inservibles para los animales o para los humanos. Por eso, hay plantas cuyos frutos son venenosos o puedan alterar la digestión de un animal o ser humano, al ser ingeridos. La soya crea su propia enzima natural que bloquea la enzima digestiva de las proteínas que tenemos los humanos llamada *tripsina*[112], por lo cual, es muy difícil de digerir por los humanos. El consumo de sustancias que inhiben la tripsina, como las que contiene la soya, se ha visto que causa un recrecimiento o enfermedades del páncreas, incluyendo cáncer (Rackis JJ, 1985).

Además, la soya es muy alta en su contenido del llamado *ácido fítico*, que es una sustancia que bloquea la absorción de minerales esenciales tales como el calcio, el magnesio, el cobre, el hierro, y especialmente el mineral zinc, que tiene mucho que ver con proteger al sistema inmune, con mejorar la función sexual en los hombres y con evitar el cáncer de la próstata. Las deficiencias de zinc, como las que se podrían causar cuando

---

[110] *Dinastía Zhou: la dinastía Zhou fue una dinastía de China que gobernó entre alrededor de 1050 a. c. y 256 a. c. En esta época vivieron los grandes pensadores chinos de la antigüedad, como Confucio.*
[111] *Depredadores: especie animal o de insecto que caza a otro individuo (la presa) o fruto de una planta para subsistir. Hay insectos que atacarían la soya si no fuera debido a que la soya contiene sustancias naturales que les harían daño.*
[112] *Tripsina: importante enzima digestiva que crea el páncreas humano para poder digerir las proteínas.*

un diabético consume alimentos a base de soya, causan resistencia a la insulina, lo cual le engorda y le descontrola la diabetes (Ortega RM, et al, 2012). Para colmo la deficiencia de zinc es causa de depresión (Yary T, et al, 2012).

La soya también contiene los llamados *goitrógenos,* que son sustancias que <u>bloquean la función de la glándula tiroides</u>. En el año 1991, un científico japonés reportó en su estudio clínico que el consumo de sólo dos cucharadas de soya por día, durante sólo un mes, aumentaba significativamente la producción de la hormona TSH, que es la hormona que produce el cerebro humano cuando necesita que la glándula tiroides produzca más hormona tiroidea. El aumento en la hormona TSH que produce la soya, refleja claramente que la soya suprime la función de la tiroides con sus *goitrógenos* y reduce su producción, por lo cual el cerebro se ve forzado a producir más hormona TSH, para forzar a la tiroides a que le responda con más producción de la hormona tiroidea. Esto es lo mismo que le pasa a una persona hipotiroidea, y la soya lo produce (Ishizuki, Y. et al, 1991).

A las personas que padecen de hipotiroidismo se les detecta esta condición cuando la hormona TSH está produciéndose en demasiada cantidad. El consumo de soya suprime la función de la tiroides con sus *goitrógenos* lo cual, definitivamente, reduce el metabolismo del cuerpo. El hipotiroidismo causa depresión, obesidad, fatiga, estreñimiento, caída del pelo al peinarse, insomnio, frio en las extremidades, pérdida de interés en la actividad sexual y descontrol en la diabetes (Divi RL, et al, 1997). Los *goitrógenos* que contiene la soya no son nada buenos para los diabéticos que desean restaurar su metabolismo para controlar su diabetes y lograr un mayor nivel de energía y salud.

Con toda esta información a la mano, le recomendaría a los diabéticos <u>que se mantengan alejados de los productos compuestos de soya</u> incluyendo la leche de soya. Para controlar la diabetes hace falta restaurar el metabolismo y eso no se puede lograr cuando la soya bloquea la función de la glándula tiroides, que es la glándula que controla el metabolismo del cuerpo.

INTOLERANCIA AL MAÍZ

Hay algunos temas que pueden ser más dolorosos que otros, y este es uno que puede causar intenso dolor cultural y emocional a mis amigos mexicanos, que dependen del MAÍZ como alimento principal en su dieta. Lo mismo pasa con las sabrosas arepas de los venezolanos y colombianos, al igual que con docenas de otros platos típicos de toda Latinoamérica; son alimentos que contienen, o que son a base de MAÍZ.

El grano más vendido en todo el mundo es el maíz. Después de ese va el trigo, pero el maíz es el rey a nivel planetario. En los Estados Unidos, el maíz es una cosecha política, dado que los políticos estadounidenses (senadores y legisladores) desde hace años crearon leyes que subsidian (pagan parte del costo con fondos del gobierno) las cosechas de maíz. Esto lo hicieron los políticos para así garantizarles un ingreso a los agricultores de maíz y obtener los votos de esos estados sureños, que son los grandes productores de maíz. El gobierno estadounidense, para mantener el apoyo de los votantes de los estados del sur, creó estas leyes federales de subsidios a los agricultores de maíz que los obliga a comprar todo el maíz que se produzca y lo almacenan. Por esta razón de atraer un favoritismo político, es que ningún político estadounidense se atreve a reversar, los Estados Unidos está "flotando en maíz". Es la misma situación que convirtió a los Estados Unidos en el productor mundial más grande del famoso jarabe de maíz de alta fructosa que está acabando con la salud del mundo, y que es una de las causas principales de obesidad y de diabetes Tipo 2 (Goran MI, et al, 2013) (Dekker MJ, et al, 2010).

Muchas personas tienen cuerpos que son INTOLERANTES AL MAÍZ y a sus productos derivados, incluyendo la fructosa de maíz y el aceite de maíz. Ya usted sabe que si su cuerpo resulta ser intolerante al maíz no habrá manera en que usted pueda evitar las drásticas subidas y bajadas de glucosa si insiste en consumirlo. No se puede razonar con el cuerpo, porque el cuerpo no piensa ni decide, solo REACCIONA. A la hora de controlar la diabetes, le toca descubrir las sustancias o alimentos a los que su cuerpo reacciona de forma negativa, y una de las que tiene que sospechar es del MAÍZ.

Nuevamente le recuerdo que llevo más de quince años ayudando a miles de personas a restaurar su metabolismo; y constantemente me he topado con la <u>intolerancia al maíz</u> como uno de los obstáculos. Lo único que le puede hacer daño a usted es aquello que no conozca. Al igual que con el gluten o cualquier otra sustancia o tipo de alimento, le toca a usted DETECTAR y ELIMINAR de su dieta cualquier alimento que le esté causando irritación al sistema nervioso de su cuerpo, si realmente quiere controlar la diabetes   (Alan R. Gaby, MD, 1998).

Para colmo, más del 95% de todo el maíz que consumimos, ha sido producido de semillas que han sido genéticamente modificadas. Lo que esto quiere decir es que ya prácticamente no existe ningún maíz que no haya sufrido cambios genéticos, hechos por la industria, para aumentar la producción de las cosechas y para desarrollar granos de maíz que sean resistentes a los insectos. Este es un tema altamente controversial, en el cual no deseo participar porque no existe la evidencia que me gustaría enseñarle al respecto. Pero, me limito a decirle que si su cuerpo tiene, como le pasa al cuerpo de bastantes personas que he conocido en los centros NaturalSlim, una intolerancia al MAÍZ y lo consume, tampoco podrá controlar su diabetes. Le toca a usted ponerse curioso(a). Si sospecha que el maíz pudiera estarle causando síntomas raros, problemas en la piel, subidas y bajadas erráticas de glucosa, ELIMINE EL MAÍZ DE SU DIETA POR DOS SEMANAS y asegúrese de que su cuerpo no es intolerante. Hacerlo puede ser bastante difícil, porque el maíz, al igual que el gluten "están por doquier". Lea las etiquetas de los alimentos y se dará cuenta.

Cumplo con "abrirle los ojos" a la posibilidad de tener una intolerancia al maíz esperando así ayudarle a encontrar todo aquello que le pueda hacer fracasar en su control de la diabetes. La bola está en su cancha.

OTRAS POSIBLES INTOLERANCIAS

Deseo también que sepa, para no dejarle con información incompleta, que existen otras intolerancias a las que debe estar pendiente. El control de la diabetes y el poder lograr de forma rutinaria unos niveles de glucosa en el rango NORMAL (70 mg/dl a 130 mg/dl), dependen totalmente de lo que usted ponga en su boca como alimento.

La Dieta 3x1 le ayudará, pero además, debe estar pendiente de la posibilidad de que su cuerpo, que no es igual al de ninguna otra persona, padezca de alguna INTOLERANCIA a algún alimento. Por ejemplo, mi cuerpo es intolerante al gluten y cuando lo como por error, puedo inmediatamente notar que mi cuerpo retiene líquido, la ropa me queda apretada porque se hinchan las células y me siento cansado. No obstante, a mi esposa Elizabeth eso no le pasa con el gluten, pero si le pasa con el maíz. O sea, las intolerancias son bien particulares a cada cuerpo, porque todos no somos iguales, por lo cual, nuestros cuerpos no reaccionan igual ante el mismo alimento.

Además del gluten, de la soya y del maíz, las otras intolerancias que pueden reducirle el metabolismo son las intolerancias a los huevos y lácteos (leche, queso, yogurt, etc.). Existen intolerancias a otros tipos de alimentos, pero estas que aquí le menciono son las más comunes. Por ejemplo, hace poco observé que me estaba creciendo el abdomen y ya se me hacía un poco difícil cerrar el pantalón. Pensé otra vez: ¡lo último que necesitamos ahora es un Frank gordo! Decidí observar mi cuerpo para ver QUÉ lo estaba causando y me di cuenta de que mi cuerpo lo que más me pedía era CARNE DE CERDO. La carne de cerdo era definitivamente mi carne favorita. Generalmente lo que más le pida su cuerpo es lo que más daño le hace, esa es una buena pista para detectar una intolerancia. Decidí, con dolor en el alma, eliminar la carne de cerdo y todos sus derivados (chorizos, chuleta, embutidos, salami, tocineta) y para mi sorpresa en menos de dos semanas se desapareció mi abdomen. No se asuste pensando que ahora usted tendrá que eliminar todos estos tipos de alimentos de su dieta. Lo importante es que si usted está teniendo dificultades para regular sus niveles de glucosa, sepa que puede haber uno o varios de estos alimentos infractores, que le están causando ese descontrol. Puede que sea intolerante a sólo uno de ellos o a ninguno.

Todos somos distintos, pero si está teniendo problemas de salud, de esos que no parecen tener una causa clara, o no puede controlar sus niveles de glucosa vale la pena OBSERVAR cómo reacciona su cuerpo cuando usted remueve uno de estos alimentos, que han resultado ser infractores o irritantes al sistema nervioso o inmune de su cuerpo.

MEDICAMENTOS CON LOS QUE HAY QUE TENER PRECAUCIÓN

Hay medicamentos que, además de que no son saludables, son realmente peligrosos. De hecho, la norma es que los medicamentos, todos, son químicos que no son naturales para el cuerpo, por lo cual, pueden producir "efectos secundarios". Ningún medicamento cura nada. Generalmente, lo que hace un medicamento es enmascarar o tapar un síntoma o condición indeseada. Las aspirinas, por ejemplo, quitan un dolor de cabeza; pero no podríamos decir que la aspirina "curó el dolor de cabeza", porque el dolor de cabeza es parte del sistema de alarma del cuerpo y lo único que hace la aspirina es cortarnos la sensación de dolor o malestar. La aspirina lo que hace es que apaga la alarma (dolor de cabeza).

El cuerpo humano no está mal diseñado, de hecho, es una obra magistral de la creación. Mientras más trabajo con el tema del metabolismo y la salud, más me he dado cuenta de cuán maravilloso es el cuerpo humano en su funcionamiento. Normalmente descubro que, una persona que está teniendo problemas de salud con su cuerpo (obesidad, diabetes, otros), es precisamente la que está CAUSANDO su propio problema por malos hábitos, mala nutrición, adicciones al azúcar, etcétera. Es decir, cuando se trata del METABOLISMO y la SALUD del cuerpo, lo que he descubierto es que "hay que tratar al indio y no a la flecha". Los problemas del cuerpo, hasta donde he podido comprobar, siempre ha estado causándoselos la misma persona. Es el CONDUCTOR (la persona) al que hay que corregir, no es el CARRO (el cuerpo).

Ahora, en el tema de las sustancias dañinas al cuerpo, hay dos medicamentos que pueden hacerle daño al ingerirlos.

MEDICAMENTOS ANTIDEPRESIVOS
A este tipo de medicamento para la depresión, ansiedad, ADD y otras mil condiciones mentales, hay que tenerle miedo. Nunca he conocido a una persona que se "ponga bien" usando medicamentos antidepresivos. Desde el punto de vista del METABOLISMO, los medicamentos antidepresivos son lo peor que le puede pasar al cuerpo humano. En los más de quince años en que hemos ayudado a más de 50,000 a adelgazar

en los centros NaturalSlim, hemos visto que, sin lugar a dudas, NADA reduce más el metabolismo del cuerpo y ENGORDA como utilizar un medicamento antidepresivo. Curiosamente, algunos de estos medicamentos antidepresivos los recetan "para ayudar a las personas a adelgazar", bajo la premisa de que la ansiedad es la que les engorda pero, no es cierto. Es el mismo medicamento el que les hace engordar. Realmente lo que hemos visto es que las personas que llegan a NaturalSlim usando antidepresivos, tienen casos graves de "metabolismo lento", peores que el resto de las personas, por lo cual adelgazan muy lentamente, mientras están utilizando el medicamento antidepresivo. Muchos de ellos nos confirmaron que en realidad empezaron a engordar una vez comenzaron a utilizar el medicamento antidepresivo. Caso tras caso, es lo que hemos observado.

Encontré que ya hay estudios clínicos que confirman que los diabéticos que utilizan medicamentos antidepresivos padecen mucho más del **síndrome metabólico** (resistencia a la insulina, obesidad abdominal, triglicéridos altos e hipertensión). Por ejemplo, un estudio reflejó que los hombres que utilizan antidepresivos tienen un 128% más de probabilidades de padecer del síndrome metabólico. Ese estudio también reflejó que las mujeres que usan medicamentos antidepresivos tienen un 251% más de probabilidad de padecer el síndrome metabólico (McEvoy JP, 2005). Claramente es el medicamento el que produce ese efecto reductor del metabolismo, que resulta en esa obesidad abdominal característica del síndrome metabólico (ADA, 2004).

La misma Asociación Americana de la Diabetes (ADA) dice lo siguiente en su guía profesional sobre el uso de los antidepresivos en los diabéticos (traducido del inglés):

Evidencias recientes han identificado una asociación entre el uso de antidepresivos específicos, a tener un riesgo elevado de dislipidemia[113], aumento de peso, obesidad, prediabetes y diabetes Tipo 2.

---

[113] *Dislipidemia: es una cantidad anormal de lípidos (grasas) en la sangre que se refleja como "colesterol alto", "triglicéridos altos" o ambos a la vez. Se sabe que la dislipidemia es un factor de riesgo importante para los ataques al corazón.*

En este mismo reporte, escrito por la ADA para profesionales que atienden a diabéticos, también dice:

La Conferencia de Desarrollo de Consenso de 2004 de la ADA concluyó que ciertos antidepresivos están asociados a un rápido aumento de peso, deterioro del perfil de lipoproteínas[114] y aumento en el riesgo de diabetes Tipo 2 (ADA Prof. Tool, 2010).

Como dicen en mi país, más claro no canta un gallo. Los medicamentos antidepresivos producen todos los componentes del síndrome metabólico que son: la resistencia a la insulina, la obesidad abdominal, los triglicéridos altos e hipertensión. Además, aumentan el riesgo de ataques al corazón, que ocurre cuando se produce el síndrome metabólico.

Un grupo de investigadores de Israel descubrió exactamente cómo es que los medicamentos antidepresivos causan resistencia a la insulina, obesidad y síndrome metabólico (Levkovitz Y, et al, 2007). Este estudio clínico demostró la secuencia exacta que sucede dentro de las células del cuerpo, que hace que los medicamentos antidepresivos afecten negativamente el metabolismo, para así crear la obesidad; especialmente la obesidad abdominal que es la más peligrosa, desde el punto de vista de riesgos a ataques al corazón.

Es interesante que los diabéticos que han adoptado la Dieta 3x1 y el estilo de vida que se enseña en este libro, no solamente adelgazan, sino que también mejoran su estado EMOCIONAL y actitud ante la vida, de forma notable. Varios de los diabéticos que estuvieron participando de un estudio clínico supervisado por el doctor Carlos Cidre (médico internista, Board Certified), donde se utilizaba solamente la Dieta 3x1, buena hidratación y suplementación con magnesio, mejoraron tanto su nivel de energía y estado emocional, que pudieron reducir los medicamentos antidepresivos. Hay una conexión directa entre la nutrición y la mente, como bien lo establece el doctor George Watson en su libro *Nutrition and Your Mind* (La Nutrición y su Mente).

---

[114] *Lipoproteínas: la palabra "lipoproteínas" quiere decir "la unión de una grasa (lípido) con una proteína. Todos los tipos de colesterol (cualquier clase, bueno, malo, etc.) son lipoproteínas.*

Los medicamentos antidepresivos no solamente le engordan, también le aumentan el riesgo de sufrir un ataque al corazón. Por esta razón, sería recomendable que si usted tiene forma trate de evitar usar un medicamento antidepresivo. Los anuncios que ponen las compañías farmacéuticas en televisión para promover los medicamentos antidepresivos muestran a gente muy feliz con sus seres queridos, gente sonriente que pasea por sitios de mucha belleza, pero la triste realidad es otra. Los medicamentos antidepresivos apagan el entusiasmo de las personas.

Existe una organización que protege los derechos civiles de los pacientes que han sido medicados con medicamentos antidepresivos, muchas veces sin necesitarlos, o simplemente porque el paciente padecía de un hipotiroidismo subclínico[115] que no fue detectado, lo cual CAUSA DEPRESIÓN. Esta organización ofrece información verdadera sobre los medicamentos antidepresivos y el abuso que en ocasiones se hace con los pacientes al recetarles antidepresivos, sin investigar a fondo las verdaderas causas metabólicas o nutricionales de la depresión del paciente. Esta organización internacional se llama *Comisión Ciudadana de Derechos Humanos* ("Citizens Commision on Human Rights") (CCHR, 2014).

ACETAMINOFÉN

El acetaminofén, también conocido en otros países como "paracetamol", es un analgésico (un medicamento que quita dolor) de mayor uso. Se usa para dolores de cabeza y musculares, fiebre, infecciones de sinusitis y garganta irritada. Se vende bajo distintas marcas, dependiendo del país, tales como Tylenol, Panadol, Mapap, Ofirmev, Feverall, Acephen, Mejoralito y otros nombres de marcas adicionales, bajo los que se vende el acetaminofén. Pero, su fabricante reporta que el acetaminofén está

---

[115] *Hipotiroidismo subclínico: un tipo de hipotiroidismo que padecen muchas personas que no se detecta en las pruebas de laboratorio de la tiroides que miden las hormonas (TSH, T4, T3). Este tipo de "hipotiroidismo subclínico" es muy prevaleciente entre las personas con obesidad que padecen de "metabolismo lento". Hay médicos de vanguardia que lo reconocen y tratan. Hay otros médicos que no le dan ningún crédito y prefieren medicar a su paciente con un antidepresivo que de todas maneras le creará más obesidad y descontrol en su diabetes.*

contenido en más de seiscientos otros productos, ya que está incluido como parte de las fórmulas de muchísimos otros medicamentos (McNEIL-PPC, Inc, 2014). Usted puede estar tomando acetaminofén en uno de sus otros medicamentos y ni lo sabe.

Los pacientes diabéticos, sobre todo aquellos que padecen de obesidad (que son como el 85% de los diabéticos), también van a padecer de dolores de cabeza y dolores musculares por lo cual, es esencial que conozcan esta información para que eviten consumir acetaminofén. *Diabetes Sin Problemas* es un libro que busca el CONTROL de la diabetes utilizando la RESTAURACIÓN DEL METABOLISMO. También interesamos la PREVENCIÓN.

El acetaminofén causa más fallos crónicos al hígado que todos los otros medicamentos juntos (Ostapowicz G, et al, 2002). Acetaminofén es una droga que se vende sin receta, que ha causado daño al hígado, fallo del hígado y muertes. Cada año, en los Estados Unidos solamente, el acetaminofén ocasiona 56,000 visitas a las salas de emergencias de los hospitales, causa 26,000 hospitalizaciones y más de 450 muertes por fallo hepático (Nourjah P, et al, 2006).

También se ha descubierto que el acetaminofén causa un riesgo más alto de cáncer en los senos. Hay mujeres jóvenes que padecen de dolores menstruales o mujeres diabéticas que padecen de dolores musculares que toman acetaminofén a diario y se ponen en un altísimo riesgo padecer de cáncer de los senos (Harnagea-Theophilus E, et al, 1999).

Está comprobado que el acetaminofén es un tóxico que hace daños, sin embargo, se utiliza de forma rutinaria hasta para las gotas analgésicas, para nuestros niños. Me pregunto, si la FDA supiera de un suplemento natural que causa más de 100,000 reportes anuales al centro de envenenamiento de los Estados Unidos por año, 56,000 visitas a las salas de emergencia, 26,000 hospitalizaciones y más de 450 muertes por año, ¿lo hubieran removido del mercado? Claro que sí; lo hubieran recogido del mercado y también prohibido su venta hace mucho. La inacción de la FDA al permitir que este medicamento (acetaminofén) continúe en el mercado, dañando vidas, demuestra sin lugar a dudas que la FDA existe para proteger los intereses económicos de las farmacéuticas. La impresión que quieren dar es que "protegen al público", pero su inacción en casos claros como el del acetaminofén, expresan la verdad del asunto (Eriksson LS, et al., 1992) (Lee WM, 2004) (Larson AM, et al, 2005) (Moling O, et al, 2006) (Nourjah P, et al, 2006).

HASTA "UN POQUITO" ES MUCHO: EL FLUORURO

Desde mi libro anterior, *El Poder del Metabolismo*, di a conocer lo peligroso que es el FLUORURO para la salud. El fluoruro es una sustancia química que es <u>altamente tóxica</u>, que se utiliza en las pastas de dientes y en el agua potable de muchos países, con el pretexto de "reducir las caries". En Puerto Rico se utiliza desde el 1998 en el agua potable, así que aquí estamos todos expuestos a él. Hay países, especialmente en Europa, que reconociendo el carácter de sustancia tóxica que tiene el fluoruro, por legislación han prohibido que se le añada al agua potable. Son países como Austria, Bélgica, Dinamarca, Finlandia, Francia, Alemania, Grecia, Islandia, Italia, Luxemburgo, Holanda, Irlanda del Norte, Escocia, Suecia y Suiza. En el 90% de Inglaterra y de España tampoco se usa el fluoruro, aunque estos dos países dejaron la decisión sobre el uso del fluoruro a sus gobiernos municipales. En efecto, más del 97% de toda Europa <u>prohíbe o no añade fluoruro a su agua potable</u> (FluorideAlert, 2014).

Para mejorar el control de la diabetes, realmente hace falta restaurar el metabolismo, a un punto donde el cuerpo tenga una eficiente creación de ENERGÍA. De eso es que trata el metabolismo, de la creación de ENERGÍA del cuerpo. Se sabe que el metabolismo del cuerpo humano se controla en la glándula tiroides y también hay estudios que demuestran que el fluoruro afecta la tiroides, porque bloquea la absorción de yodo, que es el mineral esencial del cual depende la tiroides para poder funcionar. Al bloquear el yodo, el fluoruro no permite que la tiroides funcione bien para así poder crear suficiente hormona T4 (se llama T4 porque tiene cuatro átomos de yodo) que luego el cuerpo pueda convertir en suficiente hormona T3 (se llama T3 porque tiene tres átomos de yodo). Si usted lo mira bien, verá que, sin yodo disponible, la tiroides no puede de ninguna forma funcionar bien (Ahn, CS, 1970).

El fluoruro es tan efectivo bloqueando la función de la tiroides que años atrás se utilizaba como medicamento para reducir la producción de la hormona tiroidea excesiva que producía una persona con hipertiroidismo (lo contrario al hipotiroidismo que es una condición en la cual la tiroides produce un exceso de su hormona) (Nat. Research Council, 2014) (PoisonFluoride.com, 2013).

El fluoruro está contenido en el agua que tomamos y también en la pasta dental (dentífrico). En Puerto Rico y en muchos estados de la nación estadounidense, se añade fluoruro al agua potable con la excusa de evitar las caries (LexJuris, 1998). Digo con la "excusa" porque en realidad el fluoruro no debería ponérsele a nuestra agua potable; es un veneno tóxico.

En los centros NaturalSlim trabajamos mucho ayudando a restaurar el metabolismo de personas que padecen de hipotiroidismo (tiroides vaga). El hipotiroidismo causa un metabolismo lento, que a su vez es causa de obesidad. Las personas con problemas de tiroides tal parece que engordan "hasta de mirar la comida". Puedo hablar sobre el tema con bastante familiaridad porque, personalmente, padezco de hipotiroidismo. Curiosamente, una de las cosas que ocurre, cuando una persona deja de comer el exceso de dulces, pan y arroz (carbohidratos refinados) es que la tiroides se regula. Hemos visto a cientos de personas que estaban padeciendo obesidad, y que muchas veces también padecían de diabetes, tener que reducir su medicamento para la tiroides, una vez que lograron adelgazar. Incluso, hemos visto a cientos de pacientes de hipotiroidismo a los que se les había diagnosticado "nódulos en la tiroides" que nos reportaron que sus nódulos se les habían achicado, y en algunos casos desaparecido, al adelgazar. Todo indica que la causa de estos nódulos (la ciencia puede describirlos, pero desconoce sus causas) es un desorden en el METABOLISMO.

El medicamento Synthroid, que en otros países se vende bajo el nombre Eutirox, es el cuarto medicamento que más se vende en los Estados Unidos. La tiroides es la glándula que controla el metabolismo y se afecta con el fluoruro. Como hemos visto anteriormente, la tiroides también se afecta con algunos alimentos que contienen sustancias bloqueadoras, pero el problema con el fluoruro es que nos está atacando y no lo podemos ver. Al estar presente el fluoruro en la pasta de dientes y en el agua potable, estamos consumiendo fluoruro tóxico todos los días, solamente porque creemos en la higiene bucal y nos lavamos los dientes, además, tenemos que tomar agua para sobrevivir.

El 28 de diciembre del 1989 se reportó en el periódico *Medical Tribune* los resultados de un estudio de diez años hecho por el Departamento de Salud de los Estados Unidos, que concluyó diciendo (traducido del inglés):

El cáncer de los huesos ha sido asociado al fluoruro en un estudio de diez años del Programa Nacional de Toxicología del Departamento de Salud y Servicios Humanos. (...) El fluoruro probó ser positivo como factor causante de cáncer, aun en las concentraciones más bajas usadas.

Esta noticia médica se ignoró por la prensa y los medios masivos.

Asumo con seguridad que usted, al igual que yo, quiere lo mejor para su familia y para usted mismo(a). De otra forma, no estaría leyendo este libro, ni interesándose en estos temas. Hay bastante información que se nos oculta porque, algunos de estos temas como el fluoruro, u otros que hemos tocado en este libro, afectan a algún interés económico de importancia.

Desgraciadamente, en Puerto Rico se le añade fluoruro al agua potable (LexJuris, 1998). Por otro lado, todas las pastas de dientes que se venden localmente en las farmacias, supermercados y tiendas de alimentos, <u>contienen fluoruro</u>. En mi caso lo que he hecho es que compro agua embotellada y busco que sea de manantial ("spring water"), para que no sea agua procesada de la pluma (grifo), ya que el fluoruro escapa filtración por casi todos los sistemas de filtrado. Además, compro la pasta de mi familia por internet o en una tienda naturista, donde la puedo conseguir "libre de fluoruro".

Lo único que le puede hacer daño a usted o a sus familiares es lo que usted no sepa. Una vez usted tiene el conocimiento sobre algo que puede ser dañino, como pasa con el fluoruro, las soluciones aparecen.

¿POR QUÉ TODO ESTO NO SE CONOCE AMPLIAMENTE?

Después de haber leído en este capítulo sobre los distintos tipos de azúcar, los medicamentos y otras sustancias que son perjudiciales, pero de las cuales normalmente ni se sospecha, ni se cita nada en la prensa, ni nos enteramos por la televisión, podría preguntarse ¿y por qué todo esto no se conoce ampliamente? A una persona razonablemente cuerda se le hace difícil entender cómo es posible que este tipo de información vital sobre los alimentos (la soya, el gluten), los medicamentos (antidepresivos, acetaminofén), las sustancias químicas (aspartame, fluoruro) y las azúcares (fructosa, agave, néctar de coco), no sea de mayor divulgación y conocimiento.

Para entenderlo, piense por un momento en los años 90, cuando la industria tabacalera vigorosamente negaba que el tabaco era adictivo y que el fumar aumentaba el riesgo de cáncer. Las grandes firmas tabacaleras, en aquel entonces, contrataban los servicios de gigantes firmas de relaciones públicas, de reconocidos artistas que hablaban a su favor y hasta de reconocidos científicos investigadores que aseveraban que el tabaco, ni era adictivo, ni causaba cáncer. En aquel momento nos citaban estudio tras estudio de los que decían que el tabaco no era adictivo o que el tabaco no producía cáncer. Los estudios que demostraban lo contrario a lo que querían las tabacaleras que se supiera eran IGNORADOS.

Las espantosas distorsiones de las verdades científicas sobre el tabaco y las falsas declaraciones de "expertos", que habían sido comprados con el dinero de las tabacaleras, mantuvieron al público en confusión y sin que se supiera la verdad por muchos años. Por supuesto, ya hoy en día se sabe que realmente el tabaco es adictivo y que es un agente causante de cáncer, por lo cual, la publicidad se ha restringido en la televisión y a nuestros miembros de la sociedad que son más ingenuos (niños, adolescentes).

Pues, de esta misma forma en la que se mantuvo por tantos años la mentira sobre los peligros del tabaco, así mismo se mantienen todos estos datos anteriores, en ocultación. Los mismos medios noticiosos, por ejemplo, que son empleados de los medios de comunicación masiva (TV, radio, prensa) temen reportar las atrocidades que han estado pasando con la sobre medicación con antidepresivos a nuestros niños y adolescentes. Hay que recordar que las compañías farmacéuticas que producen estos medicamentos antidepresivos son de los anunciantes más grandes, que mayores sumas de dinero aportan a los patronos de los reporteros por lo cual, "hay que mantenerlos contentos". La proliferación de condiciones ficticias tales como el "déficit de atención", que es una supuesta condición para la cual no existe ningún análisis de laboratorio u otra tecnología que compruebe un diagnóstico, porque no tienen ninguna tecnología científica u otra que las apoye, ha sido catastrófica para nuestras generaciones presentes y futuras. Pensándolo bien, yo mismo, que era un niño activo, curioso y por ratos distraído, de seguro hubiera sido diagnosticado con el déficit de atención, si no hubiera tenido la suerte de haber nacido 64 años atrás, cuando todavía las farmacéuticas no enfilaban sus cañones hacia nuestros niños y adolescentes.

A la hora de proteger la SALUD, cada uno de nosotros es RESPONSABLE DE SU PROPIA SALUD. No hay otra realidad más real que esa.

Referencias mencionadas en este capítulo

- ADA. (Feb de 2004). Consensus Development Conference on Antipsychotic Drugs and Obesity and Diabetes. Diabetes Care, 27(2), 596-601. doi:10.2337/diacare.27.2.596
- ADA Prof. Tool. (2010). Antipsychotic Medications and the Risk of Diabetes and Cardiovascular Disease - Professional Tool #1. American Diabetes Association. Recuperado el 26 de Feb de 2014, de http://professional.diabetes.org/admin/UserFiles/file/CE/AntiPsych%20Meds/Professional%20 Tool%20%231(1).pdf
- Ahn, CS. (1 de Feb de 1970). Iodine Metabolism in Thyroid Slices: Effects of TSH, Dibutyryl Cyclic 3 ',5'-AMP, NaF and Prostaglandin E. Endocrinology (Philadelphia), 86(2), 396-405. doi:10.1210/endo-86-2-396
- Alan R. Gaby, MD. (1998). The Role of Hidden Food Allergy/Intolerance. Alt Med Rev, 3(2), 90-100. Recuperado el 4 de March de 2014, de http://www.ncbi.nlm.nih.gov/pubmed/9577245
- Avena NM, et al. (2008). Evidence for sugar addiction: behavioral and neurochemical effects of intermittent, excessive sugar intake. Neurosci Biobehav Rev, 32(1). Recuperado el 17 de Feb de 2014, de http://www.ncbi.nlm.nih.gov/pubmed/17617461
- Bardella MT, et al. (Jan de 2005). Gluten intolerance: gender- and age-related differences in symptoms. Scand J Gastroenterol., 40(1), 15-19. Recuperado el 24 de Feb de 2014, de http://www.ncbi.nlm.nih.gov/pubmed/15841709/
- Basciano H., et al. (2005). Fructose, insulin resistance, and metabolic dyslipidemia. Nutrition & Metabolism 2005,, 2, 5. doi:10.1186/1743-7075-2-5

- Battle J. P. et al. (Nov de 2000). Effects of Dietary Fructose on Plasma Lipids in Healthy Subjects. *Am J Clin Nutr, 72*(5), 1128-34. Recuperado el 23 de Feb de 2014, de http://ajcn.nutrition.org/content/72/5/1128.full
- Bethune MT, et al. (Feb de 2008). Parallels between Pathogens and Gluten Peptides in Celiac Sprue. *PLoS Pathog, 4*(2), e34. Recuperado el 21 de May de 2014, de http://www.ncbi.nlm.nih.gov/pmc/articles/PMC2323203/
- Brymora A, et al. (Feb de 2012). Low-fructose diet lowers blood pressure and inflammation in patients with chronic kidney disease. *Nephrol Dial Transplant, 27*(2), 608-12. doi:10.1093/ndt/gfr223
- Caton PW, et al. (1 de March de 2011). Fructose induces gluconeogenesis and lipogenesis through a SIRT1-dependent mechanism. *J Endocrinol, 208*, 273-283. doi:10.1530/JOE-10-0190
- CCHR. (2014). *Citizens Commision on Human Rights*. Recuperado el 26 de Feb de 2014, de http://www.cchr.mx/
- Cheng J, et al. (April de 2010). Body Mass Index in Celiac Disease: Beneficial Effect of a Gluten-free Diet. *Journal of Clinical Gastroenterology, 44*(4), 267-271. doi:10.1097/MCG.0b013e3181b7ed58
- Choi M. E. (March de 2009). The Not-so-Sweet Side of Fructose. *Journal American Society of Nephrology, 20*(3), 457-459. doi:10.1681/ASN.2009010104
- Cirillo P, et al. (March de 2009). Ketohexokinase-dependent metabolism of fructose induces proinflammatory mediators in proximal tubular cells. *J Am Soc Nephrol, 20*(3), 545-53. doi:10.1681/ASN.2008060576
- Dekker MJ, et al. (2010). Fructose: a highly lipogenic nutrient implicated in insulin resistance, hepatic steatosis, and the metabolic syndrome. *Am J Physiol Endocrinol Metab., 299*(5), E685-94. doi:10.1152/ajpendo.00283.2010
- Divi RL, et al. (15 de Nov de 1997). Anti-Thyroid Isoflavones from Soybean: Isolation, Characterization, and Mechanisms of Action. *54*(10), 1087–1096. Recuperado el 25 de Feb de 2014, de http://www.sciencedirect.com/science/article/pii/S0006295297003018
- Donas Krispy Kream. (2013). *Krispy Kream Donuts*. Recuperado el 23 de Feb de 2014, de http://www.krispykreme.com/
- Elliott et al. (2002). Fructose, weight gain, and the insulin resistance syndrome. *Am J Clin Nutr, 76*(5), 911-922. Recuperado el 23 de Feb de 2014, de http://ajcn.nutrition.org/content/72/5/1128.full
- Elson Haas, MD. (2001). *The False Fat Diet: The Revolutionary 21-Day Program for Losing the Weight You Think Is Fat*. New York: Ballentine Books. Recuperado el 24 de Feb de 2014, de http://www.amazon.com/The-False-Fat-Diet-Revolutionary/dp/0345443152
- Erejuwa OO, et al. (2012). Honey--a novel antidiabetic agent. *Int J Biol Sci., 8*(6), 913-34. doi:10.7150/ijbs.3697
- Eriksson LS, et al. (May de 1992). Hepatotoxicity due to repeated intake of low doses of paracetamol. *J Internal Medicine, 231*(5), 567-70. Recuperado el 26 de Feb de 2014, de http://www.ncbi.nlm.nih.gov/pubmed/1602296
- FluorideAlert. (2014). Recuperado el 27 de Feb de 2014, de FluorideAlert.org: http://fluoridealert.org/content/europe-statements/
- Fowler SP, et al. (2011). Diet Soft Drink Consumption Is Associated with Increased Waist Circumference in the San Antonio Longitudinal Study of Aging. *DiabetesPro*. Recuperado el 26 de Feb de 2014, de http://professional.diabetes.org/Abstracts_Display.aspx?CID=86488
- Gersch MS, e. a. (Oct de 2007). Fructose, but not dextrose, accelerates the progression of chronic kidney disease. *Am J Physiol Renal Physiol, 293*(4), F1256-61. Recuperado el 23 de Feb de 2014, de http://www.ncbi.nlm.nih.gov/pubmed/17670904
- Goran MI, et al. (2013). High fructose corn syrup and diabetes prevalence: a global perspective. *Glob Public Health, 8*(1), 55-64. doi:10.1080/17441692.2012.736257
- Gross LS, et al. (May de 2004). Increased consumption of refined carbohydrates and the epidemic of type 2 diabetes in the United States: an ecologic assessment. *Am J Clin Nutr, 79*(5),

774-779. Recuperado el 23 de Feb de 2014, de
http://ajcn.nutrition.org/content/79/5/774.short

- Hadjivassiliou M, et al. (2002). Gluten sensitivity as a neurological illness. *J Neurol Neurosurg Psychiatry 2002;72:560-563, 72*, 560-563. doi:10.1136/jnnp.72.5.560
- Hadjivassiliou M, et al. (Nov de 2006). Neuropathy associated with gluten sensitivity. *J Neurol Neurosurg Psychiatry., 77*(11), 1262-6. Recuperado el 4 de March de 2014, de http://www.ncbi.nlm.nih.gov/m/pubmed/16835287/
- Hafström I, et al. (2001). A vegan diet free of gluten improves the signs and symptoms of rheumatoid arthritis: the effects on arthritis correlate with a reduction in antibodies to food antigens. *Rheumatology, 40*(10), 1175-1179. doi:10.1093/rheumatology/40.10.1175
- Harnagea-Theophilus E, et al. (11 de Jan de 1999). Positional isomers of acetaminophen differentially induce proliferation of cultured breast cancer cells. *Toxicology Letter, 104*(1-2), 11-8. Recuperado el 26 de Feb de 2014, de http://www.ncbi.nlm.nih.gov/pubmed/10048744
- Hernández-Lahoz et al. (2011). Neurogluten: patología neurológica por intolerancia. *Rev Neurológica, 53*, 287-300. Recuperado el 5 de March de 2014, de http://avawww.autismoava.org/archivos/NEUROGLUTEN.pdf
- Indystar, J. S. (2013). *Eli Lilly spending $700M on insulin production to meet growing global threat of diabetes.* Indystar. Recuperado el 25 de Dec de 2013, de http://www.indystar.com/story/money/2013/11/14/eli-lilly-spending-700m-on-insulin-production-to-meet-growing-global-threat-of-diabetes/3524293/
- Ishimoto T, et al. (13 de March de 2012). Opposing effects of fructokinase C and A isoforms on fructose-induced metabolic syndrome in mice. *Proc Natl Acad Sci U S A., 109*(11). doi:10.1073/pnas.1119908109
- Ishizuki, Y. et al. (20 de May de 1991). The effects on the thyroid gland of soybeans administered experimentally in healthy subjects. *67*(5). Obtenido de http://www.ncbi.nlm.nih.gov/pubmed/1868922
- Johnson R.J., et al. (2007). Potential Role of Sugar (Fructose) in Epidemic of Hypertension, Obesity and the Metabolic Syndrome, Diabetes, Kidney Disease, and Cardiovascular Disease. *Am J Clin Nutr., 86*, 899-906. Recuperado el 23 de Feb de 2014, de http://www.ncbi.nlm.nih.gov/pubmed/17921363
- Johnson RJ, et al. (Dec de 2010). The effect of fructose on renal biology and disease. *J Am Soc Nephrol, 21*(12), 2036-9. doi:10.1681/ASN.2010050506
- Kharrazian VA, et al. (2014). The Prevalence of Antibodies against Wheat and Milk Proteins in Blood Donors and Their Contribution to Neuroimmune Reactivities. *Nutrients, 6*(1), 15-36. Recuperado el 24 de Feb de 2014, de http://www.mdpi.com/2072-6643/6/1/15
- Koning L, et al. (June de 2011). Sugar-sweetened and artificially sweetened beverage consumption and risk of type 2 diabetes in men. *Am J Clin Nutr, 93*(6), 1321-1327. doi:10.3945/ajcn.110.007922
- Larson AM, et al. (Dec de 2005). Acetaminophen-induced acute liver failure: results of a United States multicenter, prospective study. *Hepatology., 42*(6), 1364-72. Recuperado el 26 de Feb de 2014, de http://www.ncbi.nlm.nih.gov/pubmed/16317692
- Lee WM. (Jul de 2004). Acetaminophen and the U.S. Acute Liver Failure Study Group: lowering the risks of hepatic failur. *Hepatology., 40*(1), 6-9. Recuperado el 26 de Feb de 2014, de http://www.ncbi.nlm.nih.gov/pubmed/15239078
- Levkovitz Y, et al. (Nov de 2007). Antidepressants induce cellular insulin resistance by activation of IRS-1 kinases. *Mol Cell Neurosci, 36*(3), 305-12. Recuperado el 26 de Feb de 2014, de http://www.ncbi.nlm.nih.gov/pubmed/17728140
- LexJuris. (11 de Sep de 1998). *Para crear la Ley de Fluoruración del Agua Potable en Puerto Rico.* Recuperado el 26 de Feb de 2014, de http://www.lexjuris.com/LEXLEX%5CLEY1998%5Clex98266.htm
- Lim, J. S. et al. (2010). The role of fructose in the pathogenesis of NAFLD and the metabolic syndrome. *Nat. Rev. Gastroenterol. Hepatol., 7*, 251-264. doi:10.1038/nrgastro.2010.41

- Liu WC, et al. (April de 2012). Association of Hyperuricemia with Renal Outcomes, Cardiovascular Disease, and Mortality. *Clin J Am Soc Nephrol, 7*(4), 541-8. doi:10.2215/CJN.09420911
- Llorente-Alonso MJ, e. a. (Nov de 2006). Gluten intolerance: Sex-and age-related features. *Can J Gastroenterol, 20*(11), 719–722. Recuperado el 24 de Feb de 2014, de http://www.ncbi.nlm.nih.gov/pmc/articles/PMC2660827/
- McEvoy JP, e. a. (1 de Dec de 2005). Prevalence of the metabolic syndrome in patients with schizophrenia: baseline results from the Clinical Antipsychotic Trials of Intervention Effectiveness (CATIE) schizophrenia trial and comparison with national estimates from NHANES III. *Schizophr Res, 80*(1), 19-32. Recuperado el 26 de Feb de 2014, de http://www.ncbi.nlm.nih.gov/pubmed/16137860
- McNEIL-PPC, Inc. (2014). *Más de 600 medicamentos contienen acetaminofén.* Recuperado el 26 de Feb de 2014, de http://www.tylenolprofessional.com/assets/v4/common-meds-list-span.pdf
- Moling O, et al. (May de 2006). Severe hepatotoxicity after therapeutic doses of acetaminophen. *Clinical Therapy, 28*(5), 755-60. Recuperado el 26 de Feb de 2014, de http://www.ncbi.nlm.nih.gov/pubmed/16861097
- Murray JA, et al. (April de 2004). Effect of a gluten-free diet on gastrointestinal symptoms in celiac disease. *Am J Clin Nutr, 79*(4), 669-67. Recuperado el 24 de Feb de 2014, de http://ajcn.nutrition.org/content/79/4/669.short
- Nakagawa T, et al. (March de 2006). A causal role for uric acid in fructose-induced metabolic syndrome. *Am J Physiol Renal Physiol, 290*(3), F625-31. Recuperado el 23 de Feb de 2014, de http://www.ncbi.nlm.nih.gov/pubmed/16234313
- Nat. Research Council. (2014). *Fluoride: Effects on the Endocrine System.* Washington, D.C.: The National Academies Press. Recuperado el 27 de Feb de 2014, de http://www.nap.edu/openbook.php?record_id=11571&page=224
- NCHS Health E-Stat. (2012). *Prevalence of Overweight, Obesity, and Extreme Obesity Among Adults: United States, Trends 1960–1962 Through 2009–2010.* National Center for Health Statistics. Atlanta, GA: Centers for Disease Control and Prevention . Recuperado el 23 de Feb de 2014, de http://www.cdc.gov/nchs/data/hestat/obesity_adult_09_10/obesity_adult_09_10.htm
- Nettleton JA, e. a. (April de 2009). Diet soda intake and risk of incident metabolic syndrome and type 2 diabetes in the Multi-Ethnic Study of Atherosclerosis (MESA). *Diabetes Care, 32*(4), 688-94. doi:10.2337/dc08-1799
- Nourjah P, et al. (Jun de 2006). Estimates of acetaminophen (Paracetomal)-associated overdoses in the United States. *Pharmacoepidemiol Drug Saf, 15*(6), 398-405. Recuperado el 26 de Feb de 2014, de http://www.ncbi.nlm.nih.gov/pubmed/16294364
- Omotayo O Erejuwa. (2014). Effect of honey in diabetes mellitus: matters arising. *J Diabetes Metab Disord. , 13*(23). doi:10.1186/2251-6581-13-23
- Ortega RM, et al. (2012). Poor zinc status is associated with increased risk of insulin resistance in Spanish children. *British Journal of Nutrition, 107*(3), 398-404. Obtenido de http://www.ncbi.nlm.nih.gov/pubmed/22277170
- Ostapowicz G, et al. (17 de Dec de 2002). Results of a prospective study of acute liver failure at 17 tertiary care centers in the United States. *Ann Intern Med, 137*(12), 947-54. Recuperado el 26 de Feb de 2014, de http://www.ncbi.nlm.nih.gov/pubmed/12484709
- Patel J, et al. (19 de Jan de 2009). Evaluation of the chronic complications of diabetes in a high fructose diet in rats. *Indian Journal of Biochemestry & Biophysics, 46*, 66-72. Recuperado el 23 de Feb de 2014, de http://nopr.niscair.res.in/bitstream/123456789/3336/1/IJBB%2046(1)%2066-72.pdf
- PoisonFluoride.com. (2013). *History of the Fluoride/Iodine Antagonism.* Recuperado el 27 de Feb de 2014, de www.poisonfluoride.com: http://poisonfluoride.com/pfpc/html/thyroid_history.html

- Rackis JJ, e. a. (1985). The USDA trypsin inhibitor study. I. Background, objectives, and procedural details. *Plant Foods for Human Nutrition, 35*(3), 213-242. Recuperado el 25 de Feb de 2014, de http://link.springer.com/article/10.1007/BF01092196
- Robert H. Lustig, MD. (2013). *Fat Chance: Beating the Odds Against Sugar, Processed Food, Obesity, and Disease.* New York: Hudson Street Press - Penguin Group. Recuperado el 23 de Feb de 2014, de http://www.amazon.com/Fat-Chance-Beating-Against-Processed/dp/0142180432
- Robert Lustig, MD - Video. (30 de July de 2009). Recuperado el 23 de Feb de 2014, de YouTube.com: http://www.youtube.com/watch?v=dBnniua6-oM
- Saadah OI, et al. (Sep de 2004). Effect of gluten-free diet and adherence on growth and diabetic control in diabetics with coeliac disease. *Arch Dis Child., 89*(9), 871-6. Recuperado el 4 de March de 2014, de http://www.ncbi.nlm.nih.gov/pubmed/15321869
- Shambaugh P, e. a. (1990). Differential effects of honey, sucrose, and fructose on blood sugar level. *Journal of Manipulative and Physiological Therapeutics, 13*(6), 322-325. Recuperado el 26 de Feb de 2014, de http://europepmc.org/abstract/MED/2394949
- Stephan BCM., et al. (2010). Increased Fructose Intake as a Risk Factor For Dementia. *J Gerontol A Biol Sci Med Sci, 65A*(8), 809-814. doi:10.1093/gerona/glq079
- Tappy L, Lê KA. (Jan de 2010). Metabolic effects of fructose and the worldwide increase in obesity. *Physiol Rev., 90*(1), 23-46. doi:10.1152/physrev.00019.2009
- Van Dam RM, et al. (2004). Effects of Coffee Consumption on Fasting Blood Glucose and Insulin Concentrations. *Diabetes Care, 27*(12), 2990-2992. doi:10.2337/diacare.27.12.2990
- Wang DD, e. a. (May de 2012). The effects of fructose intake on serum uric acid vary among controlled dietary trials. *J Nutr., 142*(5), 916-23. doi:10.3945/jn.111.151951
- Weston A. Price Foundation. (2013). *Agave Nectar: Worse Than We Thought.* Recuperado el 26 de Feb de 2014, de http://www.westonaprice.org/modern-foods/agave-nectar-worse-than-we-thought
- Wikipedia - Ancel Keys. (2013). *http://en.wikipedia.org/.* Recuperado el 23 de Feb de 2014, de http://en.wikipedia.org/wiki/Ancel_Keys
- Wilson RD1, Islam MS. (2012). Fructose-fed streptozotocin-injected rat: an alternative model for type 2 diabetes. *Pharmacol Rep, 64*(1), 129-39. Recuperado el 23 de Feb de 2014, de http://www.ncbi.nlm.nih.gov/pubmed/22580529
- Yang Q, et al. (Feb de 2014). Added Sugar Intake and Cardiovascular Diseases Mortality Among US Adults. *JAMA Intern Med.* doi:10.1001/jamainternmed.2013.13563
- Yary T, et al. (March de 2012). Dietary Intake of Zinc was Inversely Associated with Depression. *Biological Trace Element Research, 145*(3), 286-290. Recuperado el 25 de Feb de 2014, de http://link.springer.com/article/10.1007/s12011-011-9202-y
- Zuñiga, C. D. (8 de Dec de 1998). *Patente nº 5846333.* Recuperado el 26 de Feb de 2014, de http://www.patentstorm.us/patents/5846333/fulltext.htm

Las frutas y los diabéticos

No existe duda sobre el valor nutritivo de las frutas. De hecho, el consumo habitual de frutas es muy recomendable para casi todas las personas, excepto para los diabéticos y aquellos que desean adelgazar. Las frutas son, en su gran mayoría, Alimentos Tipo E (ENEMIGOS del control de la diabetes) y para los que desean adelgazar son Tipo E (ENGORDAN), porque la mayoría son altas en su contenido de carbohidratos. Es verdad que las frutas son "naturales" y que están llenas de vitaminas y minerales. Pero, con excepción de las fresas y las manzanas, que son frutas menos dulces, el resto tienen demasiada cantidad de su azúcar natural (la fructosa), como para poder controlar la diabetes o adelgazar.

Las fresas y las manzanas (especialmente la manzana verde) son relativamente bajas en su contenido de fructosa y podrían considerarse Alimentos Tipo A (AMIGOS del control de la diabetes) o para el que desea adelgazar, Alimentos Tipo A (ADELGAZAN). Con esto no estoy diciéndole que usted no puede comer

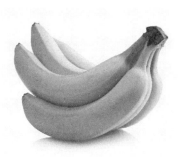

frutas como mango, piña, guineo[116], papaya, naranja, pera, melón y otras, porque en la Dieta 3x1 nada está prohibido. Lo que le digo es que las puede comer pero acomodándolas dentro de su porción permitida de Alimentos Tipo E (ENEMIGOS del control de la diabetes). Disfrútese sus frutas, pero teniendo buen control y sin que en ningún momento vaya usted a consumir más de ¼ de la totalidad de la superficie de su plato en la Dieta 3x1.

He visto que le recomiendan a los diabéticos que consuman de todos los tipos de frutas (acídicas, pulposas, tropicales, frutas secas), pero por lo

---

[116] *Guineo: en Puerto Rico y Panamá le decimos "guineo" a la banana. En Venezuela le llaman "cambur" y en México le llaman "plátano".*

que hemos podido observar entre los miles de diabéticos que han participado del programa NaturalSlim, <u>esto es un error</u> porque las frutas, especialmente las tropicales (banano, mango, piña, papaya) y las frutas secas suben mucho la glucosa. Me imagino que los que le recomiendan las frutas a los diabéticos lo hacen porque consideran que el diabético debe siempre depender de medicamentos para reducir la glucosa de la sangre. Nosotros hemos visto que al reducir los Alimentos Tipo E (ENEMIGOS del control de la diabetes), que incluyen a la gran mayoría de las frutas, los diabéticos pueden reducir, con la ayuda de sus médicos, las dosis de sus medicamentos. En algunos casos se logra eliminar totalmente hasta la necesidad de inyectarse insulina.

Los diabéticos tienen que reducir su consumo de frutas dulces si quieren poder controlar su diabetes. En cuanto a las frutas secas, cuya fructosa se concentra al extraerles el agua, el efecto de aumento en la glucosa es casi igual de dañino que el de consumir azúcar granulada.

Mi experiencia con los diabéticos ha sido que la gran mayoría de las frutas, aunque sean saludables desde el punto de vista de su contenido nutricional (vitaminas, minerales), causan una subida poco saludable de la glucosa en la sangre y empeoran el control de la diabetes. Cualquier alimento que contribuya a aumentar los niveles de glucosa por encima de los niveles normales 80-100 mg/dl va a contribuir a causar más daños que bienestar.

Las fresas tienden a ser muy bajas en fructosa. Si uno se prepara un pequeño postre a base de fresas, con un poco de crema batida ("whipped cream"), y quizás hasta un poquito de canela, podría disfrutarlo sin causarle una crisis al cuerpo. Podría usted, por ejemplo, en su Dieta 3x1 consumir un pollo a la parrilla, con ensalada y terminar con un pequeño postre a base de fresas con 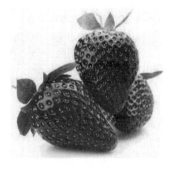 crema batida. Podría, con una combinación así, almorzar o cenar muy bien, mientras mantiene los niveles de glucosa bajo control.

Si las frutas están enlatadas generalmente se enlatan en almíbar (agua azucarada) y ya no serían recomendables para los diabéticos. Por lo tanto, le recomiendo que siempre prefiera las frutas frescas, tomando en cuenta que mientras menos dulces sean a su paladar mejor serán para usted; y que, con excepción de las fresas y las manzanas, el resto debe catalogarse como Alimentos Tipo E (ENEMIGOS del control de la diabetes) al confeccionar su Dieta 3x1.

Las frutas secas son extremadamente concentradas en azúcar fructosa porque al deshidratarlas (quitarles el agua) su azúcar fructosa se les concentra, por lo cual usted notará que las frutas secas siempre son bien dulces. Las pasas, los higos, la piña y otras frutas secas son de los peores Alimentos Tipo E (ENEMIGOS del control de la diabetes) que usted puede consumir y le harán muy difícil el controlar su diabetes. Nuevamente, cómalas; pero sepa que su proporción dentro del plato de la Dieta 3x1 nunca debe ser más de ¼ parte del espacio de su plato y asegúrese de que no sobrepasa esa ¼ parte con algún otro Alimento Tipo E (ENEMIGO del control de la diabetes).

Las personas que no tienen sobrepeso, obesidad o diabetes pueden comer frutas y no tienen problemas. Algunos hasta viven sólo de comer frutas y viven bien, con buena salud. Lo que pasa es que todos los cuerpos no son iguales, por lo cual cada cuerpo reacciona distinto a otro cuerpo. Por ejemplo, mi esposa puede comerse una fruta (cualquiera) y no ganará peso con facilidad, porque su cuerpo no reacciona desfavorablemente como lo hace el mío. Tengo un cuerpo con un tipo de metabolismo bien distinto al de mi esposa. Puedo disfrutarme una fruta, pero al rato de comerla me da sueño, porque a mí la fructosa me deja como si estuviera "inconsciente"; me causa como un cansancio o somnolencia. A mi esposa no le pasa esto. Todos tenemos cuerpos distintos. En el capítulo PERSONALIZANDO SU DIETA 3x1, donde se explica la influencia del sistema nervioso sobre el metabolismo, podrá saber qué tipo de metabolismo usted tiene y entenderá mejor por qué un mismo alimento puede tener completamente distintos efectos para algunos de nosotros.

Los diabéticos, todos, tienen sus cuerpos invadidos por el hongo *candida*. Esto es así debido a que el hongo *candida* depende de tener mucha glucosa disponible para   poder reproducirse y el cuerpo de un diabético sería como "el paraíso para los hongos". Resulta que la fructosa es el tipo de azúcar que más hace crecer y reproducirse a los hongos, por lo cual vimos en NaturalSlim que esos diabéticos con obesidad que abusaban de las frutas siempre tenían las infecciones más graves del hongo *candida*. Las infecciones con el hongo *candida* pueden ser la causa de picores en la piel, alergias, sinusitis, migrañas, flujo vaginal y otras docenas de síntomas en el cuerpo de un diabético. Hace ya bastantes años que descubrimos en NaturalSlim que el diabético no lograba adelgazar, ni controlar perfectamente bien su glucosa, si no limpiaba de su cuerpo la infección del hongo *candida* que por años se dedicó a alimentar con frutas dulces, frutas secas y los jugos de frutas.

Muchos diabéticos confunden "natural" con "saludable" y piensan que cualquier fruta debe ser saludable para ellos porque es "natural". La verdad es que "natural" sólo quiere decir que viene de la naturaleza. Que algo sea "natural" no significa que sea necesariamente bueno para usted. La cocaína y la marihuana son plantas "naturales" y ello no significa que sean buenas para usted. El término "saludable" tiene que ver con cuál es el EFECTO EN USTED de algún alimento o sustancia. Las frutas dulces (mango, piña, banano, papaya, naranja, pera, melón, etc.) pueden ser "saludables" para alguien que es delgado o para alguien que no tiene problemas con el control de su glucosa porque no es diabético. En su caso, tenemos primero que controlar la diabetes para que nunca suba la glucosa por encima de 130 mg/dl y entonces hablamos sobre si debe consumir un poco más de frutas.

Creo que las cosas buenas en la vida deben premiarse. Mucha gente siempre se acuerda de decir lo que está mal y criticarlo, pero olvidan decir lo que otros han hecho bien. Lo bueno hay que decirlo y hay que validarlo para que se reconozca. Si mi esposa me sirve una buena cena que me hizo con cariño y olvido darle las gracias y admirar su empeño y creatividad, merezco que la próxima cena me la den quemada. Cuando usted empieza con la meta de controlar su diabetes debe mantener su intención en realmente controlar la diabetes y no debe desviarse ni por un minuto de su meta de lograr el control, al punto que su glucosa nunca pase por arriba de 130 mg/dl. Cuando haya logrado esa meta de "control perfecto" por dos semanas, puede entonces "darse un premio" y experimentar con un poco de consumo de frutas, siempre midiendo sus niveles de glucosa con su glucómetro dos horas después de haber comido una fruta u otro alimento, para SABER LA VERDAD de cómo esa fruta u otro alimento le afectó la glucosa total.

Fíjese también que los tomates, que comemos como parte de las ensaladas, en realidad son frutas y son Alimentos Tipo E (ENEMIGOS del control de la diabetes). Observe que los tomates tienen semillas en la parte de adentro, a diferencia de los verdaderos vegetales. Los tomates y la salsa de tomate son Alimentos Tipo E (ENEMIGOS del control de la diabetes), por lo tanto debe considerarlos como tal al confeccionar su plato en la Dieta 3x1.

LOS JUGOS DE FRUTAS

En el tema de las frutas lo que más daño le hará a un diabético son los "jugos de frutas" porque son fuentes concentradas de grandes cantidades de fructosa líquida. Por lo menos, cuando usted come una fruta en su estado natural, se beneficia de la fibra que contiene, la cual evita que la fructosa llegue a su sangre con demasiada velocidad. Pero, cuando a la fruta ya se le ha extraído o exprimido el jugo, la fibra se pierde y el jugo que usted se toma va directo al hígado, porque es precisamente en el hígado que la fructosa crea un "hígado graso", que luego causa una "resistencia a la insulina" y le complica aún más la diabetes.

Hoy en día los jugos de frutas comerciales que son enlatados y embotellados, y que nos venden en los supermercados, son endulzados con el jarabe de fructosa concentrada que se extrae del maíz. Los fabricantes de jugo no pueden esperar a que las frutas estén muy maduras, que es su momento de más dulzor, porque se les dañarían antes de exprimirlas o procesarlas en su fábrica para convertirlas en jugo. Por esto, compran a los agricultores frutas más verdes o jóvenes para que les duren un mayor tiempo en sus plantas de procesamiento. Como estas frutas más jóvenes todavía no han alcanzado su madurez, que es cuando realmente llegan al máximo de su dulzura, son de sabor menos dulce, y eso no ayudaría a las ventas porque saben que "el consumidor ama y es leal al dulce sabor del azúcar". De hecho, en la industria de fabricación de jugos cada fabricante se esfuerza por "mantener o aumentar la lealtad a su marca" y esto se logra con la ayuda de añadirle fructosa de jarabe de maíz a sus jugos. La meta de cada fabricante es alcanzar un nivel perfecto de dulzor, o azúcar fructosa de maíz añadida, que mantenga a esos consumidores adictos a su propia marca de jugos de naranja, manzana, pera, melocotón o a cualquier otra de las frutas que convierten en jugo.

Cuando el paciente diabético, o la persona obesa, consume un jugo de frutas comercial, está ingiriendo un producto industrial de "alta tecnología" cuyo procesamiento está siendo dirigido y manipulado por expertos llamados "ingenieros de la tecnología de los alimentos". Son ingenieros técnicos con maestrías en institutos reconocidos de la tecnología de procesamiento de los alimentos y están muy bien pagados porque son, entre otras cosas, los que mantienen "la lealtad a la marca", preservando ese nivel óptimo de azúcar fructosa, que hace que los consumidores regresen una y otra vez a comprar el jugo marca X y que lo prefieran sobre el jugo marca Y. No me malentienda, estos ingenieros en tecnología de alimentos también hacen otras labores muy importantes como mantener la calidad y la seguridad de los productos alimenticios que consumimos. Sólo le dejo saber que los jugos de frutas comerciales son manipulados expertamente, añadiéndoles la cantidad de fructosa de maíz que sea necesaria para mantenerlo a usted en una relación adictiva con una marca de jugos. La idea es asegurarse de que su paladar continuará manteniéndole "contento y atrapado de la marca X o Y de jugos". Por supuesto, son "jugos de frutas naturales", porque la fructosa de maíz que les añaden también viene de una fuente "natural" que es el maíz. Dese cuenta de que lo que en realidad usted está tomando es una gran cantidad de jarabe de maíz.

No existe forma de controlar la diabetes mientras usted sea esclavo de su adicción al azúcar en cualquiera de sus formas, lo cual incluye a la fructosa del maíz o de las frutas. Cuando usted se toma uno de estos "jugos naturales" su diabetes se descontrola, su hígado se pone más graso y en su cuerpo aumentan los procesos inflamatorios que destruyen los riñones (Richard J. Johnson, MD., 2008).

En el campo de la ingeniería de alimentos se habla del "índice de sabor dulce" (ISD) de los alimentos. Este es un índice que sirve para medir cuán dulce es algún tipo de azúcar y cuán dulce debería ser un alimento manufacturado, como los "jugos de frutas naturales" o incluso el "yogurt natural", para lograr su máximo en ventas y "lealtad a la marca". Los fabricantes de alimentos saben que el azúcar produce una adicción y que el consumidor (usted) no toma las decisiones de compra de muchos "alimentos naturales" con un análisis mental, sino con un recuerdo vívido de la experiencia de placer que produce el azúcar en la punta de la lengua (Shallenberger RS, 1963) (Desor J. O., 1975).

Si a usted le gustaría educarse sobre los daños que causa a los diabéticos el jarabe de fructosa de maíz, que le hace tan sabroso ese "jugo de frutas natural" que tanto le gusta, le recomiendo que lea el libro "The Sugar Fix" (se llamaría "La Cura del Adicto al Azúcar" en español) del doctor Richard Johnson. El doctor Johnson es un especialista en nefrología (enfermedades y problemas de los riñones) que actualmente es director médico de nefrología, hipertensión y trasplantes renales de la Universidad de Florida en Gainesville, Estados Unidos. Las evidencias de estudios clínicos que el doctor Johnson presenta en su libro son contundentes (Richard J. Johnson, MD., 2008).

Para evitar las complicaciones de la diabetes y salvar a sus familiares de los problemas que usted se causará a usted mismo(a) y a ellos, manténgase libre de su atracción o adicción a los "jugos de frutas naturales". Le recuerdo que "usted controla la diabetes o la diabetes le controlará a usted". Decida si su destino debe ser suyo o de los que dependen de su desconocimiento para lucrarse de usted.

Fuera del tema de los diabéticos, cuya salud se está afectando por la falta de conocimiento sobre este tema de los alimentos que de forma natural son altos en fructosa o de los que son endulzados con el jarabe de fructosa de maíz, nuestros niños también están siendo afectados. Como abuelo que soy de siete nietos me horrorizo al ver cómo los padres y madres, que desconocen la amenaza a la salud que presenta el jarabe de fructosa de maíz ("High Fructose Corn Syrup", HFCS en inglés), todos los días les ponen jugos de frutas endulzados en sus loncheras pensando que "deben ser muy buenos porque son jugos de frutas naturales".

LA "BEBIDA MENTIRITA" COMO PREMIO

Después de haberle hecho sufrir con el tema de los "jugos de frutas naturales" intereso darle alguna buena noticia y algo de esperanza para su futuro.

La meta principal es CONTROLAR LA DIABETES y eso se consigue manteniendo la glucosa de la sangre en un rango que no suba más de 130 mg/dl ni baje menos de 70 mg/dl. ¡Eso es control y el resto son tonterías! Una vez usted se lo proponga y haya logrado mantener sus medidas de glucosa por dos semanas consecutivas en ese rango de medidas, usted puede decirse "gané la pelea; estoy en control de mi diabetes". Si usted no lo logra, continúa estando en peligro de perder la salud y convertirse en un problema para usted y para su familia.

Una vez haya logrado ese control verdadero de la diabetes, manteniendo su glucosa en esos rangos (130 mg/dl a 70 mg/dl) sin fallar por dos semanas, usted puede pensar en la posibilidad de explorar la idea de "darse un premio". El premio puede ser la libertad de tomarse, de vez en cuando, y mientras mantenga su pleno control de la glucosa, lo que llamo una "bebida de mentirita[117]". Una "bebida mentirita" es un vaso que tiene como un 90% de agua fría, al cual usted le añade un poco de algún jugo de frutas de su preferencia, como decir jugo de manzana natural que no ha sido endulzado con jarabe de fructosa de maíz. Eso le crea a usted una bebida con sabor a fruta que le sirve para acompañar una comida, donde su porción de Alimentos Tipo E (ENEMIGOS) será exclusivamente esa "bebida mentirita".

En otras palabras, usted elimina del plato la porción de la Dieta 3x1 del alimento Tipo E y la reemplaza con su "bebida mentirita", cuyo nivel de azúcares o carbohidratos ha sido reducido a un mínimo por haberse diluido en agua, pero que todavía conserva el sabor agradable de la fruta. Cuando estaba adelgazando y llegaba una visita a la casa, me preparaba un vaso de agua mineral (Perrier, Pelegrino u otra marca) en una copa de cristal de mi agrado y le echaba un poquito de jugo de uvas o jugo de manzana sin endulzar para crear mi "bebida mentirita". Para el resto de la gente que me visitaba tal parecía que me había preparado un trago gourmet[118]. Incluso usted puede ponerse creativo(a) y añadirle unas hojas de menta o un tallo de apio (celery) para aquello del realzar el sabor y la

---

[117] *Mentirita: queriendo decir una "mentira pequeña".*
[118] *Gourmet: la palabra "gourmet" (francés) o "gurmé" (español) significa "gastrónomo" que es una persona con gusto delicado y de exquisito paladar que es conocedor de los platos de cocina refinados y de alta calidad.*

belleza de su "bebida mentirita". Naturalmente, una hora después de tomarse su "bebida mentirita" debe usted medirse la glucosa para aprender de la experiencia y saber con exactitud cuánto fue la subida de glucosa que provocó su "bebida mentirita". Mientras mejor usted conozca las reacciones de su cuerpo, mejor control de la diabetes usted tendrá, y mejor podrá predecir lo que pasará con su glucosa al ingerir algún alimento en el futuro.

Otro premio que pudiera darse, si realmente tiene su diabetes bajo control, es de vez en cuando prepararse un jugo de limón endulzado con stevia[119] o un poco de miel. El limón puede ser muy bueno, por su alto contenido de potasio natural, para los que padecen de presión arterial alta, además de que tiene un efecto anti-ácido, precisamente debido a su alto contenido de potasio. Sólo asegúrese de verificar sus niveles de glucosa a las dos horas para estar seguro de que la cantidad de zumo de limón que utilizó en su jugo de limón no le está llevando la glucosa a un nivel de más de 130 mg/dl.

Nunca se le ocurra "darse un premio" con una "bebida mentirita", ni con ninguna otra golosina, si antes no se lo ha ganado habiendo logrado el control de su diabetes (130 mg/dl a 70 mg/dl de glucosa sin fallar por dos semanas). Nada reemplaza la integridad que debe tener un ser consigo mismo. Alguien podría engañar a otra persona, pero se le va a hacer imposible engañarse a sí mismo. El mejor amigo que usted no debe perder es usted mismo.

---

[119] *Stevia: edulcorante (sustancia para endulzar) extraída de las hojas de una planta que se usa para reemplazar el azúcar.*

Referencias mencionadas en este capítulo

- Desor J. O. (1975, Nov). Preferences for sweet and salty in 9- to 15-years old and adult humans. *Science*, 686-687. Retrieved from http://www.ncbi.nlm.nih.gov/pubmed/1188365
- Richard J. Johnson, MD. (2008). *The Sugar Fix: The High-Fructose Fallout That Is Making You Fat and Sick*. New York: Pocket Books - Division of Simon & Schuster. Retrieved from http://www.amazon.com/Sugar-Fix-High-Fructose-Fallout-Making/dp/B00EJ1TMVO
- Shallenberger RS. (1963). Hydrogen bonding and the varying sweetness of the sugars. *Journal of Food Science 28*, 584–589. Retrieved from http://onlinelibrary.wiley.com/doi/10.1111/j.1365-2621.1963.tb00247.x/abstract

Las comidas diarias de un diabético

EL DESAYUNO DE UN DIABÉTICO O PRE-DIABÉTICO

Tal y como se decía en *El Poder del Metabolismo,* el desayuno sigue siendo la comida más importante del día. Todo lo que empieza mal, termina mal. Si el diabético o pre-diabético empieza mal el día, rompiendo su ayuno (por eso se llama "des-ayuno") con Alimentos Tipo E (ENEMIGOS del control de la diabetes) ya no podrá controlar bien sus niveles de glucosa para el resto del día. El desayuno es el cimiento de lo que será su día. Si el desayuno es deficiente y contiene una proporción mal balanceada entre proteínas, grasas y carbohidratos, los niveles de glucosa serán erráticos y no se logrará controlar la diabetes.

La Dieta 3x1 se puede adaptar fácilmente para el desayuno, pero hay que romper con la costumbre de hacer un desayuno alto en carbohidratos (avena, pan, galletas, frutas, etc.) y bajo en proteínas y grasas, lo cual solamente crea inestabilidad en los niveles de glucosa del diabético. El desayuno puede incluso ser de carne y vegetales salteados, o de una ensalada con trozos de queso y salchichas, y no tiene por qué limitarse a lo que es el desayuno usual de alguien que no padece diabetes y puede darse el lujo de desayunar unos panqueques con sirope de maple[120].

Incluso algunos diabéticos utilizan una batida de proteínas baja en carbohidratos, que se prepara con agua o con leche de almendras, y que provee un desayuno completo que no aumenta en exceso la glucosa. Si la batida de proteínas de suero de leche ("whey") se acompaña con alguna porción controlada de Alimentos Tipo E, se puede lograr un nivel de glucosa que no sea superior a los 130 mg/dl, lo cual sería un

---

[120] *Sirope de maple: En ingles "maple syrup" o "jarabe de arce".*

verdadero "control de la diabetes". Vea aquí algunos ejemplos de combinaciones posibles para desayunar con la Dieta 3x1:

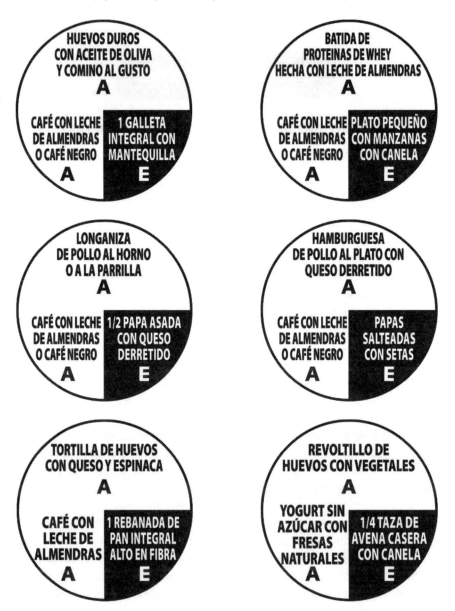

LA AVENA PARA EL DESAYUNO

Para su desayuno usted pudiera consumir alguna cantidad limitada de avena y todavía lograr evitar que su glucosa suba demasiado alta (130 mg/dl o más a las dos horas de haber desayunado). La avena, al igual que todos los otros granos, está compuesta de almidones[121], por lo cual le subirá la glucosa demasiado si usted no la consume con cuidado.

Lo que pasa con la avena es que es un tipo de carbohidrato que contiene una proporción mayor de fibra insoluble (que no se disuelve en agua). Debido a su más alto contenido de fibra, la avena tiende a absorberse algo más lento que si usted se comiera una crema de harina de arroz la cual, por su rápida absorción, le dispararía la glucosa como un cohete que va para la luna.

La única forma de evitar una subida poco saludable de la glucosa cuando se consumen almidones como la avena es controlando la porción, no hay otra. Un diabético puede consumir avena para su desayuno, pero si desea lograr un buen control de su diabetes en realidad debe siempre tratar de tener una combinación balanceada de carbohidratos, proteínas y grasas desde que desayuna para empezar el día. En principio no conozco ninguna forma de estabilizar la glucosa de un diabético mientras no se consuman proteínas en cada comida, o mientras no haya suficiente grasas saludables (aceite de oliva, aceite de coco, mantequilla) como para lograr una estabilidad en los niveles de glucosa del diabético.

Cuando existe diabetes uno no puede pretender empezar el día con un desayuno a base de puros carbohidratos (cereales, panes, frutas) y esperar que "algo milagroso" pase durante el resto del día que de alguna forma me logre el "control de la diabetes". El control de la diabetes es algo que se PLANIFICA y se EJECUTA por el dueño del cuerpo, que es el que

---

[121] *Almidón: los carbohidratos de los cereales hechos de granos como maíz, trigo, cebada o avena están compuestos de almidón. Los almidones son moléculas compuestas de azúcares simples las cuales el cuerpo convierte en glucosa con mucha facilidad.*

toma las decisiones (buenas o malas) sobre qué desayunar, almorzar o cenar para lograr el "control de la diabetes".

La avena al estilo antiguo que se cocina en la casa sube menos la glucosa que la "avena instantánea" moderna que viene ya pre-cocinada y endulzada. En la Dieta 3x1 ningún alimento está prohibido porque lo que se busca es lograr un balance adecuado entre los Alimentos Tipo E (ENEMIGOS del control de la diabetes) y los Alimentos Tipo A (AMIGOS del control de la diabetes).

A la avena se le puede dar sabor echándole algunas almendras o nueces y añadiéndole un extracto de vainilla, o usando especias como jengibre o como la canela, que ha demostrado que ayuda a reducir los niveles de glucosa de un diabético. Si acaso desea consumir un poco de avena en su Dieta 3x1, la avena se puede preparar con agua o con leche de almendras y se endulza con algún sustituto de azúcar (stevia u otro recomendado).

En mi opinión y en la opinión del experto más importante sobre el control de la diabetes, el Sr. Glucómetro[122], los cereales y los granos como desayuno son la peor forma de empezar el día para un diabético. Sin embargo, los cereales son de lo que más se les promueve como desayuno a los diabéticos. Los que venden estos cereales los promueven por su "alto contenido de fibra", porque algunos son "libre de azúcar" y todos son "libres de grasa" y "sin colesterol". Todos estos son reclamos comerciales para aumentar las ventas que dependen de que el diabético permanezca en ignorancia y que no haya decidido controlar su diabetes. Si quiere conservar la salud y el disfrute de la vida usted debe evitar a toda costa que la glucosa, en cualquier momento, le suba por arriba de los 130 mg/dl, aun después del desayuno.

Usted puede tener un desayuno al estilo Dieta 3x1 donde la avena ocupe la proporción correcta de los Alimentos Tipo E y usted la acompañe

---

[122] Sr. GLUCÓMETRO: se refiere a su instrumento medidor de glucosa que en realidad es el que siempre le dice la verdad de lo que ha pasado en el nivel de glucosa de su sangre después de usted haber ingerido alimentos. Su GLUCÓMETRO nunca le miente y debe ser su mejor amigo.

con otros Alimentos Tipo A que le ayuden a mantener niveles de glucosa normales.

NO HACE FALTA COMER MÁS DE TRES VECES AL DÍA

Una recomendación ilógica que le han estado haciendo a los diabéticos es que deben comer muchas pequeñas comidas al día (5-6) para así evitar que la glucosa aumente. Esta recomendación es un error, que aunque esté bien intencionado, le causa aún más descontrol al diabético; quien entonces tiene que pasarse el día ingiriendo pequeñas comidas cada 2-3 horas y en realidad lo que causa es unos niveles erráticos de glucosa, que suben y bajan como un yo-yo durante todo el día. Mi observación es que el cuerpo humano está muy bien diseñado por el Creador. Como mencionaba anteriormente, Dios no está certificado ni como nutricionista ni como médico, pero se hace evidente que no cometió errores en el diseño del cuerpo humano. ¡Su diseño es perfecto! El cuerpo humano a todas luces se nota que está perfectamente diseñado y programado para mantener un balance o equilibrio óptimo en todos sus sistemas para mantener la vida. En la medicina y en las otras ciencias que trabajan con los organismos vivos como el hombre, esta destreza se llama "homeostasis[123]", que no es otra cosa que la habilidad del cuerpo de mantener un equilibrio en sus sistemas de vida (niveles de glucosa, oxígeno, hidratación, temperatura, etc.). Fíjese que si usted come adecuadamente, con una proporción lógica de proteínas, grasas y carbohidratos, como en la Dieta 3x1, siempre pasarán 3 cosas:

1. **La glucosa de su sangre subirá a un nivel normal, pero no se disparará por arriba de 130 mg/dl (diabetes), aun después de dos horas de usted**

---

[123] *Homeostasis: es una palabra compuesta del griego homo que significa "similar" y estasis "estado", "estabilidad". La homeostasis es una propiedad de los organismos vivos que consiste en su capacidad de mantener una condición interna estable utilizando el metabolismo para compensar los cambios que se producen en su entorno (comida, temperatura, hidratación, etc.). Es una forma de equilibrio dinámico posible gracias a una red de sistemas de control del cuerpo humano.*

haber ingerido alimentos. No hará falta que su páncreas produzca una cantidad excesiva de insulina para reducir la glucosa.

2. **Su hígado acumulará *glucógeno* (glucosa de reserva) para luego írsela dispensando gradualmente (poco a poco), para así mantener los niveles de glucosa en equilibrio normal (70 mg/dl a 100 mg/dl) hasta que usted vuelva a comer.**

3. **Su cuerpo podrá activar en el hígado el mecanismo natural que todos los humanos tenemos llamado *gluconeogénesis* (creación de nueva glucosa a partir de los alimentos que no son carbohidratos como las proteínas y las grasas).** Su cuerpo tiene la habilidad de transformar parte de las proteínas (carnes, quesos, huevos) y parte de los aceites y de las grasas en glucosa. Este mecanismo es el que mantiene con vida a los esquimales que viven en el Polo Norte y que, al igual que nosotros, tienen cuerpos humanos. En el Polo Norte no existen los carbohidratos porque no hay tierra donde sembrar, por lo cual los esquimales tradicionales comen sólo la carne y la grasa de los peces y animales que logran cazar. La *gluconeogénesis* les mantiene vivos y en buena salud.

Si se da cuenta, acabo de explicarle que su cuerpo tiene tres sistemas de suplido de glucosa. Tener los tres sistemas de suplido de glucosa funcionando es lo que se requiere para lograr el "control de la diabetes". Con uno sólo o con dos de ellos, no lo logrará. Necesita los tres sistemas de suplido de glucosa funcionando. Cuando usted abusa de los Alimentos Tipo E se produce demasiada glucosa y demasiada insulina en respuesta a los excesos de glucosa. El exceso de insulina inhibe o bloquea la utilización del *glucógeno* (glucosa de reserva del hígado) como la *gluconeogénesis* (creación de glucosa de los alimentos que no son carbohidratos), por lo cual usted empieza a tener niveles de glucosa inestables que suben y bajan todo el día, porque el exceso de insulina le quitó a su cuerpo la habilidad de auto-regularse.

Su hígado es un "tanque de reserva" y se supone que haga su trabajo de mantener y estabilizar la glucosa en el rango normal de entre 70 mg/dl a 100 mg/dl durante todo el día, aun después de haber pasado cuatro o cinco horas de usted haber ingerido alimentos. Pero, si usted tuvo un consumo demasiado alto en Alimentos Tipo E (ENEMIGOS del control de la diabetes), el cuerpo se verá obligado a producir lo que sería un exceso de insulina para reducir la glucosa. Ese exceso de insulina <u>suprime la función de su hígado de suplir glucosa de forma gradual</u> hasta su próxima comida. Al perder el apoyo de su "tanque de reserva" (el hígado) se crea un ciclo vicioso que causa el descontrol en la diabetes. Los excesos de insulina <u>bloquean la función del hígado</u> de proveerle glucosa a su sangre mientras a usted le llega la hora de su próxima comida, por lo cual usted vive atrapado entre subidas excesivas de glucosa (hiperglucemia) y "bajones de azúcar" (hipoglucemia) a falta de un hígado que pueda hacer su trabajo de proveerle glucosa de forma gradual a su sangre (Edgerton et al., 2001 August).

Mientras el diabético continúe consumiendo un exceso de carbohidratos también existirá un exceso de insulina que no permitirá que su hígado estabilice la glucosa. No hay escapatoria de este círculo vicioso de descontrol y de drásticas subidas y bajadas de glucosa, a menos que el diabético COMPRENDA lo que está pasando y asuma el control de su diabetes. No hacerlo es un camino seguro al sufrimiento que de seguro le traerán los daños a su salud.

Si el paciente diabético no comprende esto que acabo de explicarle no habrá esperanza ni para él o ella, ni para sus familiares cercanos que inevitablemente tendrán que confrontar los gastos y los problemas de salud que les traerá el descontrol en la diabetes. La Dieta 3x1 es un plan de nutrición diseñado para restaurar el metabolismo y el equilibrio hormonal que se necesita para controlar la diabetes. Su futuro y la paz y tranquilidad de sus seres queridos está en sus manos. Es cierto que usted puede ser el "paciente diabético" que recibe ayuda de los profesionales de salud como los médicos, pero eso no quita que usted sigue siendo el responsable o la responsable de su diabetes y de su salud. Los médicos y nutricionistas/dietistas le ayudan, pero a fin de cuentas ES SU CUERPO, ES SU SALUD y ES SU VIDA. Le toca a usted ayudarlos a ellos a ayudarlo a usted. No se puede pretender que un profesional de la salud, por bien educado y bien intencionado que sea, le atienda en su oficina por 15-20 minutos cada 2-3 meses y "que de forma mágica" le resuelva lo que usted mismo(a) no está dispuesto(a) a resolver en su diario vivir.

Si usted hace tres buenas comidas al día, en una proporción tipo Dieta 3x1 y manteniendo una buena hidratación, no tendrá ni hambre, ni subidas de glucosa estrepitosas, ni se estrellará como un avión en picada con "bajones de azúcar" (hipoglucemia). Además evitará los terribles daños que le causará la diabetes (pérdida de visión, impotencia sexual, ataques al corazón, presión alta, neuropatía diabética, amputaciones, etc.), si no asume el control de su diabetes y se recuesta de la medicación para reducir los niveles de glucosa.

Si usted encuentra que aun comiendo tres veces al día, al estilo Dieta 3x1, está sintiendo hambre entre comidas, lo único que pasa es que su cuerpo está necesitando un consumo algo más alto de proteínas (carnes, quesos, huevos) para que pueda crear más glucógeno (glucosa de reserva) en el hígado.

La recomendación de "comer seis pequeñas comida al día" con la idea de evitar la hipoglucemia (bajones de azúcar), o con el propósito de mantener los niveles de glucosa estables y en el rango normal, es un error garrafal. Su cuerpo no está diseñado para que usted se pase todo el día comiendo como si fuera una vaca pastando. Los diabéticos sufren daños al hacer muchas y pequeñas comidas al día. Por ejemplo, un estudio demostró que uno de los riesgos para desarrollar el llamado "síndrome metabólico[124]" es precisamente el hacer muchas pequeñas comidas al día (Justo Sierra-Johnson et al., 2008). Este estudio demostró que entre los hombres y mujeres de 60 años de edad existía una incidencia de padecer del "síndrome metabólico" de 20% entre esos que comían comidas regularmente, pero de 27% en esos que comían de forma errática durante el día. Otro estudio demostró que la frecuencia de veces que se come al día está directamente asociada a la obesidad en las mujeres, tanto en la etapa de la pre-menopausia[125] como en la menopausia. Este estudio demostró que comer frecuentemente estaba directamente relacionado con la acumulación de grasa en las mujeres en menopausia (Yannakoulia M. et al., 2007). El 85% de los diabéticos ya padece de sobrepeso, por lo

---

[124] *Síndrome metabólico: un conjunto de enfermedades que ocurren en grupo las cuales incluyen, resistencia a la utilización de la glucosa, exceso de insulina, aumento en los triglicéridos (grasas en la sangre), disminución del "colesterol bueno" HDL e hipertensión (alta presión arterial).*
[125] *Menopausia: tiempo en la vida de una mujer en que sus períodos (menstruación) finalmente cesan y su cuerpo experimenta cambios que ya no le permiten embarazarse.*

cual no necesitan exponerse a crear aún más obesidad aumentando la frecuencia de sus comidas para ingerir alimentos más de tres veces al día (National Institutes of Health NIH, 2011).

La recomendación de "muchas pequeñas y frecuentes comidas al día" lo que crea es una excesiva estimulación del páncreas y provoca que el cuerpo produzca excesos de insulina, arriesgándose el paciente diabético a causar un agotamiento de las células (células beta) productoras de insulina. Todo lo que se abusa se daña y el páncreas no es una excepción.

Cómase sus tres buenas comidas balanceadas del día al estilo Dieta 3x1, salga de la "montaña rusa" del "sube y baja de la glucosa" y dele una oportunidad a su cuerpo de que restaure su metabolismo. Cuando haga lo que aquí le recomiendo sea usted mismo o misma el juez, en combinación a su glucómetro, de si lo que aquí le explico es verdad o no. Como decimos en mi canal de vídeos educacionales en internet, MetabolismoTV, ¡La Verdad Siempre Triunfa!

Referencias mencionadas en este capítulo

- Edgerton et al. (2001 August). Small Increases in Insulin Inhibit Hepatic Glucose Production Solely Caused by an Effect on Glycogen Metabolism. *Diabetes, 50 no. 8* , 1872-1882. doi:10.2337/diabetes.50.8.1872
- Justo Sierra-Johnso et al. (2008, June8). Eating Meals Irregularly: A Novel Environmental Risk Factor for the Metabolic Syndrome. Obesity, 16(6), 1302–1307. doi:10.1038/oby.2008.20
- National Institutes of Health NIH. (2011). *National Diabetes Statistics, 2011.* National Institute of Diabetes and Digestive and Kidney Diseases. Retrieved from http://diabetes.niddk.nih.gov/dm/pubs/statistics/
- Yannakoulia M. et al. (2007, January). Association of Eating Frequency with Body Fatness in Pre- and Postmenopausal Women. *Obesity, 15*(1), 100–106. doi:10.1038/oby.2007.50

Mal dormir equivale a mal control de la diabetes

Trabajando en NaturalSlim por más de quince años, con el propósito principal de restaurar el metabolismo de las personas, para vencer el sobrepeso y la obesidad, hemos tenido la oportunidad de aprender muchísimo sobre cuáles son los factores que contribuyen o que causan el llamado "metabolismo lento". Cada uno de nosotros de seguro conoce a por lo menos una de esas personas afortunadas que puede comer todo lo que quiera (dulces, chocolates, pizza, frituras) y siempre permanecen teniendo un cuerpo delgado. De forma cariñosa, por muchos años, me he referido a ellos como "esos flacos condenados". Son personas que tienen lo que parece ser un "metabolismo privilegiado". Sin embargo, los miembros del sistema NaturalSlim pertenecen a una mayoría, que definitivamente tal parece que "engorda hasta de mirar la comida". Tienen lo que llamamos "metabolismo lento".

A los que padecemos de metabolismo lento las dietas bajas en calorías y bajas en grasa no nos funcionan. Por lo menos, no a largo plazo. Es verdad que si hacemos una de esas dietas bajas en calorías nuestro cuerpo perderá peso, pero al poco tiempo volveremos a ganarlo nuevamente. Es el famoso "rebote" o el "yo-yo" de las dietas donde la persona se sacrifica, pasa hambre, baja de peso y al poco tiempo vuelve a engordar, generalmente a un punto más alto que el peso con el que empezó a hacer la dieta. La verdad es que, para los que tenemos metabolismo lento, las dietas no funcionan. Lo único que funciona, para esos de nosotros que engordamos con una facilidad espantosa, es RESTAURAR EL METABOLISMO.

Los centros NaturalSlim están llenos de miles de personas que han vivido las incontables frustraciones de las dietas de comer poco o poquísimo. Algunos traen sus propias "historias de horror", porque llegaron a estar tan desesperados que tomaron decisiones drásticas, como hacerse una cirugía bariátrica o quitarse la grasa con cirugía. Lo triste del caso es que, pasar hambre, o cortar el estómago, o la grasa, no restauran el METABOLISMO, por lo cual la persona termina volviendo a engordar.

Esta epidemia de metabolismo lento, que nos trae un flujo continuo de personas desesperadas a NaturalSlim, nos ha obligado a profundizar en encontrar las razones que crean esta condición de metabolismo lento. De hecho, la necesidad de poder ayudar a estas personas nos ha obligado a investigar distintas pistas de posibles causas, tales como las infecciones con el hongo *candida albicans*, el hipotiroidismo subclínico (que no se detecta en los análisis de laboratorios), las intolerancias o las alergias a distintos alimentos, los problemas digestivos, el estreñimiento, la deshidratación, el estrés emocional y también LA FALTA DE UNA BUENA CALIDAD DE SUEÑO.

Buscando las posibles causas al metabolismo lento, donde otros quizás no se les ha ocurrido mirar, muchas veces hemos perdido el tiempo y el esfuerzo, pero otras veces hemos tenido suerte, porque hemos podido localizar algún factor que estaba escondido. Algún factor que resultó ser un factor reductor del metabolismo, que no era tan obvio, tal como pasa con LA CALIDAD DE SUEÑO de una persona. Dicen que "*la necesidad es la madre de la invención*"; es una verdad.

A través de los años empezamos a investigar la calidad de sueño de aquellas personas cuyos cuerpos adelgazaban más lento y "nos pegamos en la lotería". Descubrimos, por pura curiosidad científica y dialogo con nuestros miembros, que aquellos que padecían de insomnio o los que dormían pocas horas, los que tenían un sueño interrumpido y que luego se levantaban "sintiéndose cansados" por la mañana, simplemente NO ADELGAZABAN. Nos pusimos a investigar esa pista y resultó que, en efecto, la falta de un buen sueño reparador era una CAUSA DE METABOLISMO LENTO.

Lo pudimos comprobar porque cuando les ayudábamos con suplementos naturales tranquilizantes, como el magnesio MagicMag, y con otro suplemento calmante del sistema nervioso al que llamamos STRESS DEFENDER, adelgazaban. Descubrimos que, para otros, lo que les estaba quitando la calidad de sueño era que consumían alimentos que estimulaban en exceso a su sistema nervioso autónomo (carne roja, grasa y sal), lo cual no les permitía lograr un sueño profundo y reparador. Tan pronto se les ayudaba a DORMIR, podían ADELGAZAR. ¡Las aventuras del metabolismo!

Hoy en día ya hay estudios clínicos que demuestran una asociación entre el mal dormir y el riesgo de padecer diabetes (American Heart Assoc, 2009) (Boyko EJ, et al, 2013). En un estudio de la Universidad de Buffalo, Nueva York, donde se le dio seguimiento por seis años a un grupo de voluntarios, claramente se asoció la mala calidad de sueño a una incidencia de padecer diabetes, que era 4.56 veces mayor en los que dormían seis horas o menos.

Uno de los factores que marcan el riesgo de padecer diabetes es la llamada "glucosa en ayunas alterada[126]" (Gottlieb DJ, et al, 2005). Esta es una condición en la que la persona amanece con niveles de glucosa elevados, por encima de lo que se considera normal; sin embargo, son niveles de glucosa que todavía no llegan a diagnosticarse como diabetes. La "glucosa en ayunas alterada" es una forma de prediabetes. Es lo que avisa que la diabetes se está acercando. Se pudo comprobar que los que no duermen bien amanecen con una "glucosa en ayunas alterada" y eventualmente tienen un riesgo muchísimo mayor de ser diabéticos.

Incluso, se descubrió que no dormir bien le causa una reducción de 18% en la producción de la hormona *leptina*[127], que es la hormona que le controla el apetito y reduce el hambre. La falta de un sueño reparador

---

[126] *Glucosa en ayunas alterada: niveles anormalmente altos de glucosa al despertar y estar en ayunas. Se considera que el rango es entre 100 mg/dl a 125 mg/dl según la definición de la Asociación de Diabetes Americana. La "glucosa en ayunas alterada" es un forma de prediabetes o la antesala a una diabetes que ya está apoderada del cuerpo y es irreversible.*

[127] *Leptina: hormona que quita el hambre. El nombre "leptina" viene del griego leptos que quiere decir "delgado".*

también le causa un aumento de 28% en la producción de la hormona *ghrelina*[128], que es una hormona que le causa un hambre desesperante, específicamente por los carbohidratos refinados (azúcar, dulces, arroz, pan, pasta, galletitas, etc.) (Gozal D, et al, 2010). Los efectos que causa en el metabolismo el no poder conciliar un sueño reparador, hacen que usted amanezca sintiendo cansancio y con una fuerte atracción ante las tentaciones de esas donas, chocolates, dulces y otros carbohidratos refinados. No lograr dormir bien le causará hambre y también le engordará. Obviamente, no dormir bien le hará imposible controlar la diabetes, por las mismas razones de descontrol hormonal ya expuestas (Buxton OM, et al, 2012). He visto que las personas que no conocen el tema del metabolismo, ni siquiera sospechan de la falta de un buen sueño, como causa de descontrol en la obesidad y en la diabetes.

No dormir bien también causa la resistencia a la insulina, que es causa de obesidad abdominal (barriga) y del hígado graso (Tasali E, et al, 2007) (Spiegel K, et al, 2005). Pasar una mala noche o estar desvelado con un sueño interrumpido, aumenta la resistencia a la insulina en un 43%, le sube la insulina circulante en un 30% y le aumenta los niveles de glucosa en ayuna en un 9%. Cuando hay insomnio, entonces la resistencia a la insulina aumenta en un 82% y la insulina circulante en ayuna aumenta en un 23% (Knutson KL, et al, 2011). Si usted no logra dormir bien, no hay dieta, ni cirugía, ni nada que le salve. Jamás podrá controlar ni la diabetes ni la obesidad, si no logra tener un sueño reparador. ¡No dormir es simplemente desastroso para el metabolismo!

---

[128] *Ghrelina: es la hormona contraria a la leptina, ya que la ghrelina estimula el apetito por lo cual, le causa hambre.*

ENTONCES, ¿CÓMO LOGRO MEJORAR MI CALIDAD DE SUEÑO?

La diferencia entre la tecnología del metabolismo y tratar de resolver este tipo de problema metabólico con una dieta tradicional de "contar calorías" o medicando a las personas, como le encantaría a las farmacéuticas que siempre se hiciera, es grande. Solamente conociendo CÓMO FUNCIONA EL METABOLISMO se puede lograr que una persona empiece a dormir placenteramente, sin llenarle de medicamentos que le droguen. En los centros NaturalSlim lo hacemos todos los días, y la gente queda sorprendida de cómo esto se puede lograr, educando a la persona sobre factores de suma importancia, tales como saber qué parte del sistema nervioso de su cuerpo es más dominante. Al leer el capítulo PERSONALIZANDO LA DIETA 3x1, donde se explica la <u>influencia determinante del sistema nervioso sobre el metabolismo</u>, podrá usted entender que TODO lo que pasa en el metabolismo de su cuerpo lo controla el sistema nervioso autónomo. Aprenderá a determinar si el sistema nervioso de su cuerpo es predominantemente EXCITADO o PASIVO, para así ajustar su dieta y los suplementos naturales específicos que le harán dormir. La realidad es que TODOS NO SOMOS IGUALES, por lo cual es imposible que exista tal cosa como una "dieta balanceada" o una "dieta ideal" para todos, ya que nuestros cuerpos y los factores hereditarios que determinan su tipo de METABOLISMO no son iguales para todos.

En principio, lo que se puede hacer para poder lograr una calidad de sueño que le permita al metabolismo de su cuerpo hacer que adelgace y controle su diabetes, es lo siguiente:

1. Saber si su cuerpo tiene un sistema nervioso PASIVO o EXCITADO para alimentarlo con el tipo de alimento que mejor equilibra y mejora la eficiencia del metabolismo de su cuerpo *(vea el capítulo PERSONALIZANDO LA DIETA 3x1).* En www.MetabolismoTV.com (nuestro canal de vídeos educacionales en internet) tenemos varios vídeos cortos que le ayudarán a saber exactamente qué tipo de sistema nervioso es dominante en su cuerpo. Le sugiero que vea el episodio #199, donde explico este importante tema. Si usted no ajusta

la selección de los alimentos que escoge para su dieta, <u>a base de su propio tipo de sistema nervioso</u>, no logrará tranquilizar a su cuerpo, para que le permita dormir.

2. Mejorar el metabolismo HIDRATANDO su cuerpo. Debe utilizar la fórmula que toma en consideración el peso de su cuerpo, para calcular cuántos vasos de agua requiere su cuerpo cada día *(vea el capítulo MUCHA AZÚCAR Y POCA AGUA)*. Hidratar el cuerpo reduce la acidez y también reduce el estado de baja oxigenación que tiene su cuerpo, lo cual le permite conciliar el sueño, además de otros muchos beneficios.

3. Suplementar su cuerpo con MAGNESIO. Esto es vital, no sólo para relajar el sistema nervioso y muscular, sino también para reducir la presión arterial y reducir la resistencia a la insulina. Suplementar con magnesio es indispensable para adelgazar o para controlar la diabetes. Muchos años de búsqueda nos ayudaron a encontrar una forma de magnesio, que llamamos MagicMag, que es mucho más absorbible que las otras siete formas de magnesio que existen. Lo usamos en una dosis "a tolerancia", que quiere decir que se continúa subiendo cada día la dosis del polvo de magnesio MagigMag, hasta que se produce una leve diarrea, en cuyo punto sabemos que debemos reducir la dosis a la cantidad de dosis que consumimos el día anterior. Como todos los cuerpos <u>no son iguales</u>, es imposible que exista una dosis de magnesio que sea igual para todos. Lo único que sí sabemos es que el magnesio funciona para relajar el cuerpo y permitir que se logre dormir.

4. En los casos más graves, de personas que tienen situaciones en exceso estresantes, (de trabajo, financieras, de familia), que no les permiten dormir, añadimos el uso diario de otro suplemento natural llamado Stress Defender.

5. Algo que es "milagroso para tranquilizar el sistema nervioso", si usted resulta tener un sistema nervioso EXCITADO y su cuerpo se resiste a dormir, es que usted cada día se prepare dos <u>jugos frescos de vegetales</u> de 8 onzas (237 ml), con un extractor de jugos, y se los tome sin fallar. Los jugos de vegetales pueden prepararse usando

combinaciones de vegetales a los cuales usted les puede extraer el jugo natural, con un extractor de jugos. Puede combinar los vegetales que usted escoja con hojas verdes (lechuga, berro, perejil, otras) y tomar estos jugos. Si tiene un sistema nervioso EXCITADO, que es la parte del sistema nervioso de su cuerpo que tiende a causar el insomnio y la falta de sueño, verá que al tomar estos jugos podrá dormir, ya que tienen un efecto muy tranquilizante sobre el sistema nervioso de su cuerpo. Vea el episodio #210 de MetabolismoTV.com sobre los jugos de vegetales.

Estas acciones anteriores, bien aplicadas de acuerdo al tipo de metabolismo individual de cada persona, siempre funcionan.

Referencias mencionadas en este capítulo

- American Heart Assoc. (2009). *'Short-sleepers' May Develop Blood Sugar Abnormality That Can Lead To Diabetes*. Retrieved March 10, 2014, from www.sciencedaily.com: http://www.sciencedaily.com/releases/2009/03/090311162803.htm
- Boyko EJ, et al. (2013, July 8). Sleep Characteristics, Mental Health, and Diabetes Risk: A prospective study of U.S. military service members in the Millennium Cohort Study. *Diabetes Care*. doi:10.2337/DC13-0042
- Buxton OM, et al. (2012, Apr 11). Adverse metabolic consequences in humans of prolonged sleep restriction combined with circadian disruption. *Sci Transl Med, 4*(129), 129-43. Retrieved March 10, 2014, from http://www.ncbi.nlm.nih.gov/pubmed/22496545
- Gottlieb DJ, et al. (2005). Association of Sleep Time With Diabetes Mellitus and Impaired Glucose Tolerance. *Arch Intern Med, 165*(8), 863-867. doi:10.1001/archinte.165.8.863
- Gozal D, et al. (2010, Dec). The obesity epidemic and disordered sleep during childhood and adolescence. *Adolesc Med State Art Rev, 21*(3), 480-90. Retrieved March 10, 2014, from http://www.ncbi.nlm.nih.gov/pubmed/21302856
- Knutson KL, et al. (2011, May). Cross-Sectional Associations Between Measures of Sleep and Markers of Glucose Metabolism Among Subjects With and Without Diabetes. *Diabetes Care, 34*(5), 1171-1176. doi:10.2337/dc10-1962
- Spiegel K, et al. (2005, Nov 1). Sleep loss: a novel risk factor for insulin resistance and Type 2 diabetes. *Journal of Applied Physiology, 99*(5), 2008-2019. doi:10.1152/japplphysiol.00660.2005
- Tasali E, et al. (2007, Nov 9). Slow-wave sleep and the risk of type 2 diabetes in humans. *105*(3), 1044–1049. doi:10.1073/pnas.0706446105

El ejercicio no es opcional

ESTE ES UN DATO VITAL

Para el año 1850, hace más de 150 años, el doctor francés en farmacia y profesor de higiene[129], Apollinaire Bouchardat, a quien se le conoció como "el padre de la diabetología[130]", señaló la importancia de la obesidad y de la vida sedentaria en el control de la diabetes. Y marcó las normas para el tratamiento dietético, basándolo en la restricción de los "glúcidos" (carbohidratos refinados) (Wikipedia: Bouchardat, 2014). Los "glúcidos" son los alimentos que producen un exceso de glucosa, que son los mismos que en este libro llamo los Alimentos Tipo E (ENEMIGOS del control de la diabetes). Reducir la obesidad y hacer ejercicio físico son factores importantes para lograr el control de la diabetes.

Por otro lado, en la vida no hay nada gratis. Si a usted lo quieren tiene que ser porque usted, de alguna forma, trata bien y le da cariño a esos que lo quieren. Póngase a maltratar a todos los que le quieren por bastante tiempo y verá cómo van perdiendo su cariño por usted. ¡No hay nada gratis! Si, por ejemplo, va a una tienda a comprar algo, tiene que dar dinero a cambio de lo que compre, generalmente no se lo van a regalar. Si no lleva dinero o una tarjeta de crédito, no podrá obtener lo que quiere en la tienda, porque no hay nada que se reciba por nada. Lo mismo pasa con el EJERCICIO: la gente que padece de un METABOLISMO LENTO no tienen suficiente ENERGÍA como para HACER EJERCICIO.

---

[129] *Higiene: es el conjunto de conocimientos y técnicas que aplican los individuos para el control de los factores que ejercen o pueden ejercer efectos nocivos sobre su salud.*

[130] *Diabetología: se refiere a cualquier practicante médico, incluyendo a los endocrinólogos (médicos especialistas en hormonas), cuya práctica o investigación se concentran en el cuidado de los pacientes diabéticos.*

Para hacer ejercicio hace falta primero que el METABOLISMO de su cuerpo haya creado la ENERGÍA que usted necesitará para hacer el ejercicio. La gente que anda siempre cansada no puede sostener un ritmo o una rutina semanal de ejercicios, simplemente porque sus cuerpos no producen la ENERGÍA que ellos necesitan para hacer los movimientos, que luego llamamos "ejercicio físico". Observe a una persona bien obesa o diabética, a quien le falta hasta la respiración, tratar de hacer ejercicio, y verá que después de un poco de tiempo tratando de hacer ejercicio físico, se desploma por falta de energía. PARA HACER EJERCICIO SE NECESITA PRIMERO CREAR LA ENERGÍA, no hay otra forma posible. El METABOLISMO es lo que crea la energía. Si no restaura la capacidad del metabolismo de su cuerpo de crear energía, siempre fracasará en sus intentos de mantenerse haciendo ejercicio, tal como le pasaría si usted tratara de ir a una tienda a comprar algo, sin llevar dinero o alguna forma de pago consigo.

La vida tiene una SECUENCIA correcta para todo. Por ejemplo, usted se enamora y después se casa; esa es la secuencia correcta. Si trata de casarse primero para luego ver si con el tiempo se enamora de su pareja, puede que no le resulte tan bien su matrimonio. Si usted va a bañarse, la SECUENCIA correcta es primero quitarse la ropa y después meterse debajo de la ducha. Si trata de bañarse primero para luego quitarse la ropa, puede que sus resultados del baño no le queden tan bien. ¡La SECUENCIA es importante! Bueno, con el tema del EJERCICIO la secuencia correcta es esta, no hay otra:

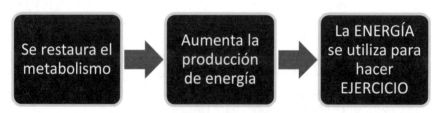

Cualquier otra secuencia que usted escoja que no sea esta de arriba, a la corta o a la larga, le hará fracasar. A veces, una persona obesa o diabética, decide que tiene que hacer ejercicio, lo cual definitivamente es una decisión correcta. El ejercicio físico indudablemente le traerá muchos buenos resultados. Pero, muchas veces, las personas que padecen de problemas metabólicos (de creación de energía), como la obesidad o como la diabetes, deciden hacer ejercicio sin darse cuenta que el metabolismo de su cuerpo, que es lo que produce la ENERGÍA del cuerpo, está en extremo deficiente, por lo cual no contará con la energía necesaria para ejecutar eficientemente su decisión de "hacer ejercicio". De la misma forma que usted no puede gastar el dinero que no tiene, no podrá invertir una energía que no tiene, si el metabolismo de su cuerpo está deficiente. Para "hacer ejercicio" se hace obvio que hace falta MOVER EL CUERPO, y es fácil darse cuenta de que cualquier MOVIMIENTO que ocurra va a requerir una cierta cantidad de ENERGÍA para crearlo. Sin energía no hay movimientos y sin movimientos no puede existir el ejercicio físico.

Las personas que padecen de metabolismo lento y muy en especial los que padecen de la tiroides (glándula que controla el metabolismo del cuerpo), tendrán intentos fallidos por "hacer ejercicio". La falta de energía causada por el metabolismo lento les va a hacer en exceso difícil, o hasta imposible, lograr sostener su rutina de ejercicios físicos o incluso lograr buenos resultados al ejercitarse. Una persona obesa o diabética tiene en su cuerpo una situación de ESCASES DE ENERGÍA debido a desajustes en el metabolismo. Tanto los obesos como los diabéticos (obesos o delgados) padecen de un problema metabólico de INEFICIENCIA EN LA CREACIÓN DE ENERGÍA del cuerpo. La meta principal de la tecnología de restauración del metabolismo es mejorar la eficiencia del metabolismo, para así aumentar la producción de energía celular, que le permite al cuerpo "quemar la grasa" (adelgazar) o controlar la diabetes. La diabetes, al igual que la obesidad, son problemas en la creación de energía del cuerpo, o sea lo que llamamos el METABOLISMO.

Cuando una persona con obesidad o con diabetes logra restaurar la capacidad de producción de energía de las células de su cuerpo, usando la Dieta 3x1 (adaptada a su tipo de sistema nervioso particular) y una buena hidratación (consumo adecuado de agua), el cuerpo no tardará en aumentar su producción de energía y la persona se sentirá llena de energía. Es en ese punto, cuando ya se ha creado energía adicional disponible para utilizar, es en el que alguien puede tomar la inteligente decisión de HACER EJERCICIO FÍSICO, no antes.

Los dueños de los gimnasios no se explican cómo es que tantas personas pagan membresías anuales para ir a hacer ejercicio, y luego van un par de veces y no regresan, prefiriendo perder su inversión, antes que tener que regresar a "hacer ejercicio". Cada año, entre los meses de enero y febrero, llegan miles de personas arrepentidas, que hicieron su "resolución de fin de año" de adelgazar y de ponerse en forma haciendo ejercicio. Su entusiasmo por hacer ejercicio no les dura mucho, porque en realidad padecen de un metabolismo lento y están faltos de la energía abundante que necesitan, para hacer ejercicios de forma rutinaria y consecutiva. La realidad es que nadie puede invertir una energía que no tiene.

A través de los años he dialogado con muchísimos entrenadores personales que se preguntan por qué una gran cantidad de personas que les contrataron para mejorar su condición física con ejercicios, empiezan una rutina de ejercicios con ellos y al poco tiempo "se rajan" (se dan por vencidos y no continúan). Si usted observa a una persona obesa haciendo ejercicio, la mayoría de las veces, verá un cuerpo que está siendo empujado, forzado o arrastrado por su dueño, para obligarlo a moverse. Verá que la respiración es forzada, que el esfuerzo físico es evidente en los gruñidos y muecas de la persona. Esto pasa porque el METABOLISMO está afectado, el cuerpo está deshidratado y la dieta de la persona (el combustible) es totalmente inadecuada, como para crear la energía que la persona pretende utilizar. Hacer ejercicio físico sin antes haber restaurado el metabolismo, es como tratar de ir a las tiendas a comprar ropa, sin antes haberse asegurado de tener dinero disponible en su bolsillo o chequera, y sin poseer alguna tarjeta de crédito como posible fuente de dinero.

Primero, hay que restaurar el metabolismo, para obtener una abundancia de energía que se pueda invertir sabiamente en un programa de ejercicio. Por eso, restaurar la eficiencia del metabolismo de su cuerpo es el paso VITAL que le permitirá hacer y sostener un programa de ejercicio físico.

LA DIABETES Y EL EJERCICIO

Los efectos del ejercicio en sus niveles de glucosa pueden causarle confusión. Hacer ejercicio físico regularmente es importante en lograr un control de la diabetes. Pero a veces, el ejercicio hará que su glucosa suba temporeramente. Cuando usted empieza a hacer ejercicio, su cuerpo percibe que usted necesitará más energía de lo usual y el hígado liberará glucosa de la que tiene almacenada. El hígado es, entre otras mil cosas más, un tanque de reserva de glucosa. Cuando el cuerpo siente el estrés muscular del ejercicio, reacciona aumentando la glucosa en la sangre, al liberarse la glucosa de reserva del hígado. Si sus niveles de glucosa, al empezar a hacer ejercicio, no estaban particularmente altos, su hígado liberará glucosa y le subirá la glucosa en la sangre.

En las personas que no padecen de diabetes, el aumento en glucosa hará que el páncreas aumente su producción de insulina, y la glucosa se reduce sin que haya mayores problemas. Pero, el diabético Tipo 2 especialmente, padece de resistencia a la insulina y en realidad ignora a una buena parte de la insulina que produce su páncreas, por lo cual le puede subir la glucosa al hacer ejercicio. Estas subidas de glucosa, que son repentinas y temporeras, ocurren más cuando el diabético está empezando recientemente a hacer ejercicios, y su cuerpo todavía no se ha adaptado a la rutina. Es parte del proceso de adaptación de su cuerpo al ejercicio.

Ahora, si por el contrario, usted tiene la glucosa alta cuando empieza a hacer ejercicios, su cuerpo se dará cuenta de que no debe liberar la glucosa de su hígado, y la glucosa de la sangre se le reducirá al hacer ejercicio, porque será utilizada por las células de los músculos, que al ejercitarse consumen grandes cantidades de glucosa.

El ejercicio es muy recomendable y necesario para los diabéticos, pero el diabético necesita entender los efectos que tendrá en sus niveles de glucosa y en sus dosis de medicamentos, como la insulina, por lo cual las rutinas de ejercicios siempre se deben consultar de antemano con su médico.

TIPOS DE EJERCICIO RECOMENDADOS

Cualquier tipo de ejercicio físico que haga el paciente diabético, será mejor que no hacer ningún ejercicio. No obstante, algunos tipos de ejercicios han demostrado tener mejores efectos que otros sobre el metabolismo, en términos de lograr adelgazar o mejorar el control de la diabetes. En otras palabras, hay tipos de ejercicios que son mucho más eficientes en quemar grasa, construir músculos y también en reducir la necesidad de medicamentos o insulina.

Caminar, nadar, correr bicicleta, ir a un gimnasio, hacer ejercicios a base de rutinas de baile, levantar pesas y otros, pueden ser de beneficio para los diabéticos. Pero los dos tipos de ejercicio, que mejores resultados han mostrado, con la menor cantidad de esfuerzo, son el EJERCICIO DE INTERVALOS y el TRAMPOLÍN REBOTADOR, que ya expliqué en mi libro anterior, *El Poder del Metabolismo*. Ambos, son tipos de ejercicios que han acumulado evidencia científica que valida su efectividad en reducir la grasa y en mejorar el funcionamiento del metabolismo humano.

EL EJERCICIO DE INTERVALOS

El ejercicio de intervalos es una forma de ejercicio de alta intensidad y de muy corta duración, que ha demostrado levantar la eficiencia del metabolismo mejor que otras formas de ejercicio. Consiste en hacer periodos muy cortos (1-2 minutos corridos) de ejercicio intenso (hasta lograr un agotamiento muscular), seguidos de periodos intercalados de descanso algo más largos (2-3 minutos). Lo que se ha descubierto es que, al llevar a los músculos al punto de agotamiento, se produce la llamada "hormona de crecimiento" (HC), que es una hormona regeneradora y fortalecedora de la musculatura, que también quema grasa y tiene cierto efecto "anti vejez". A la hormona de crecimiento se le conoce en inglés como "HGH" ("Human Growth Hormone"), y a veces usted verá anuncios que ofrecen suplementos, que reclaman que ayudan a aumentar esta hormona, aunque no existen estudios científicos que confirmen ese reclamo. La hormona de crecimiento se ha utilizado médicamente para los niños que han tenido un desarrollo corporal deficiente, ya que causa un crecimiento muscular y desarrollo hasta de la estatura de sus cuerpos. Cuando usted logra agotar los músculos del cuerpo haciendo algún ejercicio intenso, por un corto tiempo, esta hormona se produce de forma natural, y por las próximas veinticuatro a treinta y seis horas, su cuerpo seguirá quemando grasa y restaurando la capacidad del metabolismo (Heyward V, 2010) (Talanian JL, et al, 2007) (Gibala MJ, et al, 2006)

Vea esta ilustración de lo que sería una secuencia de ejercicio de intervalos para una persona que decide ejercitarse corriendo:

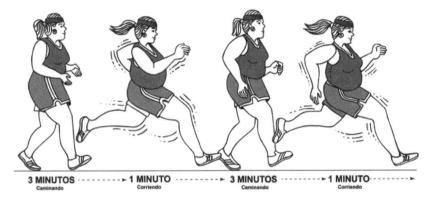

3 MINUTOS ·······► 1 MINUTO ········► 3 MINUTOS ········► 1 MINUTO········►
Caminando   Corriendo   Caminando   Corriendo

El concepto de ejercicio intenso de corto tiempo, combinado con periodos de descanso, permite que en sólo 15 a 20 minutos de ejercicio, usted logre quemar más grasa, construir más musculatura y crear más fuerza física, que en una o dos horas de caminar largas distancias o que incluso correr largas distancias. Hacer ejercicios de intervalo tres a cuatro veces por semana, dándole a su cuerpo una rutina adecuada de un día de ejercicio (15-20 minutos) y otro día de descanso sin ejercicio, de seguro le ayudará a adelgazar y a reducir su necesidad de medicamentos.

El ejercicio de intervalos es un concepto aplicable a todos los tipos de formas de ejercicio, porque no se limita en su aplicación. Pudiera ser aplicado a los ejercicios como caminar, correr, nadar, correr una bicicleta, ejercitarse en una bicicleta estacionaria, caminar en una máquina trotadora, alzar pesas, o a cualquier ejercicio tan poco sofisticado, como subir y bajar los escalones de una escalera. Siempre que usted alterne periodos cortos (1-2 minutos) de alta intensidad, hasta lograr un agotamiento muscular, con periodos un poco más largos de descanso (2-

3 minutos) usted estará haciendo EJERCICIO DE INTERVALOS. Resulta ser una manera más inteligente de ejercitarse menos tiempo, con mejores resultados, como los que permite la creación de la hormona de crecimiento (New York Times, 2007).

El ejercicio de intervalos ha demostrado incluso, beneficios en la salud cardiovascular[131] (Guiraud T, et al, 2012). Para los diabéticos que padecen de la obesidad abdominal (barriga), que caracteriza a la condición de resistencia a la insulina y al hígado graso, el ejercicio de intervalos ha demostrado que es superior en resultados, a los ejercicios de intensidad moderada y de larga duración, tales como caminar u otros tipos de ejercicios aeróbicos (Moholdt TT, et al, 2009). Después de haberse ejercitado usando los ejercicios de intervalo, la cantidad de grasa quemada aumentó en un 36%, según explica el médico investigador Jason L. Talanian, que dirigió el estudio sobre el ejercicio de intervalos que se efectuó en la Universidad de Guelph, en Ontario, Canadá (Talanian JL, et al, 2007). Ningún tipo de ejercicio físico ha demostrado mayor capacidad de reducir la grasa abdominal, mejor que el ejercicio de intervalos (Irving BA, et al, 2008).

Hasta el diabético que esté encamado puede utilizar el concepto de ejercicios de intervalo, haciendo levantamiento con sus manos de un par de latas de vegetales o de habichuelas, mientras utiliza una secuencia de ejercicios de intervalo que combine ejercicios de corta duración e intensos, alternados con periodos de descanso. Así que, no es cuestión de ejercitarse mucho más tiempo, ni con mayor esfuerzo y sacrificio, sino que es cuestión de ejercitarse de forma más inteligente, usando los ejercicios de intervalos para sacar el máximo provecho de un corto periodo de ejercicio, y así mejorar el control de la diabetes y adelgazar.

---

[131] *Enfermedades cardiovasculares: el sistema cardiovascular es el sistema circulatorio del cuerpo por donde pasa la sangre que incluye el corazón, las venas, las arterias y los capilares (los más pequeños conductos de sangre). Los daños a este sistema que está compuesto de todos los conductos por donde fluye la sangre que le da vida a las células producen ataques al corazón, derrames cerebrales y otros serios problemas de salud.*

EJERCICIO EN EL TRAMPOLÍN REBOTADOR

En mi libro anterior, *El Poder del Metabolismo*, empecé a recomendar los ejercicios de bajo impacto que se pueden hacer en un trampolín rebotador. Este tipo de ejercicio ha demostrado que mejora grandemente el metabolismo y tiene el beneficio adicional de que es un ejercicio de bajo impacto, que no arriesga a la persona a sufrir daños en sus rodillas o espalda, como pudiera pasar cuando una persona decide trotar, correr o levantar pesas como forma de ejercicio físico (McGlone C, et al, 2000).

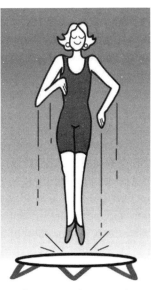

Hacer quince minutos rebotando en un trampolín casero, tiene un efecto muy estimulante al metabolismo, al punto que uno pasa una o dos horas sudando justo después de haber hecho sólo quince minutos de rebotes sobre el trampolín. El sudor del cuerpo ocurre solamente cuando el metabolismo se activa y el cuerpo se calienta, por lo cual, el sudor es un indicio claro de un metabolismo restaurado o activado.

El truco con el trampolín rebotador es evitar comprar los modelos ultra baratos que venden las tiendas tipo Wal-Mart y otras tiendas de descuento, que en realidad son modelos de equipos de muy baja calidad, que incluso pueden ocasionar que alguien sufra un accidente mientras rebota, por lo inestable de su estructura para soportar el peso del rebote del peso de la persona. Esto se debe a que en este tipo de trampolín utilizan materiales de malísima calidad y de baja calidad de manufactura, tales como los "fabricados en China". Los modelos de más baja calidad, que a mi entender pueden ser peligrosos, cuestan tan poco como $39. Es un riesgo para una persona obesa treparse en uno de estos trampolines chinos, de tubería y resortes de mala calidad, porque no soportan adecuadamente el peso del rebote. Con el tema de la salud "lo barato sale caro", y hay que tener un poco de cuidado con los comerciantes inescrupulosos, que venden lo que más barato les cueste, por lo cual pudieran poner a una persona en riesgo.

Ahora, en las tiendas de deportes, a veces encontramos unidades de trampolines que, aunque tienen un mayor costo, quizá $90 o $100 dólares, son unidades bien manufacturadas, que utilizan tubería y resortes de buena calidad, por lo cual permiten hacer los ejercicios de rebote con seguridad y sin que el trampolín se sienta inestable al rebotar en él. Los modelos de trampolines de buena calidad se sienten pesados, tienen una barra estabilizadora para que las personas muy obesas puedan apoyarse con sus manos y traen un estuche para guardarse. Existe una compañía americana que vende los trampolines por internet, que provee un trampolín de buena calidad (tengo uno que utilizo para ejercitarme desde hace años), que además de ser de buena calidad, se puede doblar para guardarse y trae un vídeo musical con rutinas de entrenamiento para principiantes, nivel intermedio y rutinas avanzadas de rebote. Esta compañía se llama "Urban Rebounder" (www.urbanrebounding.com).

Nunca he visto un ejercicio que ayude a la gente a adelgazar más rápido que el pequeño trampolín para rebotar. Estuve muchos años investigando los tipos de ejercicios que podían ayudar a las personas con sobrepeso u obesidad, tomando en consideración que estas personas no poseen grandes cantidades de energía o fuerza. Observé que algunos ejercicios definitivamente no son apropiados para las personas con sobrepeso, porque son ejercicios que pueden causar impacto a las rodillas o a la espalda, como el trotar o alzar pesas. Otros ejercicios tienen la desventaja principal de que son aburridos, como caminar en una máquina trotadora o levantar pesas. Algunos requieren de espacios o equipo muy especializado, como correr bicicleta o nadar en una piscina.

El pequeño trampolín rebotador es un ejercicio de bajo impacto que cualquier persona sobrepeso u obesa puede hacer. No se requiere mucha fuerza, porque el mismo trampolín ofrece la resistencia del rebote. Según estudios que he visto, este trampolín rebotador tiene el beneficio principal de que ejercita TODO el cuerpo, ya que la acción de rebotar, y de ir en contra y luego a favor de la gravedad del planeta, estimula y ejercita a todas las células del cuerpo, sin excepción.

Con este tipo de ejercicio, TODAS las células se ejercitan. Las células del cuerpo, con su acción en conjunto, son las que generan el metabolismo o la energía del cuerpo. Cuando todas ellas se ejercitan se estimulan a levantar el metabolismo.

Mi experiencia es que al hacer este ejercicio, por sólo quince minutos, mi cuerpo seguía sudando por más de una hora después de haber terminado, lo cual me indica que había logrado subir mi metabolismo de forma muy marcada. A las tres semanas de hacer el ejercicio del rebotador por sólo quince minutos, unas tres veces por semana, tuve que ir al sastre a ajustarme toda la ropa, y se me hizo obvio que este ejercicio realmente reduce mucho la grasa del cuerpo.

RESUMEN SOBRE LA NECESIDAD DEL EJERCICIO FÍSICO

Hacer cualquier tipo de ejercicio físico es mejor que no hacer ninguno. Personalmente, a mí me encanta jugar al tenis, pero cada cual escoge lo que más le agrade. El ejercicio físico es muy recomendable y le ayudará, no sólo a controlar la diabetes, sino también a adelgazar. Pero, requiere una evaluación y pre-autorización de su médico, sobre todo cuando usted padece de presión alta o de algún tipo de enfermedad cardiovascular (arterias, corazón, derrames cerebrales). Los diabéticos que utilizan insulina, antes de empezar a hacer ejercicios, tienen que consultar con su médico sobre posibles ajustes en las dosis de sus inyecciones, debido a que el ejercicio reduce la necesidad de insulina, porque reduce la resistencia a la insulina (Chipkin SR, et al, 2001).

Se ha demostrado que no hacer ejercicio degenera la salud del cuerpo (Laufs U, et al, 2005). No sé lo que usted prefiere, prefiero "morir con las botas puestas", pudiendo mover mi cuerpo y en salud. La vida con síntomas, dolores en el cuerpo, achaques y dependencia en una variedad de medicamentos, no es muy agradable. Usted puede decidir vivir la vida en salud, aunque padezca de diabetes. El ejercicio físico le ayudará a lograrlo.

Referencias mencionadas en este capítulo

- Chipkin SR, et al. (2001, Aug). Exercise and diabetes. *Cardiol Clin, 19*(3), 489-505. Retrieved March 23, 2014, from http://www.ncbi.nlm.nih.gov/pubmed/11570119
- Gibala MJ, et al. (2006, July 6). Short-term sprint interval versus traditional endurance training: similar initial adaptations in human skeletal muscle and exercise performance. *Journal of Physiology, 575*, 901-911. doi:10.1113/jphysiol.2006.112094
- Guiraud T, et al. (2012, July 1). High-intensity interval training in cardiac rehabilitation. *Sports Med, 42*(7), 587-605. Retrieved March 27, 2014, from http://www.ncbi.nlm.nih.gov/pubmed/22694349
- Heyward V. (2010). *Advanced Fitness Assessment and Exercise Prescription* (Vol. 6). Retrieved March 27, 2014, from http://www.amazon.com/Advanced-Fitness-Assessment-Exercise-Prescription-6th/dp/0736086595
- Irving BA, et al. (2008, Nov). Effect of exercise training intensity on abdominal visceral fat and body composition. *Med Sci Sports Exerc., 40*(11), 1863–1872. doi:10.1249/MSS.0b013e3181801d40
- Laufs U, et al. (2005). Physical Inactivity Increases Oxidative Stress, Endothelial Dysfunction, and Atherosclerosis. *Arterioscler Thromb Vasc Biol, 25*, 809-814. doi:10.1161/01.ATV.0000158311.24443.af
- McGlone C, et al. (2000). *New Mexico Study: A Low-Impact Exercise Alternative.* Retrieved March 27, 2014, from http://www.bayoufitness.com/urban/New%20Mexico%20Studies.htm
- Moholdt TT, et al. (2009, Dec). Aerobic interval training versus continuous moderate exercise after coronary artery bypass surgery: a randomized study of cardiovascular effects and quality of life. *Am Heart Journal, 158*(6), 1031-7. doi:10.1016/j.ahj.2009.10.003
- New York Times. (2007). *A Healthy Mix of Rest and Motion.* Retrieved March 27, 2014, from http://www.nytimes.com/2007/05/03/fashion/03Fitness.html?pagewanted=all
- Talanian JL, et al. (2007, April). Two weeks of high-intensity aerobic interval training increases the capacity for fat oxidation during exercise in women. *Journal of Applied Physiology, 4*, 1439-1447. doi:10.1152/japplphysiol.01098.2006
- Wikipedia: Bouchardat. (2014). Apollinaire Bouchardat. Retrieved March 27, 2014, from http://en.wikipedia.org/wiki/Apollinaire_Bouchardat

Resumen de recomendaciones

L a diabetes es un problema de salud que puede causar grandes sufrimientos y que destroza vidas. Al ir escribiendo este libro tuve una experiencia casi existencial, porque mientras organizaba los distintos temas y listaba los cientos de estudios clínicos publicados, que demuestran que lo que aquí estoy explicando, más que opiniones de Frank Suárez, son verdades documentadas, me preguntaba "si todo esto se sabe, y está documentado en la literatura científica, ¿por qué se sigue permitiendo que los diabéticos y sus familiares cercanos que les cuidan no conozcan esta información? La conclusión a la que llegué fue que existen dos razones principales para que la epidemia de diabetes continúe creciendo de forma descontrolada.

La primera razón para permitir que continúen empeorando los diabéticos es: **EL DESCONOCIMIENTO SOBRE LA DIABETES.** Tanto el diabético, como sus familiares cercanos que le cuidan, desconocen las causas, los factores de dieta o de estilo de vida que agravan la diabetes, e ignoran las formas de controlar los niveles de glucosa, o incluso, de evitar los daños de esta enfermedad. En fin, tienen DESCONOCIMIENTO. No se entiende esta condición, el paciente diabético, primero, recibe una noticia devastadora de "tienes diabetes", y simplemente, NO ENTIENDE LA DIABETES, por lo cual no la puede controlar. ¡No se puede controlar algo que no se entiende! Tratar de controlar algo que no se entiende, es como tratar de volar un avión sin haber tomado clases de aviación, eventualmente se estrellará, que es lo que le pasa a los diabéticos.

Muchos diabéticos no entienden por qué, al pasar un mal rato o recibir una mala noticia, se les sube la glucosa (debido al exceso de hormonas de estrés, el cortisol y la adrenalina), aunque no hayan comido nada en muchas horas. Otro ejemplo sería, el diabético que por desconocimiento se come un postre o unas galletitas orgánicas "sugar-free" (libres de azúcar), que por supuesto, fueron fabricadas con <u>harina de trigo</u> (un carbohidrato refinado). Muchos diabéticos o sus familiares cercanos no logran comprender por qué un alimento "libre de azúcar" (sugar-free) le sube el azúcar de la sangre (glucosa), si era un alimento que "no tenía azúcar". Un ejemplo adicional, sería el diabético que tiene muy mala calidad de sueño, que duerme de forma interrumpida durante la noche, y que no se explica por qué, al otro día, amanece sintiéndose cansado e irritable, mientras su glucosa se comporta de forma errática y en un constante sube y baja, por el descalabro en su sistema nervioso, que causa la falta de un sueño reparador. Podemos resumirlo en una palabra: IGNORANCIA. A los diabéticos no se les ha educado sobre su condición, por lo cual no la pueden controlar.

Los médicos que tratan a los diabéticos son personas buenas y dedicadas que en realidad desean ayudar a sus pacientes. Pero, están siendo controlados por los planes médicos (por lo menos en Puerto Rico y Estados Unidos) que reducen sus ingresos, que le limitan los tratamientos o medicamentos que pueden recetar para abaratar costos, y que hacen lo posible para pagarles cada vez menos, por cada paciente atendido. En efecto, en varios países los planes médicos controlan los ingresos de los médicos y les ahogan con exigencias de papeleos y retrasos en los pagos. Los médicos cada vez reciben menos paga por sus servicios, y se han visto obligados a compensar la baja paga que se les hace por cada paciente atendido, atendiendo a muchos más pacientes por día. Para colmo, demasiadas veces, se ven amenazados por demandas legales de "impericia médica" y por familiares agresivos que no comprenden por qué su ser querido continúa empeorando. La presión de índole económica y de papeleo administrativo, limitan el tiempo que un médico puede dedicarle a cada paciente. No les permiten a los médicos tener el tiempo necesario para EDUCAR a sus pacientes sobre el control de la diabetes. El paciente abandona la oficina del médico con una receta en la mano para adquirir algún medicamento en la farmacia, y con una tremenda CONFUSIÓN MENTAL sobre su condición. Obviamente, un paciente confundido y en ignorancia sobre su condición, no puede controlar la diabetes y la diabetes le controlará. Mientras esto pasa, las farmacéuticas se enriquecen aún más, porque al no haber "control de la diabetes", los síntomas de los diabéticos continúan causando estragos, y cada vez son más los medicamentos y las dosis necesarias, lo cual se traduce a mayores ventas e ingresos.

Conozco muchos médicos, que de una forma u otra, se quejan de que "muchos pacientes diabéticos no siguen las instrucciones". La misma queja la he recibido de varios nutricionistas. Solamente faltaría ver si las recomendaciones prácticas sobre "el control de la diabetes", que le han estado ofreciendo a los pacientes diabéticos, realmente funcionan. Estoy convencido de que el paciente diabético, en realidad <u>sí interesa controlar su diabetes y mejorar su salud</u>, por eso asiste a su médico o nutricionista. Pero, si el paciente NO ENTIENDE su diabetes, tampoco podrá controlarla. Si a eso, le suma que las recomendaciones pueden ser tan inefectivas o imprácticas (contar calorías, unidades de intercambio, hacer seis pequeñas comidas al día, etc.) que el paciente diabético termine dándose cuenta de que <u>nada de lo que le han recomendado funciona</u>, por lo cual se siente fracasado, eventualmente deja de seguir las recomendaciones. Es como el que se ha casado y divorciado demasiadas veces que llega al punto de "no creo en el matrimonio", y no quiere ni que le hablen del tema.

Mi experiencia, y la experiencia de varios amigos médicos y de nutricionistas en Puerto Rico y en México, que han estado aplicando la Dieta 3x1, la hidratación adecuada y las otras recomendaciones prácticas para restaurar el metabolismo que se ofrecen en este libro, ha sido todo lo contrario: los diabéticos tienen BUENOS RESULTADOS y se mejoran reduciendo las necesidades de los medicamentos recetados con relativa facilidad. Si se le da una buena explicación de lo que es la diabetes, más unas recomendaciones <u>que sean fáciles de entender y que le permitan sentirse bien y VER LOS RESULTADOS</u>, el diabético las seguirá aplicando y obtendrá BUENOS RESULTADOS, en la gran mayoría de los casos.

Por supuesto, siempre habrá un pequeño porciento de diabéticos que simplemente no desean mejorar, porque están en tal estado de apatía y desgano sobre la vida, que no harán nada para mejorar su salud, pase lo que pase. Mi experiencia es que ese grupo de diabéticos deprimidos, que han perdido el entusiasmo de vivir, son muy pocos. La gran mayoría de los pacientes diabéticos quieren adelgazar, quieren controlar la diabetes, quieren reducir la dependencia en los medicamentos y quieren mejorar su salud, si se les da la oportunidad, y si se les provee un método que sea fácil de entender y que produzca resultados uniformes como el que trae este libro.

La falta de cumplimiento de un diabético con un programa de "control de diabetes" es, en gran parte, un índice directo de la falta de RESULTADOS POSITIVOS de las recomendaciones que se le hacen. Si se le pide al paciente diabético que "cuente calorías y reduzca la grasa" y haciéndolo, termina empeorando su condición de salud, como cualquier otro ser humano lo haría, dejará de seguir instrucciones. El diabético que fracasa repetidas veces por su desconocimiento sobre el control de la diabetes, y que debido a ello sólo recibe de su médico regaños, advertencias y aumentos en las dosis de los medicamentos, termina por caer en una apatía sobre el tema. La apatía es una actitud mental de "nada me ha funcionado, por lo cual, nada vale la pena, y será lo que Dios quiera con mi diabetes". Muchas veces ese mismo diabético apático, luego pierde la vista, se le dañan los riñones, sufre un ataque al corazón, o hay que amputarle las piernas.

He visto que lo único que produce un CUMPLIMIENTO SOSTENIDO son los RESULTADOS POSITIVOS. Por ejemplo, la gente que llega a los centros NaturalSlim buscando ayuda para adelgazar, generalmente, ya han fracasado en incontables dietas anteriores. Si no logramos demostrarles en un corto tiempo que ellos pueden lograr RESULTADOS POSITIVOS, se darían por vencidos y perderíamos la oportunidad de ayudarlos a lograr sus metas de adelgazar. Para que un esfuerzo pueda ser considerado exitoso, debe producir RESULTADOS POSITIVOS. Cuando hay "malos resultados" la gente no continúa interesada en cumplir, ni siquiera, con los acuerdos que hayan hecho. Los "malos resultados" son, tanto la causa de los divorcios de las parejas, como de los pacientes diabéticos que decidieron que "no vale la pena tratar de controlar la diabetes porque nada de lo que me han dicho funciona".

La actitud emocional del paciente diabético es determinante. Para la persona que ya está en un estado mental de apatía, no hay soluciones. La apatía es una decisión de "nada se puede hacer al respecto" o "no vale la pena intentar nada, porque nada funciona". Los diabéticos que han fracasado demasiadas veces con el control de su diabetes o de su obesidad, caen en apatía sobre estas metas.

Los seres humanos creamos nuestras emociones y actitudes ante la vida. Pero, además de emociones, que varían de minuto en minuto, cada uno de nosotros tiene una cierta actitud general ante la vida. Unos somos más positivos que otros y hay algunos a los que realmente "les pesa la vida". Se pueden observar las diferencias de actitudes en el hecho de que una persona con sed, que tiene una actitud positiva, observa un vaso que está medio lleno de agua y ve un "medio vaso de agua" para calmar su sed. Sin embargo, otra persona que tiene una actitud negativa mira el mismo medio vaso de agua y ve "un vaso que está medio vacío de agua". El de actitud positiva ve el agua que tiene disponible para calmar su sed, y el de actitud negativa sólo ve el agua que le falta al vaso, aunque ambos están mirando al mismo medio vaso de agua.

NaturalSlim es un sitio donde se atienden un poco más de 2,000 personas por semana, con problemas de obesidad y, muchos de ellos, con diabetes. Se nos hace interesante que muchas de estas personas obesas y con diabetes, que nos llegan recomendados por sus médicos, vienen en un estado de casi total apatía y negatividad. Tan pronto empiezan a tener buenos resultados bajando de peso, sintiéndose con energía, durmiendo mejor y observando que sus niveles de glucosa se han controlado, sin tener que pasar hambre, la apatía se convierte en entusiasmo, buena actitud y esperanza. Nuestra experiencia y la experiencia de varios médicos que han aplicado en su práctica médica los conocimientos sobre el metabolismo, más la Dieta 3x1, que se explican en mi libro anterior, *El Poder del Metabolismo*, ha sido que, a la hora de ayudar a un diabético, lo que cuenta son solamente los RESULTADOS POSITIVOS que se puedan lograr, nada más.

La segunda razón para que continúen empeorando los diabéticos es: **UNA MENTALIDAD DE "APAGAR EL FUEGO EN VEZ DE EVITARLO".**

Se habla constantemente sobre "controlar los niveles altos de glucosa (hiperglucemia) de un diabético", pero nadie habla sobre cómo "evitar que la glucosa se eleve a niveles dañinos para el cuerpo". Todo el énfasis es en "apagar el fuego" (hiperglucemia) en vez de "evitar el fuego" (mantener niveles normales de glucosa). Se confunde lo que sería una verdadera meta de controlar la diabetes, que sería lograr y mantener niveles normales de glucosa (70 mg/dl a 130 mg/dl), con MEDICAR LA DIABETES, que es químicamente forzar una reducción en la glucosa, utilizando medicamentos recetados. Ciertamente, hay que reducir, aunque sea con la ayuda de los medicamentos recetados, los niveles de glucosa excesivos que puede tener un diabético en su sangre porque, de otra manera, los daños a la salud no tardarán en producirse. Pero en realidad, lo único que puede verdaderamente controlar la diabetes, es la EDUCACIÓN que le permita al diabético tener la PREVENCIÓN y evitar que la glucosa aumente a niveles que le hacen daño. Si el diabético no sabe cómo evitar la subida de glucosa, que le causa daños a su cuerpo, los únicos que se van a beneficiar son los que venden los medicamentos para "medicar la diabetes". Esto es exactamente lo que está pasando actualmente; los únicos que se benefician de todo esto, son las compañías farmacéuticas.

La lógica dicta que sólo hay que hacer esfuerzos por controlar aquello que se ha descontrolado. No hace ninguna lógica permitir que la glucosa de un diabético suba a niveles dañinos, si se puede EDUCAR al diabético para que evite tal situación, que luego habría que medicar. Sabemos que muchos de los medicamentos para la diabetes tienen efectos secundarios que complican la situación. Todo lo que se pueda hacer para educar, y empoderar al paciente diabético y a sus familiares cercanos que le cuidan, para reducir la dependencia en los medicamentos, será de beneficio.

La estrategia de las compañías farmacéuticas, que son las productoras de los medicamentos para el control de la diabetes, y que se benefician en sus ventas por la falta de conocimiento de los diabéticos, es clara: reducir los excesos de glucosa y los daños al cuerpo que puede producir la diabetes, a través de la medicación. La realidad es que reducir los niveles de glucosa artificialmente con medicamentos recetados, ni siquiera reduce el riesgo de muerte de los pacientes diabéticos, tampoco las complicaciones con los daños a los riñones, ni la pérdida de la vista. Estudios recientes han demostrado que aquellos diabéticos que más agresivamente han estado siendo medicados para reducir la glucosa son los que más muertes han tenido. Esto se notó tan claramente, que el estudio más importante que se estaba haciendo al respecto, tuvo que ser cancelado por las muertes que se estaban causando en los diabéticos que más medicación utilizaban (Medscape Best Evidence, 2008) (Ismail-Beigi F et al, 2010). Por otro lado, la necesidad de reducir la glucosa excesiva, con medicamentos como insulina inyectada, aumenta el riesgo de morir por cáncer en un 400% (EurekAlert Diabetologia, 2014).

Para cada problema o síntoma que trae consigo la diabetes (presión alta, triglicéridos altos, colesterol alto, depresión, insomnio, infecciones, etc.) se ofrece algún medicamento recetado o "píldora mágica" que controle el dolor, la inflamación, la alergia u otro síntoma que sea producido o agravado por la diabetes. El paciente diabético llega a la oficina del médico con niveles de glucosa excesivamente altos y sale de la consulta con una receta médica para la farmacia. En su mente, la única responsabilidad que lleva es la de "tomarme la píldora a la hora indicada", porque en realidad, <u>no comprende que es lo que debe hacer para evitar que la glucosa aumente a niveles dañinos.</u>

No tengo nada en contra de la medicación responsable, que ordena un médico cuando se trata de condiciones que no se pueden controlar de ninguna otra forma. Hay cantidad de medicamentos que son muy útiles, que incluso salvan vidas. No obstante, por más de quince años hemos visto en los centros NaturalSlim que cuando un diabético obeso controla su consumo de los carbohidratos refinados, y se mejoran los otros factores que le causan un metabolismo lento, se reducen o se eliminan, con la supervisión de su médico, la gran mayoría de los medicamentos que hacían falta para medicar su diabetes. Al adelgazar, los diabéticos que eran obesos, recuperan su salud de forma sorprendente. A una gran mayoría de ellos sus propios médicos les quitan la insulina, les reducen las dosis de los medicamentos orales como la Metformina, y gradualmente, les van reduciendo todos los otros medicamentos, incluyendo los de la presión alta, colesterol, triglicéridos, insomnio y hasta los medicamentos antidepresivos.

En mi opinión, los daños de la diabetes son catastróficos porque simplemente nos dedicamos a "apagar el humo que produce el fuego", <u>medicando el exceso de glucosa y los síntomas que produce una diabetes mal administrada.</u> Mientras tanto, la inflamación y el descalabro hormonal que trae una diabetes descontrolada, les destrozará la felicidad al diabético y a sus familiares cercanos, que se sienten impotentes mientras ven a su ser querido deteriorándose (Forsythe CE, et al, 2008) (Bastard JP, et al, 2006) (Basta G, et al, 2004) (Pearson T.A., et al, 2003).

SU PLAN DE ACCIÓN PARA CONTROLAR LA DIABETES

Todo en la vida tiene una secuencia correcta. Uno primero se enamora y después se casa, o primero se quita la ropa y después se da un baño. ¡Hacer las cosas fuera de orden siempre trae problemas! Aplicar el orden correcto es importante. Hay que tener un plan de acción que le permita ejecutar los pasos correctos, en el orden correcto, para así tener una buena oportunidad de lograr el control de la diabetes.

En la vida siempre hay algunas personas que hacen las cosas sin cuidar de los detalles, por lo cual, cometen errores que luego lamentan ellos o aquellos a quienes sirven. A alguien que es descuidado o que produce mala calidad a su alrededor, se le llama un trabajador u obrero "mediocre". Sin embargo, para lograr el control de su diabetes usted tiene que operar como todo un profesional lo haría. Un profesional es alguien que hace las cosas bien, tomando cuidado de no cometer errores, y por eso le llamamos "un profesional". A la hora de tomar el control de su diabetes, hace falta que opere como un PROFESIONAL y no como un MEDIOCRE. El concepto de diferenciar entre ser "un profesional" o "ser un mediocre" se puede aplicar a distintas áreas de la vida. Uno puede ser un esposo profesional o un esposo mediocre. Puede también ser un amigo profesional o un amigo mediocre. La invitación que le hago es a que usted decida funcionar como un DIABÉTICO PROFESIONAL, siguiendo un plan de acción que le lleve al éxito.

Para que su PLAN DE ACCIÓN le dé los resultados esperados, hay varios factores esenciales que se deben aplicar, en el orden correcto para RESTAURAR EL METABOLISMO, tales como los siguientes:

1. Leer este libro completo y asegurarse de que usted entendió lo que en él se explica. No se deje pasar ningún tema que usted no entienda. Su salud está en juego. Si no entiende lo que lee en este libro, no lo podrá aplicar, y no logrará sus metas. Vaya haciendo sus propias anotaciones, según va leyendo el libro para ir viendo todo lo que aplicaría a su propio caso personal, o al de su ser querido.

2. Empezar a tomar suficiente AGUA cada día, usando la fórmula que se basa en el peso de su cuerpo, para calcular cuántos vasos de agua debe tomar cada día *(vea el capítulo MUCHA AZÚCAR Y POCA AGUA)*. Tomar agua e hidratar el cuerpo le mejora el control de la diabetes.

3. Pídale autorización a su médico <u>antes de empezar a cambiar su dieta o de cambiar cualquier otro factor de su "estilo de vida"</u>. Su médico es responsable de supervisar su condición de diabetes, siga sus órdenes. No juegue a ser su propio médico.

4. Al ser autorizado por su médico, lo primero es hacer la Dieta de Alimentos Amigos (Dieta AA) <u>por tres días corridos</u>, para desintoxicar su cuerpo de cualquier adicción a los carbohidratos refinados, los Alimentos Tipo E (ENEMIGOS del control de la diabetes). Sería ideal que logre añadir una fuente de magnesio como el MagicMag (polvo de citrato de magnesio soluble en agua, con buen sabor). El magnesio es esencial para el control de la diabetes, y le ayudará a controlar el estrés que puede producir una desintoxicación de los carbohidratos refinados. Si no tiene acceso al MagicMag en su país, utilice cualquier suplemento de magnesio, porque "algo es mejor que nada". Todos los diabéticos están deficientes de magnesio.

5. Mientras hace la Dieta de Alimentos Amigos por tres días, tómese las medidas de glucosa con su glucómetro, a las dos horas después de cada comida. Hágalo según se explica en el capítulo FIJANDO METAS REALISTAS. Vaya anotando sus resultados de las medidas de glucosa que obtuvo y lo que usted comió dos horas antes. Este paso es IMPORTANTE, porque le permite saber cuánto se ha reducido su glucosa, de forma que usted pueda comunicarse con su médico, si observa que los niveles de glucosa se reducen a un punto donde se deban ajustar las dosis de los medicamentos orales, o de la insulina inyectada, si usted la usa. La comunicación con su médico es vital, sobre todo si usted utiliza varios medicamentos para reducir la glucosa, ya que la Dieta de Alimentos Amigos, al no contener ningún alimento Tipo E (ENEMIGO del control de la diabetes), pudiera reducirle la glucosa a un punto tan bajo, en el que su dosis de medicamentos para controlar la glucosa, tenga que ser reducida por su médico.

6. Luego de la desintoxicación de tres días usando la Dieta de Alimentos Amigos, debe empezar a hacer la Dieta 3x1, adaptada al tipo de sistema nervioso (Pasivo o Excitado), que resulte ser dominante en su cuerpo *(vea capítulo PERSONALIZANDO LA DIETA 3x1)*. Es importante saber su tipo de sistema nervioso, porque "todos no somos iguales". Consecuentemente, la dieta no puede ser igual para todos. No existe tal cosa como una "dieta balanceada" que sea buena para todos los diabéticos.

7. Continúe anotando sus medidas de glucosa con la ayuda de su glucómetro y vaya creando su DIARIO DE DIETA 3x1 CON MEDIDAS DE GLUCOSA, como se explica en el capítulo FIJANDO METAS REALISTAS. Llevar anotadas las medidas de glucosa diarias y lo que ha estado comiendo para cuando haga su próxima visita a la oficina de su médico, ayudará a su médico a ajustar sus dosis de medicamentos, reduciéndolas según sea necesario. Su médico necesita información correcta sobre lo que está pasando con sus niveles de glucosa, para poder determinar las dosis correctas de los medicamentos que usted necesita. No se permita ser un paciente mediocre, sea mejor un diabético profesional, y ayudará a su médico a que le ayude a usted, a controlar su diabetes.

8. Empiece a tratar de detectar aquellos alimentos a los que su cuerpo tiene una INTOLERANCIA. Al llevar las medidas de glucosa anotadas en su DIARIO DE DIETA 3x1 CON MEDIDAS DE GLUCOSA, notará que después de haber comido algunos tipos de alimentos, la glucosa subirá mucho más de lo usual; esas son las reacciones de estrés de su cuerpo a las INTOLERANCIAS. Hay diabéticos cuya intolerancia es el arroz, y hay otros cuyo cuerpo es intolerante al maíz. Todos nuestros cuerpos son distintos, por lo cual puede descubrir que su cuerpo no tolera casi cualquier tipo de alimento (arroz, maíz, cerdo, soya, trigo – por el gluten, etc.).

9. Dispóngase a lograr, con la ayuda de su médico, la certificación como *Diabético en Control Certificado (vea capítulo FIJANDO METAS REALISTAS)*. Conviértase en un "buen ejemplo" para su familia y para otros diabéticos alcanzando el estatus de Diabético en Control

Certificado. El título de *Diabético en Control Certificado* le dará derecho a estar en el CUADRO DE HONOR de www.DiabetesSinProblemas.com, y a su médico le dará la distinción de haberle ayudado a lograrlo. Los nombres de los médicos que tienen pacientes diabéticos que han sido aceptados como *Diabético en Control Certificado,* se listan en nuestro sitio de internet para beneficio de otros diabéticos que también quieran lograr el control de su diabetes. Encontrará instrucciones de cómo lograr la certificación en la misma página de internet. Al ser aceptado como *Diabético en Control Certificado,* recibirá un certificado y un bello emblema metálico, que podrá llevar con orgullo en su solapa. (El programa de certificación como *Diabético en Control Certificado* aplica para envío del certificado y el emblema solamente si usted reside en los Estados Unidos).

10. Cuando su nivel de energía haya mejorado, planifique y empiece a hacer ejercicio, después de recibir la autorización de su médico. Habrá logrado este punto un verdadero "control de la diabetes" y se habrá evitado, y a sus seres queridos, los problemas que de seguro le habría causado una diabetes mal controlada.

Si se hacen estos pasos, en la secuencia que aquí se explica (del paso #1 al paso #10), su cuerpo no tardará en mostrarse lleno de energía, mientras que se controla la diabetes y usted adelgaza. No hay forma de fallar. El único posible error es hacer estos pasos anteriores fuera de orden, o no hacer uno de ellos. Si los hace en el orden prescrito, usted o su ser querido con diabetes, estará sintiendo una mejoría notable en sus niveles de energía y salud.

REPORTE SUS ÉXITOS PARA QUE AYUDE A OTROS A TAMBIÉN LOGRARLO

Cada vez que sienta que ha obtenido un logro importante, como reducción o eliminación de medicamentos, pérdida de peso, mejoría en la calidad de sueño, mejoría en su salud o en otras condiciones, tales como triglicéridos, colesterol, presión arterial u otras, por favor, **repórtelo**

escribiendo una HISTORIA DE ÉXITO en nuestro sitio de internet, DiabetesSinProblemas.com.
La idea es que con su testimonio y experiencia positiva, en forma de HISTORIA DE ÉXITO, ayude a otras miles de personas a motivarse para seguir su buen ejemplo y también mejorar su salud. La HISTORIA DE ÉXITO puede ser a base de una experiencia de mejoría suya, o a la de un ser querido suyo que ha mejorado su salud, con la ayuda de este libro. *Diabetes Sin Problemas,* más que un libro, es un MOVIMIENTO DE SALUD para darle poder a los pacientes diabéticos y a sus familiares cercanos, con información correcta que les permita recobrar la salud y evitar los terribles daños que puede producir la diabetes. Su testimonio en forma de una HISTORIA DE ÉXITO tiene el potencial de salvar vidas, al motivar a otros a también tomar el control de su diabetes. Recuerde consultar todo con su médico, siga esta secuencia y verá que cada día, necesitará de menos medicamentos mientras recobra la salud. Esto es lo que siempre pasa cuando se RESTAURA EL METABOLISMO.

Referencias mencionadas en este capítulo

- Basta G, et al. (2004, Sep). Advanced glycation end products and vascular inflammation: implications for accelerated atherosclerosis in diabetes. *Cardiovascular Research, 63*(4), 582-92. Retrieved from http://www.ncbi.nlm.nih.gov/pubmed/15306213
- Bastard JP, et al. (2006, March). Recent advances in the relationship between obesity, inflammation, and insulin resistance. *Eur Cytokine Netw, 17*(1), 4-12. Retrieved Feb 15, 2014, from http://www.ncbi.nlm.nih.gov/pubmed/16613757
- EurekAlert Diabetologia. (2014). *Cancer patients with insulin-treated diabetes have 4 times higher mortality compared to cancer patients without diabetes.* Public Release. Retrieved April 16, 2014, from http://www.eurekalert.org/pub_releases/2014-03/d-cpw031114.php
- Forsythe CE, et al. (2008). Comparison of Low Fat and Low Carbohydrate Diets on Circulating Fatty Acid Composition and Markers of Inflammation. *Lipids, 43*(1), 65-77. Retrieved April 6, 2014, from http://www.ncbi.nlm.nih.gov/pubmed/18046594
- Ismail-Beigi F et al. (2010, Oct 30). Effect of intensive treatment of hyperglycaemia on microvascular outcomes in type 2 diabetes: an analysis of the ACCORD randomised trial. *The Lancet, 376(9751).* doi:10.1016/S0140-6736(10)60576-4
- Medscape Best Evidence. (2008). Higher Risk for Mortality With Intensive Diabetes Treatment -- Now What? A Best Evidence Review. *Medscape Best Evidence.* Retrieved April 16, 2014, from http://www.medscape.org/viewarticle/582259

- Pearson T.A., et al. (2003). Markers of Inflammation and Cardiovascular Disease. *Circulation, 107*, 499-511. doi:10.1161/01.CIR.0000052939.59093.45

El camino a la mejoría tiene curvas

ESTE ES UN DATO VITAL

Ahora que usted decidió controlar su diabetes, restaurando el metabolismo de su cuerpo, debe saber que no tendrá que esperar mucho tiempo para recibir los beneficios de salud, una vez haya empezado a aplicar lo que explica este libro. Cuando uno hace lo correcto, los resultados se notan rápidamente, especialmente en el NIVEL DE ENERGÍA del cuerpo. La función principal del METABOLISMO de su cuerpo es la de crear la ENERGÍA abundante que le da vida y salud a su cuerpo. Para controlar la diabetes, se hace necesario restaurar a su máximo posible la capacidad creadora de energía del cuerpo. ¡Cuando hay ENERGÍA, hay SALUD! Cuando falla la energía falla la salud.

Los tratamientos tradicionales se enfocan en ACALLAR LOS SÍNTOMAS de una DIABETES MAL CONTROLADA (glucosa demasiado alta, presión alta, colesterol alto, triglicéridos altos, etc.). Se habla de controlar la diabetes, pero en realidad todo el énfasis está en MEDICAR LA DIABETES, porque es lo que promueven los intereses económicos de las farmacéuticas.

El único verdadero "control de la diabetes" posible, tiene por lógica, que empezar con evitar que la glucosa suba más arriba del punto de PELIGRO (más de 130 mg/dl). Eso es lo que persigue la Dieta 3x1, evitar que suba más allá del punto donde se causan daños al cuerpo. Esperar a que la glucosa suba, para entonces martillarla con medicamentos para reducirla químicamente, es una farsa[132]. Lo único que logra es que se dependa de los medicamentos, mientras que, de todas formas, el cuerpo continúa sufriendo daños.

---

[132] *Farsa: algo que no es verdadero; una mentira o un engaño.*

El enfoque de este libro es EDUCAR para devolverle al diabético el control de su diabetes, utilizando la tecnología de restauración del METABOLISMO. Es un enfoque nuevo que propone un método funcional, basado en la ciencia y en el sentido común que produce RESULTADOS medibles. Se habla entre los investigadores científicos de la "medicina basada en evidencias científicas". Cuando hablan de "evidencias científicas" en realidad se refieren a los estudios clínicos que han publicado médicos, investigadores y científicos prestigiosos, de las distintas organizaciones de investigación científica y universidades del planeta.

Aunque no soy un investigador científico, ni médico acreditado, creo firmemente en la ciencia y en las evidencias científicas. Mi envolvimiento con la investigación sobre el fascinante tema del METABOLISMO, nació de mi propia frustración personal con la obesidad y pre-diabetes que padecía, antes de envolverme en estos temas y fundar los centros NaturalSlim. Me atrevo a sugerir que la "medicina basada en evidencias científicas" (datos de estudios clínicos) es inferior como meta, al compararse con la "medicina basada en evidencia que incluye lograr resultados positivos medibles". De nada sirve la evidencia, si no nos sirve para producir los RESULTADOS que mejoren la salud de los pacientes diabéticos. Todo lo que he reunido en este libro tiene evidencia científica para avalarse, pero además de esto, y más importante, estos son los métodos para restaurar el metabolismo que producen RESULTADOS MEDIBLES.

En más de quince años de experiencia con más de 10,000 diabéticos que recibieron ayuda del Sistema NaturalSlim, nunca he visto un caso de algún diabético que haya aplicado estos datos al control de su diabetes, que no haya logrado mejorar el control de su diabetes, adelgazar, reducir la presión arterial, reducir el colesterol y reducir los triglicéridos. Con estos datos, miles de diabéticos lograron que sus médicos les redujeran o les eliminaran en su totalidad la dependencia en una variedad extensa de medicamentos, incluyendo la insulina inyectada. Acepto que los datos que ofrezco en este libro no necesariamente son igual a los datos tradicionales de las academias de nutrición, ni de las asociaciones médicas. No obstante, la prueba verdadera está en si producen RESULTADOS POSITIVOS medibles o no.

Puedo soportar tener hasta las fuerzas del infierno atacándome por atreverme a proponer un método que funciona para controlar la diabetes, utilizando el poder regenerador del metabolismo de su cuerpo. Lo que se me hace insoportable es fracasar en ayudar a los diabéticos y a sus familiares cercanos que les cuidan, por lo cual decidí escribir este libro para ellos. También lo escribí para los médicos, porque he visto que muchos de ellos, aunque desean ayudar, están desanimados con los pobres resultados que produce el énfasis en la medicación como medida deficiente de "control de la diabetes". Sin embargo, también he conocido a cientos de médicos que están tan comprometidos con su misión de AYUDAR A LOS PACIENTES, que han estado abiertos a explorar una forma más efectiva de mejorar los resultados, como la que propone este libro.

LOS DAÑOS AL METABOLISMO SE ACUMULAN

Tomar suficiente agua en vez de refrescos o jugos azucarados, utilizar una dieta que reduce los carbohidratos refinados, como la DIETA 3x1, para lograr un BALANCE HORMONAL METABÓLICO y reducir los niveles de glucosa del diabético, más seleccionar los alimentos a base del tipo de SISTEMA NERVIOSO que sea dominante en su cuerpo (pasivo o excitado), garantiza que usted se dirija hacia un mejor "control de la diabetes", con su resultante MEJORÍA DE SALUD.

No obstante, debo explicarle, en honor a la verdad, y a base de la experiencia que hemos tenido en NaturalSlim, que el cuerpo de una persona con diabetes puede llegar a tener un metabolismo en bastante mal estado. La diabetes se define como un DESORDEN METABÓLICO en los mejores diccionarios médicos (Stedman's Medical Dictionary, 2005). La lógica nos dice que si no se mejora el METABOLISMO y la producción de energía del cuerpo, simplemente, no se puede controlar la diabetes sin depender de tantos medicamentos.

Por otro lado, hemos visto que, mientras más años haya estado padeciendo de diabetes, mayor tiende a ser el daño acumulado en el metabolismo de su cuerpo. Si la diabetes ha estado combinada con obesidad o condiciones de la tiroides, como el hipotiroidismo[133], entonces el daño al metabolismo es todavía peor. Si ya el diabético llegó a necesitar de la insulina inyectada, eso le suma otro factor reductor del metabolismo.

Mientras más grave sea el grado de obesidad (si está obeso) de un diabético, mayor dificultad habrá para revertir el obstáculo de su hígado graso. El hígado graso es lo que forma esa barriga protuberante u obesidad abdominal, característica de los diabéticos obesos. En fin, lo que quiero decirle es que "hay luz al final del túnel", pero antes de llegar a la luz, tenemos que recorrer por un pasadizo que en ocasiones puede ser algo tenebroso.

Lo que estoy tratando de comunicarle es que, al usted empezar a aplicar la información de cómo restaurar el metabolismo, el consumo de agua, el programa para desintoxicar al cuerpo de los carbohidratos refinados que utiliza la Dieta de Alimentos Amigos (Dieta AA), la selección de alimentos adecuados a su tipo de sistema nervioso (Pasivo o Excitado) más la DIETA 3X1, <u>usted pudiera comenzar a sentir bastantes cambios en su cuerpo</u>. Algunos cambios serán muy agradables, como el aumento de energía que sentirá, pero otros cambios pueden ser desagradables.

---

[133] *Hipotiroidismo: condición en la cual la glándula tiroides produce una cantidad insuficiente de las hormonas que controlan el metabolismo y la temperatura del cuerpo. Esta condición se caracteriza por síntomas como depresión, caída del pelo, frío en las extremidades, estreñimiento, resequedad en la piel, dificultad para adelgazar, cansancio continuo, problemas digestivos e infecciones continuas. Es una condición que no siempre se detecta en las pruebas de laboratorio y que puede existir subclínicamente (sin que se detecte con facilidad en los análisis de laboratorio).*

LO QUE PUEDE PASAR

Al implementar el método para el control de la diabetes que propone este libro **PUEDE QUE TODOS LOS CAMBIOS QUE EXPERIMENTE NO SEAN AGRADABLES**.

Los diabéticos están todos muy infectados del hongo *candida albicans* (Belazi M, et al, 2005). Este hongo, que todos tenemos en el cuerpo, puede llegar a atacarlo e invadirlo, muy en especial al cuerpo de los diabéticos. El hongo *candida*, llega a apoderarse del cuerpo de los diabéticos, debido a que, generalmente tienen la glucosa en la sangre DEMASIADO ALTA. Al tener la glucosa tan alta, los diabéticos no pueden evitar que este hongo, que es un "parásito oportunista", crezca, se reproduzca e invada con agresividad los tejidos, los órganos y las glándulas del cuerpo (Brown V, et al, 2006). Un diabético, cuya glucosa permanezca en rangos altos (más de 130 mg/dl), frecuentemente tendrá un cuerpo donde el hongo *candida* podrá reproducirse a sus anchas. En efecto, un cuerpo con niveles altos de glucosa, la comida favorita del hongo *candida*, crea un "criadero de hongos" en los diabéticos.

Hay una ley de física que establece que, por cada ACCIÓN, siempre existirá una REACCIÓN. Esa ley de física también aplica a los conceptos que se establecen en este libro. Al comenzar a tomar acciones con su cuerpo, que son distintas a las que usualmente tomaba, usted pudiese experimentar reacciones que, de inicio, pueden resultarle desagradables, en lo que su cuerpo se ajusta a la nueva alimentación y régimen de vida.

Es algo parecido a lo que le pasa a una persona sedentaria que de momento decide hacer ejercicio físico. Generalmente, cuando alguien que no acostumbra a ejercitarse y empieza a hacerlo, puede sentir bastante dolor muscular, al punto que pudiera sentir que "le duele hasta el alma", después de su primer día de ejercicio físico. La persona tomó una acción (hacer ejercicio) que generó una reacción inesperada (dolor muscular).

El tipo de reacciones que usted pudiera sentir en su cuerpo, al comenzar a aplicar lo que se explica en este libro, dependerán del estado actual de su cuerpo y de cuánto daño se le haya acumulado a su metabolismo. Si su diabetes es reciente y no está demasiado sobrepeso, ni padece de otras condiciones como hipotiroidismo, depresión, o insomnio, entre otras, su cuerpo estará en un relativo buen estado (buena hidratación, pocos hongos, poco estrés, sin más enfermedades que la diabetes). Al estar en un relativo buen estado de salud, posiblemente sólo experimentará reacciones agradables como: reducción en la glucosa, mucha más energía, menos hambre, mejor calidad de sueño, pérdida de peso y un estado emocional más estable.

Pero, si su cuerpo resulta estar en mal estado (diabetes de muchos años, obesidad, hipotiroidismo, presión alta, deshidratación, depresión u otras) pudiese experimentar una o varias reacciones desagradables o inesperadas, que pudieran preocuparle, si no conoce sobre ellas antes de empezar. Por eso, mi intención en este capítulo es prevenirle sobre los cambios o reacciones que pudieran crearse, al empezar a cambiar su dieta y estilo de vida con la información de este libro.

La buena noticia es que todas las reacciones negativas (síntomas, dolores, picores, cansancio o cambios negativos en los análisis de laboratorio), que se pudieran experimentar al iniciar este programa, SON TEMPORERAS. Son reacciones que en poco tiempo desaparecerán. Los naturistas le llaman la "crisis de curación", donde se establece que el cuerpo humano siempre empeora temporeramente antes de mejorar.

Lo que a usted más pudiera molestarle es que no tenga la delicadeza de PREDECIRLE LAS COSAS QUE PUDIERAN PASAR, en este proceso de cambio que está por comenzar, para controlar su diabetes y adelgazar. Los diabéticos que son miembros del Sistema NaturalSlim, tienen la ventaja de que nuestros consultores en metabolismo les guían en su proceso de restaurar el metabolismo, por lo cual nunca se sienten desprovistos de asistencia. Pero, si usted recibe la autorización de su médico y decide empezar a aplicar lo aprendido en este libro sin nuestra ayuda personalizada, debe saber que pueden crearse síntomas desagradables, de forma temporera, tales como dolor de cabeza, picor en la piel, dolores musculares, gases, diarrea, y estreñimiento, entre otros. Fíjese que son cosas que "pudieran pasar". No hay forma de determinar si a usted le ocurrirán o no, porque desconocemos las particularidades de su cuerpo, que naturalmente no es igual al cuerpo de ninguna otra persona.

Posiblemente usted no experimente nada desagradable o inesperado, solamente mejorías. Sólo quiero prepararle para que entienda cualquier manifestación incómoda, desagradable o inesperada, que pudiera sentir u observar, para que no le tome por sorpresa.

Cuando comienza a tomar suficiente agua y cambia los componentes de su nutrición, aplicando la Dieta 3x1, estará, entre otras cosas, afectando y creando cambios en su SISTEMA HORMONAL. Estará también provocando posibles reacciones, si resulta que su cuerpo está gravemente infectado del hongo *candida albicans,* como pasa con muchísimos de los diabéticos. Las cosas que, quizá no le ocurran, pero que pueden pasar, son las siguientes.

Dolor de cabeza, sinusitis, migrañas, diarrea, sensación de extremo agotamiento o picores en la piel

---

Aunque no le sea nada real el hecho de que su cuerpo puede estar gravemente infectado del hongo *candida albicans,* créame que es así. Llevo muchos años viendo a miles de personas experimentar las manifestaciones desagradables que produce la colonia del hongo *candida,* cuando empieza a morirse dentro de sus cuerpos. El término técnico de todas estas manifestaciones desagradables, que se pueden producir por la muerte de los hongos, es "Herxheimer reaction". El doctor alemán Karl Herxheimer había descrito, en el año 1920, las reacciones (dolor de cabeza, inflamación, etc.) que sufrían los pacientes de sífilis, después de recibir los medicamentos y antes de mejorarse en su totalidad (Wikipedia: Herxheimer).

En el caso de las personas que son diabéticos y especialmente en los que también padecen de hipotiroidismo, estas reacciones negativas son producidas por los tóxicos que se desprenden de los hongos que se van muriendo. Las más comunes son dolor de cabeza, sinusitis, migrañas, dolores tipo artrítico (por los tóxicos), una sensación de cansancio o agotamiento físico o un fuerte picor en la piel. Algunos pueden tener una infección grave del hongo *candida* en su intestino, y al reducir su consumo de carbohidratos refinados, pudiera producirse una breve diarrea, debido a la muerte de hongos, que ya no tienen su alimento principal (carbohidratos refinados). Todas estas son reacciones temporeras y en unos pocos días desaparecerán. La cantidad de días que persistan las manifestaciones, es equivalente al grado de infección que tenga el cuerpo de la persona, y es difícil de predecir.

SUBIDA EN EL COLESTEROL

Si se hace un análisis de laboratorio a los pocos días de haber empezado con la Dieta 3x1, pudiera ser que encuentre que sus niveles de colesterol están más altos de lo usual. No se asuste, es algo temporal. A veces se nos olvida que el colesterol es parte esencial de todas las células del cuerpo, incluyendo las células de grasa. Cuando una persona empieza a adelgazar rápidamente, porque está tomando acciones para mejorar su metabolismo, puede perder hasta tres libras (1.4 Kg) de grasa por semana. Toda la grasa que se va rompiendo contiene colesterol. Así que los niveles de colesterol de la sangre pueden reflejar un aumento, pero se debe a que las células de grasa que se rompen al adelgazar, sueltan su contenido de colesterol en el torrente sanguíneo. Este aumento temporal en el colesterol no tiene nada que ver con el hecho de que usted esté consumiendo huevos, o carne con grasa, en la Dieta 3x1. La realidad es que la fuente principal del colesterol que se detecta en la sangre es el colesterol que se fabrica a diario en nuestro hígado, no el colesterol que nosotros ingerimos en los alimentos *(vea el capítulo EL CONTROL DEL COLESTEROL y LOS TRIGLICÉRIDOS)*.

Fíjese que usted puede aumentar sus niveles de colesterol dramáticamente, si abusa de alimentos como el pan integral, que aunque no contiene colesterol, su hígado lo puede convertir en colesterol. El cuerpo produce colesterol en respuesta a los aumentos en los niveles de glucosa que ocasionan los carbohidratos refinados (pan, harina, arroz, azúcar, etc.) (Goff LM, et al, 2013) Al poco tiempo de haber empezado la dieta recomendada, verá su colesterol bajar a los niveles normales, pero en el inicio pudieran subir de forma temporera.

AUMENTO EN LAS ENZIMAS HEPÁTICAS

Las enzimas hepáticas (del hígado) son sustancias que reflejan la cantidad de destrucción celular en el hígado. Los médicos, periódicamente, solicitan exámenes de laboratorio para medir las enzimas hepáticas, porque ellos reflejan el estado del hígado. Ahora, resulta que el hígado es precisamente el órgano favorito del hongo *candida albicans*. Esto es debido a que los hongos necesitan del mineral hierro para poder reproducirse, y el hígado es el órgano del cuerpo que contiene la mayor cantidad de hierro. Es por esto, que antiguamente se trataba la anemia por deficiencia de hierro, con una dieta alta en porciones de hígado. Las infecciones con el hongo *candida* son, generalmente, sistémicas (que invaden todo el cuerpo sin excepción), pero el hígado es siempre el órgano más afectado por este parásito.

El hongo *candida albicans* es un hongo de color blanco brillante. La palabra *"albicans"* proviene de "albino" que significa "de color blanco". Los embalsamadores en las funerarias han notado que cuando les llega un cadáver de una persona obesa, siempre encuentran que los órganos internos están todos cubiertos de lo que parece ser un polvo blanco. Ellos han notado que siempre el órgano más afectado por este polvo blanco (*candida albicans*) es el hígado. Cuando una persona con sobrepeso empieza a reducir los carbohidratos refinados, y añade a su dieta sustancias naturales que matan hongos, como el aceite de coco, pudiera notar que las enzimas hepáticas aumentan en sus exámenes de laboratorio. Este aumento en las enzimas hepáticas <u>es temporal</u> y es producido por la destrucción de aquellas células del hígado que estaban invadidas por las raíces del hongo. Cuando el hongo empieza a morir se van destruyendo sus raíces y ello ocasiona que el contenido de enzimas de las células del hígado, donde estaban clavadas las raíces, se vaya vertiendo en la sangre, lo cual aumenta el nivel de enzimas hepáticas de forma temporera.

CAMBIO EN EL COLOR DE LAS DEPOSICIONES
(HECES FECALES, EXCRETA)

Al alimentarse con la Dieta de Alimentos Amigos (Dieta AA) o la Dieta 3x1, que son dietas que reducen el contenido de los carbohidratos refinados, se cambia la composición de lo que usted comía anteriormente. Cuando usted reduce los carbohidratos refinados y los almidones (Alimentos Tipo E) también estará consumiendo una proporción mayor de proteínas y grasas en su dieta. En respuesta a la proporción mayor de proteínas y grasas de su Dieta AA o de su Dieta 3x1, su hígado, de forma natural, producirá más bilis para digerir las proteínas o la grasa adicional. La "bilis" es de color verde oscuro y sus heces fecales pueden cambiar a un color verdoso. Todo esto es completamente natural y es parte del ajuste en su digestión de una dieta que le ayudará a reducir la glucosa a niveles NORMALES (70 mg/dl a 130 mg/dl).

OTROS SÍNTOMAS O MANIFESTACIONES

Es imposible predecir todo lo que usted pudiera experimentar en su cuerpo, al utilizar la Dieta 3x1, sobre todo si también empieza a utilizar suplementos naturales que matan hongos, bacterias, parásitos o virus, como el aceite de coco orgánico y otros. Todos los cuerpos son distintos en su nivel de infección con los organismos parasíticos (hongos, bacterias, parásitos, virus). Cuando usted empieza a cambiar su dieta y estilo de vida, pudiera sentir algunas manifestaciones desagradables. La gran mayoría de los diabéticos lo único que notan es, una reducción marcada en sus niveles de glucosa, un aumento en sus niveles de energía, una pérdida de grasa corporal acelerada y hasta una mejoría en la calidad de su sueño. Sin embargo, a través de los últimos quince años, he visto de todo: mareos, palpitaciones, dolor de espalda, piernas hinchadas, flema, mucosidad, flujo vaginal, sangrado vaginal, sangrado por la nariz y otras más. TODAS estas manifestaciones son temporeras, y a los pocos días se sanan y se van. Lo importante es que si le toca a usted experimentar una o varias de ellas que no le tomen por sorpresa.

El punto es que usted esté consciente de que pudieran ocurrirle manifestaciones de estas que he descrito, como parte de su proceso de cambio. La buena noticia es que todas son manifestaciones TEMPORERAS, que son parte del reajuste del METABOLISMO de su cuerpo. Habrá un gran número de diabéticos que no sientan ningún tipo de manifestación o síntoma incómodo como parte de su proceso de restaurar el metabolismo para controlar su diabetes. Por otro lado, habrán algunos diabéticos, que estuvieron abusando por años de los dulces, de las galletitas "libres de azúcar" (pero altas en carbohidratos) y de otras fuentes de carbohidratos refinados, que contribuyeron a crearles una infección grave del hongo *candida* en sus cuerpos. A estos diabéticos, cuyos cuerpos están más infectados del hongo, es a los que más síntomas o manifestaciones desagradables les pueden dar. Como quiera que sea, los síntomas son TEMPOREROS y en unos días se van. A veces hay que pagar algún precio por los pecadillos que uno estuvo haciendo.

Dicen que "en guerra avisada no muere gente" y no quería dejarle sin aviso de lo que pudiera pasar durante su proceso de mejoría. El propósito principal de este libro es ayudarle a reganar el control de su cuerpo, para así RESTAURAR EL METABOLISMO y lograr el control de la diabetes. No obstante, debe saber que al hacer cambios en su dieta y estilo de vida, pudiera experimentar algunos síntomas desagradables de reajuste, porque el camino a la mejoría tiene curvas.

Referencias mencionadas en este capítulo

- Belazi M, et al. (2005, May). *Candida*l overgrowth in diabetic patients: potential predisposing factors. *Mycoses, 48*(3), 192-6. Retrieved April 17, 2014, from http://www.ncbi.nlm.nih.gov/pubmed/15842336
- Brown V, et al. (2006, Oct). A Glucose Sensor in *Candida albicans*. *Eukaryotic Cell October, 5*(10), 1726-1737. doi:10.1128/EC.00186-06
- Goff LM, et al. (2013, Jan). Low glycaemic index diets and blood lipids: a systematic review and meta-analysis of randomised controlled trials. *Nutr Metab Cardiovasc Dis, 23*(1), 1-10. doi:10.1016/j.numecd.2012.06.002
- Stedman's Medical Dictionary. (2005). *Stedman's Medical Dictionary*. Retrieved April 17, 2014, from http://www.amazon.com/gp/search?index=books&linkCode=qs&keywords=9780781733908
- Wikipedia: Herxheimer. (n.d.). Reacción de Jarisch-Herxheimer. Retrieved April 27, 2014, from http://es.wikipedia.org/wiki/Reacci%C3%B3n_de_Jarisch-Herxheimer

AYUDAS NATURALES PARA EL CONTROL DE LA DIABETES

La verdad sobre los suplementos naturales

Nuestra experiencia con miles de diabéticos obesos en los centros NaturalSlim, ha sido que, con solamente adoptar un estilo de vida saludable, que incluya tener una buena HIDRATACIÓN (tomar suficiente agua pura – no "refrescos de dieta"), la ayuda de la Dieta 3x1 (diferenciando entre alimentos AMIGOS y ENEMIGOS del control de la diabetes), más la recomendación de evitar las sustancias perjudiciales (azúcar, aspartame, gluten, soya, etc.), una persona con diabetes puede llegar a experimentar una recuperación impresionante de su salud y nivel de energía.

El método para la RESTAURACIÓN DEL METABOLISMO que se promueve en este libro, resuelve o evita la gran mayoría de los problemas que la diabetes puede causar, incluyendo la obesidad que acompaña a la mayoría de los diabéticos; simplemente porque estamos trabajando con las CAUSAS, en vez de con los SÍNTOMAS. Limitarse a solamente MEDICAR LOS SÍNTOMAS DE LA DIABETES (glucosa excesivamente alta, neuropatía diabética, daño a los riñones, hipertensión, obesidad, etc.) solamente favorece a las ventas de las farmacéuticas. Los medicamentos no curan nada, solamente enmascaran los síntomas, pero el cuerpo continúa sufriendo daños. La única y verdadera solución reside en EDUCAR al paciente diabético y a sus familiares cercanos que le cuidan, para realmente controlar la diabetes enfocando sus verdaderas CAUSAS. Esa es la VERDAD, por poco dinero que esa verdad produzca para ciertos intereses económicos.

Los factores causantes de los daños a la salud que puede producir la diabetes son:

1. **DESHIDRATACIÓN EXTREMA**.

   Los diabéticos, en su gran mayoría, no consumen suficiente AGUA como para permitir que sus cuerpos se sanen. Los "refrescos de dieta", sin calorías ni azúcar, la leche con grasa o "baja en grasa" y los "jugos de frutas naturales" endulzados con jarabe de maíz de alta fructosa, <u>agravan la diabetes</u>. Su cuerpo necesita AGUA para controlar la diabetes (Buse JB, 2011) (Inzucchi SE, 2011). Sin suficiente AGUA, es imposible restaurar la capacidad creadora de energía del METABOLISMO (Wiggin TD, et al., 2009) (George P., et al, 1970).

2. **DIETA EXCESIVAMENTE ALTA EN ALIMENTOS TIPO E (ENEMIGOS del control de la diabetes)**, que crea un DESORDEN HORMONAL, marcado por un <u>exceso de glucosa, más su consecuente necesidad exagerada de insulina, que agota el páncreas y crea la "resistencia a la insulina"</u>. El consumo desmedido de los carbohidratos refinados (azúcar, pan, arroz, almidones, fructosa, etc.) que definitivamente son alimentos ADICTIVOS (Clinical Trials Week, 2013) (Lennerz B, et al, 2013) (Avena NM, et al, 2008) (MacPherson K, 2008) (Lenoir M, et al, 2007) (Avena NM, et al, 2005) (Yamamoto T., et al, 2003) (Fullerton DT, et al, 1985). Esto incluye un insuficiente consumo de vegetales y ensalada verde, para proveerle al cuerpo las vitaminas y los minerales que el metabolismo requiere para recuperar la salud.

3. **DESCONOCIMIENTO DE LAS NECESIDADES NUTRICIONALES INDIVIDUALES.**
Todos no podemos utilizar la misma selección de alimentos en nuestra dieta, simplemente porque "todos no somos iguales". Algunos necesitamos consumir más grasa, otros menos, algunos no toleramos la carne roja, otros la necesitamos consumir. Todas las calorías NO son iguales a todas las otras calorías (Feinman RD, et al, 2004). Los distintos alimentos tienen distintos efectos sobre el SISTEMA HORMONAL y sobre el SISTEMA NERVIOSO que controla el metabolismo. Si no aprende a diferenciar entre un sistema nervioso PASIVO y uno EXCITADO, nunca logrará restaurar su metabolismo para controlar la diabetes (Esler M, et al, 2001) (Perin PC, et al, 2001).

4. **FALTA DE UNA EDUCACIÓN AL PACIENTE DIABÉTICO QUE PROMUEVA ADQUIRIR LOS CONOCIMIENTOS, QUE LE PERMITAN ASUMIR RESPONSABILIDAD Y CONTROL SOBRE SU CONDICIÓN.**
¡No se puede controlar lo que no se entiende! Esto incluye la falsa noción de que la diabetes "se puede controlar con medicamentos" y sin educarse para mejorar el estilo de vida y los hábitos que agravan la condición.

Son muchos los factores que agravan la diabetes, como habrá visto en este libro. No obstante, si enfocamos estos cuatro factores anteriores, y hacemos lo que es correcto hacer, solamente podemos obtener mejorías en el metabolismo y en la salud. Por consecuencia, también se logrará el control de la diabetes.

NO EXISTE NINGÚN "SUPLEMENTO MILAGROSO"

Hemos visto que los medicamentos sólo enmascaran los síntomas, no curan nada. Por lo tanto, aunque sean necesarios (¡qué muchas veces lo son!), la solución verdadera está en tomar el control de la salud restaurando el metabolismo y la energía que mantiene la salud del cuerpo, para así reducir los síntomas que nos fuerzan a depender de los medicamentos. Un cuerpo saludable no tiene síntomas ni achaques. Nadie nació ni obeso, ni enfermo, por lo cual ha sido responsabilidad de cada cual el estado de salud en que ahora se encuentre su cuerpo.

Distinto a los medicamentos de las farmacéuticas, que son químicos que no son naturales al cuerpo, producen "efectos secundarios" y requieren de una receta médica para poder adquirirse, los suplementos naturales son extractos de alimentos, vitaminas, minerales y plantas naturales. La Administracion de Drogas y Alimentos (FDA, Food & Drug Administration) de los Estados Unidos, es la agencia que regula la venta de los medicamentos y alimentos, y permite la libre venta de los suplementos naturales o "suplementos nutricionales", porque están compuestos de sustancias o alimentos que son naturales al cuerpo, y no representan un peligro a la salud. En la gran mayoría de los países existen agencias gubernamentales parecidas a la FDA, que regulan la venta de los medicamentos, alimentos y suplementos naturales.

Las farmacéuticas han visto sus ventas amenazadas por los suplementos naturales, ya que algunos de ellos, como el magnesio y el potasio, que entre ambos bajan la presión arterial, pueden a veces resolver o reducir los síntomas de los que dependen las ventas de los medicamentos. Por esta razón, en muchos países, y especialmente en Europa, se ha empezado a legislar (crear leyes) para restringir, limitar las dosis y de otras formas, suprimir la venta de los suplementos naturales, que puedan de alguna forma resolver los síntomas que motivan la venta de los medicamentos. Ya en Europa se han restringido las ventas de los suplementos herbales (que son extractos de hierbas naturales) y la tendencia a la prohibición de los suplementos naturales continúa avanzando (Euro Parliament Dir, 2004). ¿Quiénes cree usted que están promoviendo que se pasen leyes para reducir las dosis de nutrientes naturales como la vitamina C, que reducen el cáncer, o como los antioxidantes como la vitamina E, que pueden ayudar a reducir los eventos cardiovasculares? (Knekt P, 2004) (Schuelke M, 2000).

¿Podemos realmente creerle a las noticias alarmantes, que por ratos ocupan las primeras planas, que nos tratan de vender la idea de que la vitamina C, los suplementos vitamínicos naturales y los extractos de plantas naturales son peligrosos? ¿Podremos incluso creerle a los estudios clínicos publicados en las mejores revistas clínicas, cuando se trata el tema de los suplementos naturales? Un estudio interesantísimo reflejó que las revistas científicas que más ingresos por anuncios de las farmacéuticas reciben, son curiosamente los que más estudios clínicos han publicado que reflejan que los suplementos naturales son inefectivos o peligrosos. En este estudio se concluyó que sólo el 4% de los estudios clínicos que de alguna forma han criticado la efectividad o la seguridad de los suplementos naturales, fueron publicados en las revistas científicas que menos anuncios recibían de las farmacéuticas. Por el contrario, el 67% de los estudios clínicos, que de alguna forma fueron desfavorables a los suplementos naturales, fueron publicados en las revistas científicas que tenían la mayor cantidad de anuncios publicados y auspicio de las farmacéuticas (Kemper KJ, 2008).

También le quiero dejar saber sobre el otro extremo, el de los "suplementos naturales milagrosos". Algunos comerciantes, de forma inescrupulosa, anuncian y promueven suplementos naturales para, según ellos, resolver todo tipo de enfermedad o condiciones, tales como la obesidad. Los intereses económicos y la avaricia no son exclusivos de las farmacéuticas. Hay compañías de suplementos naturales que son gigantes internacionales que, usando un agresivo mercadeo "de persona a persona", reuniones de grupos, y muchas veces en esquemas de ventas de tipo multinivel, venden batidas, hierbas, gotitas líquidas que adelgazan, jugos de frutas exóticas, vitaminas y minerales, que ellos promueven para "bajar de peso", "controlar la diabetes" y mil cosas más. El interés siempre es el mismo: ganar dinero.

Le diría que en realidad, lo único realmente valioso es el CONOCIMIENTO que uno pueda adquirir para recuperar o proteger la salud. Nada reemplaza el CONOCIMIENTO y la RESPONSABILIDAD de uno mismo de tomar el control de su propia salud y la de sus seres queridos, en sus manos. Lo que pasa es que no se puede resolver o mejorar algo que no se entiende. De la misma manera que muchos diabéticos y sus familiares NO ENTIENDEN LA DIABETES, así mismo la gran mayoría de las personas, aunque desean una buena salud, no la pueden disfrutar, porque le faltan los CONOCIMIENTOS. A falta de los conocimientos adecuados para poder evaluar las posibles soluciones a sus problemas de salud, o para saber el estilo de vida y la nutrición que les permitirá disfrutar de una buena salud, se cometen errores que resultan en una mala salud.

Por lo tanto, enfatizo primero el CONOCIMIENTO y luego los "suplementos naturales" que pudieran ayudar a suplementarle lo que la dieta moderna no nos provee. Le aseguro que si no posee los CONOCIMIENTOS sobre cómo preservar su salud (nutrición adecuada, consumo de agua, factores que reducen el metabolismo, etc.), no habrá ningún "suplemento natural" ni medicamento que pueda realmente ayudarle.

En los próximos capítulos le describiré algunos suplementos naturales que utilizamos en NaturalSlim y que han demostrado proveer apoyo positivo a los miles de diabéticos obesos que ayudamos a adelgazar, restaurando el metabolismo. Ninguno de estos suplementos naturales es "milagroso", ni siquiera le ayudarán si antes no arregla su dieta y la personaliza, de acuerdo al tipo de sistema nervioso que es dominante en su cuerpo (PASIVO o EXCITADO, vea capítulo PERSONALIZANDO LA Dieta 3x1). Realmente "todos no somos iguales" y no podemos pretender que la dieta sea exactamente la misma para todos. Tampoco le funcionarán los suplementos naturales si usted no hidrata su cuerpo (vea capítulo MUCHA AZÚCAR Y POCA AGUA). Así que la prioridad es leer este libro, entenderlo y aplicarlo, para que usted compruebe en su cuerpo y en sus niveles de glucosa que esto sí funciona, y luego puede usted pensar en añadir algunos suplementos naturales que le ayuden a lograr su meta. Esa es la secuencia lógica, primero el CONOCIMIENTO y luego el apoyo de algún "suplemento natural" que le ayude a lograr su meta de lograr el control de la diabetes.

Recuerde que no debe suplementar su cuerpo, ni siquiera con "suplementos naturales", si antes no tiene la aprobación de su médico, que es quien está plenamente cualificado para monitorear su condición de diabetes.

Existe una extensa variedad de referencias científicas y de libros especializados sobre las propiedades y los efectos de las distintas vitaminas, minerales y sustancias naturales que listaré en relación a cada suplemento de los que usamos en los centros NaturalSlim. Al mencionarlos no estoy infiriendo ni sugiriendo que usted puede lograr los resultados que esos estudios o referencias demuestran. Su labor como paciente diabético o como familiar cercano que cuida de un diabético debe ser EDUCARSE, y consultar con su médico cualquier duda o decisión que vaya a tomar con respecto a los suplementos naturales.

Referencias mencionadas en este capítulo

- Avena NM, et al. (2005, March). Sugar-dependent rats show enhanced responding for sugar after abstinence: evidence of a sugar deprivation effect. *Physiol Behav, 84*(3), 359-62. Retrieved Feb 17, 2014, from http://www.ncbi.nlm.nih.gov/pubmed/15763572?dopt=Abstract
- Avena NM, et al. (2008). Evidence for sugar addiction: behavioral and neurochemical effects of intermittent, excessive sugar intake. *Neurosci Biobehav Rev, 32*(1). Retrieved Feb 17, 2014, from http://www.ncbi.nlm.nih.gov/pubmed/17617461
- Buse JB, P. K. (2011). Williams Textbook of Endocrinology. In P. K. Buse JB, *Williams Textbook of Endocrinology* (p. Chapter 31). Philadelphia: Saunders Elsevier. Retrieved Feb 20, 2014, from http://www.amazon.com/Williams-Textbook-Endocrinology-Expert-Consult-Online/dp/1437703240
- Clinical Trials Week. (2013, July 8). New brain imaging study provides support for the notion of food addiction. *Academic OneFile*, 346. Retrieved April 11, 2014, from http://www.eurekalert.org/pub_releases/2013-06/bch-nbi062413.php
- Esler M, et al. (2001, Nov). Sympathetic nervous system and insulin resistance: from obesity to diabetes. *Am J Hypertens, 14*(11 Pt 2), 304S-309S. Retrieved April 19, 2014, from http://www.ncbi.nlm.nih.gov/pubmed/11721888
- Euro Parliament Dir. (2004). *DIRECTIVE 2004/24/EC OF THE EUROPEAN PARLIAMENT AND OF THE COUNCIL*. Oficial Journal of the European Union. Retrieved April 19, 2014, from http://eur-lex.europa.eu/LexUriServ/LexUriServ.do?uri=OJ:L:2004:136:0085:0090:en:PDF
- Feinman RD, et al. (2004). "A calorie is a calorie" violates the second law of thermodynamics. *Nutrition Journal, 3*(9). doi:10.1186/1475-2891-3-9

- Fullerton DT, et al. (1985, Jun). Sugar, opioids and binge eating. *Brain Res Bull, 14*(6), 673-8. Retrieved April 12, 2014, from http://www.ncbi.nlm.nih.gov/pubmed/3161588
- George P., et al. (1970, Nov 3). "Squiggle-H2O". An enquiry into the importance of solvation effects in phosphate ester and anhydride reactions. *Biochimica et Biophysica Acta (BBA) - Bioenergetics, 223*(1), 1-15. Retrieved Feb 21, 2014, from http://www.sciencedirect.com/science/article/pii/000527287090126X
- Inzucchi SE, S. R. (2011). Cecil Medicine. 24th ed. In S. R. Inzucchi SE, *Cecil Medicine. 24th ed.* Philadelphia ; 2011:chap 237: Saunders Elsevier. Retrieved Feb 20, 2014, from http://www.mdconsult.com/books/page.do?eid=4-u1.0-B978-1-4377-1604-7..00561-3&isbn=978-1-4377-1604-7&uniqId=438529027-69#4-u1.0-B978-1-4377-1604-7..00561-3
- Kemper KJ, H. K. (2008, Apr 9). Does pharmaceutical advertising affect journal publication about dietary supplements? *BMC Complement Altern Med, 8*(11). doi:10.1186/1472-6882-8-11
- Knekt P, R. J. (2004, Dec). Antioxidant vitamins and coronary heart disease risk: a pooled analysis of 9 cohorts. *Am J Clin Nutr, 80*(6), 1508-20. Retrieved April 19, 2014, from http://www.ncbi.nlm.nih.gov/pubmed/15585762
- Lennerz B, et al. (2013, June 26). Effects of dietary glycemic index on brain regions related to reward and craving in men. *Am J Clin Nutrition, 98*(3), 641-647. doi:10.3945/ajcn.113.064113
- Lenoir M, et al. (2007, Aug 1). Intense Sweetness Surpasses Cocaine Reward. doi:10.1371/journal.pone.0000698
- MacPherson K. (2008, Dec 10). *Sugar can be addictive, Princeton scientist says.* (P. University, Ed.) Retrieved Feb 17, 2014, from Princeton University News: http://www.princeton.edu/main/news/archive/S22/88/56G31/index.xml?section=topstories
- Perin PC, et al. (2001, Jan-Feb). Sympathetic nervous system, diabetes, and hypertension. *Clin Exp Hypertens, 23*(1-2), 45-55. Retrieved April 19, 2014, from http://www.ncbi.nlm.nih.gov/pubmed/11270588
- Schuelke M, F. B. (2000, Nov 28). Ataxia with vitamin E deficiency: biochemical effects of malcompliance with vitamin E therapy. *Neurology, 55*(10), 1584-6. Retrieved April 19, 2014, from http://www.ncbi.nlm.nih.gov/pubmed/11094124
- Wiggin TD, et al. (2009, Jul). Elevated triglycerides correlate with progression of diabetic neuropathy. *Diabetes. , 58*(7), 1634-40. Retrieved March 9, 2014, from http://www.ncbi.nlm.nih.gov/pubmed/19411614
- Yamamoto T., et al. (2003, May). Brain mechanisms of sweetness and palatability of sugars. *Nutr Rev, 61*(5 Pt 2), S5-9. Retrieved Feb 17, 2014, from http://www.ncbi.nlm.nih.gov/pubmed/12828186

El magnesio y el potasio son vitales

Algo que hemos podido comprobar en más de quince años de operar los centros NaturalSlim es que, tanto el control de la obesidad, como el de la diabetes, son imposibles de lograr, mientras exista una deficiencia del mineral esencial MAGNESIO.

Sobre la importancia del MAGNESIO, le contaré algo. En el año 2013, los dirigentes del gobierno del Estado de Coahuila[134] en México, me solicitaron que les ayudara a crear un programa de gobierno para reducir la obesidad, utilizando la tecnología que he desarrollado para restaurar el metabolismo. Ya los nutricionistas (en México les llaman nutriólogos) del Departamento de Salud de Coahuila habían tratado todo tipo de estrategias y de campañas de educación sobre nutrición tradicionales; sin embargo, tanto los índices de obesidad, como de diabetes habían continuado empeorando. Resulta que mi libro *El Poder del Metabolismo* es un libro "best-seller" en México, y cientos de miles de personas han logrado adelgazar y controlar la diabetes con la versión mexicana del libro, por lo cual muchos mexicanos conocen sobre Frank Suárez. Existen también operaciones establecidas de nuestros centros NaturalSlim en México, que casualmente, marzo de 2013, se nombró como el país de mayor obesidad del mundo, por la Organización Mundial de la Salud. México tiene un 70.2% de índice de sobrepeso u obesidad en su

---

[134] *Estado de Coahuila: México tiene treinta y un estados y entre ellos el estado de mayor territorio, que está al norte de México, es el Estado de Coahuila, que colinda con la frontera de los Estados Unidos. Es un estado con una población de unos tres millones de personas, donde la obesidad y la diabetes son epidemias que no se han logrado controlar. El presupuesto de salud del gobierno del Estado de Coahuila está siendo afectado gravemente por los costos médicos que traen la obesidad y la diabetes. El gobernador, Rubén Moreira Valdez (2011-2017), tiene como prioridad el mejorar la salud de su pueblo. Su esposa, la Lcda. Alma Carolina Viggiano, le ayuda a lograrlo, tratando de educar a la población para que adopten un estilo de vida y unos hábitos de nutrición más saludables.*

población, o sea, siete de cada diez personas están sobrepeso u obesas (OMS, 2013).

Al igual que pasa en muchos otros estados de otros países, el Estado de Coahuila y su departamento de Desarrollo Integral de la Familia (DIF), que maneja el tema de la nutrición a nivel del estado, no cuenta con los recursos económicos en su presupuesto fiscal como para desperdiciar dinero en programas que no funcionen, ni en más medicamentos para sus pacientes indigentes obesos o diabéticos. Se decidió que el gobierno del Estado de Coahuila llevaría una campaña masiva de EDUCACIÓN sobre el METABOLISMO a su población, con la intención de inculcar hábitos saludables. En mi visita, estuve diez días entregando seminarios sobre el metabolismo en distintas localidades, a más de 10,000 personas. También me pidieron que hiciera entrevistas en la televisión, en la radio y en la prensa, para promover la importancia de aprender sobre el METABOLISMO, para adelgazar y controlar la diabetes (Diario de Coahuila, 2013) (El Heraldo de Saltillo, 2013).

Además tuve la agradable experiencia de ofrecerle un curso avanzado sobre la tecnología de restauración del metabolismo a 370 médicos y nutricionistas, por invitación de una división del Departamento de Salud de México, que opera en el Estado de Coahuila. Fue un curso de ocho horas, auspiciado por la Universidad Autónoma de Medicina de Coahuila (UA de C), para el cual me invitaron como conferenciante y por el cual extendían créditos por educación continuada a los participantes (DIF Coahuila, 2013) (UA de C, 2013).

En un momento cumbre, en la residencia del gobernador de Coahuila, el señor gobernador y su esposa me preguntaron en privado: *"Frank, tenemos un presupuesto que no da para más y miles de personas obesas y diabéticas que necesitan ayuda. Dime la verdad, ¿cuál sería la mínima expresión de tu programa para ayudar al mayor número de personas, al menor costo posible?"* Pensé un momento en la contestación que debería darle al gobernador, para lograr ayudar al mayor número de sus tres millones de habitantes, cuya mayoría (70.2%) padecen de obesidad o de diabetes. Pensé en las serias limitaciones económicas que ellos tenían. Pensé también en si habría algún suplemento natural de los que usamos en NaturalSlim, que la experiencia me hubiese demostrado que sería indispensable para lograr ayudar a millones de personas, a controlar la obesidad y la diabetes. La contestación fue esta: *"Señor gobernador, lo mínimo que se puede hacer para ser realmente efectivos, son tres cosas:*

- *Enseñar a su gente a **TOMAR AGUA** en vez de refrescos cola o jugos azucarados.*

- *Enseñarles a hacer la **DIETA 3x1** al estilo mexicano.*

- *Suplementar a todos los obesos y diabéticos con **MAGNESIO.**"*

Fíjese que en un centro NaturalSlim utilizamos un total de veinticuatro suplementos naturales distintos, que son parte del programa para restaurar el metabolismo, y que cada suplemento se utiliza de acuerdo a las necesidades de cada persona. Si se me obliga, como pasó en Coahuila, <u>a escoger uno sólo de los suplementos naturales para combatir la obesidad y la diabetes,</u> no me queda más remedio que escoger al magnesio, por varias razones que explicaré a continuación. Nuestra experiencia con más de 50,000 personas obesas, de las cuales más de 10,000 eran diabéticos, que recibieron servicios en los centros NaturalSlim de Puerto Rico, fue que <u>sin el magnesio, ni la obesidad ni la diabetes se pueden controlar.</u>

Me tomó unos años descubrir lo que muchos otros investigadores decían, que <u>el magnesio es el mineral más deficiente en la población.</u> La gente piensa en el calcio, en la vitamina C, en los aceites omega 3 y en todo tipo de vitaminas y minerales, pero casi no se habla del magnesio. Sin embargo, el magnesio participa en más de trescientas reacciones vitales del cuerpo, mucho más que cualquier otro mineral. No hay METABOLISMO sin magnesio, porque incluso la energía química que producen las células del cuerpo, que es una sustancia llamada "Trifosfato de Adenosina" en inglés "Adenosine Triphosphate", a la cual se le denomina como "ATP", en su forma más activa es en realidad "ATP Mg", o sea "ATP con Magnesio" (Wikipedia Magnesium ATP, 2013).

Cuando usted toma suficiente agua, el "ATP Mg" (ATP Magnesio) de las células de su cuerpo se hidrata. Al unirse con el agua, su nivel de energía aumenta por un factor de más de 10 veces, por lo cual 600 unidades de energía (llamadas "kilojoules[135]") se convierten en 6435 kilojoules (George P., et al, 1970) (Wiggins, Philippa M, 1982). Sin el magnesio, ni siquiera el consumo de agua le ayudará a levantar la energía celular para restaurar el metabolismo (Wikipedia Rol del Magnesio, 2013).

El magnesio es necesario tanto para la acción de la insulina, como para la manufactura de la insulina. El magnesio es un elemento básico de la vida, por lo cual está presente en la naturaleza y en la fisiología[136] humana. Es importante saber que, sin la ayuda del magnesio, la insulina no puede transportar la glucosa de la sangre hacia dentro de las células, que es donde más se necesita. El Dr. Jerry Nadler y sus colegas del Gonda Diabetes Center en el City of Hope Medical Center de California, pusieron a dieciséis pacientes en una dieta deficiente de magnesio, y pudieron medir claramente que su insulina se volvió mucho menos eficiente en su habilidad de permitir la entrada de la glucosa de la sangre a las células. En otras palabras, las células se volvieron menos sensitivas a la insulina, que es lo que llamamos "resistencia a la insulina". La resistencia a la insulina es una condición asociada tanto a la diabetes Tipo 2, como a los problemas del corazón, además de a la obesidad.

La insulina es tan importante a la vida humana, como lo es el magnesio. Una de las funciones principales de la insulina en el cuerpo, como parte de la evolución del cuerpo humano, es la de almacenar los excesos de los recursos nutricionales que existen cuando hay una abundancia de alimentos, para así crear una reserva para los momentos del futuro en que se confronte una escasez. Es por esto que los diabéticos que se inyectan insulina engordan con tanta facilidad, porque la función de la insulina es almacenar nutrientes, por lo cual almacena la grasa y le hace engordar. No se ha apreciado el hecho de que, no solamente es la insulina la responsable de regular la entrada de la glucosa a las células, sino que de igual forma se depende del magnesio para lograrlo. Es interesante observar que mientras la insulina participa en la acumulación de recursos para el futuro, que es una forma de almacenamiento, los

---

[135] *Kilojoules: los "Kilojoules" son un sistema de medidas para saber cuánta energía contiene una sustancia, alimento o bebida. Cada 5 "Kilojoules" son lo que llamamos una "caloría".*
[136] *Fisiología: es la ciencia biológica que estudia el funcionamiento de los cuerpos de los seres vivos.*

riñones, por el contrario, se ocupan de <u>eliminar los excesos de nutrientes</u> <u>que el cuerpo no necesita</u>, <u>o no puede utilizar en un momento del tiempo</u>, <u>lo cual es una función de desecho</u>.

Controlar los niveles de la glucosa en la sangre es sólo una de las muchas funciones de la insulina. La insulina juega un rol central en la capacidad del cuerpo de almacenar o retener el magnesio, pero si las células se vuelven resistentes a la insulina, o si el páncreas no produce suficiente insulina, entonces tendremos una seria dificultad en almacenar el magnesio en las células, que es donde más se necesita. Existe una relación muy estrecha entre las acciones del magnesio y de la insulina. El magnesio es esencial para la efectividad de la insulina y una reducción del magnesio en las células agrava la resistencia a la insulina (Jahnen-Dechent W., 2012) (Barbagallo M D. L., 2007) (Nadler JL, 1993).

Los estudios reflejan que las deficiencias celulares de magnesio están asociadas a la resistencia a la insulina, a la intolerancia a la glucosa y a la secreción deficiente de insulina (Ma J, 1995) (Rosolová H, 2000) (Resnick LM, 1990). El magnesio mejora la sensibilidad a la insulina y así reduce la resistencia a la insulina. El magnesio y la insulina se necesitan la una a la otra. Sin magnesio, el páncreas no podrá segregar suficiente insulina, o la insulina que segregue no será lo suficientemente eficiente como para lograr controlar los niveles de glucosa en sangre.

El magnesio que está dentro de las células del cuerpo permite que se relaje la musculatura, pero si no podemos almacenar el magnesio, y lo perdemos a través de la orina, se produce un exceso de contracción en las arterias, se afectan los procesos metabólicos que nos proveen energía y ocurre un aumento en la presión arterial. Esto nos permite entender mejor la íntima conexión que existe entre la diabetes y las condiciones cardiovasculares, al observar la relación entre los niveles decrecientes de magnesio y el declive en la eficiencia de la insulina.

Se hace difícil evitar la tentación de también observar la predominación que tiene el magnesio en la naturaleza, a nuestro alrededor, cuando nos damos cuenta de que el magnesio está en el centro de la clorofila, que le da el color verdoso a las hojas, la hierba, las praderas y a los bosques. El magnesio es un mineral que sólo refleja la luz verde, y es por eso que en la naturaleza predomina el color verde, por su altísimo contenido de magnesio. Los diabéticos con presión alta, o los que utilizan insulina, hacen bien en aumentar su consumo diario de vegetales y de ensaladas verdes, porque al hacerlo, aumentan su consumo de magnesio. El aguacate, por ejemplo, es altísimo en magnesio y en potasio, por si quiere disfrutar de sus beneficios.

La diabetes está asociada a las deficiencias de magnesio, lo cual a su vez, causa los desórdenes metabólicos que producen las complicaciones de la diabetes, que incluyen las enfermedades cardiovasculares y la osteoporosis (pérdida de calcio de los huesos). Las deficiencias de magnesio causan resistencia a la insulina, y la resistencia a la insulina reduce la capacidad de las células de obtener el magnesio, lo cual resulta en un ciclo vicioso que afecta negativamente los procesos vitales del metabolismo y resultan en un descalabro de la salud (Hua H, 1995). El magnesio es un importante cofactor[137] que es vitalmente necesario para las enzimas que permiten la utilización de los carbohidratos, por lo cual, cualquier elemento que amenace los niveles de magnesio disponible a las células, también amenaza al metabolismo y a la vida como tal. Grandes estudios en las poblaciones de adultos apuntan al hecho de que los bajos niveles de magnesio en la dieta y el bajo nivel de magnesio en la sangre están asociados a un riesgo elevado de padecer diabetes Tipo 2 (Lopez-Ridaura R, 2004) (Kao WH, 1999).

Entre los diabéticos, la hipertensión llega a afectar hasta a un 67% de ellos, o sea, un poco más de dos de cada tres diabéticos padece de presión alta (NIH Statistics, 2011). Las arterias del hipertenso van sufriendo daño, se van calcificando (llenando de calcio) y poniendo rígidas, mientras pierden su elasticidad, lo cual aumenta la presión arterial, que a veces tratamos de contrarrestar con los medicamentos bloqueadores de calcio, en vez de proveerle al hipertenso el magnesio que necesita para ayudarle a establecer un balance celular entre el calcio y el magnesio (Barbagallo M D. L., 2003). El magnesio ayuda a reducir la presión porque activa la llamada "bomba de sodio-potasio", que es el mecanismo que se presume

---

[137] *Cofactor: es un componente que se hace necesario para que una enzima, proteína o vitamina funcione. Por ejemplo, las enzimas son proteínas que tienen cierta acción biológica. Hay enzimas que convierten el colesterol en hormonas como estrógeno (hormona femenina). Un "cofactor" podría considerarse como una "molécula ayudante o asistente".*

que utilizan las células para extraer el exceso de sodio (sal) que sube la presión arterial (Yokota K, 2004).

El magnesio mejora y ayuda a corregir la sensibilidad a la insulina, la cual es un defecto fundamental que caracteriza a la pre-diabetes, al síndrome metabólico o incluso, a una diabetes descontrolada. Una enzima intracelular llamada *tirosina quinasa* es la que le permite a la insulina ejercer su efecto reductor de la glucosa en la sangre, y esta enzima es activada por el magnesio. En varios estudios donde a los pacientes diabéticos se les suplementó a diario con magnesio, se aumentó la sensibilidad a la insulina en un 10% y se redujo la glucosa en la sangre en un 37% (Rodríguez-Morán M, et al, 2003) (Guerrero-Romero F, 2004).

Es importantísimo también para los pacientes diabéticos el suplementar su dieta a diario con magnesio, debido a que está demostrado que el magnesio protege a los riñones de daños, que luego requieran de diálisis[138], que es uno de los peores trastornos que puede causar la diabetes (Alves SC, 2013) (Massy ZA, et al, 2012).

Aproximadamente el 66% del magnesio del cuerpo se encuentra en los huesos y el 33% se encuentra repartido entre los músculos, incluyendo el músculo del corazón. Solamente el 1% del magnesio se encuentra en la sangre, por lo cual un análisis de laboratorio de su sangre podría reflejar que los niveles de magnesio de su cuerpo están en el "rango normal", cuando la realidad es que su cuerpo está gravemente deficiente del magnesio. La única forma de medir el magnesio del cuerpo con alguna exactitud es haciendo una prueba que mide el contenido de magnesio de las células rojas de su sangre, que no es la prueba usual que su médico ordena, y que muchos planes médicos se resisten a pagar, porque es una prueba más costosa.

En nuestra práctica con miles de personas con obesidad y diabéticas, ningún suplemento natural se nos hizo más importante que el MAGNESIO. Tanto para controlar la diabetes, como la obesidad, el MAGNESIO es vital. Tratar de controlar la diabetes sin suplementar con MAGNESIO y a base

---

[138] *Diálisis: procedimiento médico con el cual se utiliza una máquina que funciona como riñón artificial para limpiar la sangre de una persona cuyos riñones han sufrido daño.*

de puros medicamentos es un terrible error que pone en riesgo la vida de los diabéticos.

Nuestra experiencia de quince años ha sido que suplementar con magnesio, sobre todo con un tipo de magnesio que los estudios demuestran que es más absorbible a nivel celular, nos permitió ayudar a miles de diabéticos obesos, no sólo a lograr adelgazar, sino también a reducir sus necesidades de insulina y de otros medicamentos, incluyendo los de la hipertensión, depresión, hiperactividad e insomnio. Cuando las personas bajan de peso y se reduce la grasa corporal, todo en el cuerpo mejora.

Abundan los estudios clínicos que confirman los beneficios del magnesio. Es sólo que el énfasis ha sido promover la MEDICACIÓN por lo cual, a muchos de nuestros médicos no se les ha informado sobre los beneficios de la suplementación con MAGNESIO para los pacientes diabéticos. Lo que he observado es que todo aquello que promueva el uso de suplementos naturales, como el magnesio, es gradualmente ignorado, simplemente porque no puede competir con la máquina de propaganda y mercadeo de las farmacéuticas. Ese es mi pensar, usted llegue a su propia conclusión.

EL POTASIO PUEDE SER "UN AMIGO"

El potasio es un mineral importantísimo para el cuerpo humano, para el funcionamiento de las células y para la conducción eléctrica que ocurre a través del sistema nervioso. El 98% del potasio del cuerpo, o sea la gran mayoría, se encuentra dentro de las células. El potasio es un mineral que principalmente pertenece DENTRO de las células, por lo cual se hace lógico que un médico se preocupe cuando su paciente demuestra tener niveles de potasio excesivamente altos (hiperkalemia[139]) en la sangre, que

---

[139] *Hiperkalemia: hiperkalemia (del latín "hiper", alto, y "kalium", potasio) es un trastorno que se define como un nivel elevado de potasio en sangre. Niveles muy altos de potasio constituyen una urgencia médica debido a riesgos al corazón tales como las arritmias cardiacas (ritmo irregular cardiaco). Las causas principales de la hiperkalemia son los medicamentos bloqueadores de calcio, los*

por supuesto significa que el potasio, por alguna razón anormal, (medicamentos, tumor, shock, destrucción celular, cirugía, quemaduras u otras) está AFUERA de las células, donde realmente no pertenece. El potasio debe de estar DENTRO de las células que es donde hace uno de sus trabajos principales, que es el de mantener al sodio (sal) FUERA de las células. Al contrario del interior de las células, donde el potasio abunda, la sangre tiene o <u>debe tener muy poco potasio</u>, unos 4-5 miligramos por cada 100 mililitros.

Los glóbulos rojos de la sangre, que son un tipo especial de células, contienen mucho más contenido de potasio. Así que la mejor prueba de análisis de laboratorio para determinar si el cuerpo está deficiente de potasio o no, es la que se hace analizando cuánto potasio contienen los glóbulos rojos de la sangre. Como los glóbulos rojos son células, de forma natural contienen una mayor cantidad de potasio en su interior. Tratar de medir el potasio que contiene el suero de la sangre, que en efecto es muy poco, no es una buena forma de saber si las células están deficientes de potasio o no. Las células del cuerpo pueden estar muy deficientes de potasio y sin embargo, no reflejarse en el potasio que existe en su sangre (Pietrzak M, 2009).

El magnesio ayuda a mantener el potasio dentro de las células que es donde pertenece. De hecho, sin la ayuda del magnesio, el potasio no puede penetrar el interior de las células para hacer su trabajo protector. Potasio y magnesio siempre trabajan en conjunto, aunque cada uno tiene funciones distintas (Ryan MP, 1993). Considere que el potasio y el magnesio son "socios en la misma empresa" de mantener la salud del cuerpo. Los estudios clínicos han demostrado que una dieta alta en sodio (sal), que se acompaña con un consumo bajo de alimentos que contienen potasio, influencia el volumen sanguíneo y tiende a elevar la presión.

Cuando la presión aumenta, su doctor puede recetarle un medicamento diurético (que extrae agua del cuerpo), el cual le causará

---

inhibidores de la enzima convertidora de la angiotensina ("ACE" en inglés) y los diuréticos. O sea, muchos de los mismos medicamentos que se utilizan para bajar la presión arterial pueden causar hiperkalemia. Puede ser causada también los fallos en el funcionamiento de los riñones que son los órganos que manejan los electrolitos (minerales como magnesio, potasio, sodio, etc.)

aún más pérdida de potasio, agravando así el problema subyacente[140] (Plavinik FL, 1992). Lo correcto sería aumentar el consumo de alimentos ricos en potasio, mientras se reduce el consumo de los alimentos que tienen un contenido alto de sodio (sal) (Univ. Michigan, 2014). Por ejemplo, todos los vegetales, la ensalada verde y el aguacate[141] son altos en potasio.

Las frutas en general también son altas en su contenido de potasio, pero no las recomiendo para los diabéticos por su <u>alto contenido de fructosa</u>, que es un tipo de azúcar que, aunque es "natural", aumenta grandemente los triglicéridos y agrava lo que es el hígado graso que afecta a muchos diabéticos (Lim, J. S. et al, 2010) (Tappy L, Lê KA, 2010). Las únicas frutas que son aceptables para los diabéticos son las frutas que tienen un contenido bajo de fructosa, tales como las fresas y las manzanas, siempre y cuando el diabético ya pueda mantener sus niveles de glucosa en el rango NORMAL (70 mg/dl a 130 mg/dl), durante todos los momentos de su día. Hay frutas muy altas en potasio como el guineo[142], el melón (sandía), las ciruelas o las naranjas, pero como la gran mayoría de las frutas, con excepción de las fresas y las manzanas, son consideradas Alimentos Tipo E y no se recomiendan para los diabéticos (Basciano H., et al, 2005).

El cuerpo humano <u>contiene mucho más potasio que sodio</u>, en una proporción de 9 onzas totales de potasio, contra sólo 4 onzas totales de sodio, pero la dieta típica estadounidense, que desgraciadamente cada día se infiltra y contamina las costumbres del resto de las culturas del planeta, está causando estragos. Con su dependencia en los alimentos procesados, empacados, enlatados, congelados y precocinados, la dieta moderna occidental trae consigo un consumo exagerado de sodio. El

---

[140] *Subyacente: que se encuentra debajo de algo.*
[141] *Aguacate: el aguacate en realidad <u>es una fruta, no un vegetal</u>. Se consume como parte de la ensalada y es muy saludable por su alto contenido de potasio, magnesio y aceites naturales saludables. Es muy recomendable para los diabéticos porque contrario a la mayoría de las otras frutas tiene un bajo contenido de fructosa por lo cual no provoca una necesidad acrecentada de insulina ni aumenta en exceso la glucosa.*
[142] *Guineo: en Puerto Rico y Panamá le decimos "guineo" a la banana. En Venezuela le llaman "cambur" y en México le llaman "plátano".*

sodio se utiliza en todo tipo de alimentos como preservante y como saborizante. Se estima que el consumo diario de sodio promedio está por los 4,000 miligramos diarios, y el de potasio ronda los 2,300 miligramos diarios (Inst. Medicine of the Nat. Acad, 2005). Esta proporción está totalmente al revés, porque el consumo recomendado de potasio, según el Instituto de Medicina Nacional, **debería ser de un mínimo de 4,700 miligramos diarios** y el de sodio debería ser de **no más de 2,000 miligramos**. Naturalmente, entre la alta incidencia de obesidad (sube la presión) y la dieta chatarra, donde se consume mucho más sodio que potasio, se ha creado una epidemia de alta presión que produce billones de dólares en venta a las farmacéuticas y que cada día le cuesta la vida a más y más personas. A la presión alta le llaman "el asesino silencioso" porque es una condición que muchas veces no da un aviso con síntomas justo hasta cuando ya es muy tarde para hacer algo al respecto, y la persona tiene un ataque al corazón o daña sus riñones, como pasa tan a menudo con los diabéticos obesos. La siguiente tabla muestra el consumo diario recomendado por el Comité de Nutrición y Alimentos, del Instituto de Medicina (Inst. Medicine of the Nat. Acad, 2005).

Etapa de la Vida	Edad	Hombres (mg/ por día)	Mujeres (mg/ por día)
Infantes	0-6 meses	400	400
Infantes	7-12 meses	700	700
Niños	1-3 años	3,000	3,000
Niños	4-8 años	3,800	3,800
Niños	9-13 años	4,500	4,500
Adolescentes	14-18 años	4,700	4,700
Adultos	19 años o más	4,700	4,700
Embarazadas	14-50 años	-	4,700
Lactantes	14-50 años	-	5,100

El cuerpo humano tiene mucha facilidad para retener y acumular el sodio (sal) y, a la vez, mucha habilidad para eliminar el exceso de potasio a través de la orina. Por supuesto, esto es así cuando los excesos de glucosa del paciente diabético todavía no han destruido la capacidad de los riñones para hacer su trabajo de remover cualquier exceso de potasio de la dieta (Stratton IM, et al, 2000) (CDC Report, 2005). El potasio hay que reemplazarlo todos los días, al contario del sodio, que basta con un poco que comamos para que el cuerpo lo aproveche todo. Este es un mecanismo de adaptación, ya que en la naturaleza el potasio es muy abundante (está en grandes cantidades en todas las plantas) y el sodio escasea. La razón por la cual la sal (sodio) era tan valiosa para algunas sociedades, que hasta llegó a utilizarse como moneda para las transacciones económicas, es precisamente porque la sal era escasa; pero el potasio no es así, es un mineral en exceso abundante (Wikipedia: Sal como Moneda, 2014). Todo lo que es valioso, como los diamantes o como una buena relación de pareja, tiene valor debido a que es escaso.

El exceso de glucosa del paciente diabético, causado por una dieta excesivamente alta en carbohidratos refinados y almidones, es lo que causa el deterioro, tanto de la capacidad de filtración de los riñones, como de la salud del corazón (Selvin E, 2005) (Stratton IM, et al, 2000). Por otro lado, las deficiencias de potasio, (el mineral que baja la presión) en los cuerpos de todos esos diabéticos que, además de abusar de los carbohidratos refinados, también consumen un exceso de sodio (el mineral que sube la presión), agravan la hipertensión. La hipertensión, junto a los efectos tóxicos de los excesos de glucosa, destruye los delicados capilares de los riñones, al igual de que son los causantes de la pérdida de la vista en los pacientes diabéticos (Brown TE, 1994) (Manaviat MR, et al, 2004)

Existe un fascinante estudio que se hizo en el año 2003 con la población de los indios Yanomami del Amazonas, que es una cultura de gente ultra saludable. Tienen gran fuerza física, ninguno padece de diabetes, ninguno tiene problemas con sus riñones y entre ellos, no existe la hipertensión, ni siquiera entre las personas de edad avanzada. Según refleja en este estudio, los Yanomami tienen un consumo diario promedio de **8,500 miligramos de potasio** (Mancilha-Carvalho J de J, 2003). Un consumo de potasio diario de casi dos veces los 4,700 miligramos que nos recomienda el Instituto de Medicina Nacional (Inst. Medicine of the

Nat. Acad, 2005). Sin embargo, a pesar de su alto consumo diario de potasio (8,500 mg) los indios Yanomami no tienen ningún tipo de problemas con sus riñones o con condiciones de hiperkalemia (excesos de potasio en la sangre).

Se le ha estado recomendando a los pacientes diabéticos e hipertensos que reduzcan su consumo de sodio (sal), y esto es totalmente correcto, pero se ha dejado fuera el recomendarles la suplementación con potasio, para permitirle al cuerpo que orine el exceso de sodio, de forma que pueda reducirse la presión arterial.

TEMOR A SUPLEMENTAR CON POTASIO

He observado que existe un temor infundado entre los médicos para suplementar la dieta con potasio, aun cuando una cantidad impresionante de estudios clínicos demuestran que la suplementación con potasio reduce la presión arterial, especialmente cuando no existe una deficiencia de magnesio presente (Rodrigues SL, 2014) (Shin D, 2013) (D'Elia L, 2011) (Umesawa M, 2008) (Karppanen H, 2005) (Whelton PK, 1997) (Barri YM, 1997) (Krishna GG, 1994).

Puedo entender de dónde procede el temor a suplementar la dieta con potasio, porque a través de más de quince años he tenido la oportunidad de dialogar con muchísimos de los médicos que en algún momento estuvieron adelgazando con la ayuda del sistema NaturalSlim (los médicos también pueden padecer de obesidad o diabetes). Estos médicos que adelgazaron con nosotros siempre se sorprendieron de que al suplementar su dieta con una dosis relativamente baja de potasio, la presión arterial se les regulara, a tal grado, que muchos tuvieron que dejar de tomar sus medicamentos para la hipertensión (Whelton PK, 1997) (Barri YM, 1997) (Krishna GG, 1994).

Descubrí que, desde el punto de vista médico, y a base de las desagradables experiencias que algunos médicos han vivido con sus pacientes más enfermos, el potasio es algo así como "un demonio", y para algunos médicos es algo que nunca se debe suplementar. Al indagar en el tema del potasio, docenas de médicos me contaron de esos pacientes que ellos tuvieron al borde de la muerte, o de aquellos que desgraciadamente se les murieron, mientras padecían de una crisis de hiperkalemia (excesos anormalmente altos de potasio en la sangre). Entendí que para algunos médicos pensar en la posibilidad de "suplementar con potasio" era como pensar en contribuir a crear el exceso de potasio que habían tenido los pacientes que fallecieron. Finalmente, entendí que muchos médicos llegaron a confundir una peligrosísima condición, como la de tener un exceso de potasio en la sangre (hiperkalemia), con una deficiencia de potasio en el interior de las células.

En la mente de muchos médicos, hablar del potasio es una forma de recordarles los momentos de crisis de sus pacientes que, debido a una condición ANORMAL, llegaron a tener un exceso de potasio en la sangre. Como le comentaba anteriormente, el potasio del cuerpo debe estar DENTRO DE LAS CÉLULAS. El 98% del potasio de un cuerpo saludable se encuentra en el interior de las células, por lo cual los niveles de potasio normales en la sangre deben ser bajos (sólo el 2% restante del potasio total). Cualquier otra proporción que no sea esa (98% dentro y 2% fuera de las células) representa un PELIGRO para el cuerpo, porque afecta incluso la habilidad del cuerpo de poder mantener el ritmo adecuado y los latidos del corazón. El corazón depende de los impulsos eléctricos del sistema nervioso para mantener su ritmo, pero los impulsos eléctricos se controlan utilizando el mineral potasio. Tener un exceso de potasio en la sangre es el equivalente de causar "un corto circuito en el sistema eléctrico del cuerpo" (el sistema nervioso).

No hay ningún peligro en suplementar con potasio cuando los riñones todavía ejercen su función normal de controlar los niveles de potasio, sodio, calcio, magnesio y otros minerales. Es cierto que **SÍ existe mucho peligro, si se suplementara con potasio a un paciente cuya función renal (de los riñones) ya estuviera afectada**. El peligro es solamente cuando el paciente ya perdió la capacidad natural de los riñones de eliminar los excesos de potasio o de otros minerales, por lo cual se le envía a un centro de diálisis para que una máquina especializada trate de hacer lo que sus riñones ya no pueden hacer.

El 98% del potasio de su cuerpo no pertenece fuera del interior de las células, de la misma forma que la gasolina de su carro no debe estar acumulada o almacenada en ningún otro sitio que no sea en el tanque de gasolina de su carro. Encontrarse nadando dentro de un río de gasolina en el interior de su carro y donde viajan los pasajeros, es una situación ANORMAL de PELIGRO, de la misma forma que encontrar un exceso de potasio en la sangre. Eso no quiere decir que usted deba tenerle miedo a la gasolina, siempre y cuando usted se asegure de que el tanque de gasolina de su carro no está roto y filtrando la gasolina hacia el interior de su carro.

Solamente las células que han sufrido daños, por los cuales se le han roto sus paredes protectoras (llamadas las "membranas"), dejan salir su contenido de potasio al destruirse. La razón por la cual una hiperkalemia (exceso de potasio en la sangre) es peligrosísima, es debido a que muestra que ha existido un EXCESO DE MUERTE CELULAR o un daño permanente a la capacidad de los riñones de controlar los minerales esenciales como el potasio.

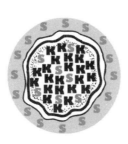 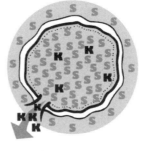

CÉLULA SALUDABLE   CÉLULA ENFERMA

En esta ilustración, la letra "K" representa el potasio. La letra "S" representa al sodio. Las células saludables tienen mucho potasio y muy poco sodio en su interior. Las células con daños o "células enfermas" van a estar inundadas de sodio "S" en su interior, y habrán vaciado su contenido de potasio en la sangre.

Las células saludables tienen en su interior mucho potasio y muy poco sodio (sal). En el exterior de la célula debe haber bastante sodio (sal) y muy poco potasio. Pero, cuando las células sufren daños (cirugía, cáncer, tumores, shock, quemaduras, etc.), algún medicamento, como los diuréticos, les extrae el potasio de su interior, o cuando la persona ingiere un exceso de alcohol o de sustancias ácidas, como el café, <u>el potasio se derrama en la sangre y se crea una hiperkalemia</u> (exceso de potasio en la sangre), con sus consecuentes riesgos a la salud. Los alcohólicos por ejemplo tienen graves deficiencias de potasio.

La condición anormal que llamamos "hyperkalemia", que no hay duda de que es peligrosa, nada tiene que ver con la suplementación de potasio en dosis que no sobrepasan la recomendación de consumo diario que hace el Comité de Nutrición y Alimentos del Instituto de Medicina, en los pacientes diabéticos, y en los no diabéticos que son hipertensos y que no tienen problemas renales diagnosticados (Inst. Medicine of the Nat. Acad, 2005). La recomendación diaria es de 4,700 miligramos de potasio, pero los estudios reflejan que la población en promedio consume alrededor de 2,300 miligramos de potasio, mientras que inundan el cuerpo con 4,000 o más miligramos de sodio por día.

Es VITAL que el potasio exista en cantidades adecuadas DENTRO de las células. Cuando el potasio intracelular[143] se ha reducido por el consumo de alcohol, café, refrescos carbonatados "de dieta" o los refrescos regulares con azúcar (todos contienen <u>ácido fosfórico</u> que se neutraliza con el potasio), el metabolismo, la creación de energía y la presión arterial se ven afectadas. El consumo desmedido de azúcar, de carbohidratos refinados y de almidones que está causando la epidemia de obesidad a nivel mundial, obliga al cuerpo a utilizar una cantidad excesiva de potasio. La insulina no puede metabolizar (utilizar) la glucosa de la sangre sin el potasio (McTaggart JS, et al, 2010). Por lo tanto, mientras más carbohidratos refinados se consumen, o sea los Alimentos Tipo E, mayor será la crisis en el interior de las células por la FALTA DE POTASIO.

Si para colmo, usted le añade a esta situación, que al no reconocer lo esencial que es mantener niveles saludables de potasio en el interior de las células, se recetan medicamentos diuréticos para reducir la presión arterial y combatir la "acumulación de agua", que ocasiona una DEFICIENCIA DE POTASIO; el paciente continuará empeorando. El potasio es el "mineral diurético" del cuerpo, por lo cual, cuando una persona

---

[143] *Intracelular: quiere decir "de la parte de adentro o interior de las células". Lo contrario sería "extracelular" que quiere decir "de la parte de afuera o exterior de las células".*

consume alimentos ricos en potasio (vegetales, ensalada verde, jugos de vegetales), o cuando suplementa con cápsulas de potasio, no tendrá más remedio que, en un corto tiempo, ir a orinar el exceso de agua que se haya acumulado dentro de su cuerpo. Consumir algún alimento rico en potasio (como un jugo de zanahoria) o tomar un par de cápsulas de un suplemento de potasio e ir a orinar, al poco rato son la misma cosa. El potasio, de forma natural, ELIMINA EL SODIO (sal) del cuerpo (Rodrigues SL, 2014). La única forma verdadera que tiene su cuerpo para lograr deshacerse (orinar) del exceso de sodio de su dieta es con la ayuda del POTASIO. El potasio y la sal (sodio) son "como Dios y el diablo", son contrarios.

Para preparar su plato favorito de comida, es importante que el cocinero conozca y observe la SECUENCIA CORRECTA de preparación de la receta de cocina. De la misma forma, para controlar la obesidad o la diabetes, es importante poder pensar con la SECUENCIA DE EVENTOS que está creando las epidemias de obesidad y diabetes.

Por favor, analice esta SECUENCIA de observaciones y de datos científicos a ver si las conclusiones le hacen lógica. La gran mayoría (85%) de los diabéticos padecen de sobrepeso u obesidad (Nat. Diabetes Stat., 2011). La obesidad es causada por un consumo desmedido de carbohidratos refinados y almidones, lo que en este libro llamamos Alimentos Tipo E (Hite AH, et al, 2011). Los carbohidratos refinados son los tipos de alimentos que más aumentan la GLUCOSA del cuerpo (Bouché C, et al, 2002) (Goff LM, et al, 2013). Los excesos de glucosa exigen una mayor producción de INSULINA por parte del páncreas (Accurso A B. R., 2008). La insulina, a su vez, depende totalmente de la disponibilidad del POTASIO para poder utilizar o almacenar los excesos de glucosa (McTaggart JS, et al, 2010).

Usted podrá fácilmente observar que existe una gran cantidad (85%) de pacientes diabéticos que están obesos, con esa obesidad abdominal (barriga) que es característica de la resistencia a la insulina que crea la diabetes Tipo 2 (Nat. Diabetes Stat., 2011). Verá también que la mayoría de los diabéticos (67%) padecen de ALTA PRESIÓN, por las mismas razones anteriores, que les obligan a prácticamente todos a padecer de una DEFICIENCIA DE POTASIO (Gennari FJ, MD, 1998). La deficiencia de potasio obliga al cuerpo a RETENER EL SODIO, lo cual perpetúa y agrava la

PRESIÓN ALTA (Karppanen H M. E., 2006) (Geleijnse JM, 2003) (Whelton PK, 1997). En mi opinión, todo esto es una "secuencia mortal" que también, a su vez, es un "círculo vicioso".

En NaturalSlim nos dedicamos a ayudar a las personas a adelgazar, restaurando su metabolismo. Para eso los educamos sobre estos temas; explicándoles estas verdades científicas en un lenguaje simple que ellos puedan entender y sin usar palabras médicas o técnicas. Las personas que solicitan nuestra ayuda no pueden pedirle a su plan médico o al gobierno que les paguen el costo de nuestro programa, o de los suplementos naturales que usamos, tal como pasa con los servicios médicos y los medicamentos recetados, por lo cual la persona tendrá que pagar de su propio bolsillo la asistencia que le brindemos. Eso crea una situación especial, porque cuando una persona paga por un servicio, puede EXIGIR que le produzcan unos RESULTADOS, que es lo que nos pasa en los NaturalSlim.

LOS "BUENOS RESULTADOS" SON LO MÁS VALIOSO

Los miembros del sistema NaturalSlim están pagando por nuestra consultoría, por lo cual EXIGEN que les produzcamos los BUENOS RESULTADOS que ellos esperan por su inversión. Es justo y razonable que así sea. Esta realidad nos ha obligado a observar QUÉ ES LO QUE FUNCIONA para ayudarles a adelgazar, porque si no lográramos producir los RESULTADOS que los miembros esperan de nosotros, en poco tiempo ya no existirían los centros NaturalSlim. Es simple, producimos buenos resultados o fracasamos.

Existe la "medicina basada en evidencias" y eso es bueno. Pero debo decir que una meta superior sería lograr la "**medicina basada en evidencias y en los buenos resultados de los pacientes**". Los RESULTADOS CLÍNICOS[144] POSITIVOS siempre van a ser más valiosos que

---

[144] *Resultados clínicos positivos: la palabra "clínicos" quiere decir "relativo a la observación o tratamiento de los pacientes en vez de a los aspectos teóricos". Por lo tanto, "resultados clínicos positivos" serían aquellos resultados que se puedan*

las "evidencias de estudios clínicos" dispersos. Los estudios clínicos son papeles que contienen información científica que puede ser valiosa; los pacientes están hechos de carne y hueso y sienten los efectos de las malas recomendaciones en sus vidas. Al final de la línea, hay un paciente diabético obeso a quien de poco le sirven los títulos académicos de su profesional de la salud, si ello no produce RESULTADOS CLÍNICOS POSITIVOS.

Nunca discuto con los médicos; ellos tienen licencia y yo no. Los estudios clínicos son claros, pero los RESULTADOS son todavía más interesantes y valiosos que la "evidencia". Soy un investigador que me concentro en encontrar todo lo que ayude a una persona a restaurar su metabolismo, para reducir la obesidad y controlar la diabetes. He observado que la suplementación con potasio en pacientes diabéticos y personas obesas que no padecen de los riñones, ha resultado ser de grandes beneficios.

El potasio se absorbe muy bien desde su intestino delgado, pero es uno de los minerales más solubles (que se disuelve en agua) que existe, por lo cual se pierde fácilmente al cocinar o hervir los alimentos. Cualquier exceso de potasio se elimina por la orina, siempre y cuando los riñones estén en buen estado. Hacer ejercicio causa pérdidas de potasio a través del sudor, así que los que hacen ejercicio físico deben suplementarse con alimentos ricos en potasio, como los vegetales, o con cápsulas o tabletas de potasio, si se sabe que su consumo de vegetales no es suficiente. Los riñones son los principales reguladores del potasio de nuestros cuerpos. Las sustancias como alcohol, el café (y las bebidas con cafeína), el azúcar y los medicamentos diuréticos, causan pérdidas de potasio y pueden contribuir a los niveles anormales de potasio en la sangre.

Los vegetales y la ensalada verde, tales como la espinaca, el apio, la lechuga, los pepinos, el brócoli, los espárragos y los tomates son altos en potasio. Los pescados tales como la tuna, el salmón, el pargo, la tilapia, el bacalao y las sardinas, son todos alimentos ricos en potasio. La cafeína, el tabaco (cigarrillos o puros) y el alcohol reducen el potasio del cuerpo, por

observar y medir en los pacientes que tienen más relevancia que lo que se pueda lograr en un laboratorio o experimento con modelos de animales.

lo cual los alcohólicos, los usuarios de drogas y los que hacen dietas muy bajas en calorías, muchas veces tienen problemas de salud o daño a los riñones.

El potasio tiene un efecto protector del corazón (Young DB, 1995). El potasio también protege de los derrames cerebrales (Fang J, 2000) (Bazzano LA, 2001). El potasio evita la pérdida de hueso de la osteoporosis, sobre todo cuando se combina con el magnesio (Zhu K, 2009) (Lemann J Jr, 1993). El potasio, en forma de un mayor consumo de alimentos que lo contienen de forma natural, como pasa con los vegetales y la ensalada verde, que es la forma ideal de adquirirlo, o en forma de cápsulas en dosis que no sobrepasen los 4,700 miligramos recomendados para el consumo total diario, no solamente es seguro, sino que es MUY NECESARIO para mantener la salud. En especial es muy recomendable para los que padecen de presión alta, ya que no existe ningún medicamento que pueda ser tan efectivo para reducir la presión que lo que puede hacer una pequeña dosis de potasio, cuando se combina con la Dieta 3x1 y un consumo adecuado de agua (Rodrigues SL, 2014) (Shin D, 2013) (D'Elia L, 2011) (Umesawa M, 2008) (Karppanen H, 2005) (Whelton PK, 1997) (Barri YM, 1997) (Krishna GG, 1994).

Por supuesto, todo esto aplica a la gran mayoría de los pacientes diabéticos y obesos que agraciadamente, todavía no tienen problemas renales (de los riñones) diagnosticados. Sea como sea, no tome ninguna de estas decisiones sin antes consultar con su médico, que es quien mejor le puede guiar cuando usted padece de una condición médica de seriedad, como lo es la diabetes o la hipertensión.

Está muy bien que se les recomiende a las personas con presión alta que reduzcan su consumo de sodio (sal), porque no hay dudas de que el sodio aumenta la presión. Lo que no está nada bien es que no se les diga que suplementen con magnesio y potasio, para que el cuerpo pueda eliminar el exceso de sodio acumulado que sube la presión (Adrogué HJ, et al, 2013) (Houston M, 2011) (Rude RK, 1989). Suplementar con magnesio y potasio es importante, sobre todo cuando el paciente no consume o no está dispuesto a consumir una dieta más alta en vegetales y ensalada verde, que son las fuentes principales de magnesio y potasio de nuestra dieta. Las frutas también tienen magnesio y potasio, pero en general, no son recomendables para los diabéticos, debido a su alto contenido de fructosa (Hosseini-Esfahani F, 2011).

LOS JUGOS FRESCOS DE VEGETALES

Los vegetales tienen un alto contenido natural de potasio y de magnesio. Además, contienen una extensa variedad de otras vitaminas, minerales y antioxidantes, que están en una forma muy absorbible al cuerpo, por lo cual se pueden utilizar como medida de apoyo nutricional para las personas que padecen de presión alta, obesidad o incluso, para tranquilizar lo que llamamos un sistema nervioso EXCITADO *(vea capítulo PERSONALIZANDO LA DIETA 3X1).*

Periódicamente, a NaturalSlim nos llegan algunas personas obesas que están en bastante mal estado de salud. Cuando una persona tiene el sistema nervioso demasiado alterado (estimulado) por condiciones de estrés (divorcios, pérdidas de seres queridos, etc.), las hormonas se descontrolan, el metabolismo se desajusta y sufre su salud, además de que la presión arterial puede subir (Joyner MJ, et al, 2010). Esto se refleja en insomnio, depresión, ansiedad, nerviosismo, fatiga y en una seria dificultad para adelgazar, debido al desajuste nervioso y hormonal. Sabía que si no lográbamos tranquilizar al sistema nervioso de la persona, no lograríamos que la persona adelgazara, y eventualmente terminaría echándonos la culpa de su fracaso. Por lo tanto, empecé a investigar qué podía hacerse para tranquilizar al sistema nervioso y restaurar el balance de su metabolismo. Descubrí los jugos de vegetales frescos.

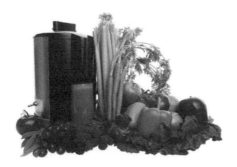

En los casos donde el sistema nervioso está muy alterado (se sabe por la calidad de sueño) o en los casos más graves de obesidad, si existe hipertensión, les recomendamos a las personas que se preparen en su casa y se tomen cada día, un mínimo dos jugos frescos de vegetales (¡no de frutas!) de 8 onzas (237 ml) cada uno.

La suplementación adicional con los jugos frescos de vegetales ha resultado ser una ayuda excepcional, muy en <u>especial para aquellos que tienen un sistema nervioso EXCITADO</u>. Calculo que cada jugo fresco de vegetales de 8 onzas (237 ml), que se prepare con la ayuda de un extractor de jugos, debe tener aproximadamente unos 600 miligramos de potasio (dependiendo de los vegetales que se escojan en la mezcla), más unos 100 miligramos de magnesio. Así que entiendo que consumir dos vasos de jugo fresco al día, aumenta el consumo de potasio en otros 1,200 miligramos diarios, más unos 200 miligramos de magnesio adicionales. Sólo puedo decirle que los RESULTADOS EN LAS MEJORÍAS DE SALUD de las personas que consumen estos jugos de vegetales, en términos de pérdida de peso, reducción en la presión y hasta en la calidad de sueño, son algo impresionante.

Un estudio de seguimiento de diez años, hecho en Holanda, que dio seguimiento a 20,069 personas, observó los resultados del aumento en consumo de vegetales en la incidencia de las enfermedades cardiovasculares y arrojó resultados claramente favorables (Oude Griep LM, 2011). Otro estudio comprobó que hay diferencias marcadas en los contenidos de vitaminas, minerales y nutrientes entre los vegetales comerciales y los que se cosechan de forma orgánica (sin pesticidas, químicos ni fertilizantes químicos), por lo cual, si usted tiene acceso a vegetales orgánicos y puede pagarlos, le recomendaría que prepare sus jugos de vegetales con ellos (Soltoft M, 2011). Le garantizo que no hay ningún medicamento que pueda lograr los resultados positivos que un par de jugos de vegetales frescos al día pueden ofrecerle. Aquí aplica la frase famosa que se le atribuye a Hipócrates, el llamado padre de la medicina, quien dijo "que tus alimentos sean tu medicina" (Wikipedia: Hipócrates, 2013) (Smith R., 2004).

Los jugos de vegetales no se usan como reemplazo de alguna comida, son un "refuerzo nutricional", tal y como si usted estuviera invirtiendo en unas vitaminas de alta calidad. Los jugos de vegetales se extraen en un extractor de jugos de los que separan la pulpa y fibra de los vegetales del jugo que contiene los nutrientes. Usted no quiere ni la pulpa ni la fibra, sólo el jugo, que contiene un extracto concentrado de los nutrientes de los vegetales, hojas verdes y legumbres que escoja usar para sus jugos. Por eso, si decide añadir los jugos de vegetales diarios a su rutina nutricional utilice o compre una máquina extractora de jugos, de las que cuestan entre $80 y $100 dólares. Hay en el mercado un producto llamado "Magic Bullet o Nutri Bullet", que aunque es más barato, no se lo recomiendo, porque muele todo junto, jugo con fibra y pulpa, y usted termina tratando de tomarse algo demasiado espeso, que no es fácil de tragar, cuando que lo que usted necesitaba era solamente el jugo.

Le adjunto la lista de posibles vegetales que podría utilizar para preparar sus jugos de vegetales frescos. Si resulta que usted es de un paladar dulce y desea endulzar los jugos puede añadirle stevia o sucralosa (Splenda) a su gusto. Stevia es una mejor opción para endulzar, aunque reconozco que su sabor puede no ser el mejor. También debe saber que, mientras más cantidad de zanahoria le añada, más dulce le sabrá el jugo de vegetales, por lo cual podría aumentar la proporción de zanahoria que le añade a su jugo de vegetales, hasta lograr un sabor que le sea agradable a su paladar.

Podría usted seleccionar entre estos o cualquier otro vegetal, hojas verdes o legumbres verdes que a usted le agraden:

- zanahoria
- pepinos
- brócoli (brécol)
- habichuelas tiernas
- celery (apio)
- rábanos
- lechuga romana
- espinaca
- repollo
- berro (watercrest)
- culantro
- perejil
- jengibre

Si añade un poco de jengibre fresco a su jugo de vegetales, estará mejorando la capacidad digestiva y la circulación sanguínea, porque el jengibre tiene ese efecto (Wu KL, 2008). Puede añadirle algunos rábanos, que contienen ingredientes buenos para la tiroides. También usar ramos de hojas de perejil, que han demostrado ser ricos en clorofila (lo que hace que las plantas sean de color verde por su alto contenido de magnesio) y antioxidantes. Puede ponerse creativo(a) en su selección, porque no existen vegetales que sean malos para usted. Sólo <u>no le añada frutas, a excepción de una manzana o unas fresas</u> (son bajas en fructosa), por aquello de ayudarle a mejorar el sabor.

El control de la diabetes se puede lograr. Para ello necesita entender la importancia que tienen el MAGNESIO y el POTASIO cuando son usados como parte de un programa de restauración del metabolismo, como el que le propongo, y estando en estrecha coordinación con su médico.

Referencias mencionadas en este capítulo

- Accurso A, B. R. (2008). Dietary carbohydrate restriction restriction in type 2 diabetes mellitus and metabolic syndrome: time for a critical appraisal. *Nutr Metab (Lond), 5*, 9.
- Adrogué HJ, et al. (4 de Nov de 2013). Sodium surfeit and potassium deficit: Keys to the pathogenesis of hypertension. *J Am Soc Hypertens, 13*, S1933-1711. doi:10.1016/j.jash.2013.09.003
- Alves SC, T. C.-P. (April de 2013). Hypomagnesemia as a risk factor for the non-recovery of the renal function in critically ill patients with acute kidney injury. *Nephrol Dial Transplant, 28*(4), 910-6. doi:10.1093/ndt/gfs268
- Barbagallo M, D. L. (Feb-Jun de 2003). Role of magnesium in insulin action, diabetes and cardio-metabolic syndrome X. *Mol Aspects Med, 24*(1-3), 39-52. Recuperado el 19 de April de 2014, de http://www.ncbi.nlm.nih.gov/pubmed/12537988
- Barbagallo M, D. L. (1 de Feb de 2007). Magnesium metabolism in type 2 diabetes mellitus, metabolic syndrome and insulin resistance. *Arch Biochem Biophys, 458*(1), 40-7. Recuperado el 19 de April de 2014, de http://www.ncbi.nlm.nih.gov/pubmed/16808892
- Barri YM, W. C. (Jul de 1997). The effects of potassium depletion and supplementation on blood pressure: a clinical review. *Am J Med Sci., 314*(1), 37-40. Recuperado el 20 de April de 2014, de http://www.ncbi.nlm.nih.gov/pubmed/9216439
- Basciano H., et al. (2005). Fructose, insulin resistance, and metabolic dyslipidemia. *Nutrition & Metabolism, 2*, 5. doi:10.1186/1743-7075-2-5
- Bazzano LA, H. J. (Jul de 2001). Dietary potassium intake and risk of stroke in US men and women: National Health and Nutrition Examination Survey I epidemiologic follow-up study. *Stroke, 32*(7), 1473-80. Recuperado el 21 de April de 2014, de http://www.ncbi.nlm.nih.gov/pubmed/11441188
- Bouché C, et al. (May de 2002). Five-week, low-glycemic index diet decreases total fat mass and improves plasma lipid profile in moderately overweight nondiabetic men. *Diabetes Care, 25*(5), 822-8. Recuperado el 16 de April de 2014, de http://www.ncbi.nlm.nih.gov/pubmed/11978675
- Brown TE, C. B. (Mar de 1994). Hypertension and endstage renal disease. *Ann Pharmacother, 28*(3), 359-66. Recuperado el 21 de April de 2014, de http://www.ncbi.nlm.nih.gov/pubmed/8193427

- CDC Report. (2005). Incidence of End-Stage Renal Disease Among Persons With Diabetes --- United States, 1990--2002. *Center for Disease Control report, 54* (43), 1097-1100. Recuperado el 20 de April de 2014, de http://www.cdc.gov/mmwr/preview/mmwrhtml/mm5443a2.htm
- D'Elia L, B. G. (8 de Mar de 2011). Potassium intake, stroke, and cardiovascular disease a meta-analysis of prospective studies. *J Am Coll Cardiol, 57*(10), 1210-9. doi:10.1016/j.jacc.2010.09.070
- Diario de Coahuila. (13 de Aug de 2013). *Acuden a conferencia de Frank Suárez.* Recuperado el 21 de Feb de 2014, de http://www.eldiariodecoahuila.com.mx/notas/2013/8/13/acuden-conferencia-frank-suarez-381032.asp
- DIF Coahuila. (11 de Aud de 2013). *Comparte Frank Suárez "El Poder del Metabolismo" con Médicos y Nutriólogos.* Recuperado el 21 de Feb de 2014, de http://www.globalags.com/difcoahuila.gob.mx/content/comparte-frank-su%C3%A1rez-%E2%80%9Cel-poder-del-metabolismo%E2%80%9D-con-m%C3%A9dicos-y-nutri%C3%B3logos
- El Heraldo de Saltillo. (10 de Aug de 2013). *Reconoce Frank Suárez trabajo de Coahuila en lucha contra obesidad.* Recuperado el 21 de Feb de 2014, de www.elheraldodesaltillo.mx: http://www.elheraldodesaltillo.mx/coahuila/p2_articleid/75036
- Fang J, M. S. (Jul de 2000). Dietary potassium intake and stroke mortality. *Stroke, 31*(7), 1532-7. Recuperado el 21 de April de 2014, de http://www.ncbi.nlm.nih.gov/pubmed/10884449
- Geleijnse JM, K. F. (Jul de 2003). Blood pressure response to changes in sodium and potassium intake: a metaregression analysis of randomised trials. *J Hum Hypertens, 17*(7), 471-80. Recuperado el 21 de April de 2014, de http://www.ncbi.nlm.nih.gov/pubmed/12821954
- Gennari FJ, MD. (13 de Aug de 1998). Hypokalemia. *N Engl J Med , 339*, 451-458. doi:10.1056/NEJM199808133390707
- George P., et al. (3 de Nov de 1970). "Squiggle-H2O". An enquiry into the importance of solvation effects in phosphate ester and anhydride reactions. *Biochimica et Biophysica Acta (BBA) - Bioenergetics, 223*(1), 1-15. Recuperado el 21 de Feb de 2014, de http://www.sciencedirect.com/science/article/pii/000527287090126X
- Goff LM, et al. (Jan de 2013). Low glycaemic index diets and blood lipids: a systematic review and meta-analysis of randomised controlled trials. *Nutr Metab Cardiovasc Dis, 23*(1), 1-10. doi:10.1016/j.numecd.2012.06.002
- Guerrero-Romero F, T.-P. H.-G.-M.-V.-O.-M. (Jun de 2004). Oral magnesium supplementation improves insulin sensitivity in non-diabetic subjects with insulin resistance. A double-blind placebo-controlled randomized trial. *Diabetes Metab, 30*(3), 253-8. Recuperado el 19 de April de 2014, de http://www.ncbi.nlm.nih.gov/pubmed/15223977
- Hite AH, et al. (June de 2011). Low-Carbohydrate Diet Review: Shifting the Paradigm. *Nutrition in Clinical Practice, 26*(3), 300-308. doi:10.1177/0884533611405791
- Hosseini-Esfahani F, B. Z.-N. (12 de Jul de 2011). Dietary fructose and risk of metabolic syndrome in adults: Tehran Lipid and Glucose study. *Nutr Metab (Lond), 8*(1), 50. doi:10.1186/1743-7075-8-50
- Houston M. (Nov de 2011). The role of magnesium in hypertension and cardiovascular disease. *J Clin Hypertens (Greenwich), 13*(11), 843-7. Recuperado el 8 de March de 2014, de http://www.ncbi.nlm.nih.gov/pubmed/22051430
- Hua H, G. J. (Dec de 1995). Magnesium transport induced ex vivo by a pharmacological dose of insulin is impaired in non-insulin-dependent diabetes mellitus. *Magnes Res, 8*(4), 359-66. Recuperado el 19 de April de 2014, de http://www.ncbi.nlm.nih.gov/pubmed/8861135
- Inst. Medicine of the Nat. Acad. (2005). *Dietary reference intakes for water, sodium, potassium, chloride and sulfate.* Institute of Medicine of the National Academies. National Academies Press. Recuperado el 13 de April de 2014, de http://www.nal.usda.gov/fnic/DRI/DRI_Water/water_full_report.pdf
- Jahnen-Dechent W., K. M. (2012). Magnesium basics. *CKJ Oxford Journal.* Recuperado el 10 de Feb de 2014, de http://m.ckj.oxfordjournals.org/content/5/Suppl_1/i3.full
- Joyner MJ, et al. (2010). Sympathetic Nervous System and Blood Pressure in Humans. *Hypertension, 56*, 10-16. doi:10.1161/HYPERTENSIONAHA.109.140186

- Kao WH, F. A. (11 de Oct de 1999). Serum and dietary magnesium and the risk for type 2 diabetes mellitus: the Atherosclerosis Risk in Communities Study. *Arch Intern Med, 159*, 2151-9. Recuperado el 19 de April de 2014, de http://www.ncbi.nlm.nih.gov/pubmed/10527292
- Karppanen H, K. P. (Dec de 2005). Why and how to implement sodium, potassium, calcium, and magnesium changes in food items and diets? *J Human Hypertension , 19*(Suppl 3), S10-9. Recuperado el 20 de April de 2014, de http://www.ncbi.nlm.nih.gov/pubmed/16302005
- Karppanen H, M. E. (Sep-Oct de 2006). Sodium intake and hypertension. *Prog Cardiovasc Dis, 49*(2), 59-75. Recuperado el 21 de April de 2014, de http://www.ncbi.nlm.nih.gov/pubmed/17046432
- Krishna GG. (Feb de 1994). Role of potassium in the pathogenesis of hypertension. *Am J Med Sci, 307*(Suppl 1), S21-5. Recuperado el 20 de April de 2014, de http://www.ncbi.nlm.nih.gov/pubmed/8141160
- Lemann J Jr, P. J. (Sept de 1993). Potassium causes calcium retention in healthy adults. *J Nutrition, 123*(9), 1623-6. Recuperado el 21 de April de 2014, de http://www.ncbi.nlm.nih.gov/pubmed/8360791
- Lim, J. S. et al. (2010). The role of fructose in the pathogenesis of NAFLD and the metabolic syndrome. *Nat. Rev. Gastroenterol. Hepatol, 7*, 251-264. doi:10.1038/nrgastro.2010.41
- Lopez-Ridaura R, W. W. (Jan de 2004). Magnesium intake and risk of type 2 diabetes in men and women. *Diabetes Care, 27*(1), 134-40. Recuperado el 19 de April de 2014, de http://www.ncbi.nlm.nih.gov/pubmed/14693979
- Ma J, F. A. (Jul de 1995). Associations of serum and dietary magnesium with cardiovascular disease, hypertension, diabetes, insulin, and carotid arterial wall thickness: the ARIC study. Atherosclerosis Risk in Communities Study. *J Clin Epidemiol, 48*(7), 927-40. Recuperado el 19 de April de 2014, de http://www.ncbi.nlm.nih.gov/pubmed/7782801
- Manaviat MR, et al. (2004). Retinopathy and microalbuminuria in type II diabetic patients. *BMC Ophthalmology, 4*(9). doi:10.1186/1471-2415-4-9
- Mancilha-Carvalho J de J, S. e. (Mar de 2003). The Yanomami Indians in the INTERSALT Study. *Arq Bras Cardiol, 80*(3), 289-300. Recuperado el 20 de April de 2014, de http://www.ncbi.nlm.nih.gov/pubmed/12856272
- Massy ZA, et al. (2012). Magnesium and outcomes in patients with chronic kidney disease: focus on vascular calcification, atherosclerosis and survival. *Clinical Kidney J, 5*(Suppl 1), i52-i61. doi:10.1093/ndtplus/sfr167
- McTaggart JS, et al. (2010). The role of the KATP channel in glucose homeostasis. *J Physiol, 588*(17), 3201–3209. Recuperado el 21 de April de 2014, de http://www.physiology.vcu.edu/erice/program/documents/Ashcroft-1.pdf
- Nadler JL, B. T. (Jun de 1993). Magnesium deficiency produces insulin resistance and increased thromboxane synthesis. *Hypertension, 21*(6 Pt 2), 1024-9. Recuperado el 19 de April de 2014, de http://www.ncbi.nlm.nih.gov/pubmed/8505087
- Nat. Diabetes Stat. (2011). *National Diabetes Statistics, 2011*. Recuperado el 15 de Sept de 2013, de http://diabetes.niddk.nih.gov/dm/pubs/statistics
- NIH Statistics. (2011). *National Diabetes Information Clearinghouse (NDIC)*. Recuperado el 8 de March de 2014, de National Institute of Diabetes and Digestive and Kidney Diseases (NIDDK): http://diabetes.niddk.nih.gov/dm/pubs/statistics/#Hypertension
- OMS. (2013). *México es el país más obeso del mundo, según la ONU*. México: Organizacion Mundial de la Salud. Recuperado el 19 de Feb de 2014, de http://www.who.int/features/factfiles/obesity/es/
- Oude Griep LM, V. W. (Nov de 2011). Colours of fruit and vegetables and 10-year incidence of CHD. *Br J Nutr. , 106*(10), 1562-9. doi:10.1017/S0007114511001942
- Pietrzak M, M. M. (15 de Jul de 2009). Determination of potassium in red blood cells using unmeasured volumes of whole blood and combined sodium/potassium-selective membrane electrode measurements. *Anal Chem. 2, 81*(14), 5961-5. doi:10.1021/ac900776d

- Plavinik FL, R. C. (Aug de 1992). Hypokalemia, glucose intolerance, and hyperinsulinemia during diuretic therapy. *Hypertension, 20*(2), 265. Recuperado el 21 de April de 2014, de http://www.ncbi.nlm.nih.gov/pubmed/1735589
- Resnick LM, G. R. (May de 1990). Hypertension and peripheral insulin resistance. Possible mediating role of intracellular free magnesium. *Am J Hypertens, 3*(5 Pt 1), 373-9. Recuperado el 19 de Aprill de 2014, de http://www.ncbi.nlm.nih.gov/pubmed/2190608
- Rodrigues SL, B. M. (April de 2014). High potassium intake blunts the effect of elevated sodium intake on blood pressure levels. *J Am Soc Hypertens, 8*(4), 232-8. doi:10.1016/j.jash.2014.01.001
- Rodríguez-Morán M, et al. (April de 2003). Oral Magnesium Supplementation Improves Insulin Sensitivity and Metabolic Control in Type 2 Diabetic Subjects. *Diabetes Care, 26*(4), 1147-1152. Recuperado el 19 de April de 2014, de http://care.diabetesjournals.org/content/26/4/1147.full
- Rosolová H, M. O. (2000). Insulin-mediated glucose disposal is decreased in normal subjects with relatively low plasma magnesium concentrations. *Metabolism, 49*(3), 418-20. Recuperado el 19 de April de 2014, de http://www.ncbi.nlm.nih.gov/pubmed/10726923
- Rude RK. (Apr de 1989). Physiology of magnesium metabolism and the important role of magnesium in potassium deficiency. *Am J Cardiol, 18*(63), 31G-34G. Recuperado el 8 de March de 2014, de http://www.ncbi.nlm.nih.gov/pubmed/2650512
- Ryan MP. (1993). Interrelationships of magnesium and potassium homeostasis. *Miner Electrolyte Metab, 19*(4-5), 290-5. Recuperado el 19 de April de 2014, de http://www.ncbi.nlm.nih.gov/pubmed/8264516/
- Selvin E, C. J. (12 de Sep de 2005). Glycemic control and coronary heart disease risk in persons with and without diabetes: the atherosclerosis risk in communities study. *Arch Intern Med, 165*(16), 1910-6. Recuperado el 21 de April de 2014, de http://www.ncbi.nlm.nih.gov/pubmed/16157837
- Shin D, J. H. (Sep de 2013). Benefits of potassium intake on metabolic syndrome: The fourth Korean National Health and Nutrition Examination Survey (KNHANES IV). *Atherosclerosis, 230*(1), 80-5. doi:10.1016/j.atherosclerosis.2013.06.025
- Smith R. (2004). "Let food be thy medicine...". *BMJ , 328.* doi:http://dx.doi.org/10.1136/bmj.328.7433.0-g
- Soltoft M, B. A. (15 de Mar de 2011). Effects of organic and conventional growth systems on the content of carotenoids in carrot roots, and on intake and plasma status of carotenoids in humans. *J Sci Food Agric, 91*(4), 767-75. doi:10.1002/jsfa.4248
- Stratton IM, et al. (2000). Association of glycaemia with macrovascular and microvascular complications of type 2 diabetes (UKPDS 35): prospective observational study. *BMJ, 321.* doi:http://dx.doi.org/10.1136/bmj.321.7258.405
- Tappy L, Lê KA. (Jan de 2010). Metabolic effects of fructose and the worldwide increase in obesity. *Physiol Rev, 90*(1), 23-46. doi:10.1152/physrev.00019.2009
- UA de C. (13 de Aug de 2013). *Universidad Autónoma de Coahuila*. Recuperado el 22 de Feb de 2014, de www.uadec.mx: http://www.uadec.mx/index.php/escuelas/escuela/02601
- Umesawa M, I. H. (Jul de 2008). Relations between dietary sodium and potassium intakes and mortality from cardiovascular disease: the Japan Collaborative Cohort Study for Evaluation of Cancer Risks. *Am J Clin Nutr, 88*(1), 195-202. Recuperado el 20 de April de 2014, de http://www.ncbi.nlm.nih.gov/pubmed/18614741
- Univ. Michigan. (2014). *Lista de alimentos con alto contenido de potasio.* Recuperado el 19 de April de 2014, de http://www.med.umich.edu/1libr/aha/highpotassiumfoodlist_spanish.pdf
- Whelton PK, H. J. (28 de May de 1997). Effects of oral potassium on blood pressure. Meta-analysis of randomized controlled clinical trials. *JAMA, 277*(20), 1624-32. Recuperado el 20 de April de 2014, de http://www.ncbi.nlm.nih.gov/pubmed/9168293
- Wiggins, Philippa M. (1982). Biophysics Of Water. En F. F. Mathis (Ed.). John Wiley and Sons Ltd. Recuperado el 21 de Feb de 2014

- Wikipedia Magnesium ATP. (2013). *Wikipedia*. Recuperado el 22 de Feb de 2014, de http://en.wikipedia.org/wiki/Adenosine_triphosphate
- Wikipedia Rol del Magnesio. (2013). *Papel biológico del magnesio*. Recuperado el 19 de April de 2014, de http://es.wikipedia.org/wiki/Papel_biol%C3%B3gico_del_magnesio
- Wikipedia: Hipócrates. (2013). *Wikipedia Hipócrates*. Recuperado el 20 de April de 2014, de http://es.wikipedia.org/wiki/Hip%C3%B3crates
- Wikipedia: Sal como Moneda. (2014). Historia de la sal. Recuperado el 21 de April de 2014, de http://es.wikipedia.org/wiki/Historia_de_la_sal
- Wu KL, R. C. (May de 2008). Effects of ginger on gastric emptying and motility in healthy humans. *Eur J Gastroenterol Hepatol, 20*(5), 436-40. Recuperado el 20 de April de 2014, de http://www.ncbi.nlm.nih.gov/pubmed/18403946
- Yokota K, K. M. (Oct de 2004). Clinical efficacy of magnesium supplementation in patients with type 2 diabetes. *J Am Coll Nutr, 23*(5), 506S-509S. Recuperado el 19 de April de 2014, de http://www.ncbi.nlm.nih.gov/pubmed/15466952
- Young DB, L. H. (April de 1995). Potassium's cardiovascular protective mechanisms. *Am J Physiol. , 268*(4 Pt 2), R825-37. Recuperado el 21 de April de 2014, de http://www.ncbi.nlm.nih.gov/pubmed/7733391?dopt=Abstract
- Zhu K, D. A. (Feb de 2009). The effects of high potassium consumption on bone mineral density in a prospective cohort study of elderly postmenopausal women. *Osteoporos Int, 20*(2), 335-40. doi:10.1007/s00198-008-0666-3

Suplementos naturales, de ayuda para la diabetes

CORRECTOR METABÓLICO GLUCOCOR

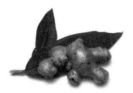

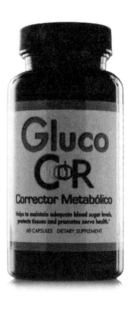

Existen varios productos que reclaman favorecer niveles adecuados de azúcar en la sangre y mejorar la salud de los tejidos, pero sólo existe un producto que está formulado bajo el concepto científico de corrección metabólica. El corrector metabólico es un producto que combina los micronutrientes (vitaminas, minerales y cofactores[145]) y los fitonutrientes (químicos activos de las plantas) en proporciones racionales y formas activas, según las necesidades de los procesos fisiológicos[146] del cuerpo. Los ingredientes del corrector metabólico trabajan en forma sinergista[147], es decir que la combinación de sus ingredientes dan un efecto mayor que la suma de sus componentes

---

[145] *Cofactores: es un componente que se hace necesario para que una enzima, proteína o vitamina funcione. Por ejemplo, las enzimas son proteínas que tienen cierta acción biológica. Hay enzimas que convierten el colesterol en hormonas como estrógeno (hormona femenina). Un "cofactor" podría considerarse como una "molécula ayudante o asistente".*

[146] *Fisiología: es la ciencia biológica que estudia el funcionamiento de los cuerpos de los seres vivos.*

[147] *Sinergia: se origina del griego "cooperación" quiere decir "trabajando en conjunto". Se refiere al fenómeno en el cual el efecto de la influencia o trabajo de dos o más agentes o ingredientes, actuando en conjunto, es mayor al efecto esperado de la suma de las acciones de los agentes o ingredientes por separado.*

individuales. El corrector metabólico suple las necesidades especiales del cuerpo que no se suplen en la alimentación, para que este pueda funcionar en forma saludable.

El Corrector Metabólico GLUCOCOR tiene como finalidad mejorar el metabolismo, lo que se logra, mejorando la función enzimática[148]; ya que provee los factores necesarios para que se lleven a cabo estas importantes reacciones metabólicas en el cuerpo. Tenemos necesidades especiales por diversas razones tales como nuestra herencia genética, por exposición a los tóxicos del ambiente, el uso de alcohol y otras sustancias, por la mala alimentación o los contaminantes en nuestros alimentos, por estrés excesivo, traumas, sueño insuficiente, e infecciones entre otras[1-6]. Hasta el uso de medicamentos puede provocar el desgaste de nutrientes en nuestro cuerpo[7-10].

La corrección metabólica no es sólo cuestión de mantener niveles normales de azúcar en la sangre. Se trata de promover un ambiente que favorezca los tejidos saludables, especialmente los tejidos del sistema nervioso que son muy delicados, y que sufren daños con facilidad cuando, por ejemplo, el azúcar de la sangre sube demasiado. Un sistema nervioso saludable y en buen funcionamiento es crucial para evitar la pérdida de la vista, para no perder las sensaciones en las piernas y para preservar la sexualidad, tanto en el hombre diabético como en la mujer diabética.

Los niveles altos de glucosa (azúcar en la sangre) de los pacientes diabéticos, pueden causar daños irreversibles al sistema nervioso. Los daños al sistema nervioso a su vez causan daños a los ojos, a los nervios y a los órganos sexuales, tanto en el hombre diabético al que puede quedar impotente, como en la mujer diabética que puede empezar a padecer de frigidez, por daños a los nervios que controlan la sensibilidad del órgano sexual femenino. Tristemente, demasiadas veces, los daños al sistema nervioso terminan en amputaciones que pudieran evitarse protegiendo la salud celular.

---

[148] *Enzimática: se refiere a la función de las enzimas. Las enzimas son proteínas que causan cambios en otras sustancias o alimentos. Por ejemplo, las enzimas digestivas que digieren las proteínas de la carne causan cambios en la carne que le permiten al cuerpo humano absorverla adecuadamente.*

La diabetes es un problema metabólico. La neuropatía (enfermedad de los nervios) es una complicación de la diabetes, donde los nervios se deterioran causando dolor y pérdida de sensación. Los medicamentos recetados que se usan para esta condición pueden ayudar a aliviar el dolor, pero no atienden la causa metabólica de esta condición. Sin embargo, la literatura médica tiene numerosos estudios que indican cómo nutrientes individuales pueden, además de aliviar los síntomas, disminuir la neuropatía, mejorando el metabolismo, que a su vez ayuda a la circulación de los nervios y a su mejor funcionamiento[11].

GLUCOCOR es un corrector metabólico diseñado para promover niveles adecuados de azúcar en la sangre, promover la salud de los nervios y mejorar el metabolismo. Al mejorar el metabolismo se mejora la salud.

Referencias mencionadas en esta sección

---

1. Lieber, C.S. Alcohol: Its metabolism and interaction with nutrients. Ann Rev Nutr 2000; 20:395–430.

2. Groff JL, Groppe SS, Hunt S. Micro minerals. In: Advanced Nutrition and Human Metabolism. Wadsworth Publishing; 1999.

3. LaValle J, Yale S. Cracking the metabolic Code. Basic Health Publications. 2003

4. Prins A. Nutritional management of the burn patient. S Afr J Clin Nutr 2009;22(1):9-15.

5. Rahm DH, Labovitz JM. Perioperative nutrition and the use of nutritional supplements. Clin Podiatr Med Surg 2007;24(2):245-59.

6. Kakar S, Einhorn T. Importance of nutrition in fracture healing. In Nutrition and Bone Health, eds. Holick M, & Dawson-Hughes B. Totowa, NJ. Humana Press, Inc., 2004.

7. LaValle James D. Hidden disruptions in metabolic syndrome: drug-induced nutrient depletion as a pathway to accelerated pathophysiology of metabolic syndrome. Altern Ther Health Med 2006; 12(2):26-31.

8.   Shea B, Swinden MV, Tanjong Ghogomu E, Ortiz Z, Katchamart W, Rader T, Bombardier C, Wells GA, Tugwell P. Folic acid and folinic acid for reducing side effects in patients receiving methotrexate for rheumatoid arthritis. Cochrane Database Syst Rev 2013 31;5:CD000951.

9.   Ghoreishi Z, Esfahani A, Djazayeri A, Djalali M, Golestan B, Ayromlou H, Hashemzade S, Asghari Jafarabadi M, Montazeri V, Keshavarz SA, Darabi M. Omega-3 fatty acids are protective against paclitaxel-induced peripheral neuropathy: a randomized double-blind placebo controlled trial. BMC Cancer 2012 15;12:355.

10.   Nicolson GL, Conklin KA. Reversing mitochondrial dysfunction, fatigue and the adverse effects of chemotherapy of metastatic disease by molecular replacement therapy. Clin Exp Metastasis 2008; 25(2):161-9.

11.   Miranda-Massari JR, Gonzalez MJ, Jimenez FJ, Allende-Vigo MZ, Duconge J. Metabolic correction in the management of diabetic peripheral neuropathy: improving clinical results beyond symptom control. Curr Clin Pharmacol 2011; 1;6(4):260-73.

EL MAGNESIO MAGICMAG

El buen funcionamiento del cuerpo humano depende totalmente del magnesio porque el magnesio es esencial para que puedan ocurrir más de trescientos procesos distintos del cuerpo. Por ejemplo, sin magnesio, se hace imposible activar la llamada "bomba de sodio/potasio", que es el mecanismo que permite que las células puedan extraer el sodio (sal) de su interior, a la vez que permite la entrada del potasio hacia el interior de la célula, para así permitir que se reduzca la presión arterial (Yokota K K. M., 2004). Como vimos en el capítulo anterior, el sodio retiene agua, lo cual aumenta el volumen de líquidos del cuerpo y aumenta la presión, mientras que el potasio hace lo contrario y reduce la presión. Es el magnesio el que permite que el potasio pueda entrar a las células para ahí hacer su trabajo esencial de mantener al sodio fuera del interior de las mismas.

Cuando un semáforo en una intersección de tráfico se daña, y todos los conductores tratan de pasar a la vez, se forma un desorden que siempre resulta en problemas. El sodio (sal) y el potasio son como conductores que van en distintas direcciones, que confligen. Podría decirse que el magnesio sería el equivalente de un buen "policía de tráfico" que le pone orden a la intersección, permitiendo que el potasio entre hacia el interior de la célula y que el sodio salga de ella. Sin magnesio no se puede controlar la tendencia del sodio de invadir el interior de las células y de inundarlas de agua.

Además, el páncreas no puede fabricar la INSULINA y sin magnesio, las células del cuerpo pierden la sensibilidad a la INSULINA, por lo cual se aumenta la resistencia a la insulina que caracteriza a la diabetes Tipo 2 y que hace que muchos diabéticos tengan que inyectarse insulina. Como le decía en el capítulo anterior, nuestra experiencia ha sido que SIN MAGNESIO NO SE PUEDE CONTROLAR NI LA DIABETES NI LA OBESIDAD. La razón básica para esto es que, mientras las células del cuerpo estén insensibles a la insulina (resistencia a la insulina), no habrá forma de reducir la glucosa a los niveles normales (70 mg/dl a 130 mg/dl) que llamamos control de la diabetes (Rodríguez-Morán M, et al, 2003) (Guerrero-Romero F T.-P. H.-G.-M.-V.-O.-M., 2004).

El magnesio es <u>mucho más necesario</u> para los que tienen un sistema nervioso EXCITADO, que para los que como yo, tienen un sistema nervioso PASIVO. Pero si usted padece de diabetes, y muy en especial si también padece de hipertensión, NECESITA MAGNESIO, para poder controlar la diabetes. Todos los diabéticos necesitan magnesio porque, sin el magnesio, la insulina no se puede fabricar eficientemente por el páncreas, ni tampoco pueden las células del cuerpo estar sensibles a la insulina que su páncreas produce. En otras palabras, para crear la insulina y para que la insulina funcione a nivel celular, se necesita tener suficiente MAGNESIO disponible para las células.

EL TIPO DE MAGNESIO ES IMPORTANTE

Existen, por lo menos, ocho clases de magnesio distintos (óxido de magnesio, sulfato de magnesio, etc.), y cada uno tiene sus propias características. Por ejemplo, el <u>magnesio que menos se absorbe es el óxido de magnesio</u>, pero como también es la forma de magnesio de menor costo económico, casi todos los suplementos naturales incluyen óxido de magnesio. Si uno quiere combatir el estreñimiento, pudiera usar cápsulas o tabletas de óxido de magnesio. Como ese tipo de magnesio <u>no se absorbe muy bien</u>, no penetrará en las células del cuerpo, por lo cual le ayudará a mover lo que sea que esté en su intestino. Así que, como el óxido de magnesio no se absorbe bien, y el cuerpo elimina cualquier exceso de magnesio por el ano, éste pudiera servirle para manejar una condición de estreñimiento.

Encontramos que la forma más absorbible de magnesio, es el tipo llamado **CITRATO DE MAGNESIO**, en forma de un polvo soluble en agua. Al ser un polvo soluble en agua, el citrato de magnesio se ingiere en su forma iónica (que quiere decir cargado eléctricamente), que es la forma más absorbible a las células del cuerpo. La literatura científica luego validó el hecho de que no existe ninguna forma de magnesio más absorbible que el CITRATO DE MAGNESIO (Walker AF, 2003).

Al mineral magnesio le llaman el "mineral anti-estrés" porque es un mineral que relaja el sistema muscular y tranquiliza al sistema nervioso. Por eso, la suplementación con magnesio ayuda grandemente a las personas que tienen dificultad para lograr una buena calidad de sueño (Abbasi B, 2012). La razón por la cual el magnesio es tan efectivo para combatir el estreñimiento es precisamente debido a que <u>el intestino es</u>

un músculo que se relaja y deja salir las heces fecales una vez se suplementa con magnesio. Observe, también, que los medicamentos modernos más importantes que existen para tratar de controlar la presión alta son los llamados "bloqueadores de calcio" ("calcium channel blockers" en inglés). Al bloquear los excesos de calcio que se acumulan en las paredes del sistema cardiovascular estos medicamentos logran una relajación que se traduce a una presión arterial más baja y, de esta forma, controlan la presión alta. Bueno, el magnesio es, de forma natural, el "bloqueador de calcio" más eficiente que tiene el cuerpo humano (Yogi A, 2010). Por eso, en muchos casos se logra reducir la presión arterial cuando se suplementa la dieta con suficiente magnesio; sobre todo si se acompaña con un suplemento de potasio.

Por favor, no se le ocurra tratar de controlar su presión arterial o reducir su medicamento para la presión alta sin la ayuda de su médico. El punto importante aquí es que el magnesio puede ser de gran ayuda para su metabolismo y para su salud, especialmente cuando se acompaña con un estilo de vida saludable, como el que se recomienda en este libro. Las deficiencias de magnesio pueden producir las siguientes manifestaciones:

- Agitación, nerviosismo
- Alta presión arterial
- Ansiedad o nerviosismo
- Baja energía corporal
- Baja tolerancia al estrés o irritabilidad
- Dificultad para dormir, insomnio
- Dolores de cabeza, migrañas
- Dolores de espalda por tensión muscular
- Espasmos musculares y calambres
- Estreñimiento
- Exceso de tensión muscular
- Fatiga o debilidad
- Huesos frágiles, osteoporosis
- Irritabilidad
- Metabolismo lento
- Niveles de glucosa incontrolables
- Ritmo irregular del corazón (arritmia)
- Síndrome premenstrual (PMS)

Algo que pudimos notar en los centros NaturalSlim es que los diabéticos que suplementan su dieta con magnesio mejoran, según ellos mismos reportan, su estado emocional. Esto hace bastante sentido cuando vemos que hay un estudio que demuestra que el magnesio tiene un efecto antidepresivo natural (Cardoso CC, 2009).

Algo que ayuda es que nuestra bebida MAGICMAG, que se prepara disolviendo el polvo de citrato de magnesio en agua fría o en agua caliente (como un té), tiene un buen sabor lo cual es importante. Cuando se prepara con 8 onzas (237 mililitros) de agua caliente, la absorción es todavía mejor. Los diabéticos con obesidad, con los que trabajamos a diario, se preparan un té caliente de magnesio MAGICMAG por lo menos una hora antes de ir a dormir, lo que les permite que el cuerpo se relaje para lograr un buen sueño. Esos diabéticos, que padecen de insomnio o de un sueño interrumpido que les hace amanecer sintiéndose cansados, no logran mantener sus medidas de glucosa en los niveles óptimos y requieren de dosis más altas de medicamentos. La calidad de sueño de un diabético tiene mucho que ver con su habilidad de lograr que la glucosa se mantenga en los rangos de NORMAL (70 mg/dl a 130 mg/dl), para lograr el control de su diabetes (Buxton OM, et al, 2012) (Ip M, 2007) (Spiegel K, et al, 2005).

Día	Dosis utilizada de MagicMag	Observaciones
lunes	1 cucharadita disuelta en agua	Me levanté dos veces
martes	1½ cucharaditas disueltas en agua	Dormí mejor
miércoles	2 cucharaditas disueltas en agua	Dormí mejor
jueves	2½ cucharaditas disueltas en agua	¡Dormí muy bien!
viernes	3 cucharaditas disueltas en agua	Dormí bien, pero amanecí con diarrea
sábado	Regresé a la dosis de 2½ cucharaditas diarias, que es mi dosis correcta	Dormí muy bien y ya no tengo diarrea

Nota: Se puede utilizar agua caliente (como un té) o agua fría para su dosis diaria. Su "dosis correcta" es la dosis más alta que su cuerpo tolere, sin causarle una diarrea. Se llama "dosis a base de la tolerancia intestinal".

CÓMO ENCONTRAR SU DOSIS CORRECTA DE MAGNESIO

Las dosis para las necesidades de cada persona varían de acuerdo a su condición de salud y a su deficiencia acumulada. Se empieza con una pequeña dosis de una cucharadita diaria y se va subiendo gradualmente hasta tres cucharaditas o más, según la necesidad. Es importante subir la dosis de forma gradual para darle una oportunidad al cuerpo de incorporar el *magnesio* dentro de las células, que es donde se necesita. Cuando la dosis es excesiva, lo que se produce es una diarrea debido al efecto relajante que tiene el magnesio sobre el sistema intestinal. La idea es que cada persona va probando las distintas dosis, hasta que localiza cuál es la dosis correcta para su cuerpo, que siempre resulta ser la dosis máxima que se pueda ingerir sin que se produzca una diarrea. Puede que usted le sorprenda que su propia deficiencia acumulada de magnesio sea tan grave que pasen varios días de dosis altas de magnesio antes de que su cuerpo le dé la señal de que ya se sobrepasó de la dosis máxima correcta, causándole una leve diarrea. Un ejemplo de cómo se irían subiendo las dosis del magnesio MAGICMAG de forma gradual hasta encontrar su dosis correcta sería así:

El truco es encontrar su dosis correcta. En el ejemplo anterior, si usted fuera subiendo su dosis diaria de forma gradual hasta llegar a una dosis de tres cucharaditas, y se le produjera una diarrea al próximo día, eso significaría que la dosis de tres cucharaditas, sobrepasó su "tolerancia intestinal", por lo cual su dosis correcta sería la dosis menor anterior, que era de sólo 2½ cucharaditas al día. Usted podrá observar que, si pasa un día excesivamente estresante, o si hace ejercicio físico y suda en exceso, su cuerpo tolerará una dosis más alta de magnesio, porque tanto el estrés como el ejercicio consumen el magnesio del cuerpo.

Recuerde que ninguna de estas recomendaciones anteriores debe llevarlas a cabo, si padece de los riñones y sin la autorización de su médico. De todas maneras, usted debe siempre consultar con su médico antes de implementar cualquiera de las recomendaciones que le sugiero en este libro.

Como quiera que sea, mientras más conocimiento tenga sobre cómo funciona su cuerpo y, sobre todo, lo que puede hacer para controlar su diabetes o para ayudar a un ser querido suyo a controlarla, mejor le irá. ¡El conocimiento es poder!

EL POTASIO KADSORB

La mejor forma de suplementar con potasio es tomar jugos frescos de vegetales y de hojas verdes (espinaca, lechuga, etc.), de los que se preparan con un extractor de jugos porque, de esa forma, el contenido natural de potasio de los vegetales se hace disponible al cuerpo, junto al resto de los nutrientes. Nada funciona mejor que la suplementación con jugos frescos de vegetales.

No obstante, si no existe una condición en los riñones (renal), generalmente no habrá una objeción razonable médica que prohíba suplementar la dieta con una dosis pequeña o moderada de cápsulas de potasio. Las cápsulas o tabletas de potasio se fabrican en dosis de 99 miligramos cada una, en la gran mayoría de los países. Un jugo de 8 onzas (237 mililitros) de zanahoria contiene aproximadamente unos 600 miligramos de potasio (equivalente a seis cápsulas), y un guineo[149] de tamaño medio contiene cerca de 400 miligramos de potasio (igual a cuatro cápsulas). Pensar que consumir cuatro o seis cápsulas de potasio al día puede hacerle daño a alguien cuya función renal no tiene problemas, es equivalente a pensar que consumir un jugo de zanahoria o un guineo nos podría hacer daño. No existe ningún peligro en la suplementación con cápsulas o tabletas de potasio mientras la función renal (de los riñones) esté en buen estado.

El consumo total diario recomendado de potasio por persona es de 4,700 miligramos por día, según el Instituto de Medicina Nacional (Inst. Medicine of the Nat. Acad., 2005). No obstante, el problema es que la población en general consume <u>demasiado sodio</u> (se estima que sobre

---

[149] *Guineo: en Puerto Rico y Panamá le decimos "guineo" a la banana. En Venezuela le llaman "cambur" y en México le llaman "plátano".*

4,000 mg diarios) y muy poco potasio (se estima que unos 2,300 mg), en vez de los 4,700 miligramos recomendados. La gente simplemente no consume suficientes VEGETALES ni ENSALADA VERDE como para cubrir las necesidades de potasio de sus cuerpos. ¡Ese es el problema real!

El potasio es un mineral esencial que mantiene el balance del agua del cuerpo, además de que el cuerpo lo utiliza para neutralizar los ácidos, tanto en la sangre como en el interior de las células. Es también esencial para la construcción de músculos y para la transmisión de las señales eléctricas de nuestro sistema nervioso. Los síntomas de una deficiencia de potasio, llamada hipokalemia (potasio demasiado bajo), pueden ser estos:

- Ansiedad, nerviosismo
- Calambres en las piernas
- Confusión mental
- Debilidad muscular
- Depresión
- Deseo de azúcar o dulces
- Deterioro en la memoria
- Espasmos musculares
- Fatiga
- Intolerancia al sodio
- Irritabilidad
- Piel muy reseca
- Reflejos lentos
- Retención de líquidos
- Síndrome de piernas inquietas

Uno de los síntomas que más fácil nos ayuda a detectar de una deficiencia de potasio son los CALAMBRES. Esos calambres en las piernas, que pueden llegar a ser tan dolorosos y que, generalmente, son más fuertes en las noches, se solucionan suplementando con cápsulas de potasio, como el KARSORB.

Por otro lado, el cuerpo no puede utilizar la glucosa sin la ayuda del potasio. De hecho, cuando el potasio se ha reducido, uno de los efectos que se causa es una subida inusual en la glucosa de la sangre. Las deficiencias de potasio reducen la utilización de la glucosa, por lo cual aumentan los niveles de glucosa en sangre de los diabéticos (Capurro C,

1992). Por esta razón es que los medicamentos diuréticos que se utilizan para bajar la hipertensión, que también tienen el efecto de reducir el potasio del cuerpo, aumentan la glucosa en los diabéticos y en los no diabéticos (Mandal AK, 2012). Mientras exista una deficiencia de potasio, o del magnesio que permite que las células utilicen el potasio, no será realmente posible el controlar la diabetes y mantener un nivel de glucosa en el rango NORMAL (70 mg/dl a 130 mg/dl) (Weiner ID, 1997).

El consumo de potasio en la dieta debería ser mucho mayor que el de sodio, según recomienda el mismo Instituto de Medicina Nacional. No obstante, la proporción de consumo actual entre el potasio y el sodio está al revés de lo que debería ser, por lo cual se puede entender que exista una epidemia de personas que padecen de presión alta. Las referencias sobre la relación entre el consumo excesivo de sodio y la hipertensión son más que claras (Appel LJ, 2011) (Karppanen, 2006). Por otro lado, las referencias científicas sobre la habilidad de la suplementación con potasio de reducir la presión, en pacientes que no tienen problemas renales, tampoco dejan dudas (Rodrigues SL, et al, 2014) (Shin D, et al, 2013) (D'Elia L, et al, 2011) (Umesawa M, et al, 2008).

Lo correcto, además de pedirles a los pacientes diabéticos con hipertensión que reduzcan su consumo de sodio, sería ayudar a los pacientes a reducir la presión, suplementando su dieta con potasio para así contrarrestar el exceso de sodio de sus dietas. Ojalá y pudiéramos lograr que todos los pacientes diabéticos con hipertensión consumieran mucha más cantidad de vegetales y ensalada verde en sus dietas.

Las frutas tienen un buen contenido de potasio pero, en su gran mayoría, con excepción de las fresas y de las manzanas, son demasiado altas en su contenido de fructosa, y eso trae sus propios problemas para los diabéticos (Hosseini-Esfahani F, et al, 2011).

Al igual que pasa con los distintos tipos de magnesio, el potasio también viene en distintas formas (citrato, gluconato, cloruro, etc.), y algunas de las formas de potasio son más absorbibles que las otras. En el caso de los centros NaturalSlim, donde trabajamos con miles de diabéticos obesos y la gran mayoría de ellos padece de hipertensión, escogimos el *citrato de potasio* para nuestro suplemento KADSORB.

Resultó que el *citrato de potasio* ha sido el suplemento de potasio que se ha demostrado ser más absorbible para las células del cuerpo (Sellmeyer DE, 2002).

Al final del camino, lo que nos interesa es que el potasio, de la forma más eficiente posible, pueda hacer su trabajo regulador del sodio en las células del cuerpo, por lo cual el tema de cuán absorbible es una forma de potasio, en comparación a las otras es de gran importancia. Hay evidencia de que el citrato de potasio incluso, puede ayudar a reducir la pérdida de hueso producida por la osteoporosis (Jehle S, 2006).

La dosis del suplemento de potasio que hemos recomendado por años para cada miembro del sistema NaturalSlim, está basada en el peso de su cuerpo y es la siguiente:

1 cápsula de KADSORB por cada 25 libras (11 Kg aprox.) de peso del cuerpo, al día

Por ejemplo, una persona cuyo cuerpo pesa 150 libras (68 Kg) estaría usando unas 6 cápsulas de potasio KADSORB al día. Esa dosis es muy segura, si usted toma en consideración que un servicio de papas fritas, tamaño grande, de los que sirven los restaurantes de comida rápida (fast-food), contiene un total de 862 miligramos de potasio, lo cual sería equivalente a casi 9 cápsulas de potasio. Desgraciadamente, el diabético que se come el servicio de papas fritas, además del potasio (que es beneficioso) recibe también un exceso de sodio, acompañado de una drástica subida en su glucosa producida por el almidón de las papas, más una sobredosis de grasa que no necesita.

Cuando tenemos casos de personas con obesidad que también padecen de una hipertensión grave, también les recomendamos que consuman dos vasos de jugos de 8 onzas (237 mililitros) de jugos frescos de vegetales y hojas verdes cada día. ¡Esa recomendación de los jugos de vegetales simplemente produce milagros!

El control de la diabetes sólo es posible cuando se tiene el CONOCIMIENTO para lograrlo.

METABOLIC PROTEIN

Para restaurar el metabolismo, controlar la diabetes y adelgazar, hace falta entender que <u>el desayuno es la comida más importante del día</u>. La selección de alimentos para el desayuno que utiliza el paciente diabético determina, en gran parte, si pasará el resto de su día con unos niveles de energía erráticos (que suben y bajan), o si disfrutará de un nivel de energía adecuado por el resto de su día. Los niveles inestables de glucosa que suben y bajan de forma irregular son producto de sus decisiones sobre selección de alimentos para su dieta, pero muy en especial de lo que sea su DESAYUNO.

El desayuno se llama "desayuno" porque es el momento en el que "se rompe el ayuno" de unas siete a ocho horas sin haber comido nada, mientras el cuerpo duerme. Si el desayuno es deficiente, así mismo será el resto del día. Es totalmente cierto el dicho popular de que "todo lo que empieza mal, termina mal".

METABOLIC PROTEIN es un suplemento de alta tecnología nutricional. Es lo que llaman un reemplazo de comida (*"meal replacement"*), porque contiene TODAS las vitaminas y minerales que el FDA (Food & Drug Administration o Administración de Alimentos y Drogas en español), requiere para ser llamado un "reemplazo de comida" (Wikipedia: Meal Replacement, 2014). Las batidas (en otros países batidos o malteadas) de proteína comunes no son reemplazos de comida porque no son alimentos completos. Una batida común de proteínas es un suplemento nutricional de proteínas, para suplementar la dieta normal, pero no se puede utilizar como si fuera una comida completa. METABOLIC PROTEIN es un reemplazo de comida; una comida completa que incluso, contiene todas las vitaminas y minerales necesarias para sostener el metabolismo del cuerpo. Generalmente, recomendamos las batidas de proteínas METABOLIC PROTEIN sólo para el desayuno, pero se pueden utilizar para reemplazar la comida de la cena, si usted deseara hacer eso.

Si algunos días decide también utilizar la batida por la noche, asegúrese de no añadirle la dosis de COCO-10 PLUS[150] a su dosis nocturna, ya que el aceite de coco, por ser un tipo de grasa saturada (¡de las saludables!), puede estimularle el metabolismo, al punto que no le permita dormir con facilidad. El COCO-10 PLUS causa una subida rápida del metabolismo y provee energía. Pero usted no querrá esa energía a la hora de dormir, porque le puede quitar el sueño. El suplemento COCO-10 PLUS, que es un aceite líquido del cual normalmente se añade una dosis a la batida METABOLIC PROTEIN, se debe usar durante las horas de la mañana o temprano en la tarde, pero nunca de noche por esta misma razón.

Las batidas de whey del mercado, además de que no son reemplazos de comida, tienen un problema principal: **tienen mal sabor**. Esto es un verdadero problema porque ¿cómo podría uno utilizar una batida de proteínas de whey cada mañana, si se convierte en un "sacrificio" el tragarlas? Podemos decirle que difícilmente encontrará una batida más sabrosa que METABOLIC PROTEIN. Tanto así, que siempre se ha vendido en los centros NaturalSlim con una política de "satisfacción garantizada", que le permite devolver la batida para crédito completo, si por alguna razón no disfruta de su sabor, y aunque ya haya abierto el frasco para probarla. Nos tomó muchos años de pruebas de distintos sabores y de encontrar los niveles de dulzura más aceptables, pero finalmente se logró una batida que la gente disfruta por su sabor, aun cuando se prepara mezclando el polvo de proteína de whey sólo con agua.

Las METABOLIC PROTEIN son batidas bajas en carbohidratos, lo que es una ventaja principal para los diabéticos, ya que cada porción contiene solamente de 5 a 7 gramos de carbohidratos, por lo cual los niveles de

---

[150] *COCO-10 PLUS: fórmula de aceite de coco orgánico (triglicéridos de cadena media,) combinada con la Coenzima CoQ10, que se utiliza para aumentar los niveles de utilización del oxígeno por las células, de forma de mejorar la función del metabolismo y aumentar la energía disponible al cuerpo. Debe irse aumentando la dosis diaria de forma muy gradual (empezando con una dosis de sólo ½ cucharada por día), ya que el aceite de coco orgánico tiene un efecto funguicida (mata hongos) y bactericida (mata bacterias), que puede, en el caso de un diabético muy infectado con el hongo candida albicans, causar síntomas desagradables de desintoxicación.*

glucosa de un diabético suben muy poco. No obstante, debido a su contenido de proteínas de whey de alta absorción, estas batidas crean una saciedad (sensación de no tener hambre) por cinco a seis horas (Manninen AH, 2009).

Están disponibles en tres sabores: vainilla, chocolate y fresa. Cada uno tiene sus fanáticos. Algunas personas le dan otros "toques de sabor" a la batida de vainilla, añadiendo algún extracto de almendras o canela en polvo. Pudiera también añadírsele unas pocas fresas (son bajas en fructosa). En el tema de los sabores cada cual es dueño y señor. Los sabores son cuestión de gusto personal. METABOLIC PROTEIN, en encuestas que hemos hecho, tiene un nivel de aceptación de más de 95%.

Muchas de las personas con obesidad y diabetes tienen problemas de tipo digestivo (acidez estomacal, mala digestión, gases, etc.), por lo cual, a las batidas METABOLIC PROTEIN se le añadieron unas poderosas enzimas[151], que facilitan la digestión y aumentan la absorción de los aminoácidos de las proteínas de whey, a cerca de un 98%. Esto logra que una dosis de METABOLIC PROTEIN provea un aumento del metabolismo por largas horas. El aumento en el ritmo del metabolismo es debido a que los aminoácidos, casi en su totalidad (98%), se hacen disponibles con facilidad a las células como una fuente de energía. Las proteínas comunes sólo se absorben en un 70% o menos, cuando no vienen acompañadas de enzimas especiales que aumentan su absorción (Koopman R, 2009).

Cada porción de las batidas METABOLIC PROTEIN también contienen una dosis alta del aminoácido *L-Glutamina*. Este aminoácido controla los "antojos" y elimina los deseos por dulces o azúcar. Ha sido utilizado para controlar los niveles de glucosa de los diabéticos. Cuando usted hace un desayuno con la batida METABOLIC PROTEIN no es fácil tentarlo con ningún "pecadillo", porque sus niveles de glucosa y de *insulina* se mantienen estables. El aminoácido *L-Glutamina* tiene una variedad de estudios que demuestran sus beneficios a la salud (Neu J, 2002) (Bassit RA, 2002) (Andrews FJ, 2002).

---

[151]*Enzimas: son sustancias que logran que los alimentos se digieran de forma más eficiente. Se ha descubierto que las proteínas en general no se absorben en más de un 70%, lo cual causa un desperdicio del 30% de la proteína ingerida que el cuerpo no aprovecha.*

La forma más rápida de subir el metabolismo y adelgazar, es utilizar una dosis del COCO-10 PLUS dentro de su batida METABOLIC PROTEIN. Esto se prepara generalmente, por la mañana en una licuadora o recipiente con tapa, que le permita agitar la mezcla. El COCO-10 PLUS no le cambia el sabor a la batida METABOLIC PROTEIN.

La batida METABOLIC PROTEIN mezcla bien en una licuadora, pero también se puede mezclar en un recipiente cerrado, agitando los ingredientes hasta mezclarlos. La preparación de la batida que generalmente se utiliza como reemplazo del desayuno es la siguiente:

FÓRMULA PARA PREPARAR LA
BATIDA METABOLIC PROTEIN

- 8 onzas de agua (237 mililitros)
- dosis en cucharadas de COCO-10 PLUS
- 1 o 2 bloquecitos de hielo
  (si le gusta más fría)
- 2 medidores de METABOLIC PROTEIN
- canela o extracto de almendras a gusto

Si desea obtener una consistencia más espesa o más líquida, puede aumentar o reducir la cantidad del polvo de la proteína de METABOLIC PROTEIN, que utiliza para su batida. Para los diabéticos o las personas con hipoglucemia, esta batida ayuda a mantener unos niveles normales de glucosa en la sangre, lo cual permite mejorar ambas condiciones. Para las otras personas, lo que más se nota al usar esta batida como desayuno, es que se desaparece el hambre y los deseos de consumir dulces o carbohidratos refinados.

La combinación de METABOLIC PROTEIN con COCO-10 PLUS tiene el efecto de proveerle una fuente de energía superior a su cuerpo para levantar el metabolismo. La energía y sensación de bienestar que se siente al usar esta batida es notable. Los extractos de proteínas de whey, como los que contienen esta batida, han tenido estudios clínicos que demuestran distintos beneficios para la salud que pudieran ayudarle, tales como reducir la presión arterial (Fluegel SM, et al, 2010) (Ha E, 2003) (Bounous G, 2000) (Kawase M, et al, 2000).

No se le ocurra pensar que esta batida le hará adelgazar ni controlar su diabetes por sí sola. Nunca han existido ni existirán los suplementos ni batidas que sean milagrosos. Ningún suplemento nutricional natural (batida, cápsulas de vitaminas u otro) por sí sólo logrará nada especial para usted, si no lo acompaña de los cambios en su estilo de vida, que mejoren su metabolismo. ¡No hay milagros! Jamás le crea a nadie que le trate de vender la idea de que algún suplemento natural cura algo o mejora algo en su metabolismo sin cambiar la forma en la que se alimenta, o sin mejorar la hidratación del cuerpo.

Lo que realmente le ayuda a lograr sus metas de adelgazar o de controlar la diabetes es utilizar, con la autorización de su médico, el método de restauración del metabolismo que sugiere este libro, que es la misma tecnología que utilizamos en los centros NaturalSlim.

EL COCO-10 PLUS

Desde hace más de quince años, los centros NaturalSlim ayudan a miles de personas a adelgazar, educándoles sobre cómo mejorar el metabolismo de sus cuerpos. La gran mayoría de quienes nos visitan, padece de obesidad. Un gran número de ellos reclama que ya "han tratado de todo" en los temas de dietas y ejercicios. Muchos nos cuentan que ya habían logrado "bajar de peso" y que al poco tiempo volvieron nuevamente a engordar. Todos padecen de un "metabolismo lento" que no les permite adelgazar, y si adelgazan haciendo dietas, al poco tiempo vuelven a engordar. Entre ellos existe una proporción importante de diabéticos, incluyendo muchos que necesitan inyectarse insulina. La diabetes y la obesidad parecen ser compañeras inseparables.

Uno de los suplementos que más ayuda nos brinda para restaurar el metabolismo a miles de personas, es el **aceite de coco orgánico**, en nuestra formulación llamada COCO-10 PLUS. Esta fórmula, en la que se combinan las propiedades del aceite de coco orgánico con los beneficios al metabolismo de la coenzima **CoQ10**, es un poderoso aceite que acelera el proceso de reducir la grasa del cuerpo.

Aún después de más de quince años de estar utilizando el aceite de coco en NaturalSlim, una gran mayoría de los médicos y de los nutricionistas desconocen los beneficios de esta maravillosa sustancia. Esto sucede mientras la propaganda masiva oficial por "reducir las calorías" y "reducir la grasa", solamente resultó en lograr que la población aumentara su consumo de carbohidratos refinados y almidones, los Alimentos Tipo E, que son los mismos alimentos que crean las epidemias de obesidad y de diabetes. Definitivamente, en el tema de tratar de reducir la obesidad o de intentar controlar la diabetes "contando calorías", pudiera decirse que "el tiro salió por la culata" (Accurso A, et al, 2008) (Volek JS, et al, 2005) (Feinman RD, et al, 2004).

No obstante, a pesar de la ceguera oficial, los pacientes diabéticos y los familiares que les cuidan, deben saber la verdad sobre el aceite de coco, ya que existen unas realidades científicas que merecen saberse; sobre todo cuando hay un interés genuino por controlar la diabetes y la obesidad que afecta a más del 85% de los diabéticos. El aceite de coco orgánico es, sin lugar a dudas, una de las herramientas principales para ayudar a un diabético a controlar su diabetes, mientras reduce la obesidad.

El doctor Nawfal W. Istfan, un médico internista certificado por la junta de acreditación superior de medicina interna ("Board Certified"), que fue un investigador del Centro de Coordinación Nutricional de la Universidad de Medicina de Harvard, demostró que el aceite de coco era totalmente inocente como posible causante de problemas cardiovasculares (Boston University School of Medicine, 2013). El doctor Istfan reportó en su estudio: *"Para el consumidor de los Estados Unidos, se hace claro que el consumo del aceite de coco no aumenta el riesgo de enfermedades del corazón."*

Otros investigadores demostraron que el consumo del aceite de coco reduce los riesgos de arteriosclerosis, de enfermedades del corazón, de cáncer y de otras enfermedades degenerativas (Thijssen M. M., 2005). El aceite de coco tiene propiedades antibacteriales, antivirales, antifungales (anti-hongos) y anti parasíticas, debido a su alto contenido del ácido láurico que se encuentra de forma natural, tanto en el aceite de coco, como en la leche materna (Ruzin A, et al, 2000) (Dawson PL, et al, 2002). A modo de comparación, observe que la grasa de la leche materna (compuesta en un 54% de grasa saturada) contiene un 6% de ácido láurico, por lo cual tiene un efecto antibacterial que protege al bebé (Berner LA, 1993). Lo que aparentemente sucede es que, el consumo del aceite de coco tiene tantas propiedades saludables, que amenaza con reducir las ventas de medicamentos para la diabetes, y sus condiciones asociadas como la obesidad. No podemos esperar que el aceite de coco, que es una forma de grasa saturada natural extremadamente saludable, sea promovido por las poderosas compañías farmacéuticas en perjuicio de sus propias ventas (Kochikuzhyil BM, 2010).

Los llamados "triglicéridos de cadena media" o TCM's ("MCT's" o "Medium Chain Triglycerides" en inglés) del aceite de coco, son grasas saturadas que aceleran el metabolismo, ayudan a adelgazar, le quitan el hambre a una persona y le estabiliza los niveles de glucosa en la sangre. Una cantidad impresionante de estudios clínicos ofrecen evidencia de que las grasas saturadas, en especial los triglicéridos de cadena media (TCM's) del aceite de coco, no presentan ningún peligro para la salud, sólo beneficios (Siri-Tarino PW, 2010) (Patty W, 2010) (Dulloo AG e. a., 1996 Mar) (Scalfi L e. a., 1991) (Hill JO, 1989) (Seaton TB e. a., 1986) (Jon J. Kabara e. a., 1972).

Es interesante observar que el consumo de aceite de coco reduce sus niveles de triglicéridos (grasas en la sangre). Tener un nivel de triglicéridos altos en la sangre es mucho más peligroso que tener el colesterol alto. Curiosamente, aunque el aceite de coco es un triglicérido, tiene la propiedad de que, al ser un aceite de cadena media, se utiliza sin la ayuda del sistema digestivo. Ya se sabe que el aceite de coco tiene la propiedad de reducir los triglicéridos de la sangre (Xue C, et al, 2009). El uso regular del aceite de coco reduce la obesidad abdominal y la resistencia a la insulina, que se caracteriza por una barriga protuberante (Assunção ML, et al, 2009).

El aceite de coco tiene también una acción antibacterial comprobada. En efecto, el ácido láurico que compone casi el 50% del aceite de coco funciona como antibiótico natural (Ruzin A, et al, 2000).

No existe ningún aceite que sea más terapéutico (curativo) para los diabéticos que el aceite de coco (Aakansha Gupta, 2010). Tampoco existe otro aceite que ayude más a los diabéticos obesos a adelgazar, como lo hace el aceite de coco (Geliebter A, 1983). Incluso, hay médicos, como el doctor Sanford Pinna de la Florida, que sugieren a sus pacientes que consuman el aceite de coco para reducir la bacteria H. Pilory, que está relacionada con las úlceras estomacales (Pinna MD, 2013). Para sanar heridas en la piel de los diabéticos, el aceite de coco funcionará muy bien por sus cualidades antibacteriales (Nevin KG, 2010).

Como puede ver, el aceite de coco sólo tiene buenos beneficios. Lo que sea que haya oído en contra del aceite de coco, ha sido alguna propaganda generada por algún "interés creado", a quien no le conviene que la gente sepa que el aceite de coco puede ser una solución más que eficiente para mejorar el metabolismo y la salud. Ciertamente los diabéticos, tanto diabéticos Tipo 1 como diabéticos Tipo 2, se benefician del uso regular del aceite de coco.

LA COENZIMA COQ10

El aceite COCO-10 PLUS es una combinación de aceite de coco orgánico de alto contenido de triglicéridos de cadena media (TCM), con una coenzima[152] llamada CoQ10, que descubrió el doctor Frederick Crane en el 1957, mientras trabajaba en la Universidad de Wisconsin, E.U.A. Una "coenzima" es una sustancia que ayuda a una enzima (proteínas que crean los cambios químicos dentro del cuerpo). La coenzima CoQ10 es una sustancia que ayuda a las células del cuerpo a crear su energía. Los músculos del corazón son los tejidos que más concentración natural tienen de CoQ10, por razones obvias, ya que el corazón depende de su creación de energía para poder mantenerse funcionando. Por el descubrimiento de la coenzima CoQ10 se entregaron dos Premios Nobel,

---

[152] *Coenzima: una "coenzima" es una sustancia que no es una proteína que ayuda a una enzima (las enzimas son proteínas que causan cambios) a lograr su acción química. Podría decirse que una coenzima es una "sustancia ayudante" que ayuda a una enzima a hacer su trabajo de forma más eficiente.*

uno al doctor Frederick Crane y otro al doctor Peter Mitchel, por explicar químicamente cómo es que la coenzima CoQ10 funciona dentro de las células, como una sustancia transportadora de energía y como un antioxidante natural (Kumar A, 2009).

La coenzima CoQ10 trabaja directamente mejorando la efectividad del metabolismo de las células, por lo cual ha resultado ser de gran utilidad para mejorar el metabolismo de las células del corazón en las personas que han sufrido infartos. En muchos países de Europa y en Oriente, la coenzima CoQ10 se utiliza para los pacientes que han sufrido ataques al corazón, para los pacientes de cáncer, para los atletas de alto rendimiento y para todo aquel que desee evitar el "envejecimiento prematuro". El CoQ10 funciona a base de lograr que las células se vuelvan mucho más eficientes utilizando el oxígeno, por lo cual, incluso, mejora la capacidad cognitiva (mental) de una persona. Hay cantidad de estudios clínicos que proveen evidencias de sus beneficios para la salud (Mizuno K, 2008) (Molyneux SL, et al, 2008) (Rusciani L, 2006) (Littarru GP, 2005) (Rundek T, 2004) (Tomasetti M, 2001) (Portakal O, 2000).

El CoQ10 mejora grandemente el control de la glucosa en los diabéticos, mientras evita que el "colesterol malo" se oxide (se pudra), que es lo que más daño le hace al cuerpo. El "colesterol malo" (LDL) que se ha oxidado dentro del cuerpo, es un tipo de grasa rancia que daña las paredes de las arterias y crea depósitos de calcio y colesterol llamados "arteriosclerosis" (endurecimiento de las arterias) (Stocker R, 1991). La coenzima CoQ10 también reduce los niveles de glucosa, según se ha podido comprobar por las pruebas de A1c.

Por otro lado, a los diabéticos que padecen de colesterol alto, generalmente sus médicos les recetan medicamentos a base de estatinas[153]. Las estatinas (también llamadas inhibidores de HMG-CoA reductasa) reducen la producción de colesterol. Ejemplos de marcas de distintas estatinas incluyen Lipitor, Lescol, Altocor, Mevacor, Pravachol, Crestor y Zocor. Desgraciadamente, las estatinas también reducen los niveles naturales de la coenzima CoQ10, lo cual crea una mayor cantidad de oxidación del "colesterol malo" (LDL). Además de todas sus

---

[153] *Estatinas: tipo de medicamentos que se utilizan para reducir el colesterol y los triglicéridos.*

propiedades, la coenzima CoQ10 también protege al músculo del corazón de daños, y al ser reducida por los medicamentos a base de estatinas, se aumenta grandemente el riesgo de ataques al corazón (Lopez LR, 2009).

La coenzima CoQ10 tiene una cantidad impresionante de estudios clínicos que demuestran su efectividad en ayudar a las células del cuerpo a crear un mejor nivel de energía, mientras que también protege contra la oxidación, funcionando como antioxidante. Un estudio habla de su efectividad en reducir el riesgo de cáncer de la próstata y también de cáncer del seno (Lynch SM, 1994). No existen dudas sobre la habilidad de la coenzima CoQ10 de mejorar los niveles de glucosa del paciente diabético (Kolahdouz Mohammadi R, 2013).

EL ACEITE DE COCO ORGÁNICO Y LA COENZIMA CoQ10 SON SOCIOS

Resulta que el aceite de coco es un aceite que tiene gran facilidad para penetrar las células. No todos los aceites penetran las células con facilidad. Sin embargo, el aceite de coco es uno de los aceites que mejor penetra la piel y el interior del cuerpo. Al aceite de coco le llaman un "aceite transportador" (en inglés "carrier oil") por su propiedad de transportar otras sustancias hacia el interior de las células. Debido a esta "propiedad transportadora", uno de los clientes industriales más grandes del aceite de coco a nivel internacional, lo es la industria farmacéutica, que utiliza el aceite de coco para fabricar medicamentos que son solubles en grasa (Stepan Pharmaceutical, 2014).

Resulta que el aceite de coco penetra la piel tan fácilmente, que su gran propiedad penetradora se utiliza para transportar a los medicamentos aceitosos o a otras sustancias solubles en aceite, tal y como si fuera una "nave transportadora", hacia el interior de las células. Por esta misma razón, cuando se mezclan el aceite de coco y la coenzima CoQ10, que es soluble en grasa, se forma una unión inseparable de estas dos sustancias, y pueden participar juntas en su acción beneficiadora sobre el metabolismo de las células.

PRECAUCIONES CON EL COCO-10 PLUS

Los diabéticos, por su condición, tienen infecciones graves en el cuerpo del hongo *candida albicans* (Yemma JJ, 1994). Debido a que están tan infectados del hongo *candida*, es IMPORTANTÍSIMO que la dosis del COCO10-PLUS se suban muy, muy, gradualmente (Belazi M, 2005) (Wheat LJ, 1980). El aceite de coco orgánico tiene una función funguicida (mata hongos) muy poderosa. Hay que aumentar las dosis diarias de aceite de coco poco a poco, para darle una oportunidad al cuerpo de eliminar los tóxicos que se forman al morir los hongos dentro de su cuerpo. Al morir los hongos, se forman tóxicos dentro del cuerpo (hongos pudriéndose) y generalmente causan síntomas que pueden ser muy desagradables. Son síntomas de desintoxicación tales como dolor de cabeza, picores en la piel, dolor muscular, diarrea, debilidad por exceso de tóxicos y otros que pueden ocasionarse. A estos síntomas de desintoxicación se le llama "reacción Herxheimer", en honor al dermatólogo (médico especialista de la piel) que primero le dio nombre a estos síntomas (Wikipedia: Herxheimer, 2014).

Los diabéticos, que en su mayoría están obesos, y que por años han estado abusando de los carbohidratos refinados, de los almidones, del azúcar o del alcohol, habrán contribuido a crear infecciones sistémicas (que ocupan todas las partes del cuerpo) del hongo *candida* (Univ. Adelaide: Candidiasis). El diabético debe tratar de proteger su cuerpo de los tóxicos que se forman cuando tratamos de hacer un trabajo de limpieza y desintoxicación para reducir la colonia invasora del hongo *candida albicans* del cuerpo. El aceite de coco mata al hongo *candida*, por lo cual se debe subir la dosis diaria gradualmente, para evitarle problemas de síntomas graves de desintoxicación. Si la subida de dosis de cucharadas de aceite se hace demasiado rápido, los síntomas pueden ser tan desagradables que le obliguen a abandonar la idea de tratar de reducir la infección del hongo *candida*. A continuación un ejemplo de cómo subir las dosis de COCO-10 PLUS de forma gradual.

Primera semana:
LUNES - ½ cucharada al día
MARTES - ½ cucharada al día

MIERCOLES - ½ cucharada al día
JUEVES - ½ cucharada al día
VIERNES - ½ cucharada al día
SÁBADO - ½ cucharada al día
DOMINGO - ½ cucharada al día

Segunda semana:
LUNES - 1 cucharada al día
MARTES - 1 cucharada al día
MIÉRCOLES - 1 cucharada al día
JUEVES - 1 cucharada al día
VIERNES – 1 cucharada al día
SÁBADO - 1 cucharada al día
DOMINGO - 1 cucharada al día

Tercera semana:
LUNES - 1 ½ cucharada al día
MARTES - 1 ½ cucharada al día
MIERCOLES - 1 ½ cucharada al día
JUEVES - 1 ½ cucharada al día
VIERNES - 1 ½ cucharada al día
SÁBADO - 1 ½ cucharada al día
DOMINGO - 1 ½ cucharada al día

De 1 ½ cucharada al día, se subiría la dosis a 2 cucharadas diarias, y así sucesivamente, a base de ½ cucharada de aumento, por cada semana. Se puede seguir subiendo la dosis hasta un máximo de 4 cucharadas diarias, siempre y cuando el cuerpo lo permita. Si el cuerpo empieza a tener unas diarreas más o menos constantes (pasa cuando mueren demasiados hongos a la vez), es que usted se pasó de la dosis correcta para su cuerpo y debe reducirla. A la mayoría de las personas les va muy bien con 2 cucharadas al día. Fíjese que estamos hablando de cucharadas, no cucharaditas.

El COCO-10 PLUS ayuda a reducir el hongo *candida albicans* en el cuerpo, y eso logra que el metabolismo suba, lo cual le ayudará a adelgazar. No obstante, es importante que usted suba la dosis del COCO-10 PLUS de forma gradual, para que le dé oportunidad al cuerpo de eliminar las toxinas que se producen al matar el hongo en su cuerpo. El

COCO-10 PLUS se puede tomar directo por la boca en cucharadas, porque en realidad no tiene sabor alguno. Pero, lo más común es que usted va subiendo la dosis cada semana por una ½ cucharada, que le va añadiendo a una batida de proteínas que se prepara en la mañana.

Lea el capítulo LOS DIABÉTICOS, EL PARAÍSO DE LOS HONGOS, donde le doy bastante más conocimientos para vencer el obstáculo de este hongo, que le crea un "metabolismo lento" y le dificultará lograr un verdadero control de su diabetes. La meta es llevar sus niveles de glucosa al rango NORMAL (70 mg/dl a 130 mg/dl) y lograr que nunca suba su glucosa al rango de PELIGRO (más de 130 mg/dl). Lograr esta meta es lograr el "control de la diabetes".

LAS ENZIMAS DIGESTIVAS HELPZYMES

El sistema digestivo del cuerpo transforma los alimentos que ingerimos, en nutrientes de formas más simples (proteínas, carbohidratos, grasas, vitaminas, minerales), que nuestro metabolismo puede convertir en ENERGÍA. Sin esa transformación que efectúa la digestión, no sería posible la asimilación ni la utilización de los alimentos para permitir la continua creación de energía que mantiene la salud. El METABOLISMO de su cuerpo creará la ENERGÍA DEL CUERPO de forma eficiente, solamente si la digestión no falla en transformar los alimentos que usted ingirió. Por ejemplo, un pedazo de pechuga de pollo puede ser una buena fuente de proteína. Sin embargo, esa proteína llamada "pechuga de pollo" tiene que primero ser DIGERIDA, luego transformada de proteína a aminoácido[154], antes de ser ASIMILADA por las células, para que entonces el cuerpo la pueda UTILIZAR para crear energía. Si falla la digestión, fallará el METABOLISMO.

---

[154] *Aminoácido: los aminoácidos son los componentes de las proteínas. Son nutrientes en su tamaño más pequeño posible, lo cual los hace utilizables a las células del cuerpo. Cualquier proteína (carne, queso, huevo, etc.) se construye uniendo distintos aminoácidos.*

Los alimentos que usted escoge, y luego consume en su dieta, son el COMBUSTIBLE DE SU CUERPO, de la misma forma que la gasolina es el combustible del motor de su carro. Si la gasolina no llegara de forma eficiente hasta el motor su carro, que es el sitio donde ocurrirá la combustión[155] con la ayuda del oxígeno, su carro se quedaría sin ENERGÍA para mover las ruedas. De la misma forma, si los alimentos que usted consume no se digieren y absorben bien, se reducirá la energía que produce su metabolismo, y también su salud en general. Hemos comprobado que entre las personas obesas y diabéticas los problemas digestivos (acidez estomacal, reflujo, gases, cansancio o sueño después de haber comido, indigestión, etc.) son muy comunes. Para restaurar el metabolismo hace falta <u>asegurarse de que los alimentos se digieren y se asimilan correctamente</u>, porque de otra manera, sería como tener problemas con el motor del carro, debido a que hay defectos en el carburador del motor que es el equipo que hace el trabajo vital de distribuirle la gasolina al motor. Puede ser un desperdicio de tiempo y dinero el tratar de escoger alimentos de buena calidad (orgánicos, integrales, alimentos frescos, etc.) si su cuerpo tiene problemas digestivos, que hacen que no se aprovechen. ¡Para tener un buen METABOLISMO se necesita también tener una BUENA DIGESTIÓN!

Hay un dicho común que dice "eres lo que comes", pero aunque esto suena lógico, en realidad no es una verdad. Más que "eres lo que comes" la realidad es que "eres lo que digieres". Si usted no digiere bien un alimento, el cuerpo no lo podrá utilizar. Pudiera escoger muy bien los alimentos de su dieta y, sin embargo, los nutrientes no llegarían a ser asimilados por las células de su cuerpo, si la DIGESTIÓN estuviera afectada. Cada vez que usted se come algo, y de alguna forma su cuerpo le avisa que hay problemas digestivos (gases, eructos, flatulencia, acidez estomacal), <u>su cuerpo le está diciendo algo</u>: ¡NO LO PUDE DIGERIR! Siento decirle esto, pero <u>todo lo que no se digiere, se pudre dentro del cuerpo</u>. Muchas de las personas que buscan nuestra ayuda para restaurar su metabolismo, padecen de estos problemas digestivos, por lo cual tuvimos que desarrollar un suplemento especializado de enzimas

---

[155] *Combustión: reacción creadora de energía de un combustible (gasolina, carbón, etc.) con el oxígeno. Ejemplo; el fuego de la hoguera se logra con la combustión de la madera.*

digestivas, llamado HELPZYMES; para ayudarles con su digestión y así mejorar la eficiencia del metabolismo de sus cuerpos.

El problema de la digestión se agrava cuando la persona padece de hipotiroidismo (tiroides vaga), ya que esta condición de la tiroides, además de un metabolismo lento y obesidad, puede causar que muchas personas no puedan digerir bien sus alimentos, por falta de una buena producción del "ácido clorhídrico" (HCL[156]) que se produce en el estómago. Se sabe que existe una relación estrecha entre el hipotiroidismo y la producción deficiente del ácido clorhídrico del estómago (Gregory CH, 1969). El ácido clorhídrico es un ácido fuertísimo que el estómago produce para que usted pueda digerir hasta las proteínas de más difícil digestión (Wikipedia: Digestión, 2014). Muchas de las personas que consumen medicamentos antiácidos, padecen de acidez debido a que su cuerpo no produce suficiente ácido clorídrico, por lo cual, lo que comen se les descompone dentro del estómago o intestino. Todo lo que se descompone, se pudre y al pudrirse se vuelve ÁCIDO. Cuando un alimento se descompone, al no poderse digerir por falta de ácido clorhídrico, produce ACIDEZ ESTOMACAL, lo que en ocasiones puede confundirse con un "exceso de ácido", cuando en realidad es exactamente lo contrario: falta de ácido clorhídrico suficiente como para poder digerir las proteínas (Waldum HL, 2010) (Reimer C, 2009) (Sandvik AK, 1997).

La "hipoclorhidria[157]" es una condición que algunos estiman que afecta a más del 50% de las personas mayores de 60 años de edad, en la cual la producción del ácido gástrico del estómago es deficiente o bajo (Wikipedia: Hipoclorhidria, 2014) (Ron Kennedy, M.D., 2013). Es interesante que muchas de las personas que llegan a NaturalSlim con problemas de obesidad y de "acidez estomacal", vienen tomando medicamentos antiácidos como Prevacid, Zegerid, Prilosec, Zantac, Protonix y muchos otros. Sin embargo, al pasar sólo un par de semanas,

---

[156] *HCL (ácido clorhídrico): ácido que produce el estómago como parte de sus "jugos gástricos" para poder digerir los alimentos.*
[157] *Hipoclorhidria: una condición en la cual el estómago tiene una producción deficiente del ácido clorhídrico (HCL), lo cual causa una indigestión que se convierte en "acidez estomacal". Las manifestaciones son casi idénticas a las del "reflujo gastroesofágico" para el cual también se promueven otra cantidad de medicamentos.*

acompañando sus comidas con las enzimas digestivas HELPZYMES, y mientras hidratan su cuerpo a diario con suficiente agua, casi el 100% de ellos ya no necesita seguir usando su medicamento antiácido. Cuando una de estas personas me pregunta "¿por qué ya no necesito mi antiácido?", me he limitado a decirles "Papa Dios no comete errores, tu cuerpo no tenía nada malo, sólo tenía un dueño que no le sabia cuidar". Esto siempre arranca un "¡Amén!" en los devotos, o por lo menos una amplia sonrisa en los demás.

La "hipoclorhidria" (deficiencia de ácido en los jugos gástricos) ha sido ignorada, principalmente porque es muy difícil de diagnosticar. Convenientemente, al ignorar este problema digestivo, se ha creado para las farmacéuticas un mercado gigante para la venta de medicamentos antiácidos, sin receta y recetados. El público simplemente no conoce este tema, por lo cual viven dependiendo de los antiácidos, mientras sufren de una malísima digestión. La solución al problema de la "acidez estomacal" es económica y también permanente, porque incluso las enzimas HELPZYMES, en muchos casos no hay que seguirlas usando permanentemente, una vez se recupera la función normal de la digestión, con la ayuda de la Dieta 3x1, más una buena hidratación. El cuerpo tiene una gran capacidad de recuperación cuando se le trata bien.

Los jugos gástricos del estómago tienen muchas otras funciones, además de las de la digestión. Una de ellas es la de servir de barrera a los organismos infecciosos o parasíticos que puedan venir escondidos en los alimentos. Tener una buena producción de jugos gástricos, previene las enfermedades infecciosas (Howden CW, 1987) (Giannella RA, 1973). Hasta las infecciones con la famosa bacteria "Helicobacter pylori[158]", a la cual se le achacan las úlceras estomacales de millones de personas, tiene que ver con la producción deficiente del ácido clorhídrico (HCL), que compone una parte importante de los jugos gástricos (McColl KE, 1998) (Cater RE, 1992).

---

[158] *Bacteria Helicobacter pylori: bacteria que vive exclusivamente en el estómago humano. Es una bacteria espiral (su forma asemeja las aspas de un helicóptero") por lo cual adquirió su nombre "helicobacter". En efecto, su forma espiral le permite penetrar y "atornillarse" en la pared del estómago por lo cual se le acusa de ser la causa de las úlceras estomacales.*

Las enzimas digestivas HELPZYMES incluyen una dosis moderada de ácido clorhídrico (HCL) para ayudar a que la persona pueda digerir sus alimentos. No obstante, los componentes más importantes del suplemento HELPZYMES, son las enzimas que digieren las proteínas, las grasas y los carbohidratos. Una de las enzimas digestivas más importantes es la llamada *pancrelipasa*, que es una enzima producida por el páncreas (donde mismo se fabrica la insulina). La *pancrelipasa*, que contiene una combinación de tres enzimas: *amilasa* para digerir los carbohidratos, *tripsina* para digerir las proteínas y *lipasa* para digerir las grasas. Las enzimas digestivas HELPZYMES, están reforzadas con *pancrelipasa*, porque hemos visto que les mejora la digestión dramáticamente a los que padecen de obesidad o diabetes (Wikipedia: Pancrelipasa , 2013).

A la hora de formular las enzimas HELPZYMES, me di cuenta de que la industria de suplementos de enzimas digestivas estaba llena de ofrecimientos poco éticos, en el sentido de que algunos fabricantes pretendían ofrecer enzimas digestivas sin que pudieran comprobarse la ACTIVIDAD de dichas enzimas. O sea, que pretendían vender enzimas digestivas "por peso", lo cual, es completamente ilógico, dado que no es el peso ni la cantidad de una enzima lo que logra una buena digestión, sino su ACTIVIDAD COMPROBADA para digerir las proteínas, los carbohidratos o las grasas. Después de una búsqueda intensa, encontré fabricantes más confiables que podían proveernos con los análisis de laboratorios que certificaban el nivel de ACTIVIDAD digestiva que tenían sus enzimas. Aun en el campo de los "productos naturales" existe la motivación por el dinero, que muchas veces causa ofrecimientos de productos que prometen una ayuda que no pueden cumplir.

Las personas que no digieren bien sus alimentos llegan a desarrollar un mal olor en el sudor de sus cuerpos, que presumo es causado por las proteínas y otros alimentos indigestos, que hay dentro de su cuerpo. Esto es bastante notable en algunos diabéticos obesos. Una vez se arregla la digestión, se desaparece la "acidez estomacal", junto con las otras manifestaciones de problemas digestivos, tales como los gases, los eructos, la flatulencia, el sueño excesivo después de comer, y el mal olor en el cuerpo. Además, el metabolismo se mejora grandemente, lo cual se nota en una reducción de la grasa corporal, en un mejor nivel de energía y en un mejorado control de la diabetes. La digestión es un proceso VITAL que determina la diferencia entre una buena o mala salud.

Para controlar la diabetes, al igual que para restaurar el metabolismo y lograr adelgazar, hay que tener una buena digestión.

LAS METABOLIC VITAMINS

El cuerpo humano es un organismo increíble. Es una entidad que siempre hace lo máximo que puede para sobrevivir, aun a pesar de las acciones dañinas que nosotros constantemente le ocasionamos. Sin embargo, es un organismo que tiene unas necesidades básicas que son vitales para su funcionamiento. Cuando estas necesidades básicas se le niegan, el cuerpo va perdiendo gradualmente su habilidad de funcionar bien. El metabolismo lento o metabolismo deficiente, que en mi opinión está causando o agravando las epidemias de obesidad y de diabetes, en gran parte es causado por deficiencias de vitaminas, minerales y micronutrientes[159].

Un grupo de destacados investigadores de la Universidad de Puerto Rico, quienes han hecho aportaciones importantes con descubrimientos sobre el metabolismo del cáncer, describieron con exactitud los efectos destructivos al metabolismo que tienen las insuficiencias y las deficiencias de vitaminas, minerales y micronutrientes. Le llamaron a su publicación *"El fenómeno del hambre oculta: El impacto sobre la salud de la deficiencia o insuficiencia crónica de micronutrientes"*. El concepto del "hambre oculta" que tienen las células de su cuerpo por falta de vitaminas, minerales y micronutrientes esenciales me pareció genial y lleva claramente el mensaje (González MJ, 2012).

---

[159] *Micronutrientes: son sustancias que el cuerpo necesita en muy pequeñas dosis, pero que son sustancias indispensables para los diferentes procesos metabólicos del organismo y sin ellos morirían. Algunos ejemplos serían la vitamina A y D o la B12, el zinc, el yodo y otros muchos.*

Los motores de los carros corren con gasolina, aceite y agua. Los cuerpos humanos son bastante más complejos que un carro, y el metabolismo necesita unos treinta tipos distintos de vitaminas y minerales para poder funcionar. Algunas de las necesidades del cuerpo son en cantidades pequeñísimas llamadas microgramos. Un microgramo es igual a un gramo dividido por 1,000,000 de partes, lo cual es una cantidad tan pequeña que se hace imposible de detectar, sin el uso de instrumentos especializados. No obstante, y por dar un ejemplo, si su cuerpo necesita una cierta cantidad de microgramos del mineral *selenio* y usted no se la provee, su glándula tiroides se verá afectada y su metabolismo se convertirá en un metabolismo lento. La tiroides es la glándula que controla el metabolismo, razón por la cual, las condiciones de la tiroides como el hipotiroidismo, son causantes de obesidad y también de descontrol en la diabetes (Longhi S, 2013). En otras palabras, la falta de un simple nutriente (vitamina, mineral), el cual pesa menos que un cabello, reducirá la capacidad de creación de energía de su metabolismo y le evitará adelgazar, haga lo que haga (Fletcher RH, 2002).

Una de las cosas que descubrí cuando abrimos el primer NaturalSlim en el 1998, fue que, mientras existieran INSUFICIENCIAS O DEFICIENCIAS NUTRICIONALES en el cuerpo de una persona con problemas de metabolismo, no habría oportunidad de tener éxito. Ninguna pastilla milagrosa, ninguna hierba exótica, ningún mineral o vitamina especial logrará vencer un METABOLISMO LENTO, mientras existan deficiencias de algunos otros nutrientes vitales (Gariballa S, 2007) (Sebastian RS, 2007) (Misner B, 2006) (Ames BN, 2005) (Ames BN, 2004).

Las vitaminas que usted escoja para suplementar, sus potencias y la calidad de los nutrientes, hacen una gran diferencia en los RESULTADOS. Después de una extensa búsqueda, no encontré ninguna fórmula prefabricada, o que ya hubiera sido formulada por algún fabricante de vitaminas, que realmente nos permitiera estar satisfechos. Por lo tanto, tuve que crear una formulación de alta potencia que además tomara en consideración las siguientes siete metas:

1. Las dosis del importante **COMPLEJO B** (B1, B2, B3, etc.) tienen que ser de no menos de 50 miligramos de cada una, para así activar el metabolismo. El grupo completo del complejo B de vitaminas es vital para el metabolismo (Huskisson E, 2007).

2. Debe tener **TODOS LOS MINERALES** más los **MICRONUTRIENTES** que activan las enzimas del cuerpo que dominan el sistema hormonal, para ayudar a restaurar el metabolismo (Obeid R, 2013) (Maggini S, 2007) (Girodon F, 1999).

3. Deben contener dosis máximas permitidas de las vitaminas solubles en grasa, como las **VITAMINAS A y D**, que se utilizan para proteger la vista, para mejorar la absorción del calcio y para potenciar el sistema inmune (Takiishi T, 2010) (Chiu KC, et al, 2004).

4. El contenido de **VITAMINA E** debe ser en su forma "natural" (no sintética), dado que se ha demostrado que lleva a cabo mejor su función vital de proteger al cuerpo (Goldenstein H, 2013) (Montonen J, 2004).

5. Necesita una dosis de **VITAMINA C** que realmente cubra las necesidades (Shim JU, 2010).

6. Hay que ayudar al cuerpo a **DESINTOXICAR** por lo cual, necesita la ayuda de compuestos como el MSM (metilsulfonilmetano) que es una fuente natural de azufre (Wintergerst ES, 2007) (SW, 2002).

7. Las personas con metabolismo lento no digieren bien. Tiene que contener **ENZIMAS DIGESTIVAS** para poder absorber bien las vitaminas y los minerales.

Cuando llevé todos estos requisitos anteriores a los fabricantes de vitaminas, algunos me trataron como a "alguien raro". No podían comprender que estuviera exigiendo tantos distintos nutrientes, en dosis tan altas, ni en calidades que obviamente eran más costosas. En realidad yo estaba tratando de proveerle al METABOLISMO del cuerpo de una persona todo lo que necesita. Quería garantizar los BUENOS RESULTADOS, porque sabía que hasta la falta de un micronutriente, del cual se utilizan dosis pequeñísimas, podía sabotear la restauración del metabolismo.

La gente que llega a los centros NaturalSlim, en general, "ya han tratado de todo" y han fracasado en múltiples planes de dieta, simplemente porque nunca antes habían tenido la oportunidad de aprender a restaurar el METABOLISMO de su cuerpo. Fallarles por ahorrarme unos dólares adquiriendo un suplemento de vitaminas deficiente, no era una opción.

Las vitaminas, los minerales y los micronutrientes adecuados, son un factor de ayuda importante para restaurar el metabolismo. Muchos años de consumir alimentos procesados, comidas fritas, azúcar y carbohidratos refinados, combinados con muy poco consumo de vegetales y ensalada, causan sus estragos al cuerpo y se reflejan en deficiencias que debilitan el metabolismo.

El metabolismo se puede restaurar cuando se hace lo correcto para lograrlo. Restaurando la capacidad generadora de energía del metabolismo se puede controlar tanto la diabetes como la obesidad (Miranda-Massari JR, 2011) (Gonzalez MJ, 2012) (Via M., 2012) (Campbell AP., 2001) (O'Connell BS, 2001).

La fórmula de METABOLIC VITAMINS es, a mi entender, lo más completo que he visto. Es cierto que son unos "sobrecitos de dosis diaria" ("daily packs" en inglés) que traen una combinación de ocho tabletas o cápsulas. Las personas que utilizan esta fórmula vitamínica para potenciar su metabolismo, consumen un sobrecito con ocho tabletas o cápsulas cada día. Hay que tomar esta fórmula de vitaminas para el metabolismo con comida y <u>nunca con el estómago vacío</u>, porque son compuestos que, aunque son naturales, <u>son concentrados</u> y deben acompañarse con los alimentos. Algunos se quejan de que "son tantas pastillas para tomar cada día", pero una vez empiezan a ver que la ropa les queda más grande y que su nivel de energía les ha aumentado grandemente, dejan de quejarse. ¡NADA HABLA TAN CLARO COMO LOS RESULTADOS!

EL STRESS DEFENDER PARA EL ESTRÉS

Trabajando por tantos años con personas que padecen de un "metabolismo lento", nos dimos cuenta de que el ESTRÉS es uno de los mayores enemigos del metabolismo. Para restaurar el metabolismo hace falta controlar los efectos nocivos del estrés.

Muchos vivimos una vida llena de situaciones estresantes, que a veces perduran por demasiado tiempo. De hecho, el estrés puede ser tan continuo y rutinario que incluso llegamos a considerarlo "normal", cuando en realidad el estrés es cualquier cosa menos algo "normal". Presiones económicas, problemas familiares, ambientes de trabajo estresantes más otra cantidad de malas noticias que a diario nos impactan, fuerzan a nuestro cuerpo a producir la hormona del estrés llamada *cortisol*[160] (Harvard Health , 2011).

La hormona cortisol crea un conflicto hormonal en el cuerpo, porque interfiere con las hormonas que se producen en la glándula tiroides, lo cual reduce nuestro metabolismo y crea una tendencia a acumular más grasa. El cortisol también hace que el cuerpo reaccione con drásticas subidas y disminuciones de los niveles de glucosa en la sangre, lo que no le permitirá adelgazar ni controlar adecuadamente los niveles de glucosa. Incluso, cuando los niveles de *cortisol* en la sangre están muy altos, podemos empezar a padecer de insomnio o dificultad para dormir. La gente que experimenta mucho estrés, generalmente duerme mal o se levantan cansados por la mañana. El estrés provoca la producción de cortisol y eso causa estragos, tanto con el sistema hormonal, como con el sistema nervioso del cuerpo.

El estrés mata a las personas. Pero antes de matarlas, a la mayoría les hace engordar, porque les reduce el metabolismo y acumula grasa, sobre todo en el área abdominal (barriga). Para poder controlar la diabetes o

---

[160] *Cortisol: a la hormona del estrés "cortisol" también se le llama "hidrocortisona". El cortisol es una hormona producida por las glándulas adrenales en respuesta a las situaciones o impulsos nerviosos provocados por el estrés. El cortisol tiene el efecto de aumentar la glucosa por lo cual contribuye al descontrol de los niveles de glucosa y a la obesidad.*

adelgazar se necesita estar lo más libre posible de los efectos del estrés, y no estar sufriendo de ansiedad. También hay personas cuyos estados de ansiedad les provoca comer dulces o carbohidratos refinados, y si no controlan la ansiedad, tampoco podrán controlar su diabetes.

A través de más de quince años, mientras ayudaba a miles de personas a restaurar su metabolismo y adelgazar, he visto los efectos negativos de situaciones estresantes. Hasta el tener que cuidar a un par de niños indisciplinados, puede disparar por las nubes los niveles de cortisol, a tal punto, que se le descontrolen los niveles de glucosa, engorde o le evite poder adelgazar.

Al suplemento que creamos para manejar el estrés, le llamamos STRESS DEFENDER. Es un suplemento natural muy efectivo que controla los efectos negativos del estrés, logrando que el cuerpo produzca mucho menos cortisol. Hemos tenido a docenas de esposas y maridos agradecidos que han venido a darnos las gracias por el efecto calmante y anti-estrés que este suplemento ha producido en su pareja.

El suplemento STRESS DEFENDER en combinación al magnesio MAGICMAG, ha sido nuestra mejor solución natural para esas personas que no logran conciliar un sueño reparador, porque padecen de insomnio, se desvelan o tienen un sueño demasiado interrumpido. Ya sabemos, por experiencia, que si una persona no tiene una buena calidad de sueño no podrá controlar los niveles de glucosa, para llevarlos y mantenerlos en el rango NORMAL (70 mg/dl a 130 mg/dl), además que se le hará prácticamente imposible adelgazar (Buxton OM, et al., 2012) (Tasali E, et al., 2007) (Spiegel K, et al., 2005) (Knutson KL, et al., 2011).

Existe una relación entre el mal dormir y la incidencia de padecer diabetes, por lo cual, toda persona que desee evitar la diabetes, además de no abusar de los carbohidratos refinados, Alimentos Tipo E (ENEMIGOS del control de la diabetes), también debe hacer lo posible por lograr una buena calidad de sueño (Am. Heart Assoc., 2009) (Boyko EJ, et al., 2013).

Para restaurar el metabolismo y para controlar la diabetes, hay que controlar el estrés y eso también incluye mejorar la calidad de sueño (Nonogaki K, 2000) (Nonogaki K, 1997).

EL SUPLEMENTO RELAXSLIM CON ADAPTÓGENOS

Hace unos años tuve el placer de conocer personalmente a un científico ruso, que influenció mi pensar sobre el metabolismo. Este científico, el doctor Zakir Ramazanov, fue un catedrático ruso, especializado en la bioquímica de las plantas y biología molecular. Él había estudiado a fondo las propiedades de distintos extractos de plantas, hierbas y algas. El doctor Ramazanov escribió y publicó cientos de artículos científicos y varios libros sobre los temas de los adaptógenos[161] y las algas. Zakir Ramazanov tenía varias patentes aprobadas en el campo de la biotecnología, en la bioquímica de las plantas, en la biología molecular y en varios compuestos activos de las plantas. El doctor Ramazanov fue catedrático en el *Technological Institute*, en la Universidad de Madrid en España, en *Louisiana State University* (E.U.A.) y Científico "Senior" de la Academia Rusa de las Ciencias. Sus logros incluyen el haber sido reconocido por su trabajo en el área de la cultivación de organismos naturales en la estación rusa espacial MIR.

Durante la época de la llamada "guerra fría" entre Rusia y Estados Unidos, el doctor Ramazanov trabajó por más de diez años investigando las propiedades de los adaptógenos, para la Academia de Ciencias Rusas. Esa era una época en la que los rusos se interesaban por conocer y dominar las propiedades energizantes del metabolismo de los adaptógenos, con la idea de lograr una ventaja a nivel de eventos olímpicos y a nivel militar sobre sus adversarios principales, los Estados Unidos de América. Prácticamente toda la investigación que hicieron los rusos sobre los adaptógenos se hizo de forma secreta por estos motivos.

Con la ayuda del doctor Ramazanov, que ya había emigrado a los Estados Unidos, y con quién hice una buena amistad, creamos un suplemento que llamamos RELAXSLIM, que contiene una combinación de

---

[161] *Adaptógeno: un adaptógeno es una sustancia natural que ha demostrado tener un efecto regulador o normalizador del metabolismo de las células. Los adaptógenos no son estimulantes como la cafeína y no actúan sobre el sistema nervioso. Aunque existen más de 3,700 hierbas y plantas naturales catalogadas con sus propiedades solamente hay 11 de ellas que habían sido consideradas "adaptógenos". El ginseng es de las más conocidas.*

veintiún compuestos naturales distintos, que han demostrado que mejoran el metabolismo. Son sustancias naturales que reducen los efectos del estrés, reducen el crecimiento del hongo *candida albicans*, y dan apoyo a la glándula tiroides, lo cual es vital para mejorar el metabolismo.

Son cápsulas y se usan solamente dos cápsulas en el desayuno y dos cápsulas en el almuerzo. Localizamos sustancias naturales con potencias superiores garantizadas de los compuestos activos para evitar que hubiera que utilizar docenas de cápsulas diarias de menor potencia.

RELAXSLIM contiene las vitaminas y minerales que evitan que el hongo *candida albicans* continúe creciendo y propagándose de forma descontrolada dentro del cuerpo, que es uno de los problemas de los diabéticos (Hube B., 2004). Son suplementos naturales como la *biotina,* que es una vitamina del complejo B. Esta vitamina detiene el sistema reproductivo del hongo *candida* y controla su crecimiento. Además se ha visto que la biotina ayuda a reducir los niveles de glucosa en los diabéticos (McCarty MF, 1999) (Zhang H, 1996).

Usamos también en este suplemento una dosis relativamente alta de *niacina (vitamina B3)*. La niacina es una vitamina fungicida, o sea, mata los hongos (Domergue R, 2005). También tiene un efecto antidepresivo (Zhmurenko LA, et al, 2012). Nada de esto es cierto con la *niacinamida,* que es el tipo de vitamina B3 que utilizan la mayoría de los fabricantes de vitaminas. Los fabricantes de vitaminas comerciales sustituyen la niacina (vitamina B3), que es una vitamina en su estado natural de múltiples beneficios al metabolismo, por la niacinamida que es una creación de la industria para evitar que la niacina cause una reacción al chocar con tóxicos u hongos en el cuerpo. La niacina es desintoxicante, por eso es que a las personas que tienen el cuerpo lleno de tóxicos les puede ocasionar un enrojecimiento ("niacin flush") de la piel. Por ejemplo, cuando en el 1986 hubo el accidente nuclear en Chernóbil, Rusia, se le dio altas dosis de niacina *(vitamina B3)* a la población para ayudarles a extraer la radiación acumulada en sus cuerpos. Si usted empieza a utilizar el RELAXSLIM y nota que por ratos la piel de la cara se le pone muy rojiza, sepa que <u>no corre ningún peligro</u>. Solamente su cuerpo se está limpiando de los tóxicos acumulados y en algún tiempo dejará de tener esas reacciones.

El RELAXSLIM contiene hierbas como el guggul y como el adaptógeno ashwagandha, que ofrecen apoyo a la glándula tiroides. Contiene también todas las vitaminas y minerales que son esenciales al cuerpo y a la tiroides para lograr convertir la hormona T4 que produce la tiroides, en la hormona T3, que es la hormona que realmente sube el metabolismo. Contiene un compuesto natural llamado *"myricetin"* que ha demostrado, en estudios controlados, que aumenta la absorción del mineral yodo por parte de la tiroides (Schröder-van der Elst JP, 2003). El yodo es esencial para la producción de las hormonas de la tiroides. Contiene también extractos de *"blueberry leaves"*, lo cual reduce los niveles de glucosa en la sangre y eso ayuda a adelgazar y a controlar la diabetes (Cignarella A, 1996).

El suplemento RELAXSLIM tiene otro beneficio en el hecho de que contiene el adaptógeno llamado *rhodiola rosea,* el cual tiene un efecto anti-estrés, antidepresivo y energizante natural (Panossian A, 2010) (Brown RP, 2002) (Darbinyan V, 2000). Este adaptógeno, *rhodiola rosea,* tiene también el efecto de aumentar la potencia y el apetito sexual, tanto en el hombre como en la mujer, y por esta razón, ha sido utilizado en Rusia como afrodisíaco[162], por muchas generaciones. En Rusia ha existido una costumbre de regalarle una jarrita con *rhodiola rosea* a las parejas de recién casados, para garantizar la fertilidad de la pareja.

El RELAXSLIM contiene también otros adaptógenos como el *rhaponticum carthamoides (leuza)* y el *rhododendron caucasicum,* que aumentan la energía celular a nivel de todo el cuerpo, e incluso mejoran la capacidad intelectual y de aprendizaje (Dushkin M, et al., 2014).

El suplemento RELAXSLIM ha sido una de nuestras herramientas más efectivas para ayudar a restaurar el metabolismo de las personas con obesidad y personas con diabetes. Nos gusta mucho el hecho de que este suplemento no afecta al sistema nervioso, debido a que no contiene ningún agente estimulante. De hecho, le llamamos "RELAXSLIM" porque notamos que al mejorar el metabolismo celular y aumentar la energía de las células, lograba ayudar a las personas a adelgazar, pero mientras se mantenía un estado "relax" (relajante) lo cual es ideal.

---

[162] *afrodisíaco: Procede de Afrodita, la diosa griega del amor. Sustancia que aumenta el apetito o la potencia sexual.*

Sobre todo para las personas que padecen de hipotiroidismo, por lo cual sufren de un metabolismo lento que les dificulta adelgazar, y para los diabéticos cuyos niveles de energía muchas veces no son los mejores, el usar RELAXSLIM les hace una diferencia notable.

Aunque este suplemento puede ayudarle dándole apoyo a los procesos naturales del metabolismo de su cuerpo, debe quedar claro que NO ES UN MEDICAMENTO y no pretende curar, ni tratar ninguna enfermedad o condición. Solamente los médicos están cualificados para tratar las condiciones como la diabetes y las enfermedades asociadas. Siempre recuerde consultar con su médico antes de suplementar su dieta con cualquier suplemento, sobre todo si usted está siendo medicado.

El control de la diabetes tiene mucho que ver con mejorar la producción de ENERGÍA del metabolismo de su cuerpo. En ese sentido, el suplemento RELAXSLIM puede ser una buena ayuda en combinación a las técnicas de restauración del metabolismo.

LIMPIEZA DE HONGO *CANDIDA*, EL CANDISEPTIC KIT

Nuestra observación en los más de 10,000 pacientes diabéticos que recibieron ayuda para adelgazar en los centros NaturalSlim fue que sus cuerpos siempre estaban gravemente infectados de hongos. Los síntomas más característicos de la infección con el hongo *candida*, tales como el picor en la piel (especialmente después de bañarse o en la noche), la sinusitis, los dolores de cabeza o las migrañas, las infecciones urinarias, las alergias y el flujo o picor vaginal en las mujeres, fueron siempre síntomas comunes entre nuestros miembros diabéticos. Esto fue confirmado por varios estudios clínicos, que comprobaron que la candidiasis[163] (infección grave con el hongo *candida*) es bastante más común entre los diabéticos

---

[163] *Candidiasis: término médico para describir la condición en la cual el cuerpo ha sido severamente invadido por el hongo candida albicans. Existen, de hecho, 54 variedades del hongo candida, tales como candida glabrata y* candida rugosa *pero la más común de todas suele ser candida albicans.*

que entre los que no son diabéticos (Belazi M, 2005) (Bartholomew GA, 1987).

El hongo *candida albicans* empezó a tomar prominencia como un factor causante de metabolismo lento, desde que el doctor C. Orian Truss publicó sus primeros artículos al respecto de este hongo (Truss CO, 1981) (Truss CO, M.D., 1980). De hecho, gran parte del éxito que ha tenido el sistema NaturalSlim para ayudar a miles de diabéticos a adelgazar, aun cuando ya muchos de ellos habían fracasado en sus dietas anteriores, se debió al programa de limpieza del hongo *candida*. La restauración del metabolismo depende de que se logre limpiar del cuerpo a este hongo. Tal como lo describían el doctor Truss y luego el doctor alergista, William Crook, en su libro "The Yeast Connection", el hongo *candida* crea un ambiente tóxico dentro del cuerpo que reduce el metabolismo y es causa de obesidad, además de una gama impresionante de otros síntomas (Crook WG, MD, 1983).

Curiosamente, por razones que todavía desconozco, lo otro que notamos fue que todos los diabéticos que hicieron un programa de limpieza del hongo *candida* nos reportaban que luego de haber hecho la limpieza se habían reducido de forma marcada sus niveles de glucosa y sus necesidades de insulina inyectada. Por ejemplo, tengo un hijo que es diabético Tipo 1. Como todo diabético Tipo 1, depende de la insulina inyectada, porque su páncreas no la produce. Al igual que muchos otros diabéticos, mi hijo descubrió que después de una limpieza del hongo *candida*, sus necesidades de insulina se reducían hasta 30%, por lo cual tenía que reducir sus dosis de insulina diaria, para no causar una hipoglucemia[164].

---

[164] *Hipoglucemia: quiere decir "hipo" de "bajo nivel" y "glucemia" refiriéndose a la "glucosa de la sangre" por lo cual "hipoglucemia" quiere decir "un nivel demasiado bajo de glucosa en la sangre". La hipoglucemia puede ser muy peligrosa y ocurre cuando la concentración de glucosa de la sangre se reduce demasiado por lo cual se afecta la producción de energía del metabolismo de las células. Puede producir mareos, desorientación, temblores y hasta inconsciencia. Pasa también cuando un diabético se excede en su dosis de insulina u otros medicamentos para el control de la diabetes. La hipoglucemia ocurre cuando la glucosa de la sangre se reduce por debajo de 70 mg/dl.*

No obstante, también hemos observado que el efecto reductor de la glucosa y de las necesidades de insulina que tiene el programa de limpieza del hongo *candida*, se va perdiendo gradualmente con el tiempo y unos cinco a seis meses después, mi hijo necesita repetir la limpieza para volver a reducir el hongo. Lo mismo hemos observado con miles de diabéticos que se inyectaban insulina y que hicieron limpiezas del hongo *candida* como parte de su programa NaturalSlim. No tengo una explicación para este fenómeno, pero aparentemente, los 79 tóxicos que se han detectado que produce el hongo *candida* de alguna forma parecen agravar la resistencia a la insulina por lo cual, al reducir la colonia de hongos, se reducen los tóxicos que estaban siendo creados y también la resistencia a la insulina.

En los NaturalSlim recomendamos que todos nuestros miembros hagan, a modo de mantenimiento, una limpieza de hongos, por lo menos cada seis meses, porque hemos visto que esto les ayuda a mantener el metabolismo y el peso de sus cuerpos. Además a los pacientes diabéticos, la limpieza periódica de hongos los mantiene con menos necesidad de medicamentos. Nuestra observación adicional ha sido que, mientras más medicamentos tengan que consumir los pacientes diabéticos, más dificultad tendrán en mantener el peso de su cuerpo, muy en especial cuando se trata de la insulina inyectada, que claramente tiene un efecto acumulador de grasa y es causante de obesidad.

La limpieza del hongo *candida* puede producir unas manifestaciones no muy agradables, lo que se conoce como el "síndrome Herxheimer", en honor al médico que describió el estado tóxico que ocurre cuando mueren los organismos parasíticos dentro de un cuerpo (Wikipedia: Herxheimer, 2014). Esto hay que saberlo para estar preparados. Cuando los hongos mueren, debido a la acción funguicida (mata hongos) del programa anti-*candida*, en efecto, se pudren dentro del cuerpo, y esto genera tóxicos que pueden causar algunas manifestaciones desagradables temporeras, tales como dolor de cabeza, picores en la piel y otros *(vea el capítulo LOS DIABÉTICOS, EL PARAÍSO DE LOS HONGOS)*.

La limpieza trae muchos beneficios, mejora grandemente la eficiencia del metabolismo y ayuda a adelgazar, además de que se desaparecen una cantidad enorme de síntomas extraños. Sin embargo, hay que saber que no vale la pena tratar de limpiar al hongo *candida* si el diabético primero no hidrata su cuerpo y empieza a reducir sus niveles de glucosa con la Dieta 3x1. Tratar de matar al hongo *candida,* mientras se mantienen niveles altos de glucosa, es una pérdida de tiempo, esfuerzo y dinero. La estrategia básica para reducir los hongos del cuerpo es primero debilitarlos, reduciéndoles su abasto de glucosa (su alimento favorito) para entonces matarlos. Ya se descubrió que el hongo *candida* depende de tener un abasto abundante de glucosa para su reproducción e invasión de los tejidos, el cual encuentra con facilidad en los diabéticos que no controlan bien sus niveles de glucosa (Brown V, et al., 2006).

Descubrimos que, cuando una persona logra reducir la cantidad de hongo *candida* en su cuerpo, su metabolismo se acelera y puede entonces adelgazar mucho más rápido y con resultados más permanentes; o sea, no tiende a quedar con una tendencia a "rebotar" (bajar de peso para luego subir de peso nuevamente). Es por esto que una pieza integral del programa NaturalSlim, para ayudar a las personas a adelgazar, es la limpieza del hongo *candida*. No existe una forma de eliminar el 100% del hongo *candida,* porque este hongo es un habitante normal de la flora intestinal y también de la flora vaginal. La meta del programa de limpieza de hongos es REDUCIR LA COLONIA DE HONGOS, para así reducir los tóxicos que produce, y restaurar el metabolismo.

Como hay personas que no son miembros del sistema NaturalSlim y otros que no necesitan nuestra ayuda porque no padecen de obesidad, pero que desean combatir la infección de este hongo en sus cuerpos, creamos el CANDISEPTIC KIT. Este es un programa que contiene tres suplementos naturales que se utilizan para reducir la infección del hongo *candida*.

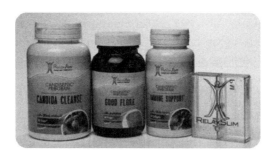

Este programa de limpieza de hongos CANDISEPTIC KIT, trae instrucciones de cómo utilizarse y tarda veintiocho días en hacerse, debido a que hay que ir subiendo las dosis diarias de los suplementos naturales funguicidas que matan al hongo, gradualmente, según se explica en las instrucciones. La idea de ir subiendo las dosis de forma gradual es aminorar las manifestaciones desagradables que se pueden producir según se van muriendo los hongos dentro del cuerpo.

El programa regular anti-*candida* que utilizamos para las personas que son miembros del sistema NaturalSlim, utiliza suplementos naturales más potentes (distintos al CANDISEPTIC), por lo cual, aunque logra una limpieza más completa, tiene el potencial de producir reacciones desagradables que pueden ser más graves y requiere de asistencia. Por esta razón, sólo lo entregamos bajo supervisión de uno de nuestros consultores en metabolismo, en los centros NaturalSlim, y sólo a los miembros a quienes monitoreamos en las consultas semanales. No obstante, el CANDISEPTIC KIT, aunque es de una potencia más limitada puede ser de gran ayuda a cualquier diabético, por los beneficios que trae para ayudar a limpiar el cuerpo de hongos, para restaurar el metabolismo.

Las farmacéuticas producen medicamentos funguicidas que los médicos pueden recetar y que matan al hongo *candida*. Son medicamentos que matan hongos como Diflucan, Trican y Nystatin, que, por su origen químico, pueden tener graves efectos secundarios y pueden ser en exceso tóxicos al punto de causarle daños permanentes al hígado (García Rodríguez LA, 1999).

Las infecciones con *candida* entre los diabéticos son muy comunes (Harrison TS, 2009). El hongo *candida albicans*, al igual que otros parásitos oportunistas, se beneficia del sistema inmune debilitado que tienen los diabéticos que no logran controlar bien sus niveles de glucosa (Cheng SC, et al. , 2012) (Geerlings SE, et al, 1999).

En nuestra experiencia ayudando a los diabéticos obesos, que por años han adelgazado en los centros NaturalSlim, observamos que, mientras más medicamentos antibióticos o antiinflamatorios, como la cortisona, haya utilizado un paciente diabético, mayor potencial tendrá de padecer de metabolismo lento, que contribuye a padecer de una infección grave del hongo *candida*. Los estudios clínicos demuestran lo mismo, a mayor uso de antibióticos, mayor tendencia habrá de padecer de una infección fuerte de *candida* (Duerr A, et al., 1997). Esto hace total sentido, cuando consideramos que los medicamentos antibióticos reducen la flora intestinal y vaginal del cuerpo, que son las bacterias que de forma natural combaten a los hongos (Pirotta M, 2004) (Kalliomäki M, 2001).

Para reducir efectivamente al hongo *candida,* no basta con matarlo, hay también que reemplazar la flora intestinal que de forma natural lo combate y evita que el hongo regrese a invadir al cuerpo. Los síntomas de diarrea que muchas veces ocurren después de un tratamiento con antibióticos, son causados por la muerte de las bacterias buenas que forman la flora intestinal natural del cuerpo. Es por esta razón que el programa anti-*candida* CANDISEPTIC KIT, contiene un suplemento de bacterias naturales llamadas "probióticos" que ayudan a reemplazarle al cuerpo las bacterias buenas naturales que forman la flora intestinal y vaginal (Cimperman L, 2011).

El hongo *candida albicans* es un parásito que infecta severamente los cuerpos de los diabéticos (Harrison TS, 2009). Reducir la colonia de hongos con la ayuda de una dieta que reduce los carbohidratos refinados, como la Dieta 3x1, más reducir la colonia de hongos que infectan al cuerpo con la ayuda de suplementos naturales como el programa CANDISEPTIC KIT, puede ser de ayuda para el control de la diabetes y también de la obesidad.

CONSTIPEND PARA EL ESTREÑIMIENTO

Para cualquier persona, diabético o no diabético, que interese mejorar su metabolismo para adelgazar, es importantísimo que su cuerpo pueda tener un tiempo de tránsito normal, entre el momento en que ingiere alimentos y el momento en que elimina los desechos. En NaturalSlim comprobamos que cualquier persona que padezca de estreñimiento no podrá lograr su meta, hasta que se logre regular su movimiento intestinal. Esto hace mucha lógica cuando nos damos cuenta de que la palabra "metabolismo" se origina en la palabra "*meta*" del lenguaje griego que quiere decir "MOVIMIENTO". El metabolismo tiene todo que ver con los movimientos del cuerpo. Un intestino congestionado, que no se mueve a la velocidad correcta, es un indicio claro de "metabolismo lento".

Lo mínimo aceptable es ir al baño aunque sea una vez al día y lo ideal sería tener una eliminación natural, dos a tres veces al día. Cuando esto no pasa, las paredes del intestino se van llenando de una capa pegajosa y resinosa que dificulta la absorción de los nutrientes. Especialmente si la persona no acostumbra consumir suficiente agua a diario, las heces fecales[165] se compactan contra las paredes del intestino y se produce una congestión que, no solamente dificulta la absorción, sino que crea un estado extremadamente tóxico en el cuerpo, que a su vez contribuye a un "metabolismo lento".

Por otro lado, la incidencia de cáncer del intestino en los diabéticos es mucho más alta que en la población en general. Las personas con diabetes Tipo 2 tienen hasta un 29% de mayor incidencia de cáncer del intestino que las personas que no padecen de diabetes (Berster JM, 2008). En aquellos diabéticos que se inyectan insulina, el riesgo de cáncer intestinal es aún más alto que en los que no se inyectan insulina (Renehan AG, 2005). Por esta razón, sería muy recomendable evitar la congestión que produce el estreñimiento, además de que aumenta los tóxicos intestinales que pueden causar daños a las paredes del intestino y motivar el desarrollo de células cancerosas en ese órgano vital.

Cuando el cuerpo está excesivamente tóxico por la acumulación de las heces fecales en las paredes del intestino, el metabolismo se reduce y la persona no logrará adelgazar. En estos casos, muchas veces empiezan a aflorar problemas con hemorroides, con alergias o con la piel, simplemente porque el cuerpo está excesivamente tóxico, debido a la congestión intestinal.

La causa principal de la celulitis[166] o "piel naranja" en los glúteos (nalgas) o caderas, que tanto angustia a las mujeres, y que crea un

---

[165] *Heces fecales: los excrementos, materia fecal o desperdicios que se generan como producto final del proceso de la digestión de los alimentos.*
[166] *Celulitis: el término "celulitis" es un término médico que significa "inflamación de las células". Pero, cuando se usa para describir la "piel naranja" o la*

mercado millonario para cremas, liposucciones y otra multitud de remedios, lo es el estreñimiento y la acumulación de residuos y heces fecales que impactan las paredes del intestino. En fin, el intestino se convierte en una "tubería tapada" que acumula tóxicos y además crea un ambiente propicio para bacterias, hongos y parásitos.

No recomiendo el uso repetido y habitual de los laxantes debido a que trabajan a base de irritar al delicado tejido del intestino, como pasa con los suplementos a base de "cáscara sagrada". El CONSTIPEND descongestiona, limpia y ayuda a regenerar los tejidos del intestino, sin causar irritación. Si se acompaña con el uso del magnesio en polvo MAGICMAG, se resuelven hasta los casos más difíciles de estreñimiento, dado que la gran mayoría de la población está deficiente de magnesio, lo cual es una de las causas principales del estreñimiento.

Para tener un buen metabolismo, hace falta evitar la acumulación de tóxicos en el intestino, logrando un movimiento intestinal adecuado, y para ese propósito CONSTIPEND puede ser de gran ayuda.

EL METABOIL 500

Entre las personas que padecen de obesidad, existen muchas condiciones relacionadas a la inflamación del cuerpo. La inflamación del cuerpo es un tipo de reacción de alarma con la que el cuerpo humano responde a las agresiones. Las heridas, raspaduras, quemaduras y traumas que experimentan las células del cuerpo siempre traen consigo el dolor, el calor y la inflamación que enrojece el área afectada. Los problemas del corazón, las enfermedades auto-inmunes[167], la artritis, la obesidad, la

---

acumulación de grasas en los glúteos o caderas ello se refiere a la congestión que se nota debajo de la piel de los glúteos o caderas y que afea el área por lo cual crea un problema de belleza (estética) para las mujeres.

[167] *Enfermedades autoinmunes: son enfermedades en las cuales el sistema inmune del cuerpo, que es el sistema natural de defensa contra bacterias, virus, hongos y parásitos invasores, por razones desconocidas, ataca e inflama los tejidos del mismo cuerpo en vez de a los organismos invasores a los que se supone*

resistencia a la insulina y la neuropatía[168] diabética, entre otras, son todas condiciones asociadas a la INFLAMACIÓN de los tejidos del cuerpo.

En la tecnología del metabolismo, reconocemos que cualquier condición que esté causando inflamación al cuerpo evitará que se logre vencer la obesidad. Esto pasa debido a que, en respuesta a la inflamación el cuerpo, produce su propia hormona antiinflamatoria, que es la hormona llamada *cortisol*[169]. El cortisol es una hormona que se produce en las glándulas adrenales[170], y cuando se produce un exceso de ella en respuesta a una inflamación, se hace imposible adelgazar, porque el cortisol, aunque tiene un efecto antiinflamatorio, también acumula grasa. La razón por la cual el estrés engorda es precisamente esa, exceso de cortisol.

Por ejemplo, una persona que padezca de un nervio presionado en la espalda, y que esté sujeta a una inflamación y dolor continuo, simplemente no logrará adelgazar, debido a que su cuerpo estará produciendo un exceso de cortisol para contrarrestar la inflamación, lo cual no le permitirá reducir la grasa del cuerpo. Lo mismo pasa cuando

---

que ataque. Ejemplos: diabetes Tipo 1, artritis reumatoide, psoriasis, esclerosis múltiple y muchas otras.

[168] *Neuropatía: la palabra "neuropatía" es una palabra compuesta que combina "neuro" (del griego neuron que quiere decir "nervio") con "patía" (del griego pathos que quiere decir "enfermedad"). En otras palabras "neuropatía" quiere decir "enfermedad de los nervios". Es un deterioro de los nervios que conlleva la destrucción y muerte de los nervios del cuerpo.*

[169] *Cortisol: su nombre verdadero es "glucocorticosteroide" o cortisona. Esta hormona se produce en las glándulas adrenales que están localizadas en la parte de arriba de cada uno de nuestros dos riñones. Es una hormona que se produce en respuesta al estrés y cuyo efecto incluye acciones como aumentar los niveles de glucosa en la sangre (por eso engorda), destruir algunos músculos para convertirlos en aminoácidos que el cuerpo pueda usar para producir energía (al destruir los músculos crea la piel flácida), reducir la acción del sistema inmune (crea más probabilidad de infecciones de bacterias, virus, hongos o parásitos) y reducir cualquier inflamación del cuerpo.*

[170] *Glándulas adrenales; glándula que está a la parte de arriba de cada uno de los dos riñones del cuerpo en la cual se producen varias hormonas de gran importancia para el sistema hormonal. Algunas de ellas son el cortisol y la adrenalina ambas de ellas relacionadas a las condiciones de estrés.*

existe una artritis fuerte o incluso, cuando ya existe una neuropatía en el paciente diabético que mantiene un nivel de dolor e inflamación continuo.

Todos los medicamentos principales que se utilizan como antiinflamatorios engordan, porque están principalmente basados en la cortisona, que es una hormona que acumula grasa e inhibe la habilidad del cuerpo de reducir la grasa. Esto incluye los inhaladores que utilizan los asmáticos, razón por la cual muchos asmáticos ganan peso con demasiada facilidad (Ingle DJ, 2013). Cuando alguien que está tomando medicamentos a base de cortisona (Prednisona, Prednisolona, Hidrocortisona), se une al sistema NaturalSlim, ya sabemos que nuestros consultores en metabolismo tendrán que pasar bastante trabajo restaurando su metabolismo para que pueda adelgazar.

Algo que tenemos a nuestro favor es el hecho de que las dietas que reducen los carbohidratos refinados, como la Dieta 3x1, reducen la inflamación del cuerpo en todas sus manifestaciones (Forsythe CE, et al, 2008). Es por esto, que las personas que nos llegan con obesidad e inflamación, al poco tiempo de empezar a recibir nuestra ayuda, se les reduce la inflamación, por lo cual se le facilita a sus médicos reducirles el uso de los medicamentos antiinflamatorios, que de otra forma no les permitirían adelgazar.

No obstante, cuando hacemos una limpieza de hongo *candida* en personas obesas se puede producir bastante inflamación por el hecho de que las raíces de los hongos están profundamente clavadas en los tejidos (Sudbery PE., 2011). Al ir matando los hongos con el tratamiento anti-*candida*, las raíces se desprenden de donde estaban clavadas, por lo cual dejan pequeñas heridas y se causa una inflamación temporera, que puede ser bastante fuerte. Dado a esa situación de la inflamación, que podía producirse durante una limpieza de *candida*, estuvimos buscando algún suplemento natural que nos ayudara a reducir la inflamación, y encontramos el llamado aceite de onagra[171] cuyo nombre científico es "ácido gamma-linolénico" o GLA (del inglés "Gamma-Linolenic Acid").

---

[171]*Onagra: una planta de nombre "Oenothera biennis" que se cultiva en ambientes fríos como Canadá de la cual se extraen semillas de su flor que contienen el aceite natural "ácido gamma-linolénico" o GLA en inglés. El GLA tiene un efecto antiinflamatorio y reductor del dolor físico y se han hecho muchos*

Los diabéticos en especial, tienen un sistema inmune comprometido, porque los excesos de glucosa debilitan la capacidad de reacción y defensa del sistema inmune (Tanaka Y., 2008). Por tal razón, hemos visto en los centros NaturalSlim que nuestros miembros que son diabéticos, en general sufren de distintas condiciones inflamatorias que les hace más difícil el lograr adelgazar. La inflamación se reduce bastante cuando se hidrata el cuerpo, y aún más al reducir los carbohidratos refinados, que son Alimentos Tipo E (ENEMIGOS del control de la diabetes) (Forsythe CE, et al, 2008). Necesitábamos un suplemento natural que nos ayudara a reducir la inflamación que se ocasionaba al hacer el programa de matar hongos (anti-*candida*). Desarrollamos el suplemento METBOIL 500 compuesto de aceite GLA (ácido gamma-linolénico), para reducir la inflamación y el dolor que podía causar la muerte del hongo y las microscópicas heridas que dejaban sus raíces al morir.

Con el tiempo, descubrimos que el METABOIL 500 también servía para ayudar a reducir la inflamación y el dolor que causaban otras condiciones, como el síndrome premenstrual (conocido en inglés por "PMS" de "premenstrual síndrome"), la artritis, la neuropatía diabética y otras condiciones inflamatorias, como la esclerosis múltiple. En realidad, nuestro interés principal, era ayudar a reducir la inflamación, para que así el cuerpo pudiera reducir su producción excesiva de la hormona de estrés *cortisol,* que no le permitiría a una persona adelgazar (Wikipedia: Cortisol, 2014).

El cuerpo convierte al aceite GLA en las llamadas "prostaglandinas" (Wikipedia: Prostaglandinas, 2014). Las prostaglandinas que el cuerpo produce con el aceite GLA son antiinflamatorias, por lo cual ayudan a reducir la inflamación y el dolor. El aceite GLA se ha usado ampliamente en Europa para aminorar la sensación de quemazón, adormecimiento, dolor y hormigueo en los pies y en las manos, que se producen cuando hay daños a los nervios causados por la diabetes. Se han publicado una variedad de estudios clínicos sobre las propiedades del aceite GLA, que contiene el METABOIL 500 (Hornych A, 2002) (Horrobin DF, 1997) (Horrobin DF, 1992) (Belch JJ, 1988) (van Doormaal JJ, 1988) (Puolakka J, 1985).

---

estudios clínicos al respecto. Se utiliza mucho en Europa para condiciones inflamatorias.

El METABOIL 500 también aumenta la temperatura del cuerpo, por su efecto potenciador del metabolismo y ayuda a adelgazar, restaurando la función quemadora de grasa del metabolismo, por lo cual lo hemos usado para ayudar a romper esas grasas del cuerpo que se resisten (Schirmer MA, 2007).

Naturalmente, no hay nada "milagroso" en este aceite GLA del METABOIL. Lo que pasa es que, cuando se combinan distintos factores que ayudan a restaurar el metabolismo, como una buena hidratación, la Dieta 3x1 y suplementos naturales inteligentemente usados, los resultados no se hacen esperar. Al igual que pasa con los medicamentos, ningún suplemento natural cura nada; lo que realmente podría decirse que es "curativo" es el adquirir los CONOCIMIENTOS sobre el metabolismo para poderlo restaurar. Al asumir conocimientos correctos y asumir RESPONSABILIDAD por la condición (diabetes, obesidad, otra) que tiene su cuerpo, es usted quien permite que su cuerpo se recupere para ponerle "control a la diabetes".

LA PROGESTERONA NATURAL FEMME BALANCE

Para ofrecerles ayuda en el tema de **balance hormonal** a las mujeres utilizamos la crema de progesterona natural FEMME BALANCE. El metabolismo humano para poder funcionar adecuadamente necesita poder mantener un balance tanto en el sistema hormonal como en el sistema nervioso del cuerpo.

Algunos datos para tomar en consideración son los siguientes:

1. El sobrepeso y la obesidad afectan a la mayoría de la población de todos los países desarrollados (WHO Statistics , 2010).

2. Entre los diabéticos se estima que aproximadamente un 85% de ellos padece de sobrepeso u obesidad (NIH Statistics, 2011).

3. Es completamente cierto que a las mujeres se les hace muchísimo más difícil adelgazar que a los hombres. Un factor que agrava esto es el hecho de que hay por lo menos cinco veces más mujeres que padecen de hipotiroidismo, una importante causa de "metabolismo lento" y obesidad, por cada hombre que padece de hipotiroidismo (Bjoro T, et al., 2000).

En efecto, a la hora de restaurar el metabolismo para adelgazar o para controlar la diabetes las mujeres diabéticas están en desventaja. Los hombres bajan de peso con muchísima más facilidad, al punto que cuando nos llega una pareja de marido y mujer a un centro NaturalSlim siempre le advertimos a ella que no debe tratar de competir con él, en términos de "bajar de peso".

El cuerpo de la mujer está diseñado para garantizar la reproducción de la raza, por lo cual el sistema hormonal de una mujer es mucho más complejo que el de un hombre. El contenido de grasa del cuerpo de la mujer siempre tiene que ser mayor al del hombre, simplemente porque la grasa es la forma más eficiente que existe de almacenar energía que luego pueda ser utilizada por el cuerpo para producir la leche materna. La leche materna es alta en su contenido calórico de grasa por lo cual el cuerpo de la mujer está diseñado para siempre tener más grasa disponible que el de un hombre (Jensen RG, 1978). Es completamente normal para una mujer que el peso de su cuerpo esté compuesto de un 30% de grasa mientras que el de los hombres ronda el 20%. O sea, la mayor proporción de grasa que existe en el cuerpo de una mujer es un asunto de diseño divino.

Para colmo se calcula que los cuerpos de los hombres contiene un 25% más músculos (lo que quema la grasa) que el de las mujeres. La tabla de composición, que compara el cuerpo de un hombre con el de una mujer también, refleja que los cuerpos de las mujeres, de forma natural, contienen hasta un 80% más grasa que el de los hombres. (Fahey T, 2010)

Por estas razones anteriores, la mujer siempre necesita más ayuda para adelgazar que los hombres ya que sus cuerpos están, de forma natural, diseñados para almacenar grasa. Por ejemplo, entre los miembros del sistema NaturalSlim, que reciben nuestras consultas semanales para adelgazar, en promedio 85% son mujeres y sólo 15% son hombres. Las mujeres necesitan mucha más asistencia a la hora de restaurar el metabolismo que los hombres en gran parte por la diferencia hormonal que hace que sus cuerpos produzcan mucha más de la hormona femenina *estrógeno* (hormona que engorda) que de la hormona *testosterona* (hormona masculina que adelgaza y construye músculos).

Es fácil observar que la hormona *estrógeno* engorda. Las mujeres que en algún momento utilizaron pastillas anticonceptivas o medicamentos de reemplazo de hormonas como Premarin y Prempro, entre otros no pudieron evitar engordar. Tanto las pastillas anticonceptivas como las hormonas de reemplazo que se han usado para las mujeres en menopausia están fabricadas a base de la hormona *estrógeno*. El estrógeno acumula grasa.

Además de su efecto acumulador de grasa, ya se sabe que el *estrógeno* puede ser un causante y agente propulsor (que acelera el crecimiento) del cáncer en los senos. Por esa razón, cuando a una mujer le descubren un cáncer en el seno los médicos siempre recomiendan que se eliminen todas las fuentes de estrógeno (Snedeker S, 2012).

Muchas mujeres padecen de la llamada "predominación de estrógeno" que explica el doctor John Lee en su libro "What Your Doctor May Not tell You About Menopause" (John R. Lee, MD, 2004). El cuerpo de una mujer, sobre todo si está sobrepeso, tendrá una mayor probabilidad de padecer de la "predominación de estrógeno" que se define como una condición, en la cual existe un exceso de la hormona femenina *estrógeno*. La predominación de estrógeno es una de esas realidades que la medicina tradicional simplemente no ha querido mirar quizás debido a que no tienen una solución de un medicamento para ella (Eid AH, 2007).

Tener un exceso de estrógeno, además de ser un riesgo para desarrollar cáncer en los senos, también produce una gama de síntomas como los siguientes que describe el doctor John Lee en su libro:

- Acumulación de grasa en las caderas y en el abdomen
- Candidiasis recurrente (infecciones de hongos resistentes)
- Condiciones auto-inmunes como: Lupus, Esclerosis múltiple, Fibromialgia
- Dificultad o lentitud para adelgazar

- Dificultad para concebir
- Edema (acumulación de agua
- Falta de energía o cansancio continuo
- Historial de cáncer del seno o uterino
- Historial de fibromas, adenomas o pólipos vaginales
- Historial de tener abortos naturales
- Menstruación dolorosa o calambres
- Osteoporosis (pérdida de hueso
- Pelo facial
- Pérdida de libido (interés o apetito sexual
- Sangre menstrual en exceso
- Sensibilidad en los senos (*"breast tenderness"*)
- Sueño demasiado ligero o dificultad para dormir

La grasa del cuerpo se convierte en una fuente productora de *estrógeno* a través de la acción de una enzima llamada *aromatasa* (Wikipedia: Aromatasa, 2014). La enzima *aromatasa,* existe tanto en el cuerpo de las mujeres como en el de los hombres, es la razón por la cual un hombre muy obeso puede llegar a desarrollar senos ya que su grasa produce *estrógeno* a través de la acción de esta enzima. Debido al exceso de grasa y a la acción productora de *estrógeno* de la enzima *aromatasa* una mujer con sobrepeso tendrá siempre un exceso de producción de *estrógeno* en su cuerpo aunque ya sus ovarios hayan dejado de producir *estrógeno*. Tener un exceso de grasa corporal es equivalente a tener mucho *estrógeno* circulando en el cuerpo por esta misma razón.

La enzima *aromatasa* está tan relacionada a la creación de la hormona *estrógeno*, y al crecimiento acelerado de las células cancerosas, que la industria farmacéutica produce una variedad de medicamentos bloqueadores de la *aromatasa* para ayudar a las pacientes de cáncer del seno (BreastCancer.org, 2012). La grasa se convierte en estrógeno y el estrógeno acelera el crecimiento de varios tipos de cáncer, en especial el cáncer de los senos (Ernst CL, 2002).

Como la mayoría de la población femenina padece de sobrepeso u obesidad la "predominación de estrógeno", se hace cada vez más evidente en los síntomas de las mujeres con exceso de grasa en sus cuerpos. A la mujer diabética, quién ya padece del descontrol hormonal de la diabetes, se le suma la predominación de estrógeno como problema adicional agravante causado por su sobrepeso u obesidad. Esto también resulta en el hecho de que a la mujer diabética se le hace mucho más difícil adelgazar que a la mujer que no es diabética porque se combinan en su cuerpo dos obstáculos de tipo hormonal de los que engordan: diabetes más predominación de estrógeno. Además de la predominación de estrógeno, existen cantidad de otras sustancias que tienen un efecto estrogénico (igual al estrógeno) en el medioambiente lo cual agrava la situación (Darbre PD, 2006).

Para lograr controlar la diabetes se hace necesario reducir la obesidad, pero para reducir la obesidad hay que también poder reducir o contrarrestar la predominación de estrógeno. La hormona estrógeno está íntimamente ligada a la obesidad en la mujer (Gambineri A, 2002) (Glass AR, 1981). La progesterona natural tiene el efecto de contrarrestar el exceso de estrógeno por lo cual ayuda a las mujeres a adelgazar. Al adelgazar se mejora el control de la diabetes. Esa ha sido nuestra experiencia en más de quince años de utilizar el suplemento de progesterona natural FEMME BALANCE en los centros NaturalSlim.

La progesterona natural tiene otros beneficios para la mujer. Por ejemplo, la progesterona natural tiene el efecto de mantener la humedad natural de la piel y logra que la piel de una mujer adquiera un lustre juvenil. En el campo de la estética, donde se hacen tratamientos faciales o corporales, a la progesterona se le considera una hormona anti-vejez (anti-aging).

Un efecto adicional de la progesterona es que levanta la libido (deseo por la actividad sexual) en la mujer (Fox News, 2013). Los maridos de muchas de las mujeres que participan del sistema NaturalSlim para adelgazar que ya suplementan con la crema de progesterona natural FEMME BALANCE comentan que han notado la diferencia.

Un tema para aclarar, en honor a la verdad, es la confusión que existe en el campo médico entre la PROGESTERONA y las PROGESTINAS. La progesterona natural sólo tiene efectos positivos e incluso, según el doctor John Lee, ayuda a evitar el cáncer de los senos al contrarrestar los excesos de estrógeno (John R. Lee, MD, 2004). **Las "progestinas" que fabrica la industria farmacéutica no son iguales a la progesterona natural**. Las "progestinas" son una forma de PROGESTERONA SINTÉTICA que simplemente no puede ser igual a la progesterona natural porque no podría patentarse (Wikipedia: Progestinas, 2014).

Las compañías farmacéuticas se sienten obligadas a proteger sus grandes inversiones económicas en el desarrollo de los medicamentos, por lo cual no pueden utilizar ningún producto natural como parte de sus formulaciones. Un producto "natural" NO SE PUEDE PATENTAR. Si no se puede patentar no se puede proteger comercialmente de las posibles copias de sus competidores. Por lo tanto, la solución de las farmacéuticas ha sido crear las PROGESTINAS que son unas malas copias sintéticas de la progesterona natural.

Ninguna farmacéutica utiliza PROGESTERONA NATURAL, ellos solamente utilizan PROGESTINAS que son imitaciones químicas y sintéticas de la progesterona natural. Al ser productos químicos que no son naturales al cuerpo, las "progestinas" causan efectos secundarios y no tienen el efecto protector del cáncer ni ninguno de los otros beneficios que tiene la progesterona natural. Algunos médicos, que no han explorado el tema, comúnmente y por equivocación, llaman "progesterona" a los medicamentos que fabrican las farmacéuticas hechos con PROGESTINAS.

Los medicamentos con PROGESTINAS tienen un malísimo historial porque han sido causantes de cáncer en los senos por lo cual hubo varios estudios clínicos que tuvieron que ser cancelados al descubrir que las mujeres estaban teniendo demasiados casos de cáncer en los senos al usar las PROGESTINAS. La progesterona natural no tiene nada que ver con las "progestinas" que resultaron ser causantes de cáncer en los estudios que hubo que cancelar (Washington Post, 2007) (Hsia J, 2000) (Hulley S, 1998).

Las mujeres diabéticas tienen un mayor riesgo de cáncer de los senos (Michels KB, et al., 2003) (Giovannucci E, et al., 2010). Pueden beneficiarse de los efectos anti-estrógeno y protectores de la progesterona natural. Además la progesterona les ayuda a adelgazar, lo cual les mejora su control de la diabetes.

Como quiera que sea, al padecer de diabetes usted debe consultar con su médico antes de cambiar su dieta, empezar un régimen de ejercicio o incluso suplementar con un producto natural como la crema de progesterona natural FEMME BALANCE. Mi función es informarle sobre estos temas relativos al METABOLISMO para que usted, o incluso su médico, si se interesa, tengan la oportunidad de ver la evidencia científica y conocer sobre las ayudas naturales que por años he visto funcionar en los miembros del programa NaturalSlim.

No me agrada la "teoría", me gustan los RESULTADOS POSITIVOS. Comparto con usted lo que he aprendido al respecto de estos temas y le invito a explorar por usted mismo o misma sobre la validez de lo que aquí le explico. El control de la diabetes se puede lograr al restaurar el metabolismo, para lograrlo se necesitan CONOCIMIENTOS que no necesariamente han estado disponibles anteriormente.

Referencias mencionadas sobre el magnesio MagicMag

- Abbasi B, K. M. (2012, Dec). The effect of magnesium supplementation on primary insomnia in elderly: A double-blind placebo-controlled clinical trial. *J Res Med Sci, 17*(12), 1161-9. Retrieved May 15, 2014, from http://www.ncbi.nlm.nih.gov/pubmed/23853635
- Buxton OM, et al. (2012, Apr 11). Adverse metabolic consequences in humans of prolonged sleep restriction combined with circadian disruption. *Sci Transl Med, 4*(129), 129-43. Retrieved March 10, 2014, from http://www.ncbi.nlm.nih.gov/pubmed/22496545
- Cardoso CC, L. K. (2009, Mar 17). Evidence for the involvement of the monoaminergic system in the antidepressant-like effect of magnesium. *Prog Neuropsychopharmacol Biol Psychiatry, 33*(2), 235-42. doi:10.1016/j.pnpbp.2008.11.007
- Guerrero-Romero F, T.-P. H.-G.-M.-V.-O.-M. (2004, Jun). Oral magnesium supplementation improves insulin sensitivity in non-diabetic subjects with insulin resistance. A double-blind placebo-controlled randomized trial. *Diabetes Metab, 30*(3), 253-8. Retrieved April 19, 2014, from http://www.ncbi.nlm.nih.gov/pubmed/15223977
- Ip M, M. M. (2007). Sleep and Glucose Intolerance/Diabetes Mellitus. *Sleep Med Clin, 2*(1), 19–29. doi:10.1016/j.jsmc.2006.12.002
- Rodríguez-Morán M, et al. (2003, April). Oral Magnesium Supplementation Improves Insulin Sensitivity and Metabolic Control in Type 2 Diabetic Subjects. *Diabetes Care, 26*(4), 1147-1152. Retrieved April 19, 2014, from http://care.diabetesjournals.org/content/26/4/1147.full
- Spiegel K, et al. (2005, Nov 1). Sleep loss: a novel risk factor for insulin resistance and Type 2 diabetes. *Journal of Applied Physiology, 99*(5), 2008-2019. doi:10.1152/japplphysiol.00660.2005
- Walker AF, M. G. (2003, Sep). Mg citrate found more bioavailable than other Mg preparations in a randomised, double-blind study. *Magnes Res., 16*(3), 183-91. Retrieved April 23, 2014, from http://www.ncbi.nlm.nih.gov/pubmed/14596323
- Yogi A, C. G. (2010, Dec). Vascular biology of magnesium and its transporters in hypertension. *Magnes Res, 23*(4), S207-15. doi:10.1684/mrh.2010.0222
- Yokota K, K. M. (2004, Oct). Clinical efficacy of magnesium supplementation in patients with type 2 diabetes. *J Am Coll Nutr, 23*(5), 506S-509S. Retrieved April 19, 2014, from http://www.ncbi.nlm.nih.gov/pubmed/15466952

Referencias mencionadas sobre el potasio Kadsorb

- Appel LJ, F. E. (2011). The Importance of Population-Wide Sodium Reduction as a Means to Prevent Cardiovascular Disease and Stroke. *Circulation., 123*, 1138-1143. doi:10.1161/ CIR.0b013e31820d0793
- Capurro C, D. R. (1992, May 31). Increased glucose transfer in the rat jejunum after dietary potassium loading: effect of amiloride. *Biochim Biophys Acta, 1065*(1), 1-7. Retrieved May 20, 2014, from http://www.ncbi.nlm.nih.gov/pubmed/2043647
- D'Elia L, et al. (2011, Mar 8). Potassium intake, stroke, and cardiovascular disease a meta-analysis of prospective studies. *J Am Coll Cardiol, 57*(10), 1210-9. doi:10.1016/j.jacc.2010.09.070
- Hosseini-Esfahani F, et al. (2011, Jul 12). Dietary fructose and risk of metabolic syndrome in adults: Tehran Lipid and Glucose study. *Nutr Metab (Lond), 8*(1), 50. doi:10.1186/1743-7075-8-50
- Inst. Medicine of the Nat. Acad. (2005). *Dietary reference intakes for water, sodium, potassium, chloride and sulfate.* Institute of Medicine of the National Academies. National Academies Press. Retrieved April 13, 2014, from http://www.nal.usda.gov/fnic/DRI/DRI_Water/water_full_report.pdf
- Jehle S, e. a. (2006, Nov). Partial neutralization of the acidogenic Western diet with potassium citrate increases bone mass in postmenopausal women with osteopenia. *J Am Soc Nephrol, 17*(11), 3213-22. Retrieved April 25, 2014, from http://www.ncbi.nlm.nih.gov/pubmed/17035614
- Karppanen, H. M. (2006, Sep-Oct). Sodium intake and hypertension. *Prog Cardiovasc Dis, 49*(2), 59-75. Retrieved April 21, 2014, from http://www.ncbi.nlm.nih.gov/pubmed/17046432
- Mandal AK, H. L. (2012). Is Diuretic-Induced Hyperglycemia Reversible and Inconsequential? *Diabetes Research & Clinical Metabolism.* doi:http://dx.doi.org/10.7243/2050-0866-1-4
- Rodrigues SL, et al. (2014, April). High potassium intake blunts the effect of elevated sodium intake on blood pressure levels. *J Am Soc Hypertens, 8*(4), 232-8. doi:10.1016/j.jash.2014.01.001
- Sellmeyer DE, S. M. (2002, May). Potassium citrate prevents increased urine calcium excretion and bone resorption induced by a high sodium chloride diet. *J Clin Endocrinol Metab, 87*(5), 2008-12. Retrieved April 25, 2014, from http://www.ncbi.nlm.nih.gov/pubmed/11994333
- Shin D, et al. (2013, Sep). Benefits of potassium intake on metabolic syndrome: The fourth Korean National Health and Nutrition Examination Survey (KNHANES IV). *Atherosclerosis, 230*(1), 80-5. doi:10.1016/j.atherosclerosis.2013.06.025
- Umesawa M, et al. (2008, Jul). Relations between dietary sodium and potassium intakes and mortality from cardiovascular disease: the Japan Collaborative Cohort Study for Evaluation of Cancer Risks. *Am J Clin Nutr, 88*(1), 195-202. Retrieved April 20, 2014, from http://www.ncbi.nlm.nih.gov/pubmed/18614741
- Weiner ID, W. C. (1997). Hypokalemia--consequences, causes, and correction. *Journal of the American Society of Nephrology, 8*(7), 1179-88. Retrieved April 25, 2014, from http://jasn.asnjournals.org/content/8/7/1179.full.pdf

Referencias mencionadas sobre Metabolic Protein

- Andrews FJ, G. R. (2002, Jan). Glutamine: essential for immune nutrition in the critically ill. *Br J Nutrition, 87*(Suppl 1), S3-8. Retrieved April 26, 2014, from http://www.ncbi.nlm.nih.gov/pubmed/11895153
- Bassit RA, e. a. (2002, May). Branched-chain amino acid supplementation and the immune response of long-distance athletes. *Nutrition, 18*(5), 376-9. Retrieved April 26, 2014, from http://www.ncbi.nlm.nih.gov/pubmed/11985939
- Bounous G. (2000, Nov-Dec). Whey protein concentrate (WPC) and glutathione modulation in cancer treatment. *Anticancer Res, 20*(6C), 4785-92. Retrieved April 26, 2014, from http://www.ncbi.nlm.nih.gov/pubmed/11205219
- Fluegel SM, et al. (2010, Nov). Whey beverages decrease blood pressure in prehypertensive and hypertensive young men and women. *20*(11), 753–760. doi:http://dx.doi.org/10.1016/j.idairyj.2010.06.005
- Ha E, Z. M. (2003, May). Functional properties of whey, whey components, and essential amino acids: mechanisms underlying health benefits for active people (review). *J Nutr Biochem, 14*(5), 251-8. Retrieved April 26, 2014, from http://www.ncbi.nlm.nih.gov/pubmed/12832028
- Kawase M, et al. (2000, Feb). Effect of administration of fermented milk containing whey protein concentrate to rats and healthy men on serum lipids and blood pressure. *J Dairy Sci, 83*(2), 255-63. Retrieved May 9, 2014, from http://www.ncbi.nlm.nih.gov/pubmed/10714858
- Koopman R, e. a. (2009, July). Ingestion of a protein hydrolysate is accompanied by an accelerated in vivo digestion and absorption rate when compared with its intact protein. *Am J Clin Nutr, 90*(1), 106-115. doi:10.3945/ajcn.2009.27474
- Manninen AH. (2009). Protein hydrolysates in sports nutrition. *Nutrition & Metabolism, 6*(38). doi:10.1186/1743-7075-6-38
- Neu J, D. V. (2002, Jan). Glutamine: clinical applications and mechanisms of action. *Curr Opin Clin Nutr Metab Care, 5*(1), 69-75. Retrieved April 26, 2014, from http://www.ncbi.nlm.nih.gov/pubmed/11790953
- Wikipedia: Meal Replacement. (2014). "Meal replacement" definition. Retrieved April 26, 2014, from http://en.wikipedia.org/wiki/Meal_replacement

Referencias mencionadas sobre el Coco-10 Plus

- Aakansha Gupta, e. a. (2010, May). Coconut oilL: The healthiest oil on earth. *International Journal of Pharmaceutical Sciences and Research, 1*(6). Retrieved from http://www.ijpsr.com/V1I6/3%20Vol%201%20Issue%206%20Review%203.pdf
- Accurso A, et al. (2008). Dietary carbohydrate restriction restriction in type 2 diabetes mellitus and metabolic syndrome: time for a critical appraisal. *Nutr Metab (Lond), 5*(9).
- Assunção ML, et al. (2009, Jul). Effects of dietary coconut oil on the biochemical and anthropometric profiles of women presenting abdominal obesity. *Lipids, 44*(7), 593-601. doi:10.1007/s11745-009-3306-6
- Belazi M, V. A. (2005, May). *Candida*l overgrowth in diabetic patients: potential predisposing factors. *Mycoses. , 48*(3), 192-6. Retrieved April 27, 2014, from http://www.ncbi.nlm.nih.gov/pubmed/15842336

- Berner LA. (1993). Defining the Role of Milkfat in Balanced Diets. In J. E. Kinsella, *Advances in Food and Nutrition Research* (Vol. 37, pp. 159–166). Academic Press. Retrieved April 26, 2014, from http://www.ncbi.nlm.nih.gov/pubmed/8398045
- Boston University School of Medicine. (2013, Oct 25). Profiles. *Clinical and Translational Science Institute*. Boston, Massachusetts, USA: Boston University School of Medicine. Retrieved Oct 25, 2013, from http://profiles.bumc.bu.edu/ProfileDetails.aspx?From=SE&Person=1158
- Dawson PL, et al. (2002). Effect of lauric acid and nisin-impregnated soy-based films on the growth of Listeria monocytogenes on turkey bologna. *Poultry Science, 81* (5), 721-726. Retrieved April 26, 2014, from http://ps.fass.org/content/81/5/721.abstract
- Dulloo AG, e. a. (1996 Mar). Twenty-four-hour energy expenditure and urinary catecholamines of humans consuming low-to-moderate amounts of medium-chain triglycerides: a dose-response study in a human respiratory chamber. *Eur J Clin Nutr, 50*(3), 152-8. Retrieved from http://www.ncbi.nlm.nih.gov/pubmed/8654328
- Feinman RD, et al. (2004). "A calorie is a calorie" violates the second law of thermodynamics. *Nutrition Journal, 3*(9). doi:10.1186/1475-2891-3-9
- Geliebter A, T. N. (1983, Jan). Overfeeding with a diet of medium-chain triglycerides impedes accumulation of body fat. *Am J Clin Nutrition, 37*(1), 1-4. Retrieved April 26, 2014, from http://www.ncbi.nlm.nih.gov/pubmed/6849272
- Hill JO, e. a. (1989, Jul). Thermogenesis in humans during overfeeding with medium-chain triglycerides. *Metabolism, 38*(7), 641-8. Retrieved April 26, 2014, from http://www.ncbi.nlm.nih.gov/pubmed/2739575
- Jon J. Kabara, e. a. (1972, Jul). Fatty Acids and Derivatives as Antimicrobial Agents. *Antimicrobial Agents Chemotherapy, 1*, 23–28. Retrieved from http://www.ncbi.nlm.nih.gov/pmc/articles/PMC444260/
- Kochikuzhyil BM, D. K. (2010, Jun). Effect of saturated fatty acid-rich dietary vegetable oils on lipid profile, antioxidant enzymes and glucose tolerance in diabetic rats. *Indian J Pharmacol. , 42*(3), 142-5. Retrieved April 26, 2014, from http://www.ncbi.nlm.nih.gov/pubmed/20871763
- Kolahdouz Mohammadi R, H.-A. M. (2013, Jun). The effect of coenzyme Q10 supplementation on metabolic status of type 2 diabetic patients. *Minerva Gastroenterol Dietol., 59*(2), 231-6. Retrieved April 27, 2014, from http://www.ncbi.nlm.nih.gov/pubmed/23831913
- Kumar A, K. H. (2009, Dec). Role of coenzyme Q10 (CoQ10) in cardiac disease, hypertension and Meniere-like syndrome. *Pharmacol Ther. , 124*(3), 259-68. Retrieved May 9, 2014, from http://www.ncbi.nlm.nih.gov/pubmed/19638284
- Littarru GP, e. a. (2005, Nov). Clinical aspects of coenzyme Q10: an update. *Clinical Nutrition and Metabolic Care, 8*(6), 641–646. Retrieved May 9, 2014, from http://www.ncbi.nlm.nih.gov/pubmed/16205466
- Lopez LR, K. K. (2009, Aug). Immunogenic oxidized low-density lipoprotein/beta2-glycoprotein I complexes in the diagnostic management of atherosclerosis. *Clin Rev Allergy Immunol., 37*(1), 12-9. Retrieved April 27, 2014, from http://www.ncbi.nlm.nih.gov/pubmed/18982458
- Lynch SM, M. J. (1994, Mar). Formation of non-cyclooxygenase-derived prostanoids (F2-isoprostanes) in plasma and low density lipoprotein exposed to oxidative stress in vitro. *J Clin Invest. , 93*(3), 998–1004. Retrieved April 27, 2014, from http://www.ncbi.nlm.nih.gov/pmc/articles/PMC294019/
- Mizuno K, T. M. (2008, Apr). Antifatigue effects of coenzyme Q10 during physical fatigue. *Nutrition. , 24*(4), 293-9. Retrieved May 9, 2014, from http://www.ncbi.nlm.nih.gov/pubmed/18272335
- Molyneux SL, et al. (2008, May). Coenzyme Q10: Is There a Clinical Role and a Case for Measurement? *Clin. Biochem. Rev, 29*(2). Retrieved May 9, 2014, from http://www.ncbi.nlm.nih.gov/pmc/articles/PMC2533152/
- Nevin KG, R. T. (2010). Effect of topical application of virgin coconut oil on skin components and antioxidant status during dermal wound healing in young rats. *Skin Pharmacol Physiol. , 23*(6), 290-7. Retrieved April 26, 2014, from http://www.ncbi.nlm.nih.gov/pubmed/20523108

- Patty W, e. a. (2010, Mar). Faculdade de Nutrição, Universidade Federal de Alagoas, Maceió, AL 57072-970, Brazil. "Effects of dietary coconut oil on the biochemical and anthropometric profiles of women presenting abdominal obesity. *Am J Clin. Nut, 91*(3), 535-546. Retrieved April 26, 2014, from http://www.ncbi.nlm.nih.gov/pmc/articles/PMC2824152/
- Pinna MD, S. (2013, Oct 25). *Virgin coconut oil ans stomach acid.* Retrieved April 26, 2014, from Dr. Pinna: http://drpinna.com/virgin-coconut-oil-and-stomach-acid-16443
- Portakal O, O. O. (2000, Jun). Coenzyme Q10 concentrations and antioxidant status in tissues of breast cancer patients. *Clin Biochem., 33*(4), 279-84. Retrieved May 9, 2014, from http://www.ncbi.nlm.nih.gov/pubmed/10936586
- Rundek T, N. A. (2004, Jun). Atorvastatin decreases the coenzyme Q10 level in the blood of patients at risk for cardiovascular disease and stroke. *Arch Neurol. , 61*(6), 889-92. Retrieved May 9, 2014, from http://www.ncbi.nlm.nih.gov/pubmed/15210526
- Rusciani L, P. I. (2006, Feb). Low plasma coenzyme Q10 levels as an independent prognostic factor for melanoma progression. *J Am Acad Dermatol. , 54*(2), 234-41. Retrieved May 9, 2014, from http://www.ncbi.nlm.nih.gov/pubmed/16443053
- Ruzin A, et al. (2000, May). Equivalence of Lauric Acid and Glycerol Monolaurate as Inhibitors of Signal Transduction in Staphylococcus aureus. *Journal of Bacteriology, 182*(9), 2668–2671. Retrieved April 26, 2014, from http://www.ncbi.nlm.nih.gov/pmc/articles/PMC111339/
- Scalfi L, e. a. (1991, May). Postprandial thermogenesis in lean and obese subjects after meals supplemented with medium-chain and long-chain triglycerides. *Am J Clin Nutr, 53*(5), 1130-3. Retrieved from http://www.ncbi.nlm.nih.gov/pubmed/2021124
- Seaton TB, e. a. (1986, Nov). Thermic effect of medium-chain and long-chain triglycerides in man. *Am J Clin Nutr, 44*(5), 630-4. Retrieved from http://www.ncbi.nlm.nih.gov/pubmed/3532757
- Siri-Tarino PW, S. a. (2010, January). Meta-analysis of prospective cohort studies evaluating the association of saturated fat with cardiovascular disease. *Am J Clinical Nutrition.* Retrieved April 26, 2014, from http://www.ncbi.nlm.nih.gov/pmc/articles/PMC2824152/
- Stepan Pharmaceutical. (2014). *Stepan Lipid Nutrition ingredients.* Retrieved April 27, 2014, from http://www.stepan.com/Markets/Pharmaceutical.aspx
- Stocker R, B. V. (1991, Mar 1). Ubiquinol-10 protects human low density lipoprotein more efficiently against lipid peroxidation than does alpha-tocopherol. *Proc Natl Acad Sci U S A. , 88*(5), 1646-50. Retrieved April 27, 2014, from http://www.ncbi.nlm.nih.gov/pubmed/2000375
- Thijssen, M. M. (2005). Fatty Acids and Atherosclerotic Risk. In A. v. Eckardstein, *Atherosclerosis: Diet and Drugs* (pp. 171–172). Springer. Retrieved Oct 25, 2013
- Tomasetti M, A. R. (2001, Jun). In vivo supplementation with coenzyme Q10 enhances the recovery of human lymphocytes from oxidative DNA damage. *FASEB J. , 15*(8), 1425-7. Retrieved May 9, 2014, from http://www.ncbi.nlm.nih.gov/pubmed/11387245
- Univ. Adelaide: Candidiasis. (n.d.). *Mycology Online: Candidiasis.* Australia. Retrieved April 27, 2014, from http://www.mycology.adelaide.edu.au/Mycoses/Cutaneous/Candidiasis/
- Volek JS, et al. (2005). Carbohydrate restriction improves the features of Metabolic Syndrome. Metabolic Syndrome may be defined by the response to carbohydrate restriction. *Nutr Metab (Lond), 2*, 31.
- Wheat LJ. (1980, Jan/Feb). Infection and Diabetes Mellitus. *Diabetes Care , 3*(1), 187-197. Retrieved April 27, 2014, from http://care.diabetesjournals.org/content/3/1/187.short
- Wikipedia: Herxheimer. (2014). Reacción de Jarisch-Herxheimer. Retrieved April 27, 2014, from http://es.wikipedia.org/wiki/Reacci%C3%B3n_de_Jarisch-Herxheimer
- Xue C, et al. (2009, Jul). Consumption of medium- and long-chain triacylglycerols decreases body fat and blood triglyceride in Chinese hypertriglyceridemic subjects. *Eur J Clin Nutr., 63*(7), 879-86. doi:10.1038/ejcn.2008.76
- Yemma JJ, e. a. (1994). Chemical and physiological effects of *Candida albicans* toxin on tissues. *Cytobios., 77*(310), 147-58. Retrieved March 1, 2014, from http://www.ncbi.nlm.nih.gov/pubmed/8020249

Referencias mencionadas sobre las enzimas digestivas Helpzymes

---

- Cater RE. (1992, Dec). Helicobacter (aka Campylobacter) pylori as the major causal factor in chronic hypochlorhydria. *Med Hypotheses.*, *39*(4), 367-74. Retrieved Apr 28, 2014, from http://www.ncbi.nlm.nih.gov/pubmed/1494326
- Giannella RA, B. S. (1973, Feb). Influence of gastric acidity on bacterial and parasitic enteric infections. A perspective. *Ann Intern Med.*, *78*(2), 271-6. Retrieved Apr 28, 2014, from http://www.ncbi.nlm.nih.gov/pubmed/4567180
- Gregory CH, G. R. (1969, Jun). Effect of endocrine glands on function of the gastrointestinal tract. Study of the thyroid, parathyroid, and adrenal glands. *Am J Surg, 117*(6), 893-906. Retrieved April 28, 2014, from http://www.ncbi.nlm.nih.gov/pubmed/4893851
- Howden CW, H. R. (1987). Relationship between gastric secretion and infection. *Gut*(28), 96-107. Retrieved April 28, 2014, from http://www.ncbi.nlm.nih.gov/pmc/articles/PMC1432731/pdf/gut00239-0108.pdf
- McColl KE, e.-O. E. (1998). Interactions between H. pylori infection, gastric acid secretion and anti-secretory therapy. *Br Med Bull.*, *54*(1), 121-38. Retrieved April 28, 2014, from http://www.ncbi.nlm.nih.gov/pubmed/9604437
- Reimer C, S. B. (2009). Proton-pump inhibitor therapy induces acid related symptoms in healthy volunteers after withdrawal of therapy. *Gastroenterology*, *137*, 80–87. doi:10.1053/j.gastro.2009.03.058
- Ron Kennedy, M.D. (2013). *The Doctor's medical Library*. Retrieved April 28, 2014, from http://www.medical-library.net/hypochlorhydria.html
- Sandvik AK, B. E. (1997, Dec). Review article: the pharmacological inhibition of gastric acid secretion--tolerance and rebound. *Aliment Pharmacol Ther.*, *11*(6), 1013-8. Retrieved April 28, 2014, from http://www.ncbi.nlm.nih.gov/pubmed/9663823
- Waldum HL, Q. G. (2010, Apr). Rebound acid hypersecretion from a physiological, pathophysiological and clinical viewpoint. *Scand J Gastroenterol., 45*(4), 389-94. doi:10.3109/00365520903477348
- Wikipedia: Digestión. (2014). *Wikipedia - Digestión y ácido clorhídrico*. Retrieved Apr 28, 2014, from http://es.wikipedia.org/wiki/Digesti%C3%B3n
- Wikipedia: Hipoclorhidria. (2014). *Wikipedia sobre Hipoclorhidria - baja producción de ácido clorhídrico para la digestión*. Retrieved Apr 28, 2014, from http://es.wikipedia.org/wiki/Aclorhidria
- Wikipedia: Pancrelipasa. (2013). *Wikipedia*. Retrieved Apr 28, 2014, from http://es.wikipedia.org/wiki/Pancrelipasa

Referencias mencionadas sobre las Metabolic Vitamins

- Ames BN. (2004, Mar). A role for supplements in optimizing health: the metabolic tune-up. *Arch Biochem Biophys.*, *423*(1), 227-34. Retrieved May 9, 2014, from http://www.ncbi.nlm.nih.gov/pubmed/14989256
- Ames BN, A. H. (2005, Aug-Oct). Mineral and vitamin deficiencies can accelerate the mitochondrial decay of aging. *Mol Aspects Med.*, *26*(4-5), 363-78. Retrieved May 9, 2014, from http://www.ncbi.nlm.nih.gov/pubmed/16102804
- Campbell AP. (2001, Jan 1). Diabetes and Dietary Supplements. *Clinical Diabetes*, *28*(1), 35-39. doi:10.2337/diaclin.28.1.35
- Chiu KC, et al. (2004, May). Hypovitaminosis D is associated with insulin resistance and β cell dysfunction. *Am J Clin Nutr*, *79*(5), 820-825. Retrieved April 29, 2014, from http://ajcn.nutrition.org/content/79/5/820.full
- Fletcher RH, F. K. (2002, Jun 19). Vitamins for chronic disease prevention in adults: clinical applications. *JAMA.*, *287*(23), 3127-9. Retrieved May 9, 2014, from http://www.ncbi.nlm.nih.gov/pubmed/12069676
- Gariballa S, F. S. (2007, Dec). Dietary supplementation and quality of life of older patients: a randomized, double-blind, placebo-controlled trial. *J Am Geriatr Soc.*, *55*(12), 2030-4. Retrieved May 9, 2014, from http://www.ncbi.nlm.nih.gov/pubmed/17944893
- Girodon F, G. P.-R.-L. (1999, Apr 12). Impact of trace elements and vitamin supplementation on immunity and infections in institutionalized elderly patients: a randomized controlled trial. MIN. VIT. AOX. geriatric network. *Arch Intern Med.*, *159*(7), 748-54. Retrieved April 28, 2014, from http://www.ncbi.nlm.nih.gov/pubmed/10218756
- Goldenstein H, L. N. (2013, Mar). Patient selection and vitamin E treatment in diabetes mellitus. *Expert Rev Cardiovasc Ther.*, *11*(3), 319-26. doi:10.1586/erc.12.187
- Gonzalez MJ, M. M. (2012). Metabolic Correction: A Functional Explanation of Orthomolecular Medicine. *Journal of Orthomolecular Medicine, 27*(1). Retrieved April 28, 2014, from http://www.academia.edu/1579951/Metabolic_Correction
- González MJ, M.-M. J. (2012). El fenómeno del hambre oculta: El impacto sobre la salud de la deficiencia o insuficiencia crónica de micronutrientes. *GALENUS 40: Revista para los Médicos de Puerto Rico, 40*, pp. 9-11. Retrieved April 28, 2014, from http://www.galenusrevista.com/El-fenomeno-del-hambre-oculta.html
- Huskisson E, M. S. (2007, May-Jun). The role of vitamins and minerals in energy metabolism and well-being. *J Int Med Res.*, *35*(3), 277-89. Retrieved April 28, 2014, from http://www.ncbi.nlm.nih.gov/pubmed/17593855
- Longhi S, R. G. (2013, Mar). Thyroid Function and Obesity. *J Clin Res Pediatr Endocrinol.*, *5*(Suppl. 1), 40-44. Retrieved April 28, 2014, from http://www.ncbi.nlm.nih.gov/pmc/articles/PMC3608008/
- Maggini S, W. E. (2007, Oct). Selected vitamins and trace elements support immune function by strengthening epithelial barriers and cellular and humoral immune responses. *Br J Nutr.*, *98*(Suppl 1), S29-35. Retrieved April 28, 2014, from http://www.ncbi.nlm.nih.gov/pubmed/17922955
- Miranda-Massari JR, G. M.-V. (2011, Nov). Metabolic correction in the management of diabetic peripheral neuropathy: improving clinical results beyond symptom control. *Curr Clin Pharmacol.*, *6*(4), 260-73. Retrieved April 28, 2014, from http://www.ncbi.nlm.nih.gov/pubmed/22082324
- Misner B. (2006). Food Alone May Not Provide Sufficient Micronutrients for Preventing Deficiency. *Journal of the International Society of Sports Nutrition*, *3*, 51-55 . Retrieved April 30, 2014, from http://www.jissn.com/content/3/1/51

- Montonen J, K. P. (2004, Feb). Dietary antioxidant intake and risk of type 2 diabetes. *Diabetes Care. , 27*(2), 362-6. Retrieved April 29, 2014, from http://www.ncbi.nlm.nih.gov/pubmed/14747214
- O'Connell BS. (2001, Aug). Select Vitamins and Minerals in the Management of Diabetes. *Diabetes Spectrum, 14*(3), 133-148. doi:10.2337/diaspect.14.3.133
- Obeid R, J. J.-O. (2013, May). Serum vitamin B12 not reflecting vitamin B12 status in patients with type 2 diabetes. *Biochimie. , 95*(5), 1056-61. doi:10.1016/j.biochi.2012.10.028
- Sebastian RS, C. L. (2007, Aug). Older adults who use vitamin/mineral supplements differ from nonusers in nutrient intake adequacy and dietary attitudes. *J Am Diet Assoc., 107*(8), 1322-32. Retrieved May 9, 2014, from http://www.ncbi.nlm.nih.gov/pubmed/17659898
- Shim JU, e. a. (2010). Vitamin C Nutriture in Newly Diagnosed Diabetes. *Journal of Nutritional Science and Vitaminology, 56*(4), 217-221. Retrieved April 28, 2014, from https://www.jstage.jst.go.jp/article/jnsv/56/4/56_4_217/_pdf
- SW, P. (2002, Feb). Sulfur in human nutrition and applications in medicine. (Review: sulfur). *Alternative Medicine Review. 7.1 (Feb. 2002): p22, 7*(1), 22-44. Retrieved April 28, 2014, from http://www.ncbi.nlm.nih.gov/pubmed/11896744
- Takiishi T, G. C. (2010, Jun). Vitamin D and diabetes. *Endocrinol Metab Clin North Am. , 39*(2), 419-46. Retrieved April 28, 2014, from http://www.ncbi.nlm.nih.gov/pubmed/20511061
- Via M. (2012). The Malnutrition of Obesity: Micronutrient Deficiencies That Promote Diabetes. doi:10.5402/2012/103472
- Wintergerst ES, M. S. (2007). Contribution of selected vitamins and trace elements to immune function. *Ann Nutr Metab., 51*(4), 301-23. Retrieved April 28, 2014, from http://www.ncbi.nlm.nih.gov/pubmed/17726308

Referencias mencionadas sobre el Stress Defender

- Am. Heart Assoc. (2009). *'Short-sleepers' May Develop Blood Sugar Abnormality That Can Lead To Diabetes.* Retrieved March 10, 2014, from www.sciencedaily.com: http://www.sciencedaily.com/releases/2009/03/090311162803.htm
- Boyko EJ, et al. (2013, July 8). Sleep Characteristics, Mental Health, and Diabetes Risk: A prospective study of U.S. military service members in the Millennium Cohort Study. *Diabetes Care . doi:10.2337/DC13-0042
- Buxton OM, et al. (2012, Apr 11). Adverse metabolic consequences in humans of prolonged sleep restriction combined with circadian disruption. *Sci Transl Med. , 4*(129), 129-43. Retrieved March 10, 2014, from http://www.ncbi.nlm.nih.gov/pubmed/22496545
- Harvard Health . (2011, mar). Understanding the stress response. Chronic activation of this survival mechanism impairs health. *Harv Ment Health Lett. , 27*(9), 4-5. Retrieved Apr 29, 2014
- Knutson KL, et al. (2011, May). Cross-Sectional Associations Between Measures of Sleep and Markers of Glucose Metabolism Among Subjects With and Without Diabetes. *Diabetes Care , 34*(5), 1171-1176. doi:10.2337/dc10-1962
- Nonogaki K. (2000, May). New insights into sympathetic regulation of glucose and fat metabolism. *Diabetologia. , 43*(5), 533-49. Retrieved April 29, 2014, from http://www.ncbi.nlm.nih.gov/pubmed/10855527
- Spiegel K, et al. (2005, Nov 1). Sleep loss: a novel risk factor for insulin resistance and Type 2 diabetes. *Journal of Applied Physiology , 99*(5), 2008-2019. doi:10.1152/japplphysiol.00660. 2005
- Tasali E, et al. (2007, Nov 9). Slow-wave sleep and the risk of type 2 diabetes in humans. *105*(3), 1044–1049. doi:10.1073/pnas.0706446105

Referencias mencionadas sobre el RelaxSlim

- Brown RP, G. P. (2002). Rhodiola rosea: A Phytomedicinal Overview. *HerbalGram.* , *56*, 40-52. Retrieved April 29, 2014, from http://cms.herbalgram.org/herbalgram/issue56/article2333.html
- Cignarella A, N. M. (1996, Dec 1). Novel lipid-lowering properties of Vaccinium myrtillus L. leaves, a traditional antidiabetic treatment, in several models of rat dyslipidaemia: a comparison with ciprofibrate. *Thromb Res.* , *84*(5), 311-22. Retrieved April 29, 2014, from http://www.ncbi.nlm.nih.gov/pubmed/8948058
- Darbinyan V, K. A. (2000, Oct). Rhodiola rosea in stress induced fatigue—a double blind cross-over study of a standardized extract SHR-5 with a repeated low-dose regimen on the mental performance of healthy physicians during night duty. *Phytomedicine.* , *7*(5), 365-71. Retrieved April 29, 2014, from http://www.curador.net/index_fr/rosea/Darbinyan.pdf
- Domergue R, C. I. (2005, May 6). Nicotinic acid limitation regulates silencing of *Candida* adhesins during UTI. *Science.* , *308*(5723), 866-70. Retrieved April 29, 2014, from http://www.ncbi.nlm.nih.gov/pubmed/15774723
- Dushkin M, et al. (2014). Effects of rhaponticum carthamoides versus glycyrrhiza glabra and punica granatum extracts on metabolic syndrome signs in rats. *BMC Complementary and Alternative Medicine, 14*(33). Retrieved April 29, 2014, from http://www.biomedcentral.com/1472-6882/14/33
- Hube B. (2004, Aug). From commensal to pathogen: stage- and tissue-specific gene expression of *Candida albicans. Curr Opin Microbiol., 7*(4), 336-41. Retrieved March 1, 2014, from http://www.ncbi.nlm.nih.gov/pubmed/15288621
- McCarty MF. (1999, May). High-dose biotin, an inducer of glucokinase expression, may synergize with chromium picolinate to enable a definitive nutritional therapy for type II diabetes. *Med Hypotheses., 52*(5), 401-6. Retrieved April 29, 2014, from http://www.ncbi.nlm.nih.gov/pubmed/10416947
- Panossian A, W. G. (2010, Jun). Rosenroot (Rhodiola rosea): traditional use, chemical composition, pharmacology and clinical efficacy. *Phytomedicine.* , *17*(7), 481-93. Retrieved April 29, 2014, from http://www.ncbi.nlm.nih.gov/pubmed/20378318
- Schröder-van der Elst JP, S. J. (2003). Dietary flavonoids and iodine metabolism. *Biofactors.* , *19*(3-4), 171-6. Retrieved April 29, 2014, from http://www.ncbi.nlm.nih.gov/pubmed/14757968
- Zhang H, O. K. (1996, Dec). A high biotin diet improves the impaired glucose tolerance of long-term spontaneously hyperglycemic rats with non-insulin-dependent diabetes mellitus. *J Nutr Sci Vitaminol (Tokyo).* , *42*(6), 517-26. Retrieved April 29, 2014, from http://www.ncbi.nlm.nih.gov/pubmed/9089478
- Zhmurenko LA, et al. (2012, April). Synthesis and antidepressant and anxiolytic activity of derivatives of pyrazolo[4,3-c]pyridine and 4-phenylhydrazinonicotinic acids. *Pharmaceutical Chemistry Journal, 46*(1), 15-19. Retrieved Apr 29, 2014, from http://link.springer.com/article/10.1007%2Fs11094-012-0726-z

Referencias mencionadas sobre el Candiseptic Kit

- Brown V, et al. (2006, Oct). A Glucose Sensor in *Candida albicans*. *Eukaryotic Cell October,* 5(10), 1726-1737. doi:10.1128/EC.00186-06
- Crook WG, MD. (1983). *The Yeast Connection.* Jackson, Tennessee : Professional Books. Retrieved March 1, 2014, from http://www.amazon.com/The-Yeast-Connection-Medical-Breakthrough/dp/0394747003
- Geerlings SE, et al. (1999 , Dec). Immune dysfunction in patients with diabetes mellitus (DM). *FEMS Immunol Med Microbiol. , 26*(3-4), 259-65. Retrieved March 1, 2014, from http://www.ncbi.nlm.nih.gov/pubmed/10575137
- Truss CO, M. (1981). The Role of *Candida Albicans* in Human Illness. *Orthomolecular Psychiatry, 10*(4), 228-238. Retrieved Mar 1, 2014, from http://www.orthomolecular.org/library/jom/1981/pdf/1981-v10n04-p228.pdf
- Wikipedia. (2014). *Herxheimer .* Retrieved March 1, 2014, from http://es.wikipedia.org/wiki/Reacci%C3%B3n_de_Jarisch-Herxheimer

Referencias mencionadas sobre el Constipend

- Berster JM, G. B. (2008, Feb). Type 2 diabetes mellitus as risk factor for colorectal cancer. *Arch Physiol Biochem. , 114*(1), 84-98. doi:10.1080/13813450802008455
- Renehan AG, e. a. (2005, March 12). Diabetes, insulin therapy, and colorectal cancer. *BMJ, 334*(7491). Retrieved May 3, 2014, from http://www.ncbi.nlm.nih.gov/pmc/articles/PMC554015/

Referencias sobre el MetabOil 500

- Belch JJ, A. D. (1988, Feb). Effects of altering dietary essential fatty acids on requirements for non-steroidal anti-inflammatory drugs in patients with rheumatoid arthritis: a double blind placebo controlled study. *Ann Rheum Dis., 47*(2), 96-104. Retrieved May 3, 2014, from http://www.ncbi.nlm.nih.gov/pubmed/2833184
- Forsythe CE, et al. (2008). Comparison of Low Fat and Low Carbohydrate Diets on Circulating Fatty Acid Composition and Markers of Inflammation. *Lipids, 43*, 65-77. doi:10.1007/s11745-007-3132-7
- Hornych A, O. S. (2002). The effect of gamma-linolenic acid on plasma and membrane lipids and renal prostaglandin synthesis in older subjects. *Bratisl Lek Listy., 103*(3), 101-7. Retrieved May 3, 2014, from http://www.ncbi.nlm.nih.gov/pubmed/12190041

- Horrobin DF. (1992). Nutritional and medical importance of gamma-linolenic acid. *Prog Lipid Res. , 31*(2), 163-94. Retrieved May 3, 2014, from http://www.ncbi.nlm.nih.gov/pubmed/1334266
- Horrobin DF. (1997, Sept). Essential fatty acids in the management of impaired nerve function in diabetes. . *Diabetes, 46*(9), pS90. Retrieved May 3, 2014, from http://diabetes.diabetesjournals.org/content/46/Supplement_2/S90.full.pdf
- Ingle DJ. (2013, July 1). The Biologic Properties of Cortisone: a review. *The Journal of Clinical Endocrinology & Metabolism, 10*(10). doi:http://dx.doi.org/10.1210/jcem-10-10-1312
- Puolakka J, M. L. (1985). Biochemical and clinical effects of treating the premenstrual syndrome with prostaglandin synthesis precursors. *J Reprod Med. , 30*(3), 149-53. Retrieved May 3, 2014, from http://www.ncbi.nlm.nih.gov/pubmed/3839018
- Schirmer MA, P. S. (2007, June). Gamma-linolenate reduces weight regain in formerly obese humans. *J Nutrition , 137*(6), 1430-5. Retrieved May 3, 2014, from http://www.ncbi.nlm.nih.gov/pubmed/17513402
- Sudbery PE. (2011, Aug). Growth of *Candida albicans* hyphae. *Nat Rev Microbiol. , 16*(9), 737-48. doi:10.1038/nrmicro2636
- Tanaka Y. (2008, Dec). Immunosuppressive mechanisms in diabetes mellitus. *Nihon Rinsho., 66*(12), 2233-7. Retrieved March 1, 2014, from http://www.ncbi.nlm.nih.gov/pubmed/19069085
- van Doormaal JJ, I. I. (1988, Aug). Effects of short-term high dose intake of evening primrose oil on plasma and cellular fatty acid compositions, alpha-tocopherol levels, and erythropoiesis in normal and type 1 (insulin-dependent) diabetic men. *Diabetologia. , 31*(8), 576-84. Retrieved May 3, 2014, from http://www.ncbi.nlm.nih.gov/pubmed/3065111
- Wikipedia: Cortisol. (2014). Hormoma Cortisol. Retrieved May 3, 2014, from http://es.wikipedia.org/wiki/Cortisol
- Wikipedia: Prostaglandinas. (2014). Prostaglandinas. Retrieved May 3, 2014, from http://es.wikipedia.org/wiki/Prostaglandina

Referencias sobre la progesterona Femme Balance

- Bjoro T, et al. (2000). Prevalence of thyroid disease, thyroid dysfunction and thyroid peroxidase antibodies in a large, unselected population. The Health Study of Nord-Trundelag (HUNT). *European Journal of Endocrinology*. Retrieved May 4, 2014, from http://www.eje.org/content/143/5/639.full.pdf
- BreastCancer.org. (2012, Sept 17). Inhibidores de la aromatasa. Retrieved May 4, 2014, from http://www.breastcancer.org/es/tratamiento/hormonoterapia/inhibidores_aromatasa
- Darbre PD. (2006, May-Jun). Metalloestrogens: an emerging class of inorganic xenoestrogens with potential to add to the oestrogenic burden of the human breast. *J Appl Toxicol., 26*(3), 191-7. Retrieved May 1, 2014, from http://www.ncbi.nlm.nih.gov/pubmed/16489580
- Eid AH, M. K.-T. (2007, Sept). Estrogen increases smooth muscle expression of alpha2C-adrenoceptors and cold-induced constriction of cutaneous arteries. *Am J Physiol Heart Circ Physiol. , 293*(3), H1955-61. Retrieved May 1, 2014, from http://www.ncbi.nlm.nih.gov/pubmed/17644575
- Ernst CL, G. J. (2002). The reproductive safety profile of mood stabilizers, atypical antipsychotics, and broad-spectrum psychotropics. *The Journal of clinical psychiatry, 63*(4), 42. Retrieved May 1, 2014, from http://www.jclinpsychiatry.com/pcc/pccpdf/v04s02/v63s0407.pdf

- Fahey T. (2010). In I. P. Fahey T, *Fit & Well: Core Concepts and Labs in Physical Fitness and Wellness*. New York: McGraw-Hill. Retrieved May 4, 2014, from http://www.amazon.com/Fit-amp-Well-Concepts-Physical/dp/0073523798
- Fox News. (2013, Feb 12). Managing your hormones to reclaim sexual desire. Retrieved May 4, 2014, from http://www.foxnews.com/health/2013/02/07/managing-your-hormones-to-reclaim-sexual-desire/
- Gambineri A, P. C. (2002, Jul). Obesity and the polycystic ovary syndrome. *Int J Obes Relat Metab Disord. , 26*(7), 883-96. Retrieved May 1, 2014, from http://www.ncbi.nlm.nih.gov/pubmed/12080440
- Giovannucci E, et al. (2010, July). Diabetes and Cancer: A consensus report. *Diabetes Care, 33*(7), 1674-1685. Retrieved May 3, 2014, from http://care.diabetesjournals.org/content/33/7/1674.long
- Glass AR, B. K. (1981, Jan). Endocrine function in human obesity. *Metabolism., 30*(1), 89-104. Retrieved May 3, 2014, from http://www.ncbi.nlm.nih.gov/pubmed/6780754
- Hsia J, S. J. (2000, Oct 31). Peripheral arterial disease in randomized trial of estrogen with progestin in women with coronary heart disease: the Heart and Estrogen/Progestin Replacement Study. *Circulation., 102*(18), 2228-32. Retrieved May 3, 2014, from http://www.ncbi.nlm.nih.gov/pubmed/11056097
- Hulley S, e. a. (1998, Aug 19). Randomized Trial of Estrogen Plus Progestin for Secondary Prevention of Coronary Heart Disease in Postmenopausal Women. *JAMA, 280*(7). Retrieved May 3, 2014, from http://www.ncbi.nlm.nih.gov/pubmed/9718051
- Jensen RG, H. M. (1978, Jun). Lipids of human milk and infant formulas: a review. *Am J Clin Nutr. , 31*(6), 990-1016. Retrieved May 4, 2014, from http://www.ncbi.nlm.nih.gov/pubmed/352132
- John R. Lee, MD. (2004). *What Your Doctor May Not Tell You About Menopause: The Breakthrough Book on Natural Hormone Balance.* Retrieved May 3, 2014, from http://www.amazon.com/What-Your-Doctor-About-Menopause/dp/0446614955
- Michels KB, et al. (2003, June). Type 2 Diabetes and Subsequent Incidence of Breast Cancer in the Nurses' Health Study. *Diabetes Care, 26*(6), 1752-1758. Retrieved May 3, 2014, from http://care.diabetesjournals.org/content/26/6/1752.full
- NIH Statistics. (2011). *National Diabetes Information Clearinghouse (NDIC).* Retrieved March 8, 2014, from National Institute of Diabetes and Digestive and Kidney Diseases (NIDDK): http://diabetes.niddk.nih.gov/dm/pubs/statistics/#Hypertension
- Snedeker S, P. (2012). *Breast Cancer and The Estrogen Connection.* Sprecher Institute for Comparative Cancer Research. New York: Cornell University. Retrieved May 4, 2014, from http://ecommons.library.cornell.edu/bitstream/1813/14479/2/WebArticle_Background_Estrogen_Connection.pdf
- Washington Post. (2007, June 20). Breast Cancer Drug Study Canceled. *June 20, 2007.* Washington, USA: Washington Post. Retrieved May 4, 2014, from http://www.washingtonpost.com/wp-dyn/content/article/2007/06/19/AR2007061901904.html
- WHO Statistics . (2010). *Overweight / Obesity: Data by Country.* World Health Organization (WHO). Retrieved May 4, 2014, from http://apps.who.int/gho/data/node.main.A897
- Wikipedia: Aromatasa. (2014). Enzima Aromatasa. Retrieved May 4, 2014, from http://es.wikipedia.org/wiki/Aromatasa
- Wikipedia: Progestinas. (2014). Progestinas - la "progesterona sintética" que no funciona igual a la progesterona natural. Retrieved May 3, 2014, from http://es.wikipedia.org/wiki/Progestina

RECURSOS ADICIONALES

Lecturas Recomendadas y Recursos de Información

ACEITES Y GRASAS:
- *Fats that Heal, fats that Kill* – Udo Erasmus
- *The Great Cholesterol Myth*: *Why Lowering Your Cholesterol Won't Prevent Heart Disease-and the Statin- Free Plan That Will* – Jonny Bowden, Ph. D., C.N.S. and Stephen Sinatra, M.D., F.A.C.C.
- *Fat and Cholesterol are GOOD for You!* – Uffe Ravnskov, MD, PhD
- *Know Your Fats* – Mary G. Enig, Ph. D.
- *The Healing Miracles of Coconut Oil* – Bruce Fife, N.D.
- *Eat Fat Look Thin* - Bruce Fife, N.D.

ADICCIÓN A LOS CARBOHIDRATOS:
- *The Hidden Addiction and How to Get Free* – Janice Keller Phelps, M.D. and Alan E. Nourse, M.D.
- *Sugar Blues* – William Dufty
- *The Carbohydrate Addict's Diet* - Rachael F. Heller and Richard F. Heller

AGUA (Importancia de la Hidratación):
- *Your Body's Many Cries for Water* – F. Batmanghelidj, M.D.
- *ABC of Asthma Allergies & Lupus* - F. Batmanghelidj, M.D.
- *Obesity, Cancer, Depression* - F. Batmanghelidj, M.D.

DIABETES:
- *Dr. Bernstein's Diabetes Solution* - Richard K. Bernstein, M.D.
- *The Type 2 Diabetes Breakthrough* – Frank Shallenberger, M.D.
- *The Diabetes Improvement Program* – Patrick Quillin, Ph.D., RD, CNS
- *Diabetes – Cómo revertirla si la tiene y evitarla si no la quiere tener* – Dr. Ludwig Johnson
- *Diabetes The New Type 2* – Virginia Valentine, CNS, BC-ADM, CDE
- *Syndrome X – The Complete Nutritional Program to Prevent and Reverse Insulin Resistance* – Burton Berkson, M.D.

ESTRÉS Y *CORTISOL*:

- *The Stress of Life- Hans Selye, M.D. (Ganador del Premio Nobel de Física en 1967)*
- *The Cortisol Connection – Shawn Talbott, Ph. D.*

FRUCTOSA:

- *The Sugar Fix – Richard J. Johnson, MD.*
- *The Real Truth About Sugar – Dr. Robert Lustig's Lecture: "Sugar The Bitter Truth" –*
- *Samantha Quinn*

HONGO *CANDIDA ALBICANS*:

- *The Yeast Connection Handbook – William G. Crook, M.D.*
- *Candida Albicans: The Quiet Epidemic – Stanley Weinberger, C.M.T.*
- *The Yeast Syndrome – John Parks Trowbridge, M.D. and Morton walker, D.P.M.*
- *The Missing Diagnosis – C. Orian Truss, M.D.*

INDUSTRIA DE ALIMENTOS PROCESADOS:

- *Salt, Sugar, Fat – Michael Moss*
- *FOOD, Inc. – How Industrial Food is Making us Sicker, Fatter and Poorer – Karl Weber*
- *Appetite for Profit: How the Food Industry Undermines Our Health and How to Fight Back - Michele Simon. Esq.*

INDUSTRIA FARMACÉUTICA Y MEDICAMENTOS:

- *Our Daily Meds – Melody Petersen*
- *Bad Pharma: How Drug Companies Mislead Doctors and Harm Patients - Ben Goldacre, MD*
- *Overdo$ed America: The Broken Promise of American Medicine – John Abramson, M.D.*
- *Worst Pills Best Pill: A Consumer's Guide to Avoiding Drug-Induced Death or Illness – Sidney M. Wolfe, M.D., Larry D. Sasich, Pharm. D., M.P.H.*
- *Side Effects – The Hidden Agenda of the Pharmaceutical Drug Cartel - Dr. Ronald K. Gilbert, D.C., C.C.S.P., NMD.*
- *The Truth About the Drug Companies – Marcia Angell, M.D.*

INTOLERANCIAS A ALIMENTOS:
- *False Fat Diet – Elson M. Haas, M.D.*
- *The Gluten Connection – Shari Lieberman, PhD, CNS, FACN*
- *Wheat Belly – William Davis, M.D.*
- *Dangerous Grains – James Braly, M.D. and Ron Hoggan, M.A.*
- *Grain Brain: The Surprising Truth about Wheat, Carbs, and Sugar-- Your Brain's Silent Killers - David Perlmutter, M.D.*

LECHE:
- *Don't Drink Your Milk! – Frank A. Oski, M.D.*

METABOLISMO:
- *El Poder del Metabolismo – Frank Suárez*
- *Biochemical Individuality – Roger J. Williams, Ph.D.*

NUTRICIÓN:
- *Protein Power – Michael R. Eades, M.D. and Mary Dam Eades. M.D.*
- *Nutrition and Physical Degeneration – Weston A. Price, D.D.S*
- *Life Without Bread – Christian B. Allan, Ph. D. & Wolfgang Lutz, M.D.*
- *Nutrition and Your Mind – George Watson, M.D.*
- *Good Calories, Bad Calories - Gary Taubes*
- *Why We Get Fat – Gary Taubes*

PROGESTERONA NATURAL:
- *What Your Doctor May Not Tell You About Menopause – John R. Lee, M.D.*
- *Natural Progesterone – John R. Lee, M.D.*

SISTEMA DIGESTIVO:
- *Digestive Wellness – Elizabeth Lipski, Ph.D., CCN*

TIROIDES:
- *Thyroid Power – Richard L. Shames, M.D. and Karilee Halo Shames, R.N., Ph. D.*
- *Overcoming Thyroid Disorders – David Brownstein, M.D.*
- *Wilson's Temperature Syndrome – E. Denis Wilson, M.D.*

- *Solved: The Riddle of Illness – Stephen E. Langer, M.D. and James F. Scheer*
- *Hypo-thyroidism: The Unsuspected Illness – Broda O. Barnes, M.D. and Lawrence Galton*

TRAMPOLÍN REBOTADOR:
- *The Miracles of Rebound Exercise – Albert E. Carter*
- *Rebound Exercise, The Ultimate Exercise For The New Millenium – Albert E. Carter*

VITAMINAS, MINERALES Y HIERBAS NATURALES:
- *New Vitamin Bible – Earl Mindell, R.P.H., Ph.D.*
- *The Real Vitamin & Mineral Book – Shari Lieberman, Ph., CNS, FACN and Nancy Bruning*
- *The Miracle of Magnesium – Carolyn Dean, M.D., N.D.*
- *The Magnesium Factor - Mildred S. Seelig, M.D., MPH.*
- *The Magnesium Solution for High Blood Pressure – Jay S. Cohen, M.D.*
- *The High Blood Pressure Solution – Richard D. Moore, M.D., Ph.D.*
- *Everything You Always Wanted To Know About POTASSIUM But Were Too TIRED To Ask - Betty Kamen, Ph.D., Richard A. Kunin. M.D.*
- *The Coenzyme Q10 Phenomenon– Stephen T. Sinatra, M.D., F.A.C.C.*
- *The Healing Nutrients Within – Eric R. Braverman, M.D.*
- *The Scientific Validation of Herbal Medicine – Daniel B. Mowrey, Ph.D.*
- *Encyclopedia of Nutritional Supplements – Michael T. Murray, N.D.*
- *A Physician's Guide To Natural Health Products That Work – James A. Howenstine, M.D.*

Ayuda para adelgazar, recursos de educación y suplementos naturales

NaturalSlim de Puerto Rico

San Juan, Mayagüez, Ponce y Humacao, Puerto Rico
www.Rebajar.com
Teléfono Cuadro Central 787-763-252

Para recibir ayuda profesional y personalizada de un *Consultor Certificado en Metabolismo* (CMC), para mejorar el metabolismo y adelgazar. Especialidad en casos de personas que ya han experimentado varios fracasos debido a un metabolismo lento, diabetes o hipotiroidismo.

www.DiabetesSinProblemas.com

Sitio de internet oficial del libro *Diabetes Sin Problemas*. En este sitio se pueden solicitar los títulos de *Diabético en Control* y de *Diabético en Control Certificado*.

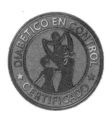

Sitio contiene vídeos especializados educacionales sobre el tema de la diabetes y su control con la ayuda del poder del metabolismo.

RelaxSlim™ Weight Loss System www.RelaxSlim.com

Clearwater, Florida, USA.
Teléfono libre de cargos: 1-888-348-7352
Cuadro central Tel. 727-723-1600

Ofrece consultorías con *Consultores Certificados en Metabolismo* (CMC) y productos para mejorar el metabolismo a las personas que residen en los Estados Unidos continentales.

www.MetabolismoTV.com

Canal de TV en Internet y video-blog interactivo sobre el metabolismo y la salud. Vea los últimos episodios en vídeos donde Frank Suárez explica los temas más interesantes sobre sus últimos descubrimientos y la tecnología del metabolismo. También puede verlos en nuestro canal de YouTube http://www.youtube.com/MetabolismoTV o en la aplicación para iPhone (MetaTV).

Usted gratuitamente se puede hacer miembro de MetabolismoTV.com donde cada semana publicamos 4 nuevos vídeos basados en los temas sobre el metabolismo y la salud. Más de 100,000 personas cada semana nos visitan buscando información que les ayude a mejorar el metabolismo y la salud, lo cual, por supuesto, incluye lograr controlar la diabetes y evitar las complicaciones que puede causar una diabetes mal controlada

www.ElPoderDelMetabolismo.com

Sitio de internet donde se pueden ver vídeos de personas que han bajado de peso con la ayuda del libro *El Poder del Metabolismo*. También contiene enlaces para ordenar copias en formatos digitales iBook®, Nook® y Kindle®.

www.TuMetabolismo.com

 Sitio de internet del programa de ASESOR EN METABOLISMO™, que es un programa de certificación que NaturalSlim ofrece para las personas que desean educarse sobre el metabolismo para ayudar a sus seres queridos. En este programa se ofrecen cursos de educación continuada sobre ayudas naturales para obesidad, hipotiroidismo, diabetes, alta presión, colesterol alto, altos triglicéridos, insomnio y condiciones como déficit de atención o hiperactividad en niños y adolescentes. Para información puede llamar al teléfono 787-763-2527.

Profesionales de la salud, consultores y asociados

Dr. Carlos M. Cidre Miranda

Médico Internista, American Board of Internal Medicine Diplomate
Médico Consultor Principal, Director Médico del Instituto Diabetes Sin Problemas

Urb. Atenas Elliot Velez B-41
Manatí, Puerto Rico
Tel. 787-884-3139

Bayamon Medical Plaza
Suite 303, Bayamón, Puerto Rico
Tel. 787-780-6680 / 787-786-4627

El doctor Carlos Cidre es el médico consultor del sistema NaturalSlim y del libro *Diabetes Sin Problemas*. Es un médico internista, Board Certified, con más de 30 años de experiencia y quien ha tenido amplia experiencia en tratar a cientos de pacientes diabéticos muchos de los cuales con su ayuda lograron reducir o eliminar el uso de medicamentos incluyendo la insulina inyectada. El doctor Cidre ha servido como consultor médico de varias compañías de seguros de planes médicos y de grupos médicos de Puerto Rico que han reconocido su trayectoria de calidad en la atención médica. La meta del doctor Cidre ha sido educar a sus pacientes diabéticos para empoderarles y así hacerles partícipes activos del control de su condición de diabetes. El doctor Cidre se certificó como *Consultor Certificado en Metabolismo* (CMC) por el sistema NaturalSlim desde hace unos años por lo cual conoce a perfección la tecnología de restauración del metabolismo que se expresa en este libro.

Dr. Fernando Álvarez Soto MD
Dra. Doris Padilla Longo MD
Instituto de Tiroides Natural
www.TiroidesNatural.com
Medicina Restaurativa Neuro-Metabólica
Natural Thyroid Institute (NTI)
(División de la Clínica Natural NOVIS)
Calle 2, Edificio Villa Nevarez 120, Suites 306-307

San Juan, Puerto Rico, USA 00927
Tel. 787-282-7979 / 787- 758-3378
El Instituto de Tiroides Natural se especializa en la detección y tratamiento de las condiciones de la tiroides con métodos innovadores, complementarios y naturales así como el cuidado de la salud con nutrición individualizada y hormonas bio-identicas[172]. La glándula tiroides controla el metabolismo del cuerpo por lo cual las condiciones de la tiroides necesitan ser atendidas de forma efectiva para restaurar el metabolismo. Ayudan a pacientes para quienes la terapia de reemplazo de hormonas con medicamentos sintéticos comunes tales como Synthroid no les ha funcionado para resolver sus problemas de metabolismo relativos a la salud.

Iván M. Paz MND, NL

Doctor naturópata especializado en Medicina Restaurativa Neuro-Metabólica
Clínica Natural NOVIS
www.ClinicaNaturalNovis.com
Calle 2, Edificio Villa Nevarez 120, Suite 305
San Juan, Puerto Rico 00927
Tel.: 787-282-7979 Fax: 787-763-4481
La Clínica Natural Novis utiliza tecnología moderna con la cual se miden los distintos neurotransmisores[173] y su relación con las glándulas del cuerpo en el cuidado de las enfermedades. Se especializan en el cuidado personalizado de condiciones neuro-metabólicas[174] integrando en su

---

[172] *Hormonas bio-idénticas: son hormonas que son idénticas a las que el cuerpo produce de forma natural al contrario de las hormonas sintéticas producidas por las compañías farmacéuticas para sus medicamentos. Muchas personas encuentran que las hormonas bio-idénticas hacen un mejor trabajo en sus cuerpos, por lo cual se sienten mejor y obtienen mejores resultados de ellas.*
[173] *Neurotransmisor: una sustancia natural que se produce en el sistema nervioso que viaja desde una neurona (célula del sistema nervioso) hacia otra neurona para llevar un mensaje o impulso nervioso. Muchas condiciones de problemas hormonales o incluso de depresión se ocasionan por desajustes en los neurotransmisores del sistema nervioso o del cerebro.*
[174] *Condiciones neuro-metabólicas: son condiciones de salud tales como problemas con la glándula tiroides, hígado u otras glándulas que pueden afectar el metabolismo que produce la energía del cuerpo y mantiene la salud. Midiendo*

práctica tecnologías que se ajustan a vegetarianos y no vegetarianos. Además la clínica brinda terapias para el control de peso, metabolismo, diabetes y dolor.

Licenciada Sylvia M. Colón
Nutrióloga, Dietista L.N.D.
Educadora en Diabetes
Nutriwise Team
Email: scnutriwise@gmail.com
Tel. 787-780-8856
Nutricionista/Dietista consultora del sistema NaturalSlim y del libro *Diabetes Sin Problemas*. La licenciada Colón está certificada como *Consultora Certificada en Metabolismo™* (CMC). Asiste en los programas de Educación a la Comunidad y en los de capacitación a otros profesionales de la salud. La licenciada Colón educa sobre el uso de la tecnología de restauración del metabolismo para condiciones relacionadas a la obesidad y a la diabetes. Adicionalmente la licenciada Sylvia Colón dirige el programa de certificación como *"Chef de la Dieta 3x1"* en combinación al Chef Kahlo donde se ofrecen clases de cocina y de preparación de menús en base a la Dieta 3x1 para restaurantes, cafeterías, comedores y servicios de alimentos.

---

los neurotransmisores del cuerpo se pueden tratar, de forma más específica, distintas condiciones de salud.

Médicos Amigos de
Diabetes Sin Problemas

A l igual que en otros muchos países, el sobrepeso y la obesidad afectan a una gran mayoría de la población de Puerto Rico. Las últimas estadísticas oficiales del Departamento de Salud de Puerto Rico, al año 2010, reflejaban que el 65.2% de los puertorriqueños padecía de sobrepeso u obesidad. O sea, dos de cada tres puertorriqueños tienen problemas de exceso de peso (BRFSS Puerto Rico, 2010). Todo indica a que la situación continuará empeorando, por lo cual a nuestros hijos y nietos les espera un futuro de problemas de salud, si no cambiamos radicalmente nuestra trayectoria.

La diabetes está íntimamente relacionada a la obesidad, ya que aproximadamente el 85% de los diabéticos padece de sobrepeso u obesidad, según reconoce la Asociación Americana de la Diabetes (ADA) (Nat. Diabetes Stat., 2011). En Puerto Rico, se estima que al año 2010, aproximadamente el 13% de la población padecía de diabetes (Inst. de Estadísticas de PR, 2011).

Tanto la obesidad como la diabetes llevan una clara y fuerte tendencia de aumento, por lo cual nuestros mejores expertos en salud auguran un desastre social en los próximos años venideros. En términos del sufrimiento humano que causan las enfermedades asociadas a la obesidad y a la diabetes, el costo es excesivo. Pero, en términos del costo económico, la obesidad y la diabetes sólo puede decirse que amenazan con quebrar a nuestro sistema de salud (ADA Diabetes Costs, 2013). No existen posibilidades de que un presupuesto gubernamental pueda indefinidamente costear el desastre en la salud que se avecina, si no cambiamos nuestra forma de pensar y actuar al respecto de la obesidad y de la diabetes.

Se ha podido comprobar que, al reducir la obesidad en un paciente diabético, todos sus indicadores de salud mejoran (F. Xavier Pi-Sunyer, MD, 2005). Esa misma ha sido la experiencia que de forma uniforme hemos tenido con cada uno de los más de 10,000 diabéticos obesos, que desde el año 1998, han sido ayudados con nuestra tecnología de restauración del metabolismo, en los centros NaturalSlim. Con este libro le hago disponible a todo el profesional de la salud que desee mejorar la salud de sus pacientes diabéticos, lo que he investigado y comprobado que funciona para controlar la diabetes. El único reclamo que hago es que la tecnología del metabolismo sí funciona y sólo les reto a comprobarlo.

Se le atribuye a Albert Einstein la frase que dice "*No podemos resolver problemas usando la misma forma de pensar que usamos cuando se crearon*" (Knowledge Compass, 2010). Podemos observar que las cosas van de mal en peor, tanto con la obesidad como con la diabetes, pero si no cambiamos nuestra forma de pensar al respecto, lo único que es seguro es que continuará empeorando. Cada cual decide lo que quiere en su futuro; yo decidí ayudar a los obesos y diabéticos.

Cada diabético que ha adelgazado con nuestra ayuda ha sido también un diabético que, en vez de ser rutinariamente "regañado por su médico", es felicitado por su médico, por sus logros (bajar de peso, reducir la presión, etc.) a la vez que se le han ido reduciendo las necesidades de sus medicamentos. Cada mes en los centros NaturalSlim tenemos cientos de reportes y testimonios de diabéticos a quienes sus médicos les han eliminado la necesidad de inyectarse insulina. Nada da más satisfacción que enterarnos de semejantes éxitos.

LA TECNOLOGÍA DE RESTAURACIÓN
DEL METABOLISMO EN OTROS PAÍSES

He tenido la oportunidad de trabajar en otros países educando a médicos y a nutricionistas sobre la tecnología de restauración del metabolismo. Son países como México, el cual en el 2013 acababa de ser nombrado por la Organización Mundial de la Salud como el país con mayor obesidad y sobrepeso del mundo, con un espantoso 70.2% (siete de cada diez personas) de incidencia de sobrepeso y obesidad (Org. Mundial de la Salud - OMS, 2013).

Recientemente tuve la agradable experiencia de ofrecerle un curso avanzado sobre metabolismo a 370 médicos y nutricionistas, por invitación de una división del Departamento de Salud de México que opera en el Estado de Coahuila[175], al norte de México. Fue un curso de ocho horas auspiciado por la Universidad Autónoma de Medicina de Coahuila, por el cual extendían créditos de "educación continuada" a los participantes (UAdeC, 2013). Resulta que la versión mexicana de mi libro *El Poder del Metabolismo* es un libro de mayor venta en México, y en ese país, miles de médicos lo recomiendan como lectura a sus pacientes, porque han visto que adelgazan y se les controla la diabetes.

Interesantemente, en México, quizá debido a que ya sus presupuestos gubernamentales para cubrir los costos médicos de la obesidad y de la diabetes tocaron fondo, hay mucho interés entre los profesionales de la salud por aprender sobre el METABOLISMO. Me explicaron los funcionarios gubernamentales de ese estado de México, que la crisis de salud con los diabéticos obesos es tan grave, que al gobierno estatal simplemente no le alcanza el presupuesto para suplirles las sillas de ruedas a los cientos de diabéticos que están siendo amputados cada mes. Es por esta apremiante crisis de salud que me solicitaron ayuda para educar a sus médicos y nutricionistas (DIF Coahuila, 2013). Su Departamento de Desarrollo Integral de Familia (DIF), un brazo del Departamento de Salud de México, organizó grandes seminarios a miles de personas que tuve el placer de entregar (Diario de Coahuila, 2013) (El Heraldo de Saltillo, 2013) (Periódico Zócalo Saltillo, 2013).

En Puerto Rico, hemos tenido el privilegio de también ayudar a adelgazar a muchos médicos y a varios nutricionistas que padecían de

---

[175] *Estado de Coahuila: México tiene 31 estados y entre ellos el estado de mayor territorio, que está al norte de México, es el Estado de Coahuila que colinda con la frontera con los Estados Unidos. Es un estado con una población de unos 3 millones de personas donde la obesidad y la diabetes son epidemias que no se han logrado controlar. El presupuesto de salud del gobierno del Estado de Coahuila está siendo severamente afectado por los costos médicos que trae la obesidad y la diabetes. El gobernador Rubén Moreira Valdez (2011-2017) tiene como primera prioridad el mejorar la salud de su pueblo. Su esposa la Lcda. Alma Carolina Viggiano le ayuda a lograrlo tratando de educar a la población para que adopten un estilo de vida y unos hábitos de nutrición más saludables.*

obesidad, en algunos casos combinada con diabetes. Los centros NaturalSlim no tienen "pacientes", tienen clientes a quienes les llamamos "los miembros del sistema NaturalSlim". Los médicos, naturalmente, siempre fueron nuestros miembros más difíciles de ayudar, debido a que su formación académica no incluye absolutamente nada sobre nuestro tema de especialidad que es el METABOLISMO. Por esta razón, cuando por ejemplo, le hablamos a un médico de la necesidad de "hacer una limpieza del hongo *candida albicans*" (el hongo *candida* es algo que la medicina tradicional ignora) tenemos que muchas veces revestirnos de paciencia y pedirles que confíen en nuestra experiencia.

A través de los años, nuestra relación con cientos de médicos y con sus familiares ha sido excepcionalmente buena, porque aunque al principio hayan sido escépticos sobre nuestros métodos, al experimentar los RESULTADOS, siempre se transformaron en nuestros más fervientes promotores. Los médicos y otros profesionales de la salud son personas buenas que desean ayudar a sus pacientes. Cuando un médico tiene la oportunidad de experimentar en su propio cuerpo los resultados en reducciones de tallas de ropa, en bajar la presión arterial, en reducir el colesterol y los triglicéridos o en controlar su diabetes, se acaba la discusión y se forma una alianza (González MJ, 2000).

A continuación verá una lista de médicos de Puerto Rico que han tenido experiencias positivas, personales o con sus familiares cercanos, con el Sistema NaturalSlim, por lo cual recomiendan a sus pacientes que asistan a nuestros centros. Esta es una lista parcial a la fecha de publicación de esta edición de *Diabetes Sin Problemas*.

Si usted es médico y lo que ha leído en este libro le hace sentido, y desea que publiquemos su nombre en la próxima edición de este libro y en nuestro sitio de internet, con gusto lo haremos. La idea es que los pacientes diabéticos y sus familiares cercanos que lean este libro puedan contactar su oficina médica directamente, para recibir su asistencia sabiendo que ve con buenos ojos la tecnología de restauración del metabolismo que expresa *Diabetes Sin Problemas*. La forma de añadir su nombre e información de contacto de su oficina médica a nuestro directorio médico es acceder a nuestro sitio DiabetesSinProblemas.com para anotarse. Seleccione la sección "MÉDICOS AMIGOS" y llene su información.

Al añadir su nombre, especialidad médica e información de contacto la colocaremos de forma gratuita en el directorio médico titulado "**Médicos Amigos de Diabetes Sin Problemas**". Este directorio médico se publica en nuestro sitio de internet DiabetesSinProblemas.com para beneficio de los pacientes diabéticos y de sus familiares que le cuidan que deseen encontrar a un médico que conozca el tema del control de la diabetes con la ayuda de la restauración del metabolismo. También se actualizará en la próxima edición impresa de este libro.

Referencias

- ADA Diabetes Costs . (2013, April). Economic Costs of Diabetes in the U.S. in 2012. *Diabetes Care, 36*(4), 1033-1046.
- BRFSS Puerto Rico. (2010). Behavioral Risk Factor Surveillance System. Retrieved May 7, 2014, from http://www.cdc.gov/brfss/
- Diario de Coahuila. (2013, Aug 13). *Acuden a conferencia de Frank Suárez.* Retrieved Feb 21, 2014, from http://www.eldiariodecoahuila.com.mx/notas/2013/8/13/acuden-conferencia-frank-suarez-381032.asp
- DIF Coahuila. (2013, Aud 11). *Comparte Frank Suárez "El Poder del Metabolismo" con Médicos y Nutriólogos.* Retrieved Feb 21, 2014, from http://www.globalags.com/difcoahuila.gob.mx/content/comparte-frank-su%C3%A1rez-%E2%80%9Cel-poder-del-metabolismo%E2%80%9D-con-m%C3%A9dicos-y-nutri%C3%B3logos
- El Heraldo de Saltillo. (2013, Aug 10). *Reconoce Frank Suárez trabajo de Coahuila en lucha contra obesidad.* Retrieved Feb 21, 2014, from www.elheraldodesaltillo.mx: http://www.elheraldodesaltillo.mx/coahuila/p2_articleid/75036
- F. Xavier Pi-Sunyer, MD. (2005, June). Weight Loss in Type 2 Diabetic Patients. *Diabetes Care, 28*(6), 1526-1527.
- González MJ, M.-M. J.-E. (2000, Dec). Integrative medicine: a paradigm shift in medical education and practice. *P R Health Sci J. , 19*(4), 389-92.
- Inst. de Estadísticas de P. R. (2011). PREVALENCIA DE DIABETES EN PUERTO RICO . Puerto Rico. Retrieved May 7, 2014, from http://www2.pr.gov/agencias/diabetes/Documents/Diabetes/DIABETES%20EN%20PUERTO%20RICO.pdf
- Knowledge Compass. (2010, Sep 16). Albert Einstein Quotes: Knowledge, Learning, Change and Creativity. Retrieved May 8, 2014, from http://knowledgecompass.wordpress.com/2010/09/16/albert-einstein-quotes-knowledge-learning-change-and-creativity/
- Nat. Diabetes Stat. (2011). *National Diabetes Statistics, 2011.* Retrieved Sept 15, 2013, from http://diabetes.niddk.nih.gov/dm/pubs/statistics
- Org. Mundial de la Salud - OMS. (2013). *México es el país más obeso del mundo, según la ONU.* México: Organizacion Mundial de la Salud.
- Periódico Zócalo Saltillo. (2013, Nov 28). *Capacitan en NutriClub.* Retrieved Feb 21, 2014, from http://www.zocalo.com.mx/seccion/articulo/capacitan-en-nutriclub-1385704000
- UAdeC. (2013, Aug 13). *Universidad Autónoma de Coahuila.* Retrieved Feb 22, 2014, from www.uadec.mx: http://www.uadec.mx/index.php/escuelas/escuela/02601

DIRECTORIO: MÉDICOS AMIGOS DE DIABETES SIN PROBLEMAS
(Lista de Médicos de Puerto Rico que conocen el tema del Metabolismo)

Pueblo/Ciudad	Nombre del Médico:	Especialidad:	Teléf. Citas:
Aguada	Dr. Carlos Muñiz Molinero	Medicina Interna	787-252-2165
Añasco	Dr. Rafael Aquino Hernández	Medicina General	787-826-1228
Bayamón	Dr. Alejandro A. Medina	Medicina Familia	787-780-5930
Carolina	Dr. Enrique Figueroa	Cardiología	787-726-7438
Cayey	Dra. Sonia Correa	Medicina Familia	787-309-3323
Dorado	Dr. Hernán Ortiz	Medicina Familia	787-883-0572
Humacao	Dra. Edna S. Colón Ortiz	Medicina General	787-383-4465
	Dr. Henry A. Zerpa	Pediatra	787-285-4474
Isabela	Dr. Hector Vega Vega	Medicina General	787-872-2850
Manatí	Dr. Carlos Cidre Miranda	Medicina Interna	787-884-3139
Mayagüez	Dr. Raúl García Rinaldi	Cirujano Cardiólogo	787-833-5557
Naranjito	Dr. Jorge Nazario Cortés	Medicina General	787-869-4842
Peñuelas	Dra. Elba Velázquez	Medicina Familia	787-836-8522
Ponce	Dr. José Jaime Martell Cruz	Medicina General	787-217-7077
	Dra. Julia Ortiz Rangel	Medicina General	787-843-3089
	Dr. Francisco Meléndez	Cirujano Vascular	787-981-8119
San Germán	Dr. Yussel Garcia Amador	Medicina Interna	787-470-9444
San Lorenzo	Dra. Ibel Torres García	Pediatra	787-736-1515
San Juan	Dr. Juan J. Bayron	Medicina Interna	787-783-0399
	Dra. Sylvette Soto Colón	Pediatra	787-565-2023
Toa Baja	Dr. Alan Zarruk Sánchez	Medicina General	787-261-8181

NOTA: Para añadir su consultorio médico a esta lista visite nuestro sitio www.DiabetesSinProblemas.com después de haber leído este libro y acceda a la sección MÉDICOS AMIGOS para anotarse en el directorio médico. Se añadirá su Nombre, Pueblo, País, Especialidad y Teléfono para citas en unos 7-10 días en el Directorio Médico. Su información se listará de forma gratuita si usted practica medicina general, de familia, medicina interna, medicina ocupacional o deportiva, cirugía, cardiología, ginecología, endocrinología, pediatría, gastroenterología, geriatría, nefrología, odontología, oftalmología, urología, naturopatía, quiropráctica o cualquier otra modalidad médica donde tenga que atender a pacientes diabéticos o deba trabajar con las complicaciones de salud causadas por la diabetes.
El propósito de este directorio es proveerle a los lectores la información de contacto de médicos que conozcan el tema del Metabolismo como opción de control de la diabetes y la de proveerle a esos médicos una fuente de referidos de pacientes. El directorio está abierto a todos los países.

Glosario: definiciones de las palabras y términos

La única forma de comprender y dominar un tema es conocer el significado exacto de las palabras y términos que se utilizan en él. Este glosario contiene las definiciones y significados de las palabras y términos principales que se utilizan en el tema de la diabetes.

A1c (hemoglobina glucosilada): Esta es una prueba de laboratorio que se utiliza para medir qué tan bueno o deficiente ha sido el control de los niveles de glucosa en la sangre de un diabético. Esta prueba resulta ser la más importante a la hora de determinar cuánto daño estaría causándole el descontrol en la diabetes a un diabético. Se recomienda que un diabético haga esta prueba por lo menos cada 6 meses, lo ideal sería hacerla cada 3 meses a modo de prevención. La meta debe ser llevar la A1c a un resultado de 6.0 o menos. Le llaman prueba de "hemoglobina glucosilada" que en efecto mide qué por ciento de células han muerto por exceso de glucosa en los glóbulos rojos (células de la sangre que llevan el oxígeno al resto de las otras células del cuerpo).

Aceites poliinsaturados: son aceites que se oxidan (pudren) con facilidad debido a que sus moléculas están expuestas al oxígeno del ambiente. Por el contrario, las grasas saturadas tienen las moléculas protegidas por átomos de hidrógeno y son muy estables, al punto que no necesitan refrigeración porque no se oxidan con el oxígeno que les rodea. Observe que usted puede mantener el aceite de coco por años fuera de la nevera y no se daña porque es un aceite saturado. Los aceites poliinsaturados (maíz, soya, girasol, canola y aceite vegetal) se dañan (oxidan, pudren) cuando se dejan expuestos al oxígeno.

Acidez o alcalinidad: se mide con la escala de "pH" que quiere decir "potencial de hidrógeno". Mientras más hidrogeno contenga una sustancia más ácida será, mientras menos contenga más alcalina será. En la escala de pH el número 7.0 se considera neutral, ni ácido ni alcalino. El Ph de la sangre es 7.4 (ligeramente alcalina) para así poder atraer al oxígeno hacia ella porque los ácidos destruyen o repelen el oxígeno. Por el contrario, el pH de un refresco Coca-Cola es de 2.8 (ácido) por su contenido de ácido fosfórico.

Ácido hidroclórico: ácido que produce el estómago para ayudar a digerir los alimentos. Las personas con hipotiroidismo y muchos diabéticos padecen de una producción deficiente de ácido hidroclórico, por lo cual muchas veces tienen problemas digestivos. Muchas de las personas que actualmente utilizan medicamentos antiácidos en realidad lo que les pasa es que sus cuerpos no producen suficiente ácido hidroclórico debido a problemas con la tiroides y eso ocasiona que los alimentos que ingieren no se digieren y crean acidez estomacal (por descomposición) lo cual les obliga a usar un medicamento "antiácido". Cuando se les suplementa la dieta con enzimas digestivas que se combinan con ácido hidroclórico la acidez desaparece porque logran digerir los alimentos de forma adecuada.

Adaptógeno: un adaptógeno es una sustancia natural que ha demostrado tener un efecto regulador o normalizador del metabolismo de las células. Los adaptógenos no son estimulantes como la cafeína y no actúan sobre el sistema nervioso. Aunque existen más de 3,700 hierbas y plantas naturales catalogadas con sus propiedades solamente hay 11 de ellas que habían sido consideradas "adaptógenos". El ginseng es de las más conocidas.

Adrenales: a la parte de arriba de cada uno de nuestros 2 riñones tenemos una glándula que produce la hormona adrenalina que es una hormona de estrés. Por esta razón, se les llama las glándulas "adrenales". Las adrenales también producen otras hormonas, principalmente la hormona cortisol que entre otras cosas acumula grasa en el cuerpo que es la razón por la cual "el estrés engorda".

Adrenalina: una hormona que el cuerpo produce en respuesta al estrés. Se produce en las glándulas adrenales que están localizadas arriba de cada uno de los riñones. La adrenalina prepara al cuerpo para "pelear o correr" y aumenta el ritmo del corazón, el ritmo de la respiración, dilata las pupilas para ver mejor, reduce el ritmo de la digestión y permite que los músculos se contraigan para aumentar el movimiento y la fuerza. La adrenalina en combinación a la hormona glucagón del páncreas hace que el hígado libere la glucosa que tiene almacenada en forma de glucógeno.

Almidones: los almidones son moléculas de glucosa u otros tipos de azúcares que se encuentran principalmente en el maíz, trigo, arroz y papa. Se les llama también "fécula" como decir "fécula de maíz" que sería el "almidón de maíz". Las harinas que se utilizan en las distintas culturas para empanar, empanizar, espesar o para confeccionar los distintos tipos de panes son almidones extraídos de los granos (maíz, trigo, arroz, avena, otros) y de los tubérculos (papa, yuca, otros). Por ejemplo, el arroz es un almidón que está formado por largas moléculas que son cadenas de glucosa. Un almidón está compuesto por una larga línea de "glucosa + glucosa + glucosa…" que pudiera extenderse desde 200 hasta 2500 unidades de glucosa, como la llamada amilopectina que es el componente principal del arroz. El consumo excesivo de los almidones es una de las causas principales de la obesidad y del descontrol en la diabetes.

Alzheimer: enfermedad también denominada mal de Alzheimer, demencia senil de tipo Alzheimer o simplemente Alzheimer. Es una enfermedad que se caracteriza por la degeneración de las células del cerebro, lo cual se manifiesta como pérdida de las facultades mentales, trastornos en la conducta y pérdida de la memoria. La enfermedad de Alzheimer es la forma más común de demencia, es incurable y terminal. A medida que progresa la enfermedad, aparecen confusión mental, irritabilidad y agresión, cambios del humor y trastornos del lenguaje. Gradualmente se pierden las funciones biológicas que finalmente conllevan a la muerte. Los diabéticos tienen mucha más incidencia de esta condición por lo cual algunos llaman al mal de Alzheimer "la diabetes del cerebro".

Aminoácido: los aminoácidos son los componentes de las proteínas. Son nutrientes en su tamaño más pequeño posible, lo cual los hace utilizables a las células del cuerpo. Cualquier proteína (carne, queso, huevo, etc.) se construye uniendo distintos aminoácidos.

Amputación: la amputación es el corte y separación de una extremidad del cuerpo (pierna, mano, dedos, etc.) mediante cirugía.

Analgésicos: medicamentos que quitan el dolor físico tales como aspirina, acetaminofén (Tylenol®, Panadol®) y otros. La palabra "analgésico" se origina en la palabra "analgicia" del griego que significa "insensibilidad" por lo cual se utilizó para significar "insensibilidad al dolor".

Anticuerpo: un tipo de proteína que genera el sistema inmune del cuerpo para identificar y neutralizar elementos extraños tales como bacterias, virus, parásitos o alimentos que no tolera.

Antifúngicos: quiere decir sustancias o agentes "que matan hongos". Pueden ser medicamentos para matar hongos o incluso sustancias naturales como el ajo, orégano o el aceite de coco. También llamados "antimicóticos" (del griego "micos" que quiere decir "hongo"). El bicarbonato de sodio (se vende en los E.E.U.U. como "baking soda") que se vende tanto en farmacias como en los mercados de alimentos elimina hongos y ha sido usado muy efectivamente para reducir las infecciones de hongos como *candida* de la boca y de las uñas de los pies.

Arritmia cardiaca: es un desajuste o una irregularidad en el ritmo normal del corazón.

Ateroesclerosis: una condición en la que las paredes de las arterias del cuerpo (corazón, cerebro, etc.) se inflaman, sufren daños y se llenan de una placa de grasa y calcio que va tapando la circulación. La palabra "ateroesclerosis" es una combinación del griego athērē que quiere decir "pasta" o "pastoso" y del griego sklerosis que quiere decir "endurecimiento". Por eso aterosclerosis de las arterias quiere decir "endurecimiento pastoso" de las arterias. La aterosclerosis endurece y pone rígidas a las arterias, por lo cual se pierde la flexibilidad para expandirse cuando el corazón bombea y sube la presión arterial. Las arterias, en efecto, también se bloquean y es eso lo que produce un ataque al corazón o un derrame cerebral.

Bacteria Helicobacter pylori: una bacteria que vive exclusivamente en el estómago humano. Es una bacteria espiral (su forma asemeja las aspas de un helicóptero") por lo cual adquirió su nombre "helicobacter". En efecto su forma espiral le permite penetrar y "atornillarse" en la pared del estómago por lo cual se le acusa de ser la causa de las úlceras estomacales. Esta bacteria ataca las paredes del estómago, muy en especial de las personas que no consumen suficiente agua cada día, razón por la cual sus cuerpos están deshidratados y con problemas digestivos (acidez estomacal, reflujo, indigestión, etc.).

Beta-endorfinas: la beta-endorfina es un neurotransmisor del cerebro que existe en el sistema nervioso central de los humanos. Su propósito principal es reducir la sensación de dolor (como analgésico) cuando hay traumas físicos y es una sustancia que aumenta grandemente la sensación de bienestar por lo cual tiene un efecto placentero y de relajación de carácter adictivo. Tiene efectos anestésicos y adictivos similares a los de la morfina y la codeína. Después de 30 minutos de actividad física, el cuerpo comienza a liberar esta hormona que tiene la función de ajustar el cuerpo cuando se somete a estrés, provocando una sensación de bienestar. Algunos estudios afirman que la beta-endorfina también se produce durante el acto sexual.

Biología: ciencia cuyo nombre proviene del griego *bíos*, que quiere decir "vida", es la ciencia que estudia los seres vivos. Se ocupa tanto de la descripción de las características y los comportamientos de los organismos individuales como de las especies en su conjunto, así como de la reproducción de los seres vivos y de las interacciones entre ellos y el entorno.

Bomba de sodio-potasio: la "bomba de sodio-potasio" es un mecanismo que según la ciencia regula los niveles de sodio y potasio de las células. Esta "bomba" que se supone existe en las paredes (membranas) de todas las células nunca se ha visto porque es un mecanismo tan ultra microscópico de pequeño que aún los microscopios más poderosos no lo permiten ver. No obstante, es la teoría celular aceptada que explica los fenómenos entre el sodio y el potasio. Se supone que dentro de la célula exista mucho potasio y muy poco sodio. Se supone también que fuera de las células sea al revés, mucho sodio y poco potasio. La teoría de la biología postula (decide) que debe existir un mecanismo en las paredes de las células que llamaron la "bomba de sodio-potasio", el cual saca el sodio del interior de las células y mete el potasio hacia el interior de las células para mantener el importante balance entre el sodio y el potasio. El mineral magnesio parece ser el que "prende la bomba" de sodio-potasio y la activa para que haga su trabajo. No obstante, si falta potasio para contrarrestar el sodio o si no hay suficiente magnesio para activar esta bomba de sodio-potasio la presión arterial solamente puede aumentar por la acumulación de sodio y por la retención de agua que ello causa.

Candidiasis: término médico para describir la condición, en la cual el cuerpo ha sido gravemente invadido por el hongo *candida albicans*. Existen, de hecho, 54 variedades del hongo *candida* tales como *candida* glabrata y *candida* rugosa pero la más común de todas suele ser *candida albicans*. La medicina tradicional considera que el hongo *candida* solamente es un problema para los pacientes que están en un estado terminal como cáncer y el síndrome de inmunodeficiencia adquirida. Los diabéticos, en su gran mayoría, están gravemente infectados con este hongo razón, por la cual padecen de un "metabolismo lento" que les hace muy difícil adelgazar o controlar su diabetes.

Carbohidratos refinados: el término "carbohidratos" abarca una gran variedad de alimentos como pan, harinas, pizza, arroz, papa, granos, dulces, azúcar, e incluye los vegetales y ensaladas. Cuando decimos "carbohidratos refinados" nos referimos a aquellos carbohidratos que de alguna forma han sido procesados, cocinados, molidos, pulidos o refinados, esto los hace mucho más absorbibles y aumentan con facilidad los niveles de glucosa del cuerpo. A casi todos los vegetales y ensaladas (con excepción del maíz) los consideramos "carbohidratos naturales" (no refinados).

Cardiopatía: quiere decir "enfermedad del corazón". Puede incluir a cualquier padecimiento del corazón o del resto del sistema cardiovascular.

Cardiovascular: la palabra "cardiovascular" es una palabra compuesta de otras 2 palabras que son "cardio" que quiere decir "corazón" y "vascular" que se refiere a los conductos por donde fluye la sangre del cuerpo (arterias, venas, capilares). Un problema "cardiovascular" es un problema que afecta al corazón y al sistema circulatorio de la sangre. Los ataques al corazón son resultado de los problemas cardiovasculares.

Células Beta: las células Beta del páncreas son las células que producen la insulina y la insulina es la hormona que reduce la glucosa de la sangre. Además de las células Beta el páncreas también contiene otras células llamadas células Alfa que son las que producen la hormona glucagón que es la hormona contraria a la insulina porque aumenta la glucosa en la sangre. Entre la insulina (que baja la glucosa) y el glucagón (que sube la glucosa) el cuerpo hace lo posible por mantener los niveles de glucosa de la sangre en un rango normal. Este mecanismo de equilibrio entre la insulina y el glucagón es precisamente el que se le daña a un diabético por lo cual necesita tratamiento médico.

Cetoacidosis diabética: también llamada "acidosis láctica" es una condición creada por el exceso de ácido láctico, producto de la descomposición de la glucosa, lo cual acidifica la sangre y pone en peligro al diabético de morir por falta de oxígeno para las células. La probabilidad de morir durante una cetoacidosis diabética (acidosis láctica) es de hasta un 50%, aunque es algo que ocurre en sólo 1 de cada 1000 pacientes diabéticos por año. Esta peligrosa condición se desata cuando el cuerpo utiliza las grasas en lugar de la glucosa para generar energía. En una persona con diabetes se producen cuando no hay suficiente insulina para permitir que la glucosa entre a las células. Cuando esto pasa las células creerán entonces que no hay glucosa y utilizarán las grasas como fuente de energía.

Ciencia física: es la ciencia natural que estudia las propiedades y el comportamiento de la energía y de la materia, así como al tiempo, el espacio y las interacciones de estos cuatro conceptos entre sí. La palabra "física" viene del griego physica "naturaleza" por lo cual estudia las características de la materia que compone la naturaleza.

Cofactor: es un componente que se hace necesario para que una enzima, proteína o vitamina funcione bien. Por ejemplo, las enzimas son proteínas que tienen cierta acción biológica. Hay enzimas que convierten el colesterol en hormonas como estrógeno (hormona femenina). Un "cofactor" podría considerarse como una "molécula ayudante o asistente". Un ejemplo lo es el suplemento natural CoQ10 que es un "cofactor" que utiliza el metabolismo de las células para producir energía de forma más eficiente.

Colesterol: el colesterol es una sustancia natural, de mucha importancia a la vida, que es producida por el cuerpo humano. El colesterol es la materia de construcción principal de muchas de las hormonas. Las paredes de las células del cuerpo se fabrican con la ayuda del colesterol. El colesterol es esencial a la vida. Hay 2 tipos principales: HDL, "colesterol bueno" y LDL "colesterol malo".

Cortisol: hormona de estrés que se produce en las glándulas adrenales, la cual tiene un efecto de liberar la glucosa del hígado junto a la adrenalina y con la ayuda del glucagón. El cortisol es parte de la respuesta del sistema inmune (defensa del cuerpo) y tiene las propiedades de que reduce la inflamación a la misma vez que destruye parte de las proteínas de los músculos y de los órganos. Por esta razón, cuando una persona ha estado muy estresada puede notarse que la piel se ha puesto más flácida y la persona se ve envejecida por los efectos del cortisol provocado por el estrés. El cortisol es una hormona que engorda sobre todo en el área abdominal.

Diabetología: se refiere a la práctica de cualquier médico, incluyendo a los endocrinólogos (médicos especialistas en hormonas), cuya práctica médica o investigación se concentran en el cuidado de los pacientes diabéticos.

Diagnóstico: un diagnóstico es la acción que hacen los médicos para interpretar los análisis de laboratorio y las manifestaciones de salud que tiene un paciente de forma de determinar qué tipo de enfermedad o condición está padeciendo la persona y así poderle ofrecer un tratamiento médico adecuado. La palabra viene del griego diagnostikós, que a su vez está compuesta de día-, "a través", y gnosis, "conocimiento".

Diálisis: procedimiento médico, con el cual se utiliza una máquina que funciona como riñón artificial para limpiar la sangre de una persona cuyos riñones han sufrido daño.

Dieta 3x1®: Régimen alimentario para la restauración del metabolismo que toma en cuenta los distintos efectos sobre el sistema hormonal que cada tipo de alimento puede tener sobre el cuerpo (Ejemplo: cantidad de la demanda por la hormona insulina que recae sobre el páncreas). Adicionalmente la Dieta 3x1® se adapta de forma individual para cada persona tomando en cuenta su "individualidad bioquímica" y la reacción que tendrá su sistema nervioso central de acuerdo a si posee un sistema nervioso que es predominantemente Pasivo o Excitado. Una característica especial es que en la Dieta 3x1® los alimentos se catalogan como Alimentos Tipo A (ADELGAZAN o AMIGOS del control de la diabetes) o Alimentos Tipo E (ENGORDAN o ENEMIGOS del control de la diabetes). La Dieta 3x1® es una marca registrada en México por Frank Suárez y en proceso de registro federal en los Estados Unidos y en otros países.

Dieta Atkins: la dieta Atkins es una dieta baja en carbohidratos que popularizó el doctor Robert Atkins con su libro "Dr. Atkins' Diet Revolution" que se publicó en el año 1972. Fue una dieta muy controversial que funcionó para algunas personas, pero no para otras debido a que promovía un consumo demasiado bajo en carbohidratos (en ocasiones cero carbohidratos) junto a un consumo que podía llegar a ser exagerado en carnes y grasas. No podía realmente sostenerse como "estilo de vida" por las limitaciones que exigía y la poca variedad de alimentos que cualificaban como aptos para comer. La dieta Atkins fue una moda que no duró, simplemente porque no es un estilo de vida sostenible a largo plazo y no resulta saludable para todos los que la practiquen.

Dieta paleolítica: la dieta paleolítica es una dieta sin carbohidratos refinados basada en alimentos que existían en la época prehistórica de hace millones de años cuando los seres humanos vivían de forma rudimentaria o en cavernas y dependían de los alimentos que podían cazar (carne de animales, aves, pescado) y recolectar (vegetales, raíces comestibles, semillas). Es una dieta bastante estricta que no utiliza granos (trigo, arroz, etc) ni lácteos. Ha sido utilizada con éxito para controlar la diabetes por su utilización de alimentos que no son refinados.

Disfunción eréctil: un término acuñado por la industria farmacéutica para reemplazar el de "impotencia sexual", ya que podía ser degradante para un hombre. Al llamarle "disfunción eréctil" se podían entonces mercadear los medicamentos como Viagra, Cialis y Levitra para un problema que suena más a tono con una condición de salud o enfermedad.

Dislipidemia: es una cantidad anormal de lípidos (grasas) en la sangre que se refleja como "alto colesterol", altos triglicéridos" o ambos a la misma vez. Se sabe que la dislipidemia es un factor de riesgo importante para los ataques al corazón.

Diurético: sustancia o medicamento que elimina agua del cuerpo. Se utilizan como medicamentos para reducir la hipertensión arterial y cuando existen edemas (acumulación de agua en alguna parte del cuerpo: tobillos, pulmón, etc.). Hay sustancias naturales que tienen un efecto diurético y extraen el agua del cuerpo tales como el té, el café, las bebidas con cafeína o las bebidas alcohólicas.

Edulcorante: un edulcorante es cualquier sustancia, natural o artificial, que provee un sabor dulce a un alimento o producto. El azúcar y la miel son edulcorantes de origen natural al igual que la sucralosa (Splenda) o el aspartame (Equal, NutraSweet) que son de origen artificial.

Endocrinología: la endocrinología es la rama de la medicina que estudia el funcionamiento y las distintas enfermedades del sistema hormonal. La diabetes es un "desorden hormonal" por lo cual los médicos endocrinólogos son especialistas en el tema.

Enfermedad arterial periférica (EAP): una enfermedad que ocurre cuando existe un estrechamiento de los vasos sanguíneos fuera del corazón. La causa de EAP es la arterioesclerosis (acumulación de grasa y colesterol en las arterias). También conocida como "Enfermedad Vascular Periférica". Si se permite un deterioro adicional en esta condición puede ser necesario tener que amputar el pie o la pierna.

Enfermedad auto-inmune: una enfermedad en la que el sistema de defensa del cuerpo (sistema inmune) ataca y destruye a sus propias células. Se desconoce la causa de las enfermedades auto-inmunes (Lupus, Esclerosis Múltiple, Diabetes Tipo 1, etc.), pero todo indica que el cuerpo ha sufrido algún incidente en extremo estresante (intolerancia a algún tóxico, alimento o sustancia, virus que ataca) que le crea un estado de confusión al sistema inmune donde se ataca a él mismo como si fuera su propio enemigo.

Enfermedades cardiovasculares: el sistema cardiovascular es el sistema circulatorio del cuerpo por donde pasa la sangre que incluye el corazón, las venas, las arterias y los capilares (los más pequeños conductos de sangre). Los daños a este sistema que está compuesto de todos los conductos por donde fluye la sangre que le da vida a las células producen ataques al corazón, derrames cerebrales y otros serios problemas de salud.

Enzimas: las enzimas son proteínas (como decir carne o huevo) que tiene una actividad biológica sobre otras sustancias. Por ejemplo, hay enzimas digestivas como la lipasa que su cuerpo segrega para ayudarle a digerir las grasas. El cuerpo humano fabrica más de quinientas enzimas distintas para todo tipo de función hormonal o digestiva. Las hormonas (insulina, glucagón, etc.) necesitan de la ayuda de las enzimas para poder fabricarse dentro de su cuerpo.

Estatinas: tipo de medicamentos que se utilizan para reducir el colesterol y los triglicéridos. Los medicamentos a base de estatinas se han asociado a pérdida de la función cognitiva (habilidad de pensar y decidir). Otro estudio reciente mostró que al usar dosis altas de simvastatin (Zocor), atorvastatin (Lipitor) o rosuvastatin (Crestor) se aumentó el riesgo de daños al riñon en un 34%. Aún otro estudio publicado en el diario Atherosclerosis asoció a las estatinas con un aumento de 52% en la incidencia de arterias coronarias calcificadas.

Estudio de diseño cruzado: es un tipo de diseño de estudio clínico, en el cual cada participante recibe cada uno de los tratamientos o tipo de dieta en sucesión. Por ejemplo, el participante # 1 recibe primero el tratamiento "A" y luego el tratamiento "B". El participante # 2 recibe primero el tratamiento "B" y luego el tratamiento "A". El "diseño de estudio cruzado" tiene la ventaja de que elimina las diferencias entre los participantes en relación a los resultados del tratamiento siendo estudiado por lo cual tiene un peso estadístico mayor en sus resultados y conclusiones.

Estudios clínicos: también conocidos como "ensayos clínicos", son una evaluación científica de un producto, sustancia, medicamento, técnica médica o terapia de curación que trata de valorar su eficacia y seguridad. Los médicos y científicos investigadores realizan estudios sobre nuevos tratamientos para conocer la utilidad del nuevo tratamiento, su mecanismo de acción, su efectividad, los efectos secundarios y si son mayores o menores que el tratamiento convencional. Son la base de lo que se conoce como "medicina basada en la evidencia", que respalda las prácticas clínicas con pruebas consistentes desde el punto de vista científico.

Fisiología: La fisiología, del griego physis, 'naturaleza', y logos, 'conocimiento, estudio', es la ciencia biológica que estudia las funciones de los seres vivos. En esta ciencia se estudian los tejidos, órganos, glándulas y el funcionamiento del cuerpo humano en general.

Fructosa: azúcar natural que contienen las frutas y que también está contenida en los vegetales, aunque en menor proporción que en las frutas, con excepción del maíz que es muy alto en fructosa. El consumo excesivo de la fructosa ha sido asociada a la resistencia a la insulina, al hígado graso, a daños a los riñones y a la obesidad. El hecho de que sea "natural" o "de fuente natural" no evita que cause daños sobre todo cuando se procesa industrialmente como pasa con el jarabe de maíz de alta fructosa que se utiliza para endulzar los refrescos carbonatados y otros cientos de alimentos procesados. Sin embargo, el consumo moderado de frutas y sobre todo el consumo abundante de los vegetales y ensaladas que también contienen fructosa sí es recomendable.

Gastroenterología: la gastroenterología es una especialidad de la medicina que trata las enfermedades y desordenes del sistema digestivo. El nombre es una combinación de 3 palabras antiguas: gastros del griego "estómago", enteron "intestino" y logos "razón o estudio".

Gastroparesis: es una forma de neuropatía diabética en la cual los altos niveles de glucosa dañan el nervio que controla el vaciado del estómago y el diabético tiene una digestión demasiado lenta, llena de gases y de dolores estomacales. La palabra "gastroparesis" quiere decir "parálisis del estómago".

Ghrelina: es la hormona contraria a la leptina, ya que la ghrelina estimula el apetito, por lo cual le causa hambre.

Glándula: un órgano compuesto de células especializadas que producen y segregan alguna sustancia como sudor, lágrimas, enzimas digestivas u hormona como lo hacen la glándula tiroides, los ovarios o el páncreas. Las glándulas del cuerpo humano componen el sistema hormonal.

Glicación: es un proceso químico que pasa dentro del cuerpo, en el cual la glucosa se funde con las proteínas de las células y básicamente las destruye. La piel oscura que puede tener un diabético en efecto es causada por la glicación que ha destruido las células de la piel. Cuando la glucosa de un diabético sube por arriba de 130 mg/dl la glicación causa la muerte a las células del cuerpo y la salud se deteriora. La glucosa como todo azúcar tiene la característica de ser una sustancia pegajosa como lo es la miel o como sería el almíbar que usted podría crear al derretir el azúcar de mesa para preparar un postre. El exceso de glucosa se pega a las proteínas de las células, les quita la respiración y en efecto las ahoga por lo cual les destruye su funcionamiento normal. La glicación causada por el exceso de glucosa va destruyendo los tejidos más delicados del cuerpo que incluyen sus riñones, los ojos, la función sexual y otros. La glicación está muy relacionada al envejecimiento prematuro, a las cataratas de los ojos y a otras complicaciones de salud.

Glucemia: Medida de la concentración de glucosa en la sangre. O sea, medida de cuánta glucosa hay en la sangre en algún momento del tiempo. Los diabéticos necesitan reducir su glucemia para controlar la diabetes. Los niveles de glucosa en una persona sin diabetes fluctuan entre 70 mg/dl y 110 mg/dl a las 2 horas después de haber comido. Se considera a alguien "diabético" cuando los niveles de glucosa tienden a mantenerse sobre 130 mg/dl lo cual sería excesivamente alto y dañino a la salud. Para efectos de lograr el "control de la diabetes" en este libro se establece como rango NORMAL para un diabético el mantenerse siempre entre 70 mg/dl y nunca más de 130 mg/dl.

Glucógeno: un tipo de almidón (imagínese un puré de papas) que de forma normal su hígado crea para almacenar glucosa de forma de luego poder mantener los niveles de glucosa de la sangre estables entre comida y comida. El glucógeno es como si fuera un "combustible de reserva" que se almacena en el hígado y en los músculos hasta que el cuerpo lo necesita para aumentar los niveles de glucosa en la sangre.

Glucogenólisis: palabra del griego, "gluco" quiere decir "glucosa", "gen" significa que "genera" y "lisis" proviene de que "se descompone". O sea, glucogenólisis quiere decir "glucosa que se genera por descomposición". Se refiere a la descomposición o transformación del glucógeno almacenado en el hígado que se convierte nuevamente en glucosa. El cuerpo almacena glucosa en el hígado convirtiéndola en glucógeno. Cuando se hace necesario aumentar la glucosa de la sangre el cuerpo libera el glucógeno convirténdolo nuevamente en glucosa a través del proceso de la glucogenólisis.

Glucólisis anaeróbica: es la utilización sin oxígeno (anaeróbica) de la glucosa de la sangre en un proceso de fermentación sin oxígeno. La fermentación produce poca energía porque no es un proceso eficiente como los procesos metabólicos que utilizan la respiración como fuente de oxígeno para producir energía.

Glucólisis: la glucosa (azúcar de la sangre) necesita descomponerse en sus partes más pequeñas para poder ser utilizada por las células del cuerpo. El proceso de descomposición se llama "glucólisis" que es una palabra compuesta de "gluco" de "glucosa" y de "lisis" que quiere decir "rompimiento o descomposición".

Glucómetro: Es un instrumento de medida electrónico que se utiliza para obtener la concentración de glucosa en sangre (glucemia), de forma instantánea, sin necesidad de tener que ir a un centro o laboratorio especializado. El diabético se pincha un dedo u otra parte de la piel y extrae una gota de sangre que este instrumento analiza para dejarle saber cuanta concentración de glucosa hay en su sangre. El uso frecuente del glucómetro para tomar muestras de la concentración de glucosa en sangre que tiene un paciente diabético a las dos (2) horas después de haber comido y también al despertar y mientras está en ayuno es la forma principal que tiene un diabético de asegurarse de que está tomando decisiones correctas en cuanto a su nutrición para lograr el control de su diabetes.

Gluconeogénesis: proceso normal que hacen todos los cuerpos humanos para crear glucosa utilizando los alimentos que no son los carbohidratos como las proteínas (carnes, quesos, huevos) y las grasas. Es un proceso que ocurre principalmente en el hígado siempre y cuando el diabético no tenga niveles de insulina demasiado altos por exceso de consumo de los Alimentos Tipo E (carbohidratos refinados y almidones). La insulina suprime la gluconeogénesis del hígado.

Glucosa en ayuno: es la medida de cuanta concentración de glucosa tiene un diabético al despertar por la mañana y después de haber pasado 8 horas sin comer (ayuno). Los niveles saludables, en realidad deberían estar en 85 mg/dl o menos ya que hay una relación entre niveles altos de glucosa en ayuno y problemas cardiovasculares en los diabéticos.

Glucosa: azúcar de la sangre que es el combustible y alimento principal de las células del cuerpo. La diabetes es una condición en la cual a una persona se le ha afectado el metabolismo a un punto donde su cuerpo ha perdido la habilidad de convertir la "glucosa" en energía por lo cual se les acumula un exceso de glucosa en la sangre y les ocasiona daños al cuerpo.

Gluten: proteína que contiene algunos cereales o granos tales como el trigo, centeno, cebada y avena, entre otros. El trigo con el que se hace el pan, la pasta e incontables otros alimentos comunes es la fuente principal en nuestra dieta. Hay cantidad de personas a quienes el gluten les produce daño en el intestino, alergias o intolerancias que se reflejan a veces hasta en problemas con la tiroides y otras condiciones extrañas de la piel como psoriasis. La palabra "gluten" viene del Latín gluten, "pega" ("glue" en inglés). Un paciente diabético cuyo cuerpo sea intolerante al gluten tendrá dificultad en controlar la diabetes mientras continúe consumiendo gluten en su dieta simplemente por la violenta reacción de su sistema nervioso a una sustancia que le irrita lo cual aumenta los niveles de glucosa y le descontrola la diabetes.

Gota: la gota es una enfermedad producida por una acumulación de cristales de ácido úrico en distintas partes del cuerpo, sobre todo en los dedos gordos del pie, tejidos blandos y riñones. Es un tipo de ataque de artritis que causa un intenso dolor y enrojecimiento que se agrava especialmente por las noches.

Hiperglucemia: significa cantidad excesiva de glucosa en la sangre. Es una palabra compuesta por 'hiper' que quiere decir "demasiado" más 'gluc' refiriendose a la "glucosa" más 'emia' que significa "de la sangre". O sea, hiperglucemia une tres partes en una palabra: demasiada + glucosa + sangre, para significar "demasiada glucosa en la sangre". Los daños al cuerpo y a la salud de un paciente diabético son producidos, principalmente por los excesos de glucosa en la sangre o por la hiperglucemia.

Hiperinsulinemia: el término "hiper" quiere decir "alto" por lo cual la "hiperinsulinemia" significa tener niveles de insulina en sangre demasiado altos. La hiperinsulinemia es el exceso de insulina en la sangre que se produce cuando el páncreas segrega esta hormona en una cantidad mayor a la normal y esto provoca que dicha hormona se acumule en la sangre ocasionando varias complicaciones en la salud. Los excesos de insulina son los causantes de la obesidad.

Hiperkalemia: la hiperkalemia (del latín "hiper", alto, y "kalium", potasio) es un trastorno que se define como un nivel elevado de potasio en sangre. Niveles muy altos de potasio constituyen una urgencia médica debido a riesgos al corazón tales como las arritmias cardiacas (ritmo irregular cardiaco). Las causas principales de la hiperkalemia son los medicamentos bloqueadores de calcio, los inhibidores de la enzima convertidora de la angiotensina ("ACE" en inglés) y los diuréticos. O sea, muchos de los mismos medicamentos que se utilizan para bajar la presión arterial pueden causar hiperkalemia. Puede ser causada también por los fallos en el funcionamiento de los riñones que son los órganos que manejan los electrolitos (minerales como magnesio, potasio, sodio, etc.)

Hipertiroidismo: condición de la tiroides donde se produce un exceso de las hormonas de la tiroides y causa desajustes en el metabolismo y la salud. Puede tambien ser causa de obesidad aunque regularmente causa lo contrario, una inhabilidad de aumentar de peso. El hipertiroidismo puede causar depresión, insomnio, problemas del corazón y otros serios trastornos hormonales y nerviosos.

Hipoclorhidria: una condición en la cual el estómago tiene una producción deficiente del ácido clorhídrico (HCL) lo cual causa una indigestión que se convierte en "acidez estomacal". Las manifestaciones son casi idénticas a las del "reflujo gastroesofágico" para el cual también se promueven otra cantidad de medicamentos.

Hipoglucemia: es una reducción anormal en los niveles de glucosa de la sangre, lo cual puede causar mareos, dolor de cabeza, sudores fríos, desorientación mental y hasta inconciencia cuando es una reducción de la concentración de glucosa en la sangre demasiado grave. En principio durante una hipoglucemia las células del cuerpo se empiezan a morir de hambre por falta de glucosa, algunas mueren y el sistema nervioso y hormonal se descontrolan. La hipoglucemia ocurre cuando la glucosa de la sangre se reduce por debajo de 60 mg/dl lo cual puede ser causado por una sobredosis de insulina, por pasar demasiadas horas sin consumir alimentos o por reacciones de intolerancia a ciertos carbohidratos como el arroz o el azúcar en personas que padecen de "intolerancia a los carbohidratos".

Hipótesis: del latín "hypothesis" quiere decir "una suposición". Es una idea que puede ser o no ser verdadera, basada en información previa. Por ejemplo, la hipótesis detrás de la teoría de las calorías que domina al campo de la nutrición es la idea de que todas las calorías son igual a todas las otras calorías. Bajo esta hipótesis 100 calorías de zanahoria tendrían el mismo valor energético que 100 calorías de un refresco Coca-Cola.

Hipotiroidismo subclínico: un tipo de hipotiroidismo que padecen muchas personas que no se detecta en las pruebas de laboratorio de la tiroides que miden las hormonas (TSH, T4, T3). Este tipo de "hipotiroidismo subclínico" es muy prevaleciente entre las personas con obesidad que padecen de "metabolismo lento". Hay médicos de vanguardia que lo reconocen y tratan. Hay otros médicos que no le dan ningún crédito y prefieren medicar a su paciente con un antidepresivo que de todas maneras le creará más obesidad y descontrol en su diabetes.

Hipotiroidismo: condición en la cual la glándula tiroides tiene una producción insuficiente o inestable de las hormonas de la tiroides que controlan el metabolismo. El hipotiroidismo es una causa muy común de "metabolismo lento" además a otros síntomas como depresión, caída del pelo al peinarse, manos y pies fríos, falta de energía, estreñimiento, insomnio, resequedad en la piel y colesterol alto, entre otras. Tener hipotiroidismo afecta la eficiencia del metabolismo, lo cual a su vez dificulta el control de la diabetes, además de que crea una fuerte tendencia a la obesidad.

Homeostasis: es una palabra compuesta del griego 'homo' que significa "similar" y 'estasis' que significa "estado", "estabilidad". La homeostasis es una propiedad de los organismos vivos que consiste en su capacidad de mantener una condición interna estable utilizando el metabolismo para compensar los cambios que se producen en su entorno (comida, temperatura, hidratación, etc.). Es una forma de equilibrio dinámico, posible gracias a una red de sistemas de control del cuerpo humano.

Hormona: las hormonas son sustancias producidas por alguna glándula del cuerpo y tienen el poder de "darle órdenes" al cuerpo. Por ejemplo, la insulina le ordena a las células del cuerpo que le permitan la entrada a la glucosa de la sangre para alimentarlas y la hormona estrógeno le da órdenes al cuerpo de una mujer para que desarrolle senos, menstruación y todo lo que conocemos como características femeninas.

Índice glucémico: es una forma de medir la velocidad a la cual cada tipo de carbohidrato (pan, harina, azúcar, arroz, frutas, etc.) se convierte en glucosa una vez han sido ingeridos. El concepto fue ideado por el doctor David J. Jenkins y su equipo de colaboradores en 1981, en la Universidad de Toronto, Canadá. El sistema de "índice glucémico" busca medir cuán rápido se convierten algunos carbohidratos en glucosa. Para controlar la diabetes son recomendables los carbohidratos de menor índice glucémico, tales como vegetales, legumbres y las ensaladas.

Individualidad biológica: diferencias entre los cuerpos de distintas personas por sus factores hereditarios que afectan todo en el cuerpo incluyendo el tipo de sangre, la reacción a distintos alimentos y las sustancias que le favorecen a la salud o que le causan daños. En principio es la observación de que los alimentos que son saludables para Juan pueden ser nocivos para Pedro, por lo cual cada uno de nosotros tiene un cuerpo distinto a otros cuerpos. La individualidad bioquímica es también la razón por la cual no puede existir lo que llaman "una dieta balanceada" porque habría que preguntar: ¿balanceada para quién? El doctor Roger J. Williams en su libro "Biochemical Individuality" fue quien acuñó la frase "individualidad biológica". La tecnología del metabolismo ha comprobado en la práctica clínica que definitivamente TODOS NO SOMOS IGUALES por lo cual las recomendaciones de dieta no pueden ser igual para todos.

Insulino dependiente: se dice del diabético que depende totalmente de inyectarse la hormona insulina para poder controlar los niveles de glucosa. La insulina es la hormona que permite que el cuerpo pueda utilizar la glucosa de la sangre. Los diabéticos Tipo 1, a quienes se le han destruido las células del páncreas que producen la insulina, son diabéticos "insulino dependientes". O sea, tienen que inyectarse insulina para poder mantener la vida del cuerpo porque su páncreas no la produce.

Intracelular: quiere decir "de la parte de adentro o interior de las células". Lo contrario sería "extracelular" que quiere decir "de la parte de afuera o exterior de las células".

Jarabe de maíz de alta fructosa: es una sustancia edulcorante que se utiliza para dar el sabor dulce que tienen miles de productos que incluyen a los refrescos carbonatados, los embutidos, los vegetales y las frutas enlatadas, el yogurt y miles de otros productos alimenticios. En Estados Unidos se calcula que el consumo anual por persona del jarabe de maíz de alta fructosa sobrepasa las 95 libras (43 Kgs) por año. Es una de las causas principales de obesidad. En inglés se le conoce como "high fructose corn syrup" (HFCS). El jarabe de maíz de alta fructosa es una de las causas principales de altos triglicéridos, de tener un "hígado graso" y de la "resistencia a la insulina" que caracteriza a los diabéticos obesos.

Kilojoules: los "Kilojoules" son un sistema de medidas para saber cuánta energía contiene una sustancia, alimento o bebida.   Cada 5 "Kilojoules" es lo que llamamos una "caloría".

Lactosa: azúcar natural que contiene la leche. La lactosa es una azúcar muy poderosa y adictiva por lo cual los vendedores de drogas ilegales como heroína la mezclan con su droga. Muchas personas tienen una intolerancia a la lactosa y sus cuerpos reaccionan desfavorablemente cuando consumen alimentos que contienen lactosa.

Leguminosas: las habichuelas tiernas (como se les llama en Puerto Rico), los frijoles, lentejas, garbanzos, habas y judías son distintos tipos de frutos de las plantas leguminosas que desde hace miles de años se consumen. Son granos altos en fibra cuya fibra es resistente a la digestión por lo cual no aumentan demasiado rápido ni en exceso la glucosa.

Leptina: hormona que quita el hambre. El nombre "leptina" viene del griego leptos que quiere decir "delgado".

Lipoproteínas: la palabra "lipoproteínas" quiere decir "la unión de una grasa (lípido) con una proteína. Todos los tipos de colesterol (cualquier clase, bueno, malo, etc.) son lipoproteínas.

Magnesio: el magnesio es un mineral cuya suplementación facilita y permite el lograr controlar la diabetes. Hay más de 20 estudios clínicos que demuestran que las deficiencias de magnesio, que son epidémicas en la población por la falta de consumo habitual de vegetales y ensaladas, imposibilita el control de la diabetes al igual que la reducción de la obesidad. Las deficiencias de magnesio aumentan la llamada "resistencia a la insulina". Además se ha descubierto que al haber deficiencia de magnesio las células beta del páncreas pierden su capacidad para producir una hormona insulina que haga su trabajo adecuadamente.

Medicamentos antidepresivos: también conocidos como medicamentos "psicotrópicos", palabra compuesta del griego "psyche" que quiere decir "mente" y "tropein" que quiere decir "cambiar", por lo cual "psicotrópico" quiere decir "medicamento que cambia la mente". Se conoce comúnmente como un medicamento antidepresivo. Todos los medicamentos antidepresivos reducen el metabolismo y hacen a las personas engordar. Los más vendidos son Wellbutrin, Celexa, Pristiq, Cymbalta, Lexapro, Prozac, Luvox, Remeron, Paxil, Zoloft y Effexor pero hay muchas otras marcas.

Mellitus: palabra que proviene del griego "mel" que quiere decir "miel". La empezó a usar un tal Thomas Willis en el año 1675 cuando probó un poco de la orina de un paciente diabético y observó que tenía un sabor muy dulce, como la miel. Sí, a este señor se le ocurrió probar la orina de un paciente diabético y descubrió que era dulce, lo cual ocurre debido al exceso de glucosa que contiene. Los curanderos de la India le pedían a sus pacientes que orinaran en la tierra y observaban a ver si las hormigas venían o no a comer atraídas por el dulce del azúcar (glucosa) de la orina para saber si el paciente era diabético o no. Usualmente oimos la palabra "mellitus" siendo usada como parte del término "diabetes mellitus".

Meta-análisis: se refiere a un método estadístico de combinar los resultados de varios estudios clínicos para identificar factores comunes, entre ellos que puedan ayudarnos a obtener conclusiones de utilidad al considerar y resumir los resultados de un variado grupo de estudios en vez de los de un solo estudio. Un meta-análisis es "un estudio que resume los resultados de otros estudios".

Metformina: medicamento recetado que se vende bajo varias marcas, incluyendo la marca "Glucophage" que en español se traduciría a "glucófago" que quiere decir "comedor de glucosa" por su efecto reductor de la glucosa de la sangre de un diabético. Se utiliza en diabéticos con sobrepeso cuando la dieta no ha sido 100% efectiva en reducir la glucosa. Aunque a la Metformina se le considera ser el medicamento de menores efectos secundarios que ha existido para los diabéticos, un estudio reciente demostró que su uso aumenta el riesgo de fallo cardiaco (del corazón) en los hombres aunque no así en las mujeres.

Micronutrientes: son sustancias que el cuerpo necesita en muy pequeñas dosis, pero que son a su vez sustancias indispensables para los diferentes procesos metabólicos del organismo y sin ellos morirían. Algunos ejemplos serían la vitamina A y D o la B12, el zinc, el yodo y otros muchos.

Milimoles por litro (mmol/l): los milimoles por litro son una unidad de medida que muestra la concentración de glucosa en un litro de sangre. Esta unidad de medida se usa en las revistas científicas médicas y en algunos países para indicar los resultados de los niveles de glucosa en sangre. Para convertir milimoles por litro (mmol/l) a miligramos por decilitro (mg/dl) sólo hay que multiplicar los mmol/l por 18. Por ejemplo, 10 mmol/l de glucosa sería lo mismo que 180 mg/dl.

Nefrólogo: un médico especialista en los riñones. Los problemas con los riñones son muy comunes entre los diabéticos. El daño principal a los tejidos de los riñones ocurre por los niveles excesivamente altos de glucosa que acostumbran tener los diabéticos y por un consumo exagerado de sodio (sal) en la dieta mientras existen graves deficiencias de minerales vitales a la protección de los riñones tales como el magnesio y el potasio.

Neuropatía diabética: un tipo de daño en los nervios que ocurre en las personas que tienen diabetes. Este daño hace difícil que los nervios lleven mensajes al cerebro y a otras partes del cuerpo. Un diabético puede perder la sensación de sus piernas al punto de no poder sentir el dolor de un clavo de acero que se le inserte en el talón de una pierna. La neuropatía diabética también es causa de la pérdida de potencia sexual en los hombres diabéticos y también causa de la frigidez sexual en la mujer diabética al perderse la sensación del órgano sexual femenino. Las amputaciones ocurren, generalmente, después de que ya la persona empezó a experimentar algún grado de neuropatía diabética.

Neurotransmisor: sustancia que asiste en la transmisión de los mensajes internos del sistema nervioso del cerebro. Los neurotransmisores son sustancias que transmiten información de una neurona (un tipo de célula del sistema nervioso) a otra neurona. La diferencia entre un neurotransmisor y una hormona (insulina, cortisol, etc.) es que los neurotransmisores comunican información a células cercanas del sistema nervioso y las hormonas viajan grandes distancias en el cuerpo para llevar sus mensajes a todo tipo de células.

Nódulos en la tiroides: son recrecimientos de tejidos que se crean en la superficie de la glándula tiroides que en algunos casos pueden llegar a ser cancerosos y que indican que la tiroides puede estar teniendo problemas. Los nódulos al igual que los problemas con la tiroides ocurren mucho más en las mujeres que en los hombres (8 veces más aprox.).

Palpitaciones cardiacas: si el ritmo de su corazón es demasiado rápido (más de 100 latidos por minuto), se le llama "taquicardia", si es demasiado lento "bradicardia" y si es irregular se le llama "arritmia". Cualquier condición de ritmo anormal es causa para preocupación.

Posprandial: posprandial significa "después de las comidas". "Dolor posprandial" significa "dolor después de lo que se comió", "glucosa posprandial" sería la medida de glucosa "después de haber comido". La palabra se construye de la combinación de "pos" (después) y del Latín "prandium" que quiere decir "comida".

Pre-diabetes: es una condición que los médicos reconocen como "casi diabetes" en la cual los niveles de glucosa en ayuna (después de 8 horas sin haber comido) se mantienen en medidas anormalmente altas (100 a 125 mg/dl) que casi llegan a convertirse en un diagnóstico de "diabetes". La gente que no tiene diabetes tiene medidas de glucosa en ayuna de 99 mg/dl o menos. Muchos diabéticos que están bajo tratamiento fueron, sin saberlo, "pre-diabéticos" por ocho a diez años antes de finalmente ser diagnosticados por sus médicos para convertirse oficialmente en pacientes diabéticos.

Problemas cardiovasculares: el sistema cardiovascular es el sistema circulatorio del cuerpo por donde pasa la sangre que incluye el corazón, las venas, las arterias y los capilares (los más pequeños conductos de sangre). Los daños a este sistema que está compuesto de todos los conductos por donde fluye la sangre que le da vida a las células producen ataques al corazón, derrames cerebrales y otros serios problemas de salud.

Proteína reactiva C: es una prueba de laboratorio que detecta inflamación en el cuerpo. Es predictiva de problemas cardiovasculares entre otros problemas de salud incluyendo el cáncer. La forma más moderna y efectiva de esta prueba que se hace con una muestra de sangre y se llama "Proteína reactiva C de alta sensibilidad".

Prueba controlada aleatoria: es un procedimiento científico usado en algunos estudios clínicos donde se prueban medicinas o procedimientos médicos, en el cual se utiliza un control aleatorio (de selección al azar o a la suerte). Es considerada la forma más fiable de evidencia científica porque elimina todas las formas de desviación o de manipulación intencional. En ingles se le llama "randomized controlled trial".

Psoriasis: una enfermedad inflamatoria crónica de la piel que produce lesiones escamosas. La psoriasis muchas veces se resuelve al evitar el gluten haciendo una dieta libre de gluten.

Purinas: sustancias naturales que contiene el ADN (ácido desoxirribonucleico) que es el almacenador principal de la información genética hereditaria en todos los seres vivos. Cuando las purinas se utilizan en el interior de las células se produce ácido úrico. El exceso de ácido úrico, especialmente en los de sistema nervioso EXCITADO, puede producir la condición tipo artrítica inflamatoria llamada "gota". Los alimentos que tienen un alto contenido de PURINAS tienen un efecto excitante y estimulante sobre el sistema nervioso, además de que causan constricción (estrechamiento que cierra parcialmente los capilares), lo cual puede subir la presión arterial. Algunos alimentos con un alto contenido de PURINAS son las anchoas, los crustaceos, las sardinas, la carne roja, la espinaca y los hongos (setas, champiñones).

Resistencia a la insulina: también llamada "insulino resistencia" es una condición bajo la cual las células de su cuerpo se hacen insensibles a la insulina por lo cual los niveles de glucosa permanecen demasiado altos y su cuerpo, en especial el sistema circulatorio y el corazón, empiezan a sufrir daños permanentes. Es una condición asociada al llamado "hígado graso" y a la obesidad abdominal que padecen la mayoría de los diabéticos. Un índice claro de la cantidad de resistencia a la insulina que tiene un cuerpo es el tamaño de la cintura de una persona. A mayor abdomen (barriga) mayor será la resistencia a la insulina y peor será la condición llamada "hígado graso" que es tan común entre los obesos y diabéticos.

Resonancia magnética: la resonancia magnética nuclear, o RMN, es un examen de diagnóstico no invasivo (que no requiere cortar o penetrar la piel) que proporciona una visión más clara, detallada y completa del interior del cuerpo humano que otros exámenes de diagnóstico. La resonancia magnética produce imágenes de dos o tres dimensiones usando un imán muy grande, ondas de radio y un computador. No usa rayos X.

Restauración del Metabolismo: la palabra "restaurar" quiere decir recuperar o recobrar algo. Sería también reparar, renovar o volver a poner algo en el estado que antes tenía. La tecnología de restauración del metabolismo comprende métodos científicamente avalados para recuperar la función productora de energía de las células del cuerpo con el propósito de restablecer la salud, aumentar la energía, adelgazar y controlar la diabetes. Incluye métodos de educación a los pacientes para lograr cumplimiento, un régimen de alimentación orientado a equilibrar el sistema hormonal que se individualiza y adapta a cada persona en base a la predominación del tipo de sistema nervioso (Pasivo, Excitado) que tiene su cuerpo para así optimizar la función creadora de energía del metabolismo. En los círculos científicos y médicos a esta modalidad de terapia se le denomina como "Metabolic Restorative Technology Medical protocol™" o MRT-MD protocol™. Esta tecnología se ha venido desarrollando como una herramienta que empodere a los médicos y a otros profesionales de la salud a aprender cómo restaurar el metabolismo y la salud de sus pacientes reduciendo así la dependencia en los medicamentos recetados y también reduciendo las complicaciones de salud de pacientes en alto riesgo como los diabéticos.

Resultados clínicos positivos: la palabra "clínicos" quiere decir "relativo a la observación o tratamiento de los pacientes en vez de a los aspectos teóricos". Por lo tanto, "resultados clínicos positivos" serían aquellos resultados que se puedan observar y medir en los pacientes que tienen más relevancia que lo que se pueda lograr en un laboratorio o experimento con modelos de animales.

Síndrome metabólico: un conjunto de enfermedades que ocurren en grupo, las cuales incluyen, resistencia a la utilización de la glucosa, exceso de insulina, aumento en los triglicéridos (grasas en la sangre), disminución del "colesterol bueno" HDL e hipertensión (presión arterial alta).

Sinusitis: es una respuesta inflamatoria de la mucosa de la nariz que puede deberse a una infección por bacterias, virus y principalmente hongos como *"candida albicans"* que abundan en las personas que abusan del azúcar, de los almidones y de otros carbohidratos refinados. En nuestra experiencia todos los casos de "sinusitis" desaparecen después de una limpieza del hongo *candida*, por lo cual concluimos que ese hongo era la causa principal.

Sistema inmune: conjunto de procesos biológicos que ocurren dentro del cuerpo con el propósito de defender al organismo contra enfermedades identificando y matando células cancerosas, bacterias infecciosas o incluso sustancias o alimentos que se identifiquen como "enemigo". El sistema inmune detecta una amplia variedad de agentes, desde virus hasta parásitos intestinales, bacterias, hongos y necesita distinguirlos de las propias células y tejidos sanos del cuerpo para funcionar correctamente.

Sistema Nervioso Autónomo: es la parte del sistema nervioso que controla las acciones involuntarias (que usted no tiene que pensar en ellas). El sistema nervioso autónomo controla el corazón, los pulmones, el páncreas, el hígado el intestino y todos los procesos hormonales vitales del cuerpo. Es lo que hace que alguien pase un susto y que se le acelere automáticamente el ritmo del corazón, que le suba la presión arterial o que le suba la glucosa en sangre a un diabético aunque no haya comido. Se le llama "autónomo" porque no se le puede controlar con la mente, opera de forma independiente a los pensamientos de una persona.

Sistema nervioso Excitado: nombre que le dimos en la tecnología del metabolismo a lo que los médicos llaman "sistema nervioso simpático". Las personas cuyo cuerpo tiene un sistema nervioso que es predominantemente EXCITADO muchas veces no toleran la carne roja, tienen dificultad digiriendo las grasas, no digieren ni duermen bien si comen muy tarde en la noche y generalmente padecen de un sueño muy liviano que puede ser perturbado con facilidad. Este nombre de EXCITADO resultó muy efectivo para que las personas que ayudábamos con el metabolismo lograran aprenderlo, asociarlo y recordarlo aunque a mis amigos de México tuve que aclararles que "excitado" no tiene nada que ver con la sexualidad ya que en su país "excitado" tiene una connotación de índole sexual.

Sistema Nervioso Parasimpático: esa parte del Sistema nervioso que reduce el ritmo del corazón y relaja la musculatura para permitir el descanso y la relajación o el sueño profundo y reparador. Es la parte del sistema nervioso que también controla la digestión, absorción y eliminación de los alimentos. En la tecnología del metabolismo le renombramos sistema nervioso PASIVO.

Sistema nervioso Pasivo: nombre que le dimos en la tecnología del metabolismo a lo que los médicos llaman "sistema nervioso para-simpático". El sistema nervioso PASIVO tiene a su cargo la digestión, eliminación, absorción, relajación muscular y nerviosa, reparación de las células y la calidad de sueño. Las personas cuyo sistema nervioso PASIVO es dominante tienen una digestión muy eficiente, pueden comer a cualquier hora y siempre digieren bien, toleran las grasas y se benefician del consumo de la carne roja, al contrario de los que tienen un sistema nervioso EXCITADO.

Sistema Nervioso Simpático: esa parte del sistema nervioso que reacciona al estrés y a las amenazas subiendo la presión arterial, aumentando el ritmo del corazón y preparando al cuerpo para "pelear o correr". En la tecnología del metabolismo le renombramos como sistema nervioso EXCITADO para efectos de que se pudiera enseñar y recordar mejor.

Sonograma: es un examen que utiliza tecnología de ultrasonido que ayuda a detectar algunas enfermedades como piedras, quistes y otros de forma no invasiva. Son estudios que proveen mucha seguridad por lo cual se utilizan para ver el feto dentro del vientre de una madre embarazada. También se utilizan para detectar nódulos en la glándula tiroides.

Synthroid: una marca comercial del tipo de medicamento más vendido mundialmente para la condición de hipotiroidismo con el ingrediente activo tiroxina (T4) que el cuerpo debe convertir a la forma más activa triyodotironina (T3) para así lograr regular el metabolismo del cuerpo. Este medicamento se fabrica y vende en diferentes países bajo las marcas Eltroxin, Euthyrox, L-thyroxine, Levaxin, LevoThyroxine sodium, Levothroid, Levothyrox, Levothyroxine, Levoxyl, Oroxine, Sodium levothyroxine, Sodium thyroxine, Thyrax, Thyronorm, Thyroxin o Unithroid.

Taquicardia: la taquicardia es un ritmo demasiado acelerado del corazón como cuando uno pasa un susto. El prefijo (con lo que empieza la palabra) "taqui" se origina en el griego ταχύς que quiere decir "rápido" o "veloz" El "cardia" viene de "corazón". Taquicardia quiere decir "corazón latiendo demasiado rápido".

Triglicéridos: los triglicéridos son grasas que se fabrican en el hígado. Cuando a alguien, su médico le dice "tienes los triglicéridos altos" lo que eso quiere decir es que tiene mucha grasa flotando en su sangre, lo cual es muy peligroso para la salud. Tener "triglicéridos altos" es mucho más peligroso y dañino que tener "alto colesterol". Los triglicéridos son un índice directo del consumo de carbohidratos refinados y almidones de una persona.

Tubérculos: alimentos como yuca, tiquizque, ñame, camote, papa y otros que crecen debajo de la tierra y que están principalmente compuestos de almidones. Los tubérculos son un tipo de raíz con alto contenido de almidones. Pertenecen al grupo de los carbohidratos.

Vasopresina: es una hormona antidiurética (que evita la pérdida de agua del cuerpo). La grasa del cuerpo aumenta la producción de la hormona vasopresina razón por la cual a las personas y a los diabéticos con obesidad les aumenta la presión arterial por la retención de líquido que la vasopresina causa. Una de las razones principales por las cuales a las personas que adelgazan se les reduce la hipertensión es por la reducción de grasa que a su vez reduce la vasopresina. La vasopresina se produce en el cerebro (glándula pituitaria) en respuesta también a la deshidratación y es un mecanismo de defensa del cuerpo para conservar agua cuando está deshidratado. Al consumir suficiente agua (no refrescos, ni jugos) se reduce la producción de la vasopresina y se también contribuye a reducir la presión arterial.

Yuca: tubérculo o raíz que es rica en almidones que se cultiva en varios países. También se conoce con los nombres mandioca, guacamota, casava o casabe dependiendo del país. Tiene cierto contenido natural de cianuro (un veneno) que puede afectar la tiroides.

Índice Temático